日本長寿食事典

永山久夫

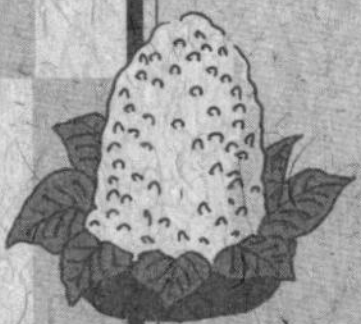

悠書館

はじめに――
寿命を延ばすも縮めるも自分自身

日本人は、昔から「自分の寿命は、自分でしか守れない」という意識の強い民族である。

人間は、病気をする。脳細胞も体細胞も、日々刻々とおとろえていく。細胞レベルでいうと、昨日の肉体と今日の肉体とではちがうのが現実なのだ。その時、変化は実感できなくても、一年たてば、時間の経過の残酷さを思い知らされるだろう。

「病気をしたくない」

この願望は、誰にでもあるはずである。

髪の毛が薄くなったり、顔や手などがシワだらけになるのも、これまた困る。

現在生きている人間でも、幼児を含めて、一〇〇年後には、ほとんどの人がこの世にはいないだろう。

有名人であれ、政治家、タレントであれ、やがて、おとろえ、死んでいく。夏の次には秋が来るし、万物が死に絶えたかに映る、雪の冬が到来する。しかし、雪の下には、すでに次の世代が芽を出して、自分の出番をじっと待っていることを、私たちは知っている。

動物も植物も生まれ変わり、死に変わる。だから、生きている間の健康が重要となる。

若々しさを保つということは、天寿の足を引っぱる問題を発生させないようにすることに、ほかならない。「寿命の足を引っぱる問題」というのは、タバコや深酒、飽食、肥満、過労、怒り、ストレス、運動不足、そして、細胞の酸化などである。すべて、自分で方向転換できる問題ばかりである。

日本長寿食事典　目次

3　茶・酒・水の長寿作用　115

4　野菜・果物・野草の長寿の恵み　147

5　魚・海藻は風土の長寿食　219

第二部　長寿法篇

2　一〇〇歳時代の新しい長寿法　355

第三部　長寿者列伝

第四部　ことわざから学ぶ不老長寿法——

番外　天晴《あっぱ》れ！　一〇〇歳食いろはかるた　595

序

和食に秘められた長寿効果

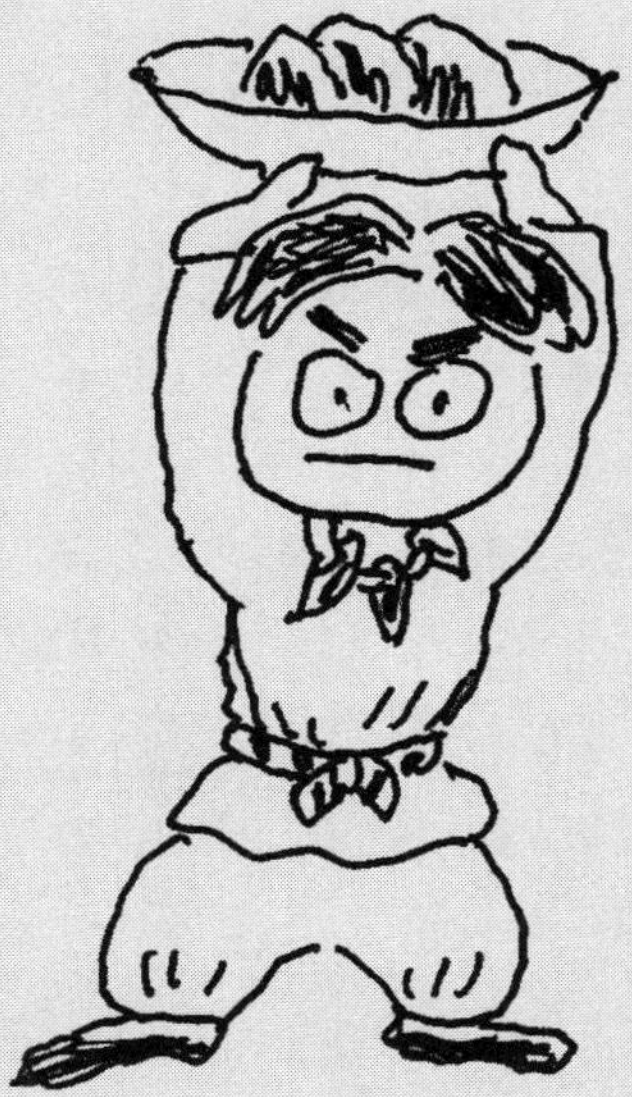

「膳《ぜん》」の上の長寿食

「一汁三菜」の知恵

和食の知恵は、「膳」の上にある。

膳というのは、ふち高で正方形の木製であり、寸法は尺二寸が定番。センチに直すと、ほぼ三六センチになる。いってみれば、一人用の〝テーブル〟で、この上に食器を配置する。膳の上に六個の食器を置くと「一汁三菜」となり、これが和食の基本である。

「一汁三菜」というのは、和食の食膳の原則的な組み立てで、「一汁」は一種類の汁物という意味になり、普通は味噌汁をいう。

「三菜」は三種類のおかずを配置するということ。つまり、「一汁」と「三菜」で食器が四個となる。

食事をするとき主食を食べるのは当たり前だから、数のうちには入れない。ご飯に漬物を添えるのも最初から決まりであり、したがって、これも数のうちには加えない。

「三菜」の内容は、主菜（メインディッシュ）がひとつに副菜がふたつ。主菜は通常、魚類を中心として肉料理などの動物性タンパク質。副菜のひとつは芋、大根、人参、ゴボウ、昆布といった根菜系の煮物類。そして、もうひとつの副菜は大豆系で、豆腐や納豆、煮豆などである。

素材に含まれている自然の力

「膳」を機能性からみれば「全《ぜん》」である。

尺二寸の膳の上には、若々しい健康と頭脳力を維持し、生命力を活性化する上で必要な成分を、「全《すべ》て」盛るように気配りをする。

それを献立にすると「一汁三菜」となるのだ。

日本人が素材をえらぶ場合、何よりも季節感、そして旬を尊重し、新鮮さを重くみるのは、材料に貯えられた自然の力を、ひとつもそこなうことなくとるのが一番うまいし、長寿効果も高いことをよく知っているからである。

太陽のエネルギー、大地の力、風や雨、雪の力をすべて吸収しながら成長した穀物や野菜、果物、山菜、キノコ、海藻などである。魚だったら、産卵前のもっとも脂ののっているときだ。

野菜、山菜、魚などは、採ったら時間を置かずに食べきらないと味は落ちるし、酸化も進む。酸化は生命体に発生するサビであり、細胞の老化にほかならない。

新鮮な野菜類にはビタミンCやカロテン、抗酸化成分のポリフェノールなどが多いから、人間の脳細胞や体細胞を酸化、つまり、老化から守ってくれる。

とくに見事なのは「味噌汁」。昔から「実《み》の三

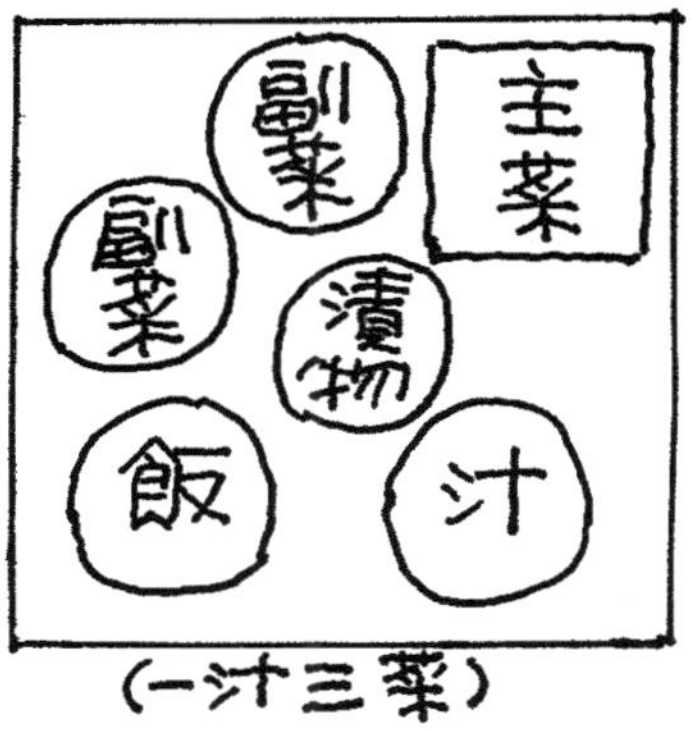

種は、身《み》の薬」といって、味噌汁には三種類以上の実（具）を入れたものである。味噌に多いイソフラボンやアミノ酸には、動脈硬化やガン、老化制御の効果が期待できるし、野菜にもビタミン類や食物繊維がたっぷりだ。

納豆などの大豆製品やご飯には、物忘れを防ぎ記憶力強化に役立つレシチンが多い。魚を食べれば頭脳力向上に効果的なＤＨＡ（ドコサヘキサエン酸）や血液サラサラ作用のＥＰＡ（エイコサペンタエン酸）がとれる。

「一汁三菜」は、超情報化時代、超高齢時代という社会のニーズにダイレクトに応えることのできる成分が満遍《まんべん》なくとれることに注目すべきである。日本の「膳」は、二一世紀が要求する要素をすべて持っているのである。

「生地《きじ》料理」は日本人が生んだ長寿食

まっ白い飯、納豆、刺身《さしみ》、生卵。

いずれも、代表的な日本食である。すべて、食材の持ち味をあじわう食べ方だ。

つまり、「生」の味だ。

飯は、白米を水だけで炊き上げたものだし、納豆は、煮豆を納豆菌で発酵させただけである。刺身にいたっては、魚の生身を食べやすく、切りそろえただけにすぎない。生卵は、卵のダイレクトな味だ。

日本人は、料理の中では刺身をもっとも好む。どんなに豪華に料理を並べても、「刺身」がついていなかったら、日本料理としては失格だ。

旬の脂ののった魚なら、刺身にして食べるのが、いちばんうまい。日本人は、それをよく知っていて、料理の中心に据えてきた。

新鮮な魚や貝などが、一年中とれる島国ならではの食文化である。生で食するわけだから、焼いたり、煮たりすることによって発生する、栄養分のロスがまったくない。したがって、たいへんに栄養効率、資源効率が高い。

日本の長寿者の好きな食べ物も、一番が刺身で、二番目が握り鮨《ずし》である。

日本料理の特徴は、「煮るは、炙《あぶ》るにしかず、炙るは、生にしかず」である。

「煮た料理は、焼いた料理に及ばないし、焼いた料理は、生で食べる料理にはかなわない」という意味で、結局は「生」が一番であるという意味。
日本人は、この刺身が古《いにし》えから好きだった。
『万葉集』に次の作品がある。

醤《ひしお》酢《す》に　蒜《ひる》つき合てて　鯛願う
吾にな見せそ　水葱の羹《あつもの》
（巻一六―三八二九）

「醤（もろみのようなもの）に酢を混ぜ、さらにニンニクを加えたたれ汁で、タイの刺身をつけて食べたいものだ、と願っている私に、水葱（ミズアオイのことで、当時は野菜として食用にされていた）の熱汁のようなものを見せないでくれ」という意味。

素材の「生」の味を生かして味わうのが、「和食」の最大の特徴であるが、これを「生地料理」ともいう。

江戸時代の川柳である。

生たまご　醤油の雲に　きみの月

容器にとった生卵の黄身は満月、そして、醤油は、まるで雲のようだといっている。欧米人は、このような日本人の食べ方を気持ち悪いというが、とやかくいわれる問題ではなく、これは立派な和食文化なのだ。

信長や秀吉の時代、宣教師として日本で活躍したポルトガル人のルイス・フロイス（一五三二―九七年）は、『日本覚書』の中で、「ヨーロッパ人は、焼いたり、煮たりした魚を好むが、日本人は生で食べることを、はるかに好む」といっている。

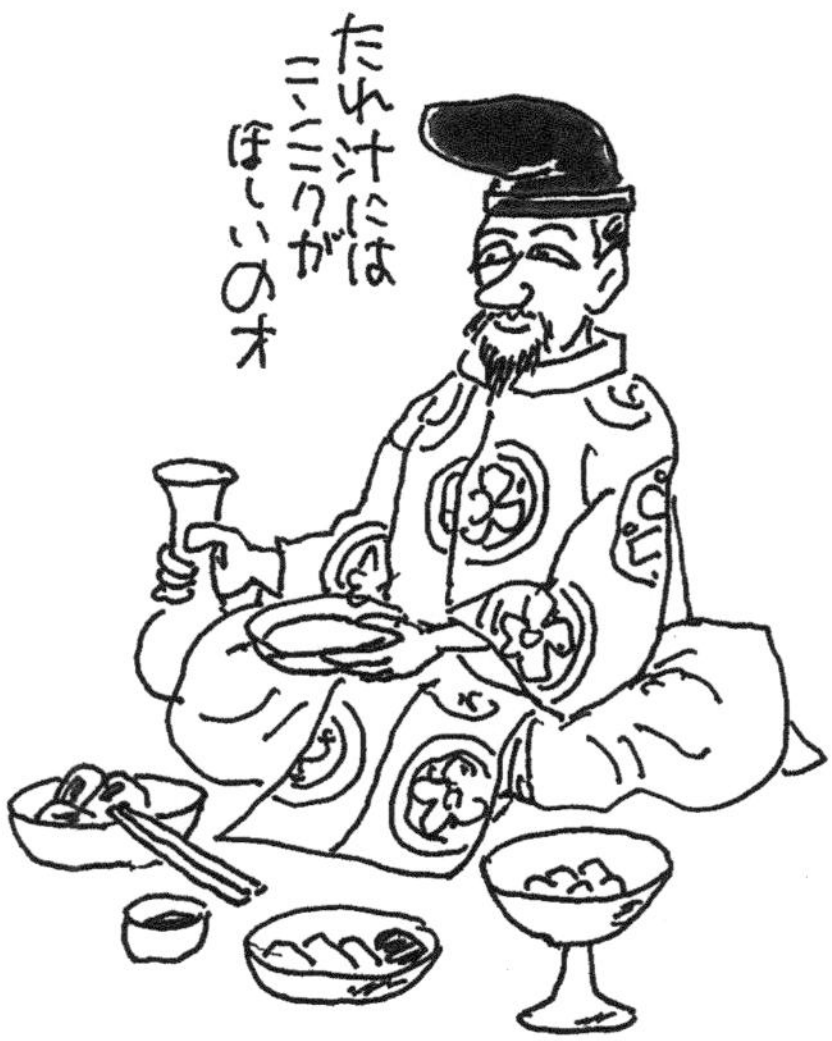
たれ汁には
ニンニクが
ほしいのオ

人間が持っている不思議な力

二〇世紀の医療を医師や薬に頼る「健康依存の時代」とすれば、二一世紀は「健康自立の時代」となるだろう。

自分の体が持つ「力」を呼びおこすものを積極的にとり入れ、自分の健康を守る時代である。

もともと、人間には、さまざまな「力」が備わっている。

健康を支える「力」がある。

病気を防ぐ「力」もある。

自然治癒力という、自力で病気を治してしまう「力」もある。精神的な力の強い弱いを示す「気力」もある。

火事場の馬鹿力などは、まさに、「気力」が引き出す怪力といってよいだろう。呼吸が停止して、死んだとばかり思われていた病人が、蘇生する場合がある。

ふだんは気付かない、人間のふしぎなパワーである。

いくつになっても、元気で長生きしている方というのは「生命力」が強いのだ。

「魅力」という力もある。人間の心をとりこにする「力」である。美しい女性は、その美しさだけで「魅力」である。男たちの心を引きつけて、やむことがない。

美しさばかりではない。人柄のよさ、頭脳のすばらしさも、これまた魅力である。生きるパワーが強ければ強いほど、気力も充実しているから、病原菌も寄ってこないだろうし、長生きもできる。

病気になっても、驚くほど早く治ってしまう人がいる。一方では、治りが遅いどころか、どんどん重くなってしまう、気の毒な方もいる。

その差は、どこにあるのだろうか。生命力の強弱にほかならない。

病院や薬と縁のない健康体を支える上で、もっとも重要なのは「生命力」だ。

「生命力」を強化して、元気に長生きしたかったら、「生命力」のこもっているものを食べるべきだ。

人間の生命の健康を支えているのは、自然の力だからである。私たちの住む日本列島は、春、夏、秋、冬の季節があって、季節の風が吹き、雨が降るし、雪も降る。春は花が咲き、秋は色づいた木の葉が散っていく。

つまり、自然も呼吸し、生きているのだ。

その自然が、四季折々の太陽と土の力によって生み出してくれたものを、「ありのままに食べる」のが、「和食」の最大の特徴である。

日本人は、伝統的に、素材が持っている、そのままの味を好む。つまり、生地の味だ。

豆腐を醤油だけで食べる。

納豆も醤油だけで食べる。

魚の刺身も、醤油だけで食べるのを好むし、野菜のおひたしも同じである。米も味をつけずに、水で炊いただけの味を好む。

生卵も、醤油だけで食べる。食材に含まれている、その食材にしかない味を、そのまま食べるのが好きな民族なのだ。日本人が季節の旬の味に、こだわるのは、味がもっとも充実していて、生地のままでも十分に美味なことを、よく知っているからにほかならない。

味が充実しているということは、その中に含まれている、生命を維持する上で欠かせないポリフェノールやビタミン、ミネラルなどが豊富に含まれているということだ。季節ごとの旬のものは、人間にさまざまな「力」を与えてくれる。

人類にとっての理想食は「和食」

歯の形が示すヒトの食性

ヒトは、キリンやウサギとはちがうから、木の葉や野菜だけでは健康を維持することはできない。トラでもなければ、ライオンやヒョウでもないから、肉食だけで健康を保つのも困難だ。

いったい、ヒトはどのような食性を持った生き物なのだろうか。ヒトとしての健康を保ち、ヒトに与えられた寿命をまっとうするための食事法である。

その情報を、私たちは体の中に持っている。気の遠くなるほど長い長い進化の過程で、身につけてきた情報である。それが、食べ物を体の中に入れるための第一関門である咀嚼《そしゃく》器官の「歯」だ。

歯の形をみれば、ヒトがどんなものを、どのように食べればよいのか、その理想的な食事のあり方が、理解できるはずである。

私たちの歯は、四本の親不知《おやしらず》を入れて三二本あり、臼歯が二〇本、門歯が八本、犬歯が四本となっている。この歯列がたいへんに重要なのだ。

臼歯……米や雑穀などの穀類をすりつぶすための歯。

門歯……野菜や果物などを、噛み切るための歯。

犬歯……肉食動物と同じ機能を持った歯で、肉や魚などを噛み裂くために、鋭くできている。

三二本の歯の構造比率は、ざっと計算すると、臼歯が約六〇パーセント、犬歯が一五パーセント、門歯が二五パーセントになる。

この比率にしたがえば、ヒトの場合、一日にとるカロリーのうち、六〇パーセントは穀物ラインであり、炭水化物系でとるのが理想的ということになる。そして、総カロリーの二五パーセントは、野菜、山菜、キノコ、海藻、果物などの植物系でとるのがよいことを示している。

犬歯は、動物性タンパク質をとる比率を示しており、一五パーセントくらいは、肉や魚をとった方がよいという意味になる。

つまり、雑食性が高いのがヒトの食性なのだ。おおまかにいえば、肉を食べたら、その倍近くの野菜類をとる。そして主食は、炭水化物系の米などの穀類が、もっとも理にかなっているということになる。

消化酵素の中心はアミラーゼ

咀嚼する時に出る唾液の中には、大量の消化酵素が含まれているが、その中心はアミラーゼである。これはデンプン分解酵素であり、穀物をまず第一に食べることが、人間にとっては理想的であることを示している。

もちろん、唾液の中にはタンパク質分解酵素など、他の消化酵素も含まれているが、とにかく、人間にとって、穀物主体の食の形が、いちばん大事なのではないだろうか。

ヒトの歯の構造と、唾液に含まれる消化酵素にもっともマッチした食生活を形成してきたのが、実は日本人だったのである。その食事スタイルが「和食」なのだ。

このところ注目されているのが、昭和四〇年（一九六五）当時の食生活。昭和三九年には東京オリンピックがあり、昭和三七年には、日本人が一人当たり米を一年間で一一八キロ食べていた。この数字は、戦後最多であり、以来、一貫してその消費量は減少し続け、現在は五〇キロ前半だから半分である。

その頃は、まだちゃぶ台があり、一家団欒《だんらん》もあった。やがて、経済成長の時代となり、並行して成人病（現在の生活習慣病）が急増した。ちゃぶ台からテーブル、椅子の時代となり、食の欧米化が進んで、脂肪や動物性タンパク質の摂取量が急増する。

厚生労働省の「国民栄養調査」によると、昭和四〇年には、約六四パーセントのカロリーを、米を中心とする穀物からとっていた。つまり、臼歯の六〇パーセントとぴったりなのだ。

現在は、残念ながら四一パーセントまでダウンしてしまった。当時の脂質の摂取量は一五パーセントであるが、現在は二六パーセントを突破し、二七パーセントに近づいてきた。動脈硬化や心臓病といった生活習慣病を防ぐための脂質の上限は二五パーセント（厚生労働省の指針）だから、すでに警戒ラインを越えている。肉食比率を高くしたために、脂肪をとる量が増加したのである。不老長寿の実現には、たいへんなマイナス要因である。米を食べる量を増やすべきである。

昭和四〇年当時、平均的な日本人が食べていたメニューをあげてみよう。

○主食……米のご飯。
○味噌汁……根菜類を中心とする季節ごとの野菜、キノコ、海藻、豆腐、油揚げなど実だくさんの味噌汁である。
○主菜……焼き魚、煮魚、刺身などの魚料理を中心に、ときどき肉料理もつく。
○副菜①……大根やニンジン、芋、昆布、キノコ、タケノコ、コンニャク、山菜などの煮つけ。

○副菜②……豆腐、油揚げ、納豆、煮豆、がんもどきなどの豆料理。

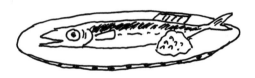

薬食いの知恵

長寿者は、食べ方がうまい。

食材の味を引き出して、よりおいしく料理するのはもちろん、食材に含まれている薬のような成分を、上手に引き出して食べるのが、卓越しているのである。

食べ方が上手だから、自然に、長生きできるのかもしれない。病気になりそうな時などには、食べ物を〝薬〟のように使いこなして、病気を防ぎ、ある時には治してしまうのだ。

これが、古くからいわれてきた本当の「薬食い」だろう。

日本人が、歴史的にみても、長生きする人が多かったのは、その背景に「薬食い」の知恵があったからではないだろうか。

最近、「ファイトケミカル」という言葉が、よく使われる。「植物の薬」という意味で、「薬食い」に近い。ファイトケミカルの多くが抗酸化作用を主な働きとしており、たとえば、大豆のイソフラボンや緑茶のカテキン、トマトのリコピンなどだ。

これからは、健康的に生涯自立を要求される時代になるだろう。食材によって、免疫力や病気に対する自然治癒力を強化する時代である。

つまり、「薬食いの時代」だ。

平安時代の医術書としてよく知られている『医《い》心方《しんぽう》』にも、

「穀物や畜肉類、あるいは、果物、野菜類は、これらを用いて、飢えを満すときには、これを食べ物というが、同じ物を用いて、病気の治療に当てるときには、これを薬という」とある。

同じ食べ物でも、これを薬として用いる場合は、その中に含まれている薬効成分を上手にとり出して、効果的に食べるのがよいという意味で、「医食同源」にも通じている。食べ物の中でも、薬効成分をより多く含んでいるものを、「薬餌」と呼んだ。

古くは、野山に出て薬草を採るための行事を「薬狩り」と呼び、公式には五月五日が普通であったが、一般では四月ごろから行われていた。

センブリやゲンノショウコ、ドクダミ、ヨモギ、イカリソウ、クコなどがほどよく成長して、採取しやすい季節であった。現在のように、すぐれた抗生物質や医療設備などのなかった時代の知恵である。

「薬食い」は、自分の健康は自分で守る、自分の力で長生きするという、前向きの考えから出発している。

これまでだと、病気になれば、国や地方の行政が安価に病院に入れてくれたし、手厚い介護を受けることもできた。

これからは困難になるのではないだろうか。少子高齢化が加速度的に進んでいる上に、日本の人口そのものも減りはじめている。健康の維持は、まず自己責任の時代となってきた。健康自立するためにも、進んだ薬や医療施設の少なかった時代の、自立した「薬食いの知恵」に学ぶ時代がやってきたのである。

昔の人はよく、「薬よりも養生」といったものである。「薬によって、病気を治すのは最後の手段であり、ふだんの養生が大切だ」という意味である。

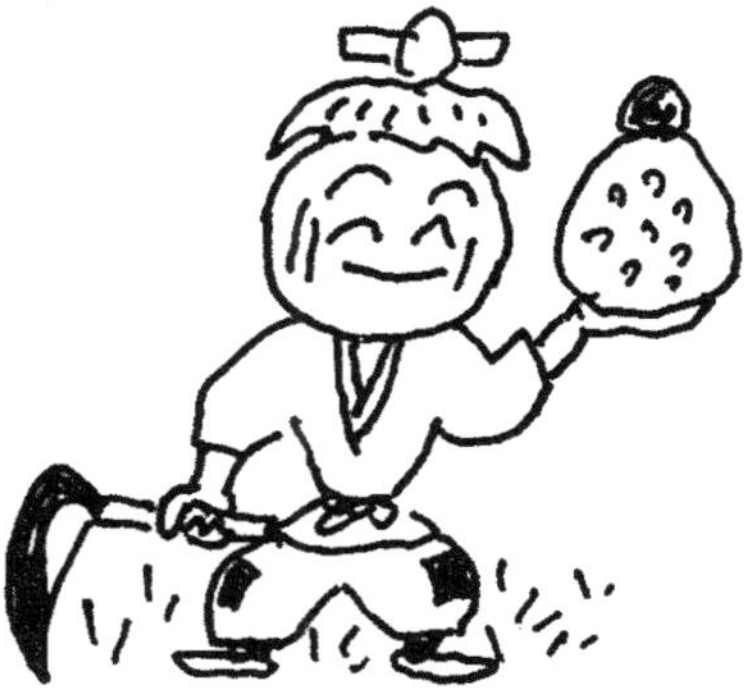

養生五色《ようじょうごしょく》

昔は「養生五色」といって、体にいい食事法を色で考えてきた。体にいい食材は、だいたい「白、黄、緑、赤、黒」の五色におさまる。健康に役立つ食事は、カラフルなのだ。料理に五色の食材がそろっていれば、健康を維持する上で必要な栄養成分が、ほぼまんべんなくとれるだろう。

一つひとつの食物は、人間にとってアンバランスな栄養しか含んでいない。肉が好きだからといって、肉ばかり食べていたら、体中に中性脂肪やコレステロールが増え、心筋梗塞や動脈硬化の原因になってしまう。

人間はウサギのような草食動物でもないから、小松菜ばかり食べて、健康を維持するのも不可能である。

また、発ガン物質を含んでいる食物も、身のまわりにはたくさんある。偏食が恐ろしいのは、食品添加物や農薬などが含まれているものを、片寄ってとってしまう危険性が高くなるからだ。食卓上の危険を防ぎ、楽しく長生きするためにも、「五色」で選び、「五色」の料理に仕上げて食べることが重要。昔の人は、その食事法を「養生五色」といった。

「養生五色」のすすめ

食材には素材固有の自然の色がある。その色はほとんどの場合、細胞の老化を防ぐ抗酸化成分だ。

天然のままの食材は色彩で輝き美しい。

白色の食材　ご飯は白色だ。うどんもそうめんも餅も白。ニンニクも山イモ、エリンギ、エノキダケも白いし、バナナや大根、カブ、玉ネギ、根深ネギも白。牛乳もヨーグルトも豆腐やおからも白い。

黄色の食材　大豆は黄色である。卵の黄身やカボチャ、サツマイモ、それにアワやキビ、ヒエ、トウモロコシも黄色。ウニや数の子も黄色だし、

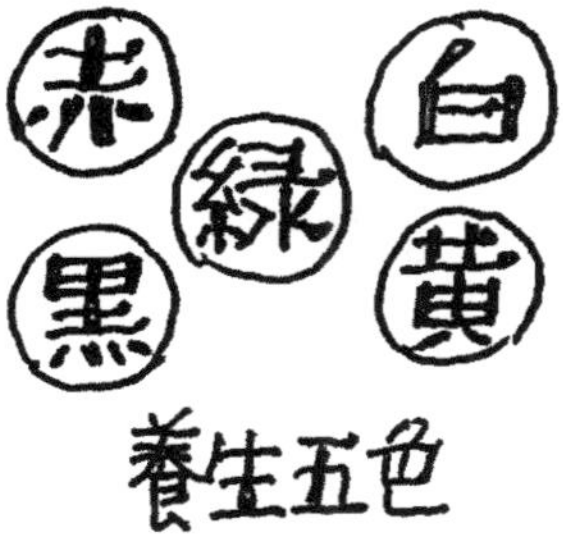

ミカンやレモンも黄色である。

緑色の食材　ホウレンソウは緑色だし、ヨモギ、セリ、ニラ、小松菜、野沢菜、モロヘイヤ、ミツバ、青ジソの葉、明日葉《アシタバ》、春菊、ニガウリ、ワカメ、それから大根の葉、カブの葉もオクラ、ニガウリ、クレソン、グリーンピースもみんな緑色をしている。

赤色の食材　トマトは赤い。ニンジン、赤ピーマン、赤キャベツ、トウガラシも赤色。リンゴも赤いし、山モモ、ザクロ、サクランボ、アセロラ、そしてイチゴも梅干しもみんな赤い。マグロもカツオ、サケ、それにタラコもイクラもスジコも赤色だ。豚肉、牛肉、モツ、ハムにソーセージも赤い。

黒い食材　黒ゴマ、黒豆、黒米は文字通り黒い。山ブドウや巨峰（ブドウ）、それに海苔も昆布もウナギ、ドジョウも黒っぽい。

「人生多毛作」の時代

　二一世紀は、「人生二毛作、三毛作」が当たり前の時代である。同じ耕作地で、一年のうちに作物を二回作ることが「二毛作」で、三回作れば「三毛作」となる。ついこの間まで、稲刈りをしたあとの水田を活用して、大麦や小麦を作ったものである。つまり、二毛作だ。

　人生九〇年の時代である。

　男性の平均寿命は八一歳であり、女性にいたっては八七歳である。六五年で停年退職して「一毛作」。それからの残りの約三〇年間を「二毛作」にするか、「三毛作」、「四毛作」にするかは、生き方の選択の問題だ。

　停年退職後の約三〇年というのは、あくまでも平均で、健康状態さえよければ、一〇〇歳を超えることだってむずかしくはない時代である。

　こうなると、「人生多毛作」の時代。

　二〇〇一年、アメリカのシンクタンクである米戦略国際問題研究所（ＣＳＩＳ）が、二〇五〇年の日本人の平均寿命は、三分の二の確率で九三・二歳になると発表した。九〇歳に達しない確率は六分の一程度しかないという。この予測データは、過去の死亡率などをベースにして推計したものである。これまでの日本人の平均寿命の伸び率から推測すれば、実現する可能性はきわめて高い。

　「人生多毛作」の時代の到来を、アメリカのシンクタンクによって予言されたようなものだ。誰でも、亡くなる直前まで、元気で過ごすためのライフスタイルを真剣に考える時代がきたのである。

食べ方や食べる物の内容しだいで、人間の寿命はかなり左右される。脳や血管など体の細胞は、死ぬ直前まで新生と崩壊をくりかえしている。生まれ変わる細胞の素材や、生命を持続させるエネルギーの素材は、日に三度の食事から供給されていることを、私たちは再確認する必要がある。

食事を通して供給される素材の内容が、健康の維持に有効なものであれば、新陳代謝は円滑に進み、「人生多毛作」を楽しむことができる。反対に、脂肪やアルコールのとり過ぎなどで、体に負担をかけるものであったり、栄養が不足していれば、老化は促進される。

つまり、「人生多毛作」を実現させるための前提は、食事法ということである。とくに、脳の機能の低下を防ぐ成分を多く含んだ食事が重要になってくる。大豆や卵黄、米などに多いレシチンであり、ゴマや豚肉に含まれているビタミンB_1、カキなどの貝類やイワシなどに多いビタミンB_{12}、さらに、背の青い魚のＤＨＡやＥＰＡ、そして野菜や果物のビタミンＣなどである。これらの成分を無理なくとれるのが、伝統的な和食なのである。

停年退職して自由になったら、自分の〝畑〟という能力で、それまでとはちがった作物を作る。〝畑〟で作る〝野菜〟や〝花〟に商品価値があれば、高価に売れるし、収入も増える。「多毛作の時代」というのは、年齢とは関係のない、その人の能力や発想の若さが、価値を生む時代なのだ。

第一部
食材篇

食材篇1

米・豆・雑穀と日本人の長寿との関係

米と大豆の長寿食

日本人は、大豆の食べ方がうまい。豆腐があり、湯葉《ゆば》や高野豆腐があって、味噌、納豆、きな粉、煮豆がある。みんな、和食の中核であり、健康や長寿に力のつくものばかりだ。日本人の主食は、米のご飯である。

ご飯には、必ず味噌汁がつく。味噌汁は準主食みたいなものである。昔は、イモや大根が山盛り入っていたから、味噌汁だけで腹いっぱいになる場合も少なくなかった。

時によっては、同じ食膳に、豆腐料理がのり、納豆がのる。大豆製品と米飯の組み合わせは、肉料理をあまり食べなかった、昔の日本人の知恵から生まれた結果である。

ご飯には、味噌汁や豆腐料理、納豆などが実によく合う。味が、ぴったりとなじむのである。なじむのは味ばかりではない。栄養学的にも、米と大豆はたいへんに相性がよい。

米には約七パーセントのタンパク質が含まれているが、リジンというアミノ酸が少ない。ところが大豆には、このリジンが豊富に含まれているが、含硫アミノ酸が欠乏している。含硫アミノ酸は、米に多い。

したがって、「米」と「大豆」をいっしょに食べれば、お互いの欠点を補い合うことになり、アミノ酸のバランスもきわめてよくなる。

稲は水田で作る。水平にならした田に水を張り、そこで育てた。水は稲の命である。水を守るために、土を盛り上げて畔《あぜ》を作り、その畔を細長い畑にして、大豆の種子を蒔《ま》いた。「畔豆」である。

水田で主食の米を作り、畔で副食の「大豆」を育てた。

育つときから、米と大豆はいっしょなのだ。日本人は、米と大豆の相性のよさを、経験的に知っていたのかもしれない。

日本人が古くからとってきた食事の仕方を、「和食文化」という。つまり日本人の食文化という意味だ。米と大豆で食生活の土台をしっかりと固めて不動のものとし、季節ごとの魚介類、野菜、山菜、海藻、キノコなどが組み立ての中にとり入れられている。

食べ物は、一時間後の人間の体を、細胞レベルで少しずつ作りかえていく。脂肪やコレステロールの多い料理を食べていれば、血液や体細胞などに脂肪が増え、すぐには現れないものの、血管が詰まりやすくなって、心臓に負担がかかり、やがて、生活習慣病のきざしが見えてくる。

反対に、大豆系や魚、野菜などをバランスよくとるような食生活をしていれば、一時間後の血管も脳細胞の働きも健康的なはずであり、いつまでも若々しく、老化も遅々として進まないだろう。

後者の食事法が「和食」であり、結果として、日本人は世界でいちばん長生きできる民族となった。少々オーバーに表現すれば、米と大豆をベースとする「和食」が、世界一の長寿民族を出現させたのである。

昔からあった発芽玄米

稲作農耕民族の日本人は、昔から〝発芽玄米〟を食べていた。

春になると、稲の苗を育てるために苗代《なわしろ》を作る。種籾《たねもみ》を蒔《ま》いて発芽させ、丈夫な苗にするためだ。種籾は、播種する前に、小さな俵やかますなどに詰めて、水に浸けておく。すると、胚芽の部分がふくらみ、発芽準備をはじめる。

その状態にしてから、苗代に蒔くのだ。種籾は、不足すると田植えに支障をきたすから、多めに用意する。当然、種籾はあまる。

あまった種籾は、種蒔きが終わってから、むしろに拡げて、天日干しにする。干上がったら、臼で搗《つ》いて荒搗き米にして炊く。そのまま炊いたり、粳《うるち》米に混ぜて炊飯したりする。

種用は、味の上等な籾米が用いられているから、食べるとうまい。炊き上がったら、まず神棚に供えて豊作を祈ってから、家族そろって食べる。苗代用の種籾には、稲作の神が宿っているといわれ、それを食べると、一年を通して病気をしないとか、長生きできると、今でもいわれている。

「発芽玄米」の原形である。

糠《ぬか》でおおわれた玄米の胚芽の部分を、〇・五ミリから一ミリほどの長さに発芽させたものが、現代の発芽玄米である。

玄米にかぎらず、種子の新芽が出る瞬間は、それまで眠っていた酵素が活性化し、生育に必要な栄養成分を、急激に増やす。発芽玄米の場合、もともと玄米に含まれていた有効成分が大幅に増えるのはもちろん、玄米になかった成分も生み出す。

その有効成分こそ、アミノ酸の一種で「ガンマ・アミノ酪酸」であり、通称「ギャバ」と呼ばれる物質だ。このギャバが、発芽玄米には白米のほぼ十倍、通常の玄米の三倍も含まれている。

つまり、玄米を少しだけ発芽させることによって、ギャバが急増するのだ。玄米だけではなく、蕎麦や雑穀なども発芽するときに、ギャバが発生することがわかっている。

ギャバは、もともとは神経伝達物質として、脳の中にある物質で、痴呆症の人の場合、ギャバの減少が報告されているという。

ギャバには、脳の血行をよくして、酸素の供給を増やし、脳の新陳代謝を活発にすることで、精神的に安定させたり、痴呆を改善させたりする作用もあるという。

脳内のギャバは、加齢とともに減り、とくに、老人性痴呆症になりやすい人には少ないといわれている。ギャバは、学習能力や記憶力の向上にも役立つことがわかっている。

玄米の胚芽に含まれているグルタミン酸が、水に浸しておくことによって、ギャバに変化する。このすばらしいギャバを、日本人は、苗代の種籾を通してとってきたのである。白米ご飯のギャバを増やすためには、米をといで炊飯器にしかけ、四、五時間くらい水につけておいてから、スイッチを入れるとよい。

「炒り玄米」で酒うまし

天保年間（一八三〇―四四）のはじめ頃、四国の高松に津高屋周蔵という大酒飲みがいた。ふだんは肴をえらばず、種類を問わなかったが、「今夜はてってい的に飲むぞ」という時には、「生塩《きしお》」と「炒り玄米」でなければ駄目で、この二品さえあれば底なしに飲めた。

ある時、周蔵の檀那寺《だんなでら》に旅の僧がやってきた。うわさを聞いて肥後の熊本からやってきたその僧は、酒の飲みくらべをしたいと周蔵に申し入れた。

周蔵はよろこんで受けて立ち、ふたりは相談の末に「酒の会」をすることになった。にぎやかに開催したいということで、近郊近在に呼びかけたところ、五〇人もの村人がかけつけてきた。村人たちには次の間《ま》で酒肴を揃えてもてなし、ふたりは別の間で「生塩」と「炒り玄米」だけを肴に飲みはじめた。

さしつさされつを続けていたが、ややあって、もうこの辺でと盃を置き酒量を調べたところ、一升徳利にして一五本も飲み干していたが、ふたりはそろって平気な顔。周蔵の家は会場から一里（約四キロ）ばかり遠く、旅の僧の宿泊先はそれよりもはるかに遠くであったが、おりから降り出した雨の中を、雨具を身につけ下駄にはきかえ、ふたりの酒飲みは楽しそうに語り合いながら、しっかりした足どりで帰っていったそうである。以上は江戸時代の『三養雑記』（山崎美成著）の中に出てくる実話。

ふたりが大酒を平らげても悪酔いしなかったのは、「玄米肴」にあったのはまちがいない。「玄米」は米の完全食でビタミンやミネラル、食物繊維などが豊富に含まれており、悪酔いを防いで健康をしっかりガードしていたのである。玄米にはアミノ酸のアルギニンが多く、若返りに欠かせない成長ホルモンの原料となっている。成長ホルモンを継続的に食べ物を通してとり続けると、幸福感が高まり明るくなるという報告もある。ふたりは玄米肴で飲むことによって、老化防止にも役に立っていたのである。適量の塩は玄米の味を引き立てる効果もあるから、ますます酒が進んだのだろう。

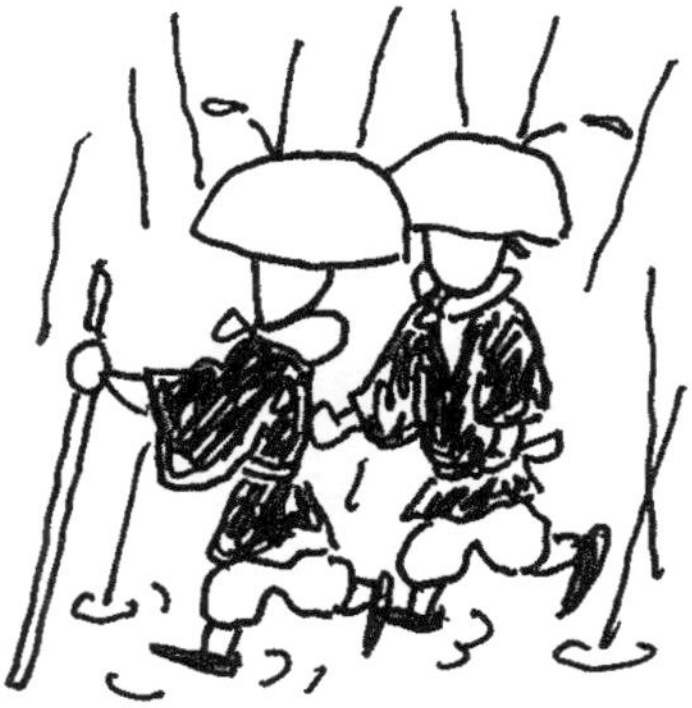

お粥《かゆ》の不思議な不老長寿パワー

お粥には、不思議なパワーが秘められている。消えかかった生命を何とかもちこたえた重病人が、最初に口にするのがお粥だ。

とろとろと細火で、じっくりと炊き続けることによって、米粒の奥の奥に閉じこもっていた米本来の力のようなものが、表面に出てきて、まさに消えかかっていた生命を呼び戻してくれるのかもしれない。

過労状態や風邪を引いた時など、無性に熱粥が欲しくなるのは、体の本能が求めているからではないだろうか。

元禄八年（一六九五）の『本朝食鑑《ほんちょうしょっかん》』に「お粥パワー」の二例が紹介されている。（意訳）

その一　山老人の長寿力

「その昔、私は山奥に住む、ひとりの翁《おきな》にあったことがあります。一〇〇歳以上だというのに、顔の色艶《いろつや》がよく、手足もとても壮健なのです。

私が、どのような不老不死の薬を服用して、そ

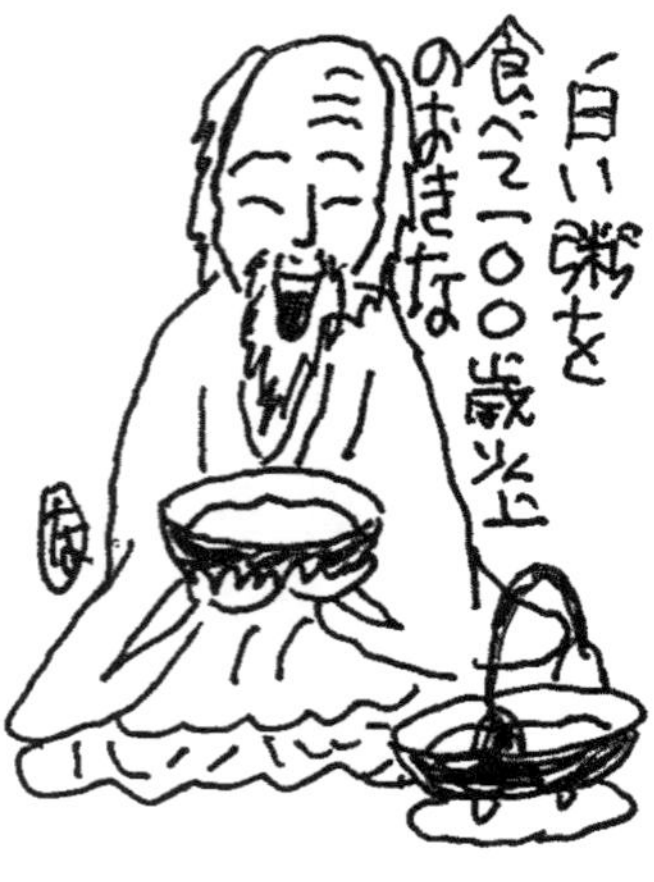

のように長生きしているのですか、とたずねると、老人は六〇歳を過ぎてからは、毎日のように白い粥を食し、これにあきるとやめ、空腹になったら、また粥を食するというだけで、それ以外は、これといったことは何もしていない、と答えたので、私は感心してしまいました」

その二　白粥の不思議な力

「ある四〇余歳の男がいた。胃が慢性的に弱く、いつも腹下しで、苦しんでいた。

ふと粥を食べてみようと思い、さっそく実行した。粥が実にうまいのである。その日をきっかけに、毎日、白粥あるいは粟《あわ》粥を食べるようになった。

薬はいっさい服用せず、粥だけ食べて五年ばかりしたら、腹下しは全快。それどころか、以来は病気とも無縁となり、ついには九〇歳を過ぎてから大往生した」

粥の効果である。白粥（白米の粥）、あるいは粟の粥が胃や腸の働きをよくし、体の衰えを防ぎ、病気をはねかえすパワーを蘇生させる上で、大変に役に立ったのである。

お粥は、通常の飯よりも水分の多い、流動食のことで、病気などで衰弱した時の体力食として、現在でも用いられている。

「その一」の山老人の例のように、用い方によっては、不思議な長寿パワーを発揮するのもお粥で、クコの実を用いたクコ粥、山イモを入れた芋粥、卵粥、大根粥、味噌粥、ゴマ粥などの場合、その効果はさらに高くなる。

中国では、朝粥は胃腸を清めるとか、頭脳をはっきりさせるといって、現在でも、その習慣は続いている。朝粥をとることによって、生命の再生パワーを体中にとりこむ知恵などである。

お粥の十徳

日本でも、ホテルなどの朝食に「朝粥」を出すケースが増えており、粥パワーの再認識といってよい。

仏教では、「お粥の十徳」といって、次のように説いている。

第一の徳、血行をよくし艶やかにする。
第二の徳、気力をすこやかにする。
第三の徳、寿命をのばす。
第四の徳、身心をすこやかにする。
第五の徳、弁舌をさわやかにする。
第六の徳、消化をよくする。
第七の徳、風邪をひかない。
第八の徳、空腹が癒される。
第九の徳、渇きを消す。
第十の徳、便通をととのえる。

カツオ節粥のすすめ

カツオ節を用いたお粥で、ストレスを霧散させ、幸せ気分を高める上で効果的なお粥である。

普通のお粥に仕上がる一〇分ほど前に、カツオ節をパラパラとひとつまみ入れ、五分ほど蒸らしてでき上がり。

カツオ節のうまみ成分はイノシン酸、それにグルタミン酸などであるが、お粥の味わいを上品なうまさに仕上げてくれる。

最近注目されている必須アミノ酸のトリプトファンがたっぷり。脳の幸せホルモンと呼ばれるセロトニンの原料となるアミノ酸である。したがって、カツオ節粥を食べた日は、ニコニコ気分で楽しくなり、体も軽くなって仕事の能率も高くなるのではないだろうか。

七草粥は古代から伝わる薬膳粥

一月七日は「七草粥」を食べる日。

この頃が年間を通してもっとも寒く、悪い風邪が大流行する時季でもある。昔は現在のように医療技術も薬もないから、病気を予防するほかなかった。そのためには、ふだんから「防ぐ力」「治す力」、つまり「健康力」を強くしておく必要があった。

冬のさなかに食べる「七草粥」は、寒さや病気に負けない生命力を強化する「薬膳粥」だったのである。

一月七日の朝に食べてお祝いする行事が「七草粥」で、七日正月とか、七草の祝いとも呼んだ。「なくさ」は正式には「七種」と書き、七種の若菜や薬草を用いるという意味がある。

行事自体は奈良時代に伝来したものとみられ、中国の『荊《けい》楚《そ》歳《さい》時《じ》記《き》』に一月七日には、「七種の菜を以《も》って羹《あつもの》を作る」とある。この日、七種の若菜で羹（熱い汁物）を作って食べると、万病を防ぎ、百災を消すという古

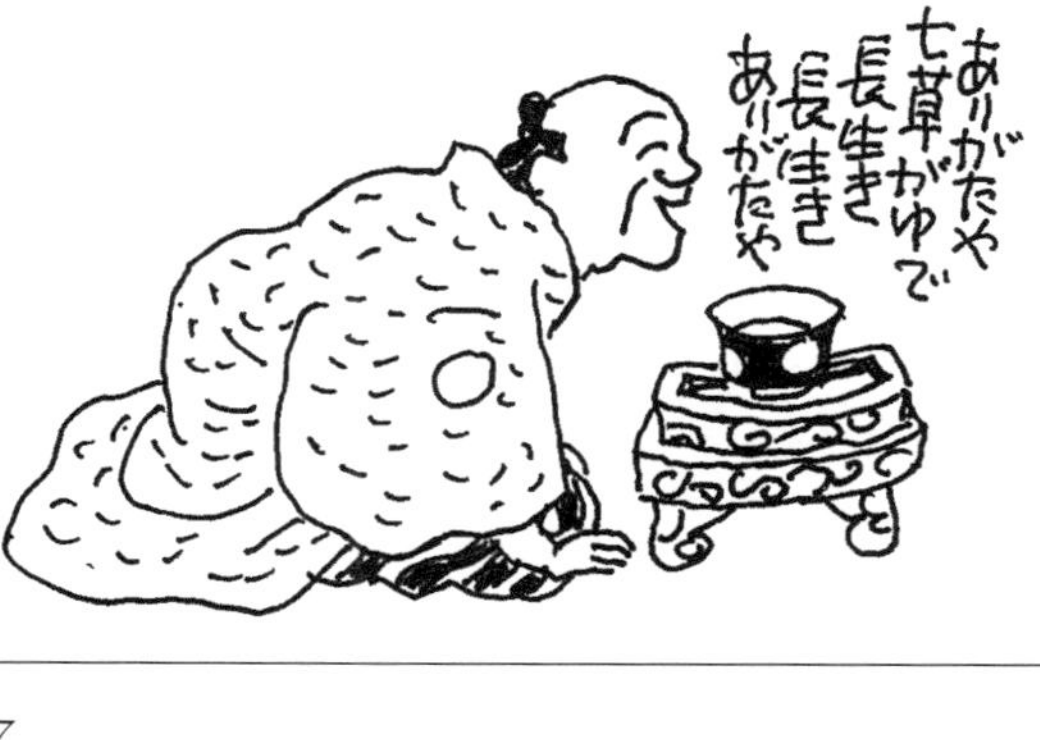
ありがたや
七草がゆで
長生き
長生き
ありがたや

代中国の風習が輸入され、宮中などで行われるようになった。

平安時代になるとかなり普及し、清少納言の『枕草子』の中にも、

「七日、雪間の若菜摘み（七日は雪の間から顔を出しはじめた春先の若菜を摘む日）」

とある。若菜を摘んで春の到来をよろこぶ習慣だったようで、このような風習は奈良時代からあり、『万葉集』にも摘み草の作品がたくさん集録されている。一例をあげてみよう。

明日よりは　春菜《はるな》摘まむと　標《し》めし野に
昨日も今日も雪は降りつつ
（巻八―一四二七）

「明日から春の若菜を摘もうと思って、その場所に目じるしまで立てておいたのに、昨日も今日も雪が降り続いている」というほどの意味。

江戸時代の『理齋随筆《りさいずいひつ》』（志賀理齋著）の中に、七草の歴史について次のような記述がある。

正月七日の七種《ななくさ》は、米、麦、大豆、粟、小豆、黍《きび》、小麦。この七種をもって奉ることなり。それ故に七種と書きてななくさと訓ずるなり

「七種」は、日本人にとって生命を養う上で欠かせない重要な七種類の穀物の種子というのが本来の意味。「種」は種子のことなのだ。それが、鎌倉時代の末期に「改めて、せり、なずな、ごぎょう、はこべら、ほとけのざ、すずな、すずしろの七草が用ひられしとなり」と同書に記されている。この時代になって、「七草」が定まり、現在までの標準的な種類となっている。しかし、時代や土地によって変化する場合も少なくない。江戸時代になると、全国的に「七草粥」が普及し、お正月

行事の中でも、元日に次ぐ重要な祝いの日となった。

「七草粥」は不老長寿の薬膳粥

包丁で叩いた七種類の若菜をお粥に炊きこんで、七日の朝にちょうだいするのが正式な食べ方。七草のほとんどは薬草であり、ビタミンやミネラル、抗酸化成分、食物繊維などに加えて薬効成分も含まれている。

せり（**芹**）……山野や川辺など湿潤な土地に自生している。寒さに強くカロテンやビタミンC、ビタミンEなどの宝庫で、カリウムや鉄、亜鉛などのミネラルも多く含む。整腸作用や利尿や風邪の予防効果でも知られている。味噌汁、おひたし、あえものなどに。

なずな（**薺**）……ペンペン草のことで道端や空地などいたるところに自生する生命力の強い野草。タンパク質が多く、若返り作用のビタミンE、骨を丈夫にするビタミンK、物忘れを防ぐビタミンB1、血行をよくする葉酸、さらにビタミンCも豊富で、ミカンのほぼ三倍ほど含んでいる。カルシウムやカリウム、鉄も多い。整腸作用や利尿効果でも知られており、血圧の安定にも役に立つ。テンプラやおひたし、味噌汁の実などにする。

ごぎょう（**御形**）……ハハコグサのことで、餅草とも呼ばれるように、ヨモギと同じように草餅に用いられる。日本中どこにでも見られる野草で、道ばたや畑などに生えている。タンパク質やビタミン、ミネラル、食物繊維が多く、抗酸化作用がある。味噌雑炊やテンプラなどにむく。

はこべら（**波古倍**）……ハコベのこと。寒冷に強く、雪の下でも力強い青々とした葉を保っている。ビタミンCが豊富。味噌汁の実やおひたしにしてゴマあえに。利尿や浄血などに効果があると伝えられている。

ほとけのざ（仏の座）……コオニタビラコのことで、原っぱや路傍などに自生。タンポポを小型にしたような野草で、汁の実やテンプラなどにする。カロテンやビタミンCを含み、高血圧の予防にも用いられる。

すずな（菘）……カブのことであるが、青菜を指していう場合もある。白い根の部分は淡色野菜で、葉の部分は緑黄色野菜に分類できる。根の部分にはデンプン分解酵素が多く、煮物にすると胃を温め、冬など風邪の予防にも役立つ。葉は栄養の宝庫で、病気に対する抵抗力を強くするビタミンCはホウレンソウの二倍以上であり、皮膚や粘膜の健康を守るビタミンAやカロテンも多い。他にも若さを保つビタミンEや、血液の循環をよくする葉酸、カルシウムや鉄などのミネラルも含む。

すずしろ（清白、蘿蔔）……ダイコンの別名で、色の白さからきている。古くは「蘿蔔《らふく》」とも呼んだ。昔は餅を食する時には、大根おろしや生大根を忘れずに添えた。炭水化物の消化をスムーズにするジアスターゼなどの酵素をたくさん含んでいるためで、弱った胃を助ける働きもあるところから「畑の腹薬」と呼ばれ珍重されていた。「煮てもよし、おろして、漬けてこれまたよしよし」と万能の食材だった。大根の辛味にも胃液の分泌を高めて消化を促進させる作用がある。焼き魚などにも添えるのは、タンパク質分解酵素も含まれているためだ。大根の葉には驚くほどのビタミンCが含まれているが、カロテンやビタミンA、E、B_2、葉酸、Kなどに加えて、カルシウムやカリウム、鉄などのミネラルも多い。葉は細かに切ってご飯に混ぜて菜飯にしたり、ぬか漬けにしたりする。

玄米粥《がゆ》で養心斎は三〇〇歳

三〇〇歳の謎の老人出現

江戸時代が始まったばかりの慶長一九年（一六一四）、江戸の町に養心斎と名のる老人がふらりとあらわれ、下町の長屋に住みついた。まだ徳川家康（一五四二―一六一六）の存命中で、家康はこの二年後に世を去っている。

年齢は不詳であったが、かなり年をとっている様子であった。ある時、長屋の者に「わしはもう三〇〇歳以上も、時の流れを見てきた」といい、そして、貞治一年（一三六二）の二月一日に京都の上空に大きな流れ星が出現して天変地異が各地におこり、琵琶湖の水が十丈（約三〇メートル）も干上がり、竹生島のあたりに竜宮の荘厳な宮殿がみえ、竜神が往来して大さわぎになったなどと語ったという。

三〇〇歳以上というのはともかく、話の面白さにみんなは「へえーっ」と感心してしまう。足腰はまだまだしっかりしていて声によどみがなく、しかも、力がある。

人の寿命は一八〇歳

長寿の秘訣を聞くと、養心斎は次のように語った。

「人間は、よほどたちの悪い病気でもしないかぎり、一八〇歳位までは生きられるものだ。ただし、養生しなければ駄目だ。養生は少年の頃から老年にいたるまで、怠ってはいかん。大切なのは、第一に食物、第二に着物、そして第三が住まいだ。この三つをよくつつしむことだ。

四百四病の原因はたいがい過食にあり、人生の苦しみは女人を根本とする。金持ちにも苦はあり、貧しさの中にも楽しみはある。楽しみには金にとらわれない自由にある。心から安らげる楽しみが人生には必要なのだ。千の薬よりも一夜の熟眠の方が体にはよい。人間は衣食住医に心がけ、色恋を深くつつしめば誰でも長生きできる」。

以上は『慶長見聞集《けいちょうけんもんしゅう》』に出てくる実話。

玄米粥と梅干し

養心斎のふだんの食事は、玄米粥と梅干し、それに少しばかりの野菜だったという。玄米は発芽する力を持っており、生きた穀物で生命の養いとしては理想的である。

玄米に含まれている豊富なビタミンEは、強い抗酸化作用でガンを防ぎ、老化の進行にブレーキをかける。ビタミンB_1も多く、体内でブドウ糖の分解を助けてエネルギー化する上で欠かせない。物忘れを防ぎ、脳の活性化や集中力をつけるなどでも活躍するビタミン。食物繊維は整腸作用を高めて、コレステロールなどの腸からの吸収を抑制し、動脈硬化をはじめとする生活習慣病の予防にも役に立つ。

精白しないで食べる玄米は、米が本来持っている成分をそっくりとることができる、すぐれたカロリー源となる。玄米粥には甘味があり、酸っぱい梅干しの味によく合う。

酸味のもとはクエン酸をはじめとするリンゴ酸や酢酸といった有機酸で、不老長寿にたいへんに役に立つ。消化力を高めたり、血行をよくする上で効果的。養心斎は玄米粥に梅干しを加えることによって、体細胞の老化を防ぎ、驚異的に長生きし続けていたのである。

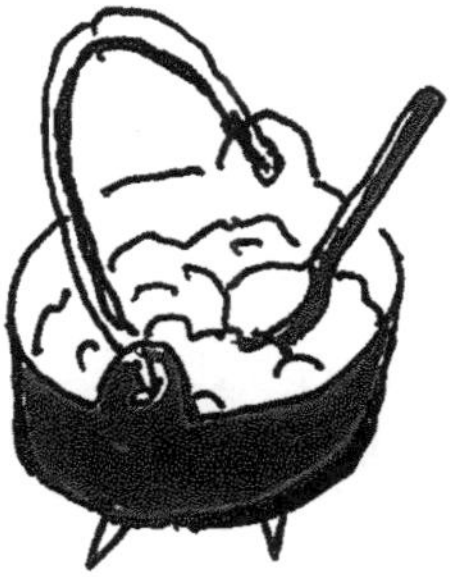

ぬか漬けは「米ぬかヨーグルト」

嫁入りに欠かせなかったぬか漬け

日本人は、ほどよく乳酸発酵している漬物を好む。主食のご飯に含まれている、ほのかな炭水化物の甘さに、漬物の酸味が不思議なほどよく合う。だから、どのような場合でも、ご飯には必ず漬物が添えられる。とくに注目されるのは「ぬか漬け」だ。

昭和三〇年代までは、たいがいの家庭の台所には、ぬか漬けのかめが置いてあり、お母さんが朝夕、手入れしていたものだった。映画で話題となった「三丁目の夕日」の時代。

土地によっては、うるし塗りのぬか漬け用の樽が、大切な嫁入り道具になっていた時代である。その樽の中には、先祖代々用いてきたぬか床が詰められ、すぐにでも嫁ぎ先の野菜を漬けられるようになっていた。このようにして、同じ味の漬物を食することによって、早くなじみ合うことができたのである。

同時に、ぬか漬けは、祖父母や夫、生まれてくる子供たちの健康をガードする守り神のような重要な位置を占めていった。

植物性乳酸菌の強み

漬け床の原料となる米ぬかは、いうまでもなく、玄米を白米にする時に出る胚芽や種皮（ぬか）のことで、ビタミンB_1やB_2、葉酸、ビタミンEなどに加えミネラルも多く、脂質やタンパク質、食物繊維も豊富に含まれている。

最近注目されているのが、米ぬか中のフェラル酸で、ビタミンEを上まわる抗酸化力があることが判明したためだ。脳細胞の酸化を防ぐ上でも役に立つことが期待されている。

栄養のかたまりのような、米ぬかを漬け床にして、発酵させたのがぬか漬けだから、その中に漬けた材料にも、多彩な栄養がしみ込んでいる。生きた有用菌も、しっかりと繁殖している。

したがって、ぬか漬けを食べるということは、米ぬかのビタミン類に加えて、乳酸菌などの生菌を回収して、腸まで送り込むことを意味する。植物性の乳酸菌は、動物性乳酸菌に比べると、塩分や酸が多い過酷な環境のもとで生息しているため、体内の胃酸にも負けずに、腸へとどくパワーが強い菌なのである。


体内に侵入してきた悪い菌を撃退するために、日夜、目を光らせているのが腸。なにしろ、免疫機能の七〇パーセントが腸に集結していて、腸は健康を守る前線基地であり、免疫細胞の重要基地みたいなもの。

乳酸菌や酵母が大繁殖

ぬか床には、乳酸菌や酵母などが大繁殖していて、腸内の有用菌群を増やして、ビタミン類を合成したり、病気に対する免疫力を強くしてくれたりしている。

作り方は簡単。米ぬかと塩、水を混ぜてよく練り、漬け床を作って発酵をうながす。赤トウガラシを一本か二本入れて、ぬか床の変質を防ぐ。米ぬかは乳酸菌が付着している可能性の高い新鮮なものを用い、ぬか床にはうま味や風味をつけるために、昆布などを少し用いてもよい。

次に捨て漬けといって、キャベツの葉などを二、三枚押し込み、漬け床の発酵をうながす。捨て漬けは、ぬか床に水分を与えると共に、ぬかのうま味を引き出すためにも欠かせない。ぬか床に野菜を入れると、塩分がしみ込んで、水分を出す。この水分やぬかのタンパク質、糖質などの栄養を餌にして、微生物がどんどん増殖する。

増殖した乳酸菌はたくさんの乳酸を作って、これがぬか漬けの酸味のもとになり、酵母は特有の香りを生み出す。米ぬかの酵素は、うま味のもとになる多彩なアミノ酸を増やすのだ。これらのいろんな成分が、野菜にしみ込んで、風味豊かなぬか漬けになるのである。これらの微生物群は、腸内環境を整える上で役に立ち、健康にいい。

捨て漬けのキャベツの葉は、一日おきくらいにとり替え、これを二、三回続けて、味がなじんできたら本漬けにする。二日に一回くらい、ぬか床をかき混ぜ天地返しをする。微生物が空気にふれることで、過剰な繁殖を抑えるためである。

季節の新鮮な野菜を用いるが、夏だとナス、キュウリ、カブ、ミョウガ、大根、ニンジンなどで、半日ほどで香りのよいぬか漬けができ上がる。本漬けに入ったら、一日に一回はぬか床をかき回し、新鮮な空気を入れて風味を維持する。

ぬか漬けは「米ぬかヨーグルト」

昔は、ぬか漬けを「やど」とか、「やど漬け」とも呼んだ。野菜がひと晩泊まる〝宿屋〟という意味。

ひと晩でおいしく浸かるという意味である。つまり、たくあん漬けのように〝長期滞在〟ではなく、浅漬けを「やど」という言葉で表現している。

また、「四季漬け」とも呼んだ。一年中漬けることができると同時に、一年中食べた方が、無病息災にも役に立つという意味。春夏秋冬の養生漬物なのである。

ぬか漬けの味わいは、主として乳酸菌や酵母による発酵によって生じる。これらの生菌は大変に健康や老化防止に役に立つが、ぬか床を心をこめて優しく混ぜることによって、その効果はさらに高くなる。ぬか漬けは、米ぬかで作った「米ぬかヨーグルト」とも呼ばれるほど、植物性乳酸菌の宝庫なのである。

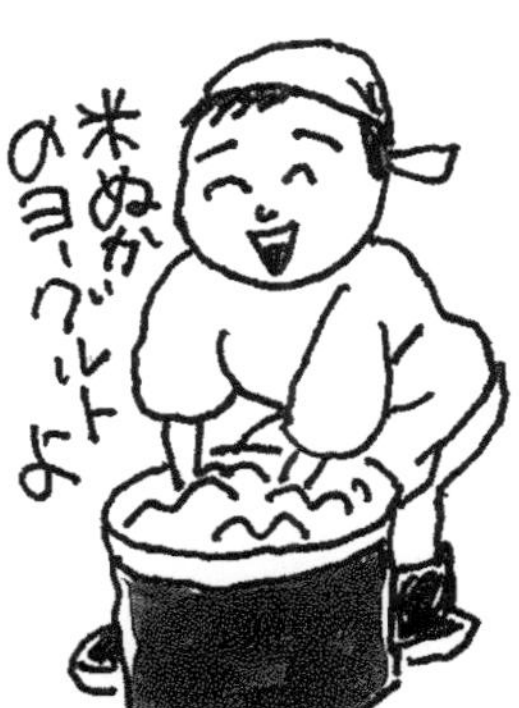

胡麻味噌《ごま》

ゴマと味噌をベースにした「舐《な》め味噌」は、古くから作られ、とくに僧家や武家で珍重された。米飯によく合うところから、江戸時代になると大衆の間にも普及する。どちらかというと、「医食同源」的な食菜であり、養生を心がける者にとっては、長寿の常備菜として、不可欠であった。

白、黒、いずれのゴマでもよいが、香ばしく煎り、すり鉢で油の出るまで、たんねんに摺《す》ってから、味噌、砂糖、みりんなどを加え、練りあげる。だし汁などを加え、火にかけて、好みのかたさにする作り方もある。

同じような、舐め味噌に「鉄火味噌」がある。その作り方を、江戸時代末期の『守貞漫稿』は、次のように記している（抄訳）。

「鉄火味噌は、江戸の平日用の味噌に、牛蒡《ごぼう》や生姜、または唐辛子やするめなどを加え、胡麻油で煎りつめたものである。なめもの屋で売っている」

現在の作り方もほとんど同じ。煎り大豆に刻みゴボウ、トウガラシなどの材料に味噌を加え、ゴマ油で練り上げて仕上げる。

ゴマは、そのまま食べるにしろ、胡麻味噌を作るにしろ、まず煎ってから用いた。ゴマを詠んだ川柳である。

いなごほど飛び出す胡麻の煎り加減

江戸時代初期の『日用食性《にちようしょくしょう》』に、黒ゴマの効能が次のように紹介されている。
「虚をおぎない、肌肉をうるおし、筋骨をかたくし、耳目を明らかにして大小の腸を利す。煎りて食すれば、風邪を引かず。久しく食すれば、歩行端正にして、言語萎えず」とある。

胡麻味噌で注目したいのは、ゴマにも、味噌の原料である大豆にも、必須アミノ酸のトリプトファンが含まれているという点だ。このアミノ酸は、脳内でつくられるセロトニンという脳内ホルモン（神経伝達物質）の原料になり、その合成を促進させる働きがある。

セロトニンは、脳をリラックスさせ、うつや不安、ストレス、緊張などを緩和する作用がある。セロトニンが増えれば、少しのことでも喜びを感じることができるようになり、暗い気持ちを払拭できるという。

このためセロトニンは〝幸せホルモン〟とも呼ばれている。セロトニンには、同じく脳内ホルモンのメラトニンを増やす機能もある。メラトニンには、体に本来備わっている睡眠と活動のリズムを正常に保つ働きのあることがわかっており、メラトニンが増えると、リラックスしてよく眠れるようになる。

脳内でセロトニンやメラトニンが増えると、単に熟睡できるようになるだけではなく、免疫力が強化され、その結果、ガンなどを防ぐことも期待できるという。さらに、若返り効果や老化そのものを抑えることも可能といわれている。

胡麻味噌には、セロトニンやメラトニンの原料となるトリプトファンが豊富なのだ。このアミノ酸は、他には納豆や湯葉《ゆばし》、凍み豆腐、チーズやバナナなどにも含まれている。

ピリッと辛くて美味なトウガラシ味噌

トウガラシ味噌の保温作用

トウガラシがメインの「トウガラシ味噌」は、体にたまり過ぎた脂質を燃焼させる上で効果のある、辛味のきいた舐《な》め味噌だ。

作り方は簡単。材料はトウガラシの粉末、味噌、砂糖、すりゴマ、日本酒、オリーブオイル。まず、フライパンを弱火にかけて、オリーブオイルをたらし、味噌、トウガラシ、すりゴマ、砂糖、日本酒少々の順に加え、弱火でじっくりと練り上げる。

ピリッと辛くて、美味なる舐め味噌だ。ご飯の友として絶品である。お椀に少量入れ、刻みネギを散らして熱湯を注ぐと、発汗作用のある味噌スープになる。

トウガラシの辛味の成分はカプサイシンで、発汗や保温、食欲増進などの働きがある。新陳代謝を活発にして、脂肪の燃焼を促進させたり、ホルモンの活性を高めるなどの効果も期待されている。このホルモンも脂肪細胞を分解するように働きかけるという。

ふだん、よくトウガラシを使って料理を作る韓国の人たちは、内臓の脂肪が少ないといわれ、さらに、たくさんのトウガラシを用いるタイの人たちは、からだ全体の脂肪が少ないそうである。確かに両国の人たちは、スリムでスタイルも美しい。辛味成分のカプサイシンは、つねに脂肪を燃焼させているために、脂肪が溜《た》まらないのである。

七色トウガラシは江戸生まれの総合栄養剤

トウガラシを食べると、体温が上昇したり、汗をかいたりするのも、エネルギーの代謝が向上するためで、その分、脂肪が燃焼されているはずだから、肥満防止にも役に立つ。

トウガラシには、記憶力と関係のあるビタミンB_1が含まれており、学習や頭脳を使う仕事などで疲れたような時にも、その回復に役に立つ。カロテンも豊富だから、上手に活用すれば老化を防ぐ上でも効果的である。

トウガラシの激烈な辛さを中和して、マイルドな薬味にするために考案されたのが「七色唐辛子」。江戸の町に登場するのが一八世紀半ばで、以来、味噌汁やうどん、蕎麦、煮物、漬物などの薬味として、家庭にも不可欠な人気商品となった。

江戸後期の『続飛鳥川』という書物には、張り子のトウガラシをかついだ行商人が、「とんとん唐がらし、ひりりと辛いがサンショウの粉、すはすは辛いがコショウの粉、七色唐がらし」と歌いながら、売り歩いたという。

ブレンドする香辛料は、作り手によって違うが、今でも小瓶に詰められ、スーパーやコンビニの棚に置いてある。トウガラシを中心に黒ゴマ、陳皮《ちんぴ》(ミカンの皮)、山椒《さんしょう》、青海苔など、いずれも健康効果の高い材料が用いられており、上手に活用すれば、〝総合栄養剤〟みたいなものである。

長生きしたければ、まず豆腐

豆腐は「ホワイト・ミート（肉）」

豆腐は、今や世界中で脚光を浴びている。「みずみずしくて、美しいお肌と、世界トップレベルの長寿を誇るジャパニーズ・ウーマンの美容食」として、女性の関心は高まるばかり。

豆腐の八八パーセント前後は水。水分が多いから、満腹感を得られる割にはカロリーが低く、タンパク質が多いから、栄養不足にはならない。

最近では、すぐれたダイエット食としても、人気を呼んでいる。アメリカでもヨーロッパでも「ホワイト・ミート（白い肉）」と呼ばれ、長寿や若さが気になる人たちの間で、評判はよくなるばかりである。

豆腐を手に取ってみると、ふわふわしていていていかにも頼りない。ところが、豆腐にはすばらしいパワーがあった。

「豆腐力」で、その力はどこから来ているかというと、原料となる大豆。植物でありながら〝肉〟と呼んでもよいほどタンパク質が多く、牛肉の約二倍もの含有量だ。大豆がよく「畑の肉」と呼ばれる理由もここにある。

まるで肉のように高タンパク質の大豆を食べやすく、しかも美味で消化吸収しやすいスタイルに作り替えたのが豆腐なのだ。赤ちゃんから超長寿者まで、誰の胃にもやさしいのが豆腐。豆腐にすると、タンパク質の吸収率は九〇パーセントを超える。つまり、豆腐に含まれている栄養分は、ほとんどが身につくのだ。

日本女性の若さを保つイソフラボン

日本の人口は、高齢者の比率が国際的にみてもきわめて高く、六五歳以上の人口が現在（平成二九年）、二七・七パーセントである。ところが、最近のシニア（中高年）は、とっても元気で活発に人生を楽しむ人たちが増えている。

消費マーケットでも主役で、今や世の中の元気を支えているのはシニアだ。中高年こそ体を鍛え直す時代が到来したのである。

若いと思っていると、アッという間に老年がやってくる。八七歳の筆者がいうのだから間違いない。青年の次は中年であり、中年の次は誰でも高齢者であり、シワの増えた老人だ。

元気な老年になるための出発点は、若い時の食生活にある。年をとってから旅行したり、グルメして人生を楽しむためには、丈夫な足腰が必要となる。つまり「骨」だ。骨太の健康体を形成しておかなければ、「人生一〇〇年時代」を風を切って、走り抜くことはできないのだ。

骨の主成分はカルシウム。豆腐にはカルシウムもたっぷりで、木綿豆腐には一〇〇グラム中に一二〇ミリグラムも含まれており、カルシウムの供給源としての豆腐は、かなりの卓越した食材といってよい。

カルシウムには吸収されにくいという欠点があるが、良質なタンパク質と一緒にとると吸収率がアップすることがわかっている。タンパク質の豊富な豆腐は、日本人に慢性的に不足しているカルシウムの重要な補給源になっている。

カルシウムは、骨や歯の材料になるだけではなく、おだやかでゆとりのある人格の形成にも欠かせない。イライラを防いだり、ストレスに強くなる重要な役割を果たしているミネラルでもある。

豆腐に含まれているイソフラボンにも注目したい。骨折や骨粗しょう症などを防ぐ働きがあり、心臓病やアルツハイマー病などにも期待を集めている。

イソフラボンは、女性ホルモンとよく似た構造をしており、体内でも女性ホルモンのような働きをしているようだ。植物性の女性ホルモンとも呼ばれる理由である。

日本の女性が、更年期を過ぎても肌が若々しいのは、豆腐や納豆のせいだという説もある。長寿者は、豆腐や味噌汁をよく好む場合が多いが、本能的にイソフラボンをとることによって、体や脳細胞の老化を防いでいるのではないだろうか。豆腐には、心臓の健康をガードするミネラルのマグネシウムも含まれている。

豆腐と酒の好きな老法師

江戸時代、伊勢の長原村の長命寺に禅修《ぜんしゅう》法師という老僧がいた。土佐の出身で俗姓を加藤といい、年は一一九歳であった。各地の寺を修業して廻り、九〇歳を過ぎてから長命寺に転住。たいへん無欲な僧で、ぜいたくといえば豆腐が好きでよく食べたことと酒を好んだこと。

おりおりは二里余り離れた本山へ行くことがあったが、その時には、瓢箪《ひょうたん》酒をぶら下げ、途中途中で山々の色彩をながめながら独酌するのが、何よりの楽しみだったという。二里といえば八キロ強で、一〇〇歳を過ぎても、この道程をびくともしなかったというから、壮年のままの若さで、年だけとったのである。まわりに惜しまれなが

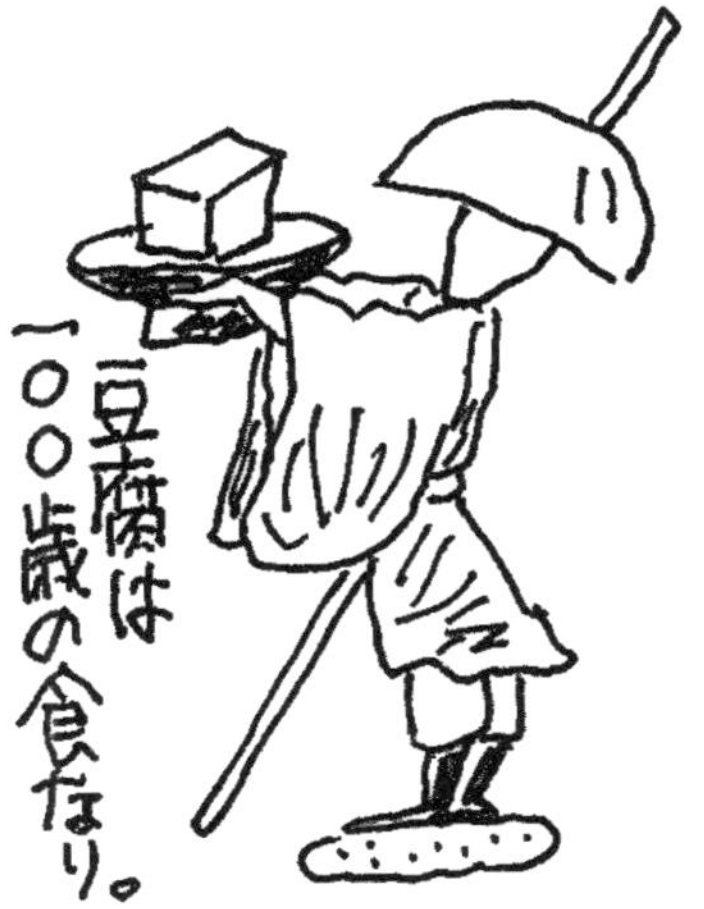

ら、老法師は文化八年（一八一一）に一一八歳で亡くなった。

以上は滝沢馬琴《たきざわばきん》（一七六七―一八四八）の『玄同放言』に記されており、実話だという。同書はさらに「思うにこの老法師、住持の寺を長命といい、その村を長原といい、誕生の地を高知といい、その師の寺を福巌《ふくがん》といい、本山を広泰寺という」と述べ、関係するところの名称がいかにも長命に感じられ「まさに福寿永延の奇僧というべし」と結んでいる。

長寿者は今も昔も「豆腐」が好きである。柔らかくて食べやすいという点もあるが、本能的に豆腐の栄養効果の高さを理解しているのである。アミノ酸バランスのよいタンパク質の宝庫であり、老体を支える骨格の原料となるカルシウムも豊富に含まれている。

納豆の生菌効果

納豆一グラムというと大粒で二個くらいで、小粒だったら三、四個くらい。この一グラムの納豆の中には、生きた納豆菌が一〇億個以上も含まれている。

市販されている納豆一パックは四〇グラムくらいだから、ざっと四〇〇億個の納豆菌が含まれていることになる。生きた菌、つまり「生菌」を食べる発酵食品には、他にヨーグルトやチーズ、甘酒、ぬかみそ漬け、塩辛、味噌などがあるが、一グラム中に一〇億個という、ぼう大な数の微生物を生きたままでとる食物は他にない。

納豆は「生菌食」の王なのだ。しかも、ヨーグルトを作る乳酸菌が二〇度から三〇度くらいの間で活動するのに対して、納豆菌は気温が一〇度から六〇度（摂氏）くらいの範囲で活動できる（もっとも活発に繁殖するのは四〇度から四二度くらい）ので、生きたまま腸まで到達することが容易である。

納豆菌はたいへん生命力の強い菌で、腸内に到達してからも生き続け、ビフィズス菌などの善玉菌の増殖を助け、からだ全体の免疫力を強化したり、整腸効果を高めるなどの働きをし続ける。

つまり、納豆を継続して食べると、便秘が解消されて発ガン物質やその他の有害物質なども減少させ、健康のマイナス要因となるようなものは体外へ排出してしまう。

人間の消化管の中には、約五〇〇種類、一〇〇兆個もの腸内細菌が存在し、善玉菌もいれば悪玉菌もいるが、加齢とともに悪玉菌が増加して腸内環境が悪化しやすくなる。

悪玉菌の代表がウェルシュ菌や腐敗菌で、これらが腸内で優勢になると、下痢や便秘の原因になったり、ガンの原因になったりするほか、老化を早めてしまう。健康長寿や美容にとって悪玉菌は大敵なのだ。納豆菌は腸の中で生き続け、ビフィズス菌などの増殖を助け、免疫力を強化したり、整腸効果を高めるなどの働きをし続ける。納豆菌のすばらしい力である。

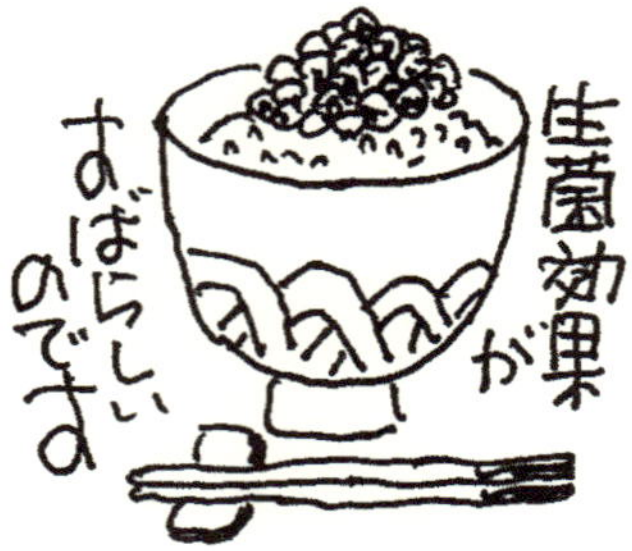

長寿大国の骨を支える凍《し》み豆腐《どうふ》

カルシウムの豊富な凍み豆腐

「凍《しみ》」という食品の加工法がある。

冬の寒風にさらして凍らせると、単に水分が抜けるだけではなく、持ち味も濃縮されて、「うま味」と「栄養」が増す。これが「凍」だ。

凍み豆腐（凍《こお》り豆腐とも呼ぶ）をはじめ、凍み餅、凍みこんにゃく、凍み大根などで、いずれも風土性の豊かな食材であり、長寿食だ。

豆腐はほとんどが水で、その含有量は八九パーセント（絹ごし豆腐）。この水分を冬の北風にさらして凍結乾燥させ、味とタンパク質を濃縮したのが凍み豆腐。関西では高野《こうや》豆腐という。

高タンパク食品で、一〇〇グラム中に四九グラムも含まれている。凍み豆腐の半分はタンパク質なのである。この数値は牛肉やマグロなどの倍以上である。

昔から祝いごとの煮しめ料理には欠かせないし、行事のある日のご馳走によく用いられてきた。味がよくしみて、まるで肉のように美味になるだけでなく、肉を食べなくてもタンパク質が余るほど摂れて、滋養になったからである。

それだけではない。カルシウムも多い。一〇〇グラム中に六六〇ミリグラムも含まれている。日本人のカルシウム摂取量は、実は慢性的に不足している。

日本人は慢性的にカルシウム不足

日本人のカルシウムの摂り方をみると、国が提唱する一日当たりの推奨基準（成人の場合女性で六五〇ミリ、男性は六五〇から八〇〇ミリグラム）に対して、平均摂取量は四九七ミリグラムとかなり少ない。

カルシウムは、骨の健康はもちろん、全身の健康維持のために、欠かせないミネラル。人間の体内では、約九九パーセントが骨や歯に含まれ、残りの約一パーセントが血液や細胞などに存在して、体の機能を維持する上で大切な役割を果たしている。

そのため、体内のカルシウム濃度が低くなると、必要な量を補おうとして、骨からカルシウムが溶け出してしまう。そのような状態が続くと、骨はもろくなって、骨折しやすくなってしまう。

カルシウムは、「食べるトランキライザー（精神安定剤）」とも呼ばれるように、イライラを防いだり、ストレスに強くなるためにも重要な役目を果たしているミネラルである。

昔から、上手な世渡り法として、「怒るな、転ぶな、風邪ひくな」といわれてきた。心と体の健康を保つための秘訣である。

カッとしたり、赤くなって怒ったりすると、心臓によくない。頭の血管が切れて、脳溢血になる危険性だってある。怒りは、まわりを不快にもする。

だから、怒りたくなったら、その前に深呼吸をして凍み豆腐を食べる。そうすると、カルシウム効果で心も和み、怒りから一転して、自然にニコニコ顔になれるはずだ。

中高年の場合、寝たきりの原因として、脳卒中の次に多いのが転倒による骨折。カルシウム不足によって、骨が弱くなっているせいで、骨を丈夫にするためにも、凍り豆腐は理想的なのだ。

老化した骨を丈夫にするビタミンKや細胞の老化を防ぐビタミンE、スタミナ強化に効果のあるミネラルの亜鉛も多い。世界のトップを走る、長寿大国の骨を強くするお守りが凍み豆腐なのである。

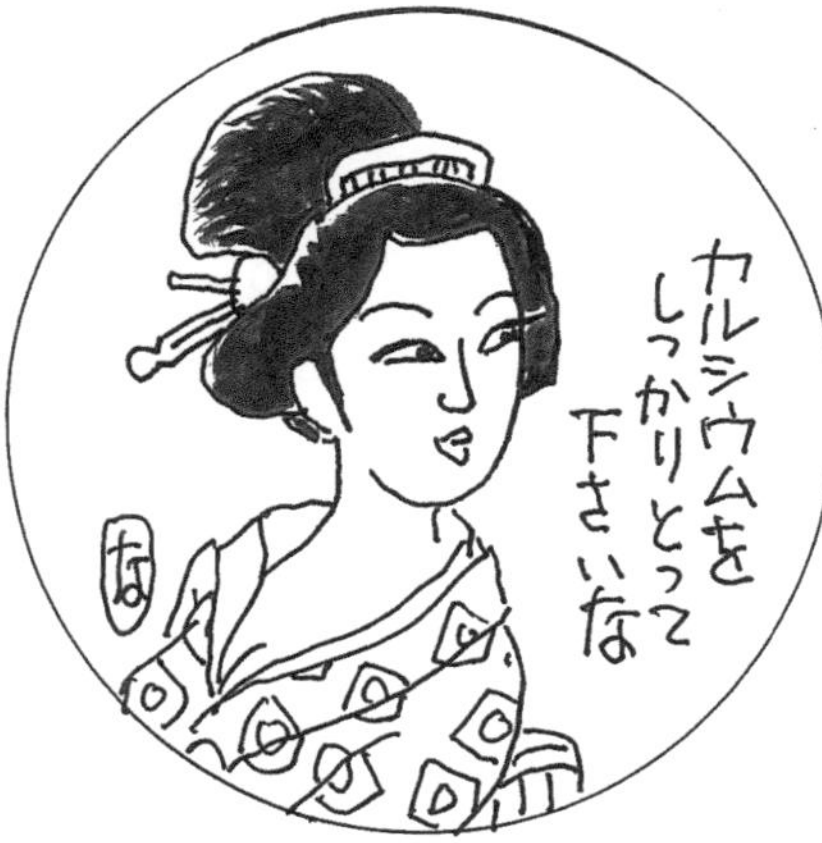

おから汁の若返り効果

「おから」ではなく「おたくさん」

「おから」は、過食と肥満社会の救世主である。同時に腸内の善玉菌に元気を与えて整腸効果を高める長寿食でもある。いうまでもなく、豆腐を作る時に出る絞りかすのことだ。

絞った残り物だから、味も栄養も「空っぽ」と見て、昔の人が「おから」と呼んだ。おからでは、いかにも即物的だから、「うの花」とか「きらず」、「雪花菜」などと美しく呼んだ。日本人の美意識である。

おからを栄養的にみれば、実は、親とも兄貴ともいうべき豆腐よりも、中身が濃い。タンパク質をみても、木綿豆腐よりは少ないが、絹ごしと同じくらい。

回春効果や抗酸化作用のビタミンEや、物忘れを防ぐビタミンB1も、木綿や絹ごしにひけをとらない。

肥満解消に役立つ食物繊維にいたっては、豆腐本体にはごく微量しかないが、おからには一〇〇グラム中に約一一グラムも含まれている。こうなってくると、「おから」と呼んでは申し訳ない。これからは、「おたくさん（栄養が）」と呼ぶべきじゃないだろうか。

おから汁でポカポカ

このおからの栄養的な価値をよく知っていたの

が、江戸時代中期の儒学者として有名な荻生徂徠《おぎゅうそらい》（一六六六－一七二八）。後に柳沢吉保に仕え、将軍家綱に進講するほどの実力派であったが、若い時は貧乏で苦労している。

ある時、見かねた近所の豆腐屋が、できたてのおからをさし入れてくれた。「せっかくだが、今は金子《きんす》が手元にないので」と断ると、「銭などいらねえよ」とニッコリ笑って、その後も提供してくれ、徂徠は、毎日おからばっかり食べていたという。

実は、おからには頭脳力を高めるレシチンが豆腐より多い。記憶力をよくし、発想力を高める成分だ。おからは学者に欠かせない、ブレインフード（頭脳食）だったのである。

豆腐系加工食品の中で、食物繊維のもっとも多いのがおから。昔の日本人の体型がスリムで、行動が身軽だったのは、おからのような食物繊維の豊富な料理を日常的に食べていたためで、食べたものがとどこおることなく、消化器の中の通りがよかったからだ。

おから汁の作り方は簡単。豚の三枚肉少々、ゴボウ、大根、ネギなどを用いてだし汁で煮込み、そこへ熱湯を通して、水気をしぼったおからを入れ、味噌味に仕立てでき上がり。熱々を平らげると、体中が汗ばみ、風邪の引きはじめにもよいし、二日酔いの回復汁としても効果が期待できる。体中の血行がよくなるのが実感できる、おから効果だ。

小豆《アズキ》が引き出す不老長寿力

神の力のこもった赤い小豆

日本人は小豆《アズキ》が大好きである。

とくに長寿者が好む。饅頭のあんこ、羊羹《ようかん》、餡《あん》ころ餅、ぼた餅、お汁粉にぜんざいなど。お祝いごとに欠かせないお赤飯にも小豆が用いられる。

赤い色は太陽の輝きをあらわし、おめでたい色として古くから崇拝されてきた。太陽は万物の生命を育てる光と熱を持っているからだ。同時に赤い色は、不幸や病気、死の影を追いはらう魔除けの威力も持つと考えられていた。

戦前の幼児死亡率のきわめて高かった時代、幼児は小袋に入れた赤い小豆を「無病息災」のお守りとして、身につけていた。小豆の数は幼児の年齢プラス一粒。つまり、来年まで元気に育ってほしいという切ない願望が、一個の小豆にこめられていたのである。今年三歳の子だったら、小袋に詰める小豆の数は四粒となった。

日本人は小豆の赤い神秘的な力を知っていたのである。

日本には、いつの時代に誰によって始められた

のかわからないほど古くから、一日と一五日には小豆ご飯を食べる習慣があった。昔は旧暦だから、月初めの一日は新月でまっ暗闇であるが、日を追って月が少しずつふくらむ、そのスタートの日であり、一五日は完全に丸くなった満月を祝ってお赤飯を炊いたのである。

月の神さまへお赤飯

月には農耕や長寿をつかさどる神である月読《つくよみの》尊《みこと》がおり、始めは月の神へのお供えとして、小豆入りのご飯を炊いたもので、祭事が終わったあとで家族一同でおすそわけをちょうだいし、神の力をもらったのである。

これは一ヵ月間という日々の経過に折り目をつける上でも重要だった。小豆の赤い色素は、抗酸化成分として脚光を浴びているポリフェノールの一種のアントシアニン。酸化は体や脳の細胞などのサビであり、老化の促進や生活習慣病の原因だ。

それだけではない。小豆には、疲労の回復や肩こり、筋肉痛などの予防、あるいは物忘れなど脳の老化防止にも役立つビタミンB1が驚くほど豊富に含まれている。小豆一〇〇グラム中に〇・四五ミリグラムもあり、月の満ち欠けを目安に、月に二回小豆ご飯を食べる習慣を作ったというのは、仕事の能率を高めて疲れを残さないための、稲作を生業《なりわい》としてきた日本人の知恵なのだ。

ビタミンB1が不足すると、人間関係までぎくしゃくしてしまう場合があり、村で生活する上で困るのだ。B1不足でイライラしたり怒りっぽくなるのは、脳の唯一のエネルギー源であるブドウ糖（糖質のことで日本人の場合は主として米や雑穀などの炭水化物からとってきた）がうまく代謝できなくなるために、不完全燃焼をおこすからにほかならない。不老長寿を謳歌するためにも欠かせないのが、ブドウ糖とビタミンB_1なのである。

「勧請《かんじょう》めし」と不老長寿

古くから小豆の赤い色素は悪霊除けや生命のシンボルともなってきたが、じつに多彩な長寿作用の期待できる成分も多い。強い利尿作用があり、コレステロールや脂肪などを低下させるサポニン、細胞の若返りに不可欠のミネラルの亜鉛、血圧安定に期待されるカリウム、脳の血行をよくする葉酸、幸せホルモンと呼ばれるセロトニンの原料として注目されているアミノ酸であるトリプトファンなどだ。現代人に慢性的に不足している食物繊維もたっぷり含まれているから、腸のとどこおりを解消する上で効果がある。

平安時代の百科辞典である『和名抄』（源順編）では小豆のことを「和名阿加安豆木《あかあづき》」と、「赤」を強調している。『古事記』や『日本書紀』にも記されているほど古くから食用にされてきたが、その歴史は古く、今から四〇〇〇年前の富山県の縄文遺跡（桜町遺跡）からは炭化した小豆が出土しているという。

昔は、祭日などで神を迎えることを「小豆迎え」といった。神ごとには欠かせない豆だったのである。神を勧請《かんじょう》する時の飯は、ふだんと色のちがうものにしなければ、神に人間側の心が伝わらない。そこで太陽の光をあらわす赤い小豆を用いてお赤飯にした。これを、神をお迎えする時の飯という意味で「勧請めし」ともいった。

いろいろな長寿の祝いを総称して「寿賀《じゅが》」というが、最初に迎えるのが満六〇歳（数えで六一歳）の「還暦《かんれき》」。赤い頭巾をかぶり、赤いちゃんちゃんこを身につけてお赤飯を食べる。ついでにいうと、七〇歳が「古稀《こき》」で、七七歳の「喜寿《きじゅ》」、八〇歳の「傘寿《さんじゅ》」、八八歳の「米寿《べいじゅ》」、九〇歳の「卒《そつ》寿《じゅ》」、九九歳の「白寿《はくじゅ》」と続き、それぞれの祝い膳の中心となるのがお赤飯であるのはいうまでもない。

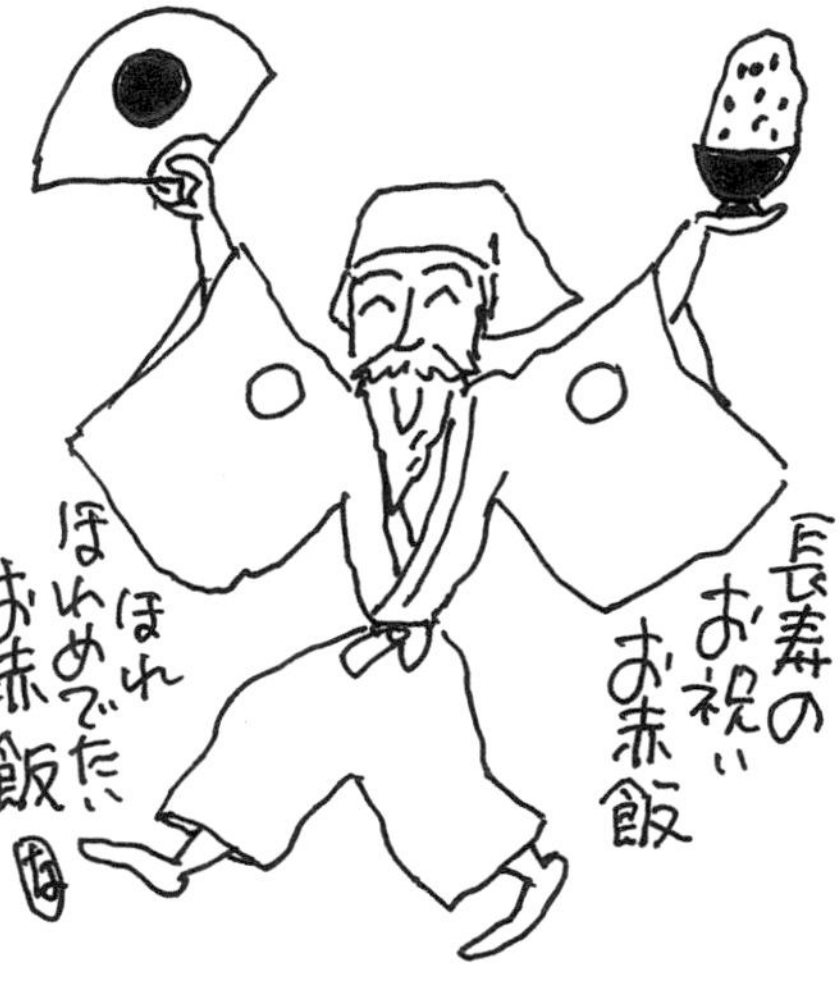
長寿の
お祝い
お赤飯
ほれ
ほれめでたい
お赤飯
な

餡《あん》ころ餅で百余歳まで長生きした鉢坊主

この餡ころ餅をどうしよう

江戸時代の後期、宝暦（一七五一―一七六四）の終わり頃に、京の場末にある長屋に、一〇〇歳近い道心者（在家の坊主）が住んでいた。

いっぷう変わった老人で、人づき合いもあまりせず、縁者もいない。独居老人だった。ただ、明け暮れに、チンチン、カンカンと鉢を叩いて、その日の飢えをしのいで生きている。

しかし、その身は老いても壮健で、あまりにも生命力が強いので、われながらいやになっていた。そのうち、生きていても仕方がないと、人生をあきらめ、「断食して、死を待つ以外にない」と覚悟を決めた。

そして、半月余りも食を断ったのである。まさか、その鉢坊主が、食を断って自殺しようとしているなど、誰も気づかない。

時は、師走（一二月）の末だった。

時々、出入りのある人が、餅を搗いたからといって、餡ころ餅を重箱に詰めて、坊主のところに持参した。

絶食中だからといって断ろうとも思ったが、申し訳ないので、結局、もらうはめになった。しかし、食べるわけにもいかないので、家主のところに持参して、「ある方から恵んでいただいたものですが、私は、あまり好きではないので、どうぞ食べて下さい」といって重箱を差し出した。

餡ころ餅を食い尽くす

ところが、家主は「餡ころ餅は、老人の養生に役に立ちますから、食べないといけませんよ」と、受け取らない。

家主は、何か事情があるにちがいないと思って、いろいろとたずねるので、事情を説明した。

これを聞いた家主は、憤然として、「それはけしからん。食断ち自殺など、天に逆らうことですぞ。年の暮れだというのに、家主としても、自殺などされちゃ迷惑です。断食死だけは思いとどまって下さい」

坊主は仕方がないので、「わかりました」と頭を下げて謝罪し、餡ころ餅を持ち帰った。いろいろ、考えてもみた。

「断食した後で大食すれば、たちまち死ぬと聞いたことがある。重箱の餅を一度に平らげれば、さぞかし望み通りに死ねるにちがいない」と思って、餅を残らずに食い尽くした。大きな腹をなでながら、さらに考えた。

「断食の直後に大食し、熱い風呂に入ると、すみやかに死ぬとも聞いたぞ」といい、銭湯に行って、ひどく熱い湯につかった。急ぎ足で帰ってきて、「今度こそは、思い通りに死ぬであろう」と、一心に念仏を唱えて、寝床に入った。

「ままよ、天に任せよう」

満腹した上に、銭湯であたたまって、気持ちがよくなり、思わずぐっすりと熟睡してしまった。

翌朝、目を覚ますと、気持ちもいつもと違って爽快で、体力もたくましくなっており、生まれ変わったような気持ちがした。あまりの変化に、坊主もあきれ果て、

「さても、浮世とはこういうものか。死のうとすれば、死にもせずに、生きようとすれば死ぬ。ま

まよ、天に任せよう」と悟ったのである。

それからは、生きることを辛いとは思わずに、ただ自然のままに生活を送り、今（江戸時代後期）も、ますます健在であるという。

以上は、実話であり、武士から著述業へ転身した神沢杜口《かんざわとこう》（一七一〇―一七九五）の『翁草《おきなぐさ》』の中に記録されている。杜口自身も大変に長寿で、八六歳で没しているが、辞世の句は、「辞世とは即ちまよひただ死なん」。

若い時代、京都町奉行所の与力として懸命に働き、退職した後に、著作活動に没頭した。

杜口は家つき娘と結婚したが、四四歳の時に妻は病死。それ以来、再婚することなく、生涯独身を通し、ひたすら執筆にはげみ、養生にも気を抜かなかったため、八六歳まで生涯現役で、元気であった。長寿法のひとつが歩くことで、八〇歳になってからも、一日に五里（約二〇キロ）から七里（約二八キロ）歩いても疲れることがなかったという。

杜口は、人間に対する好奇心がきわめて強く、いろんな事件や情報に興味を持っていたのは、前にあげた「鉢坊主」の事件を見てもわかる。食事はきわめて質素であり、脂濃いような料理は避けていたらしい。

鉢坊主の生命力を蘇生させた小豆餡

鉢坊主の話は、京都では話題になっていて、その後も生き続けていたというから、一一〇歳くらいまでは長生きしていたのは間違いない。

ところで、鉢坊主の生きる力を蘇生させた「餡ころ餅」には、いったいどのようなパワーが潜んでいたのだろうか。

長い間の絶食によって、鉢坊主の脳は極端なエネルギー不足となっていた。思考がぼやけて無気力となり、やっと呼吸しているような人間だったはずである。

脳の重要なエネルギー源となる、炭水化物がゼロなわけだから、体も動かない。このような状態が続いていたとすれば、あと二、三日で死亡していたのではないだろうか。ぎりぎりのところで、重箱にぎっしりと詰まっていた小豆餡の餅をぺろりと平らげてしまったのである。

この満腹感が、鉢坊主の生命力を一気に爆発させたのである。小豆餡に豊富なビタミンB_1が、餅の炭水化物の利用効率を高め、エネルギーが体のすみずみまで行きわたって、絶望的な人生観が体の中から抜けていった。

満腹の後に、熱めの銭湯にも入った。

ぽかぽかと温まり、体のすみずみまで生きるエネルギーが充満して、脳も若返り、それまで停まったままだった機関車が、煙を上げて走り出したのである。

鉢坊主の人生は、餡ころ餅のおかげで変わった。鉢を叩きながら修業を再開し、なにがしかの金銀も授かり、何とか暮らしていけるようになった。

その結果として、『翁草』がいうように、その後の鉢坊主は、京の町をすたすたと歩きながら長生きしたという。

小豆には、コレステロールや中性脂肪を低下させ、血栓の予防でも期待されているサポニンも多い。抗酸化成分のアントシアニンも含まれているから、老化を促進させる活性酸素を消去する効果も期待されるのだ。

長寿コラム

チョコレートは神さまのくれた不老食

チョコレートは神さまの食べ物

チョコレートは、甘くて美味なだけではない。健康、長寿、美容に役立つ成分の多いことが、相次いで研究発表によって判明し、世界中で話題になっている。

チョコレートはカカオの種子を焙煎したカカオマスを主原料とし、これにココアバターや砂糖など混ぜて固めた食品。チョコレートは英語で、フランス語ではショコラである。

メキシコ中央高原を中心に栄えていたアステカ時代、カカオを用いた飲み物は健康効果が高く、飲んだ人を幸せな気分にするところから、「神の飲み物」と呼ばれて、珍重されていた。

チョコレートの学名はテオブロマ。ギリシア語で「神の食べ物」を意味する。チョコレートの原料のカカオは、神への供物でもあった。

やがて、アステカ帝国はスペインのコルテスによって征服される。そのとき、カカオドリンクはスペイン人にも好まれるようになり、彼らを通してヨーロッパにも持ち込まれ、その風味が浸透していく。

当初は薬用であったが、やがて砂糖を加えることになって嗜好品となり、一気に広がった。その後、さらに進化して固形となり、現在のような形となる。今でもアメリカでは、ホットココアのことを「ホットチョコレート」と呼ぶ。ココアとチョコレートは、いわば親戚関係なのである。

王侯貴族の不老長寿の妙薬

チョコレートに健康効果があるだろうということは、かなり前から予測されていた。古代アステカ帝国の時代から「神の食べ物」とあがめられてきたという背景があったからである。

このような伝承のある食べ物の場合、ほとんどが老化を防ぐ抗酸化成分を含んでいるからだ。日本でいったら、神饌《しんせん》によく用いられる小豆や昆布、柑橘類、赤米、黒米などである。

カカオは、アステカ帝国時代には不老長寿の妙薬と呼ばれ、王侯貴族だけしか飲むことのできない貴重なドリンクだった。飲むと人々を幸せな気分にしてくれる上に、健康に導いてくれることが、遠い昔に経験的にわかっていたのである。

チョコレートの苦味成分はテオブロミンで、精神をリラックスさせ、ストレスを減らす作用があるが、さらに集中力を強化して、記憶力や学習能力を高める働きもある。

老化を防ぐカカオポリフェノール

現代は、生存すること自体にきびしい現実がある。ストレスも、次から次と押し寄せてくる。それらの波のようなプレッシャーをどのようにかわすか。平穏を得るか。

現在のチョコレートブームは、苛酷な現実が背景にあるのかもしれない。

チョコレートには、食物繊維のリグニンも豊富。リグニンは、切り干し大根などに多い食物繊維で、腸内では吸収されないため、便の量を増やす作用があり、しかも、腸に直接刺激を与えながら、自然な便通をうながす働きもある。

チョコレートに含まれているカカオポリフェ

ノールには、動脈硬化を引き起こす活性酸素を抑えたり、悪玉コレステロールの増加や酸化を防いだりする働きが期待されている。

仕事中や勉強中に疲れを感じたら、チョコレートを一片食べると、頭の働きが活性化し抗酸化作用も期待できる。ティータイムにはチョコレートがおすすめ。お茶の抗酸化作用とあいまって、ストレスやイライラによって発生した活性酸素を撃退してくれるだろう。

最近では、糖質オフのチョコレートも出まわっており、できたら七〇パーセント以上の高カカオのチョコレートが理想的である。

枝豆のあなどれない長寿パワー

夏の紫外線から子供たちを守った枝豆

私たち人間が、旬のものを欲しているのは、季節のリズムと体のバイオリズムが、呼応し合っているからにほかならない。

季節が発する地球のリズムと同調できたとき、私たちは、本当の健康体になれるのではないだろうか。長寿達成の王道は、季節ごとの旬の物をとることなのだ。

夏の午後、母親は、茹《ゆ》でたての枝豆を平ざるに山ほど盛って、よく出してくれたものである。子供たちに、夏を乗りきる体力をつけさせるためでもあった。

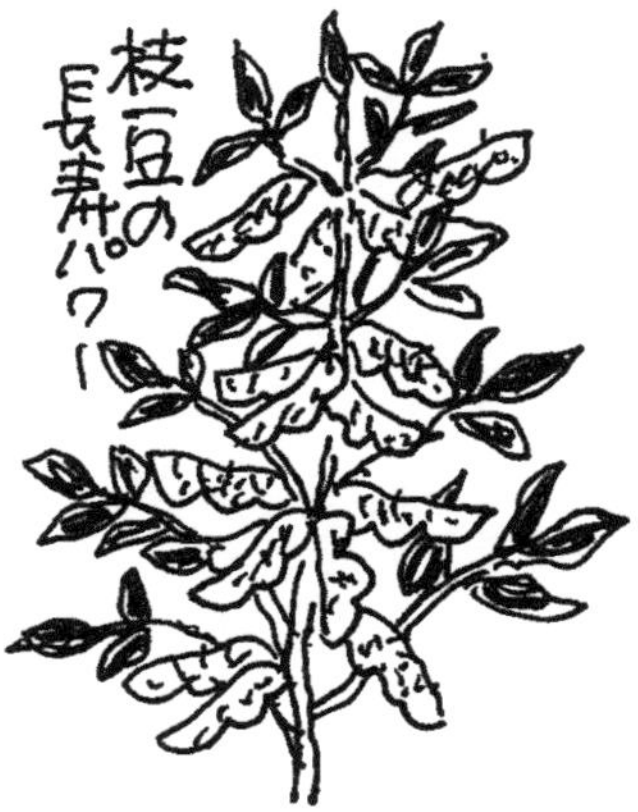

枝豆は、まだ青い大豆を枝つきのまま刈りとったもので、大豆はもちろん豆類であるが、枝豆は分類上は野菜に入る。

枝豆の語源は「枝成り豆」。すでに奈良時代には、茹でた枝豆が、涼しさを呼ぶ夏の風味として、都の貴族たちによろこばれていた。

枝豆は、大豆の子どもだからタンパク質が多く、生野菜の中ではトップクラス。一〇〇グラム中に一一・七グラムも含まれている。親より偉いのは、親にはほとんどないビタミンCやカロテンが豊富であるということ。ビタミンEも含まれており、カロテンやビタミンCなどと共同で、抗酸化力を発揮し、夏の強烈な紫外線から、子どもたちの健康をガードしてくれた。

脳の老化を防ぐ枝豆の葉酸

カロテンやビタミンCなどは、野菜に多い成分で、枝豆を食べるということは、タンパク質の豊富な「大豆」と「野菜」をいっしょにとるようなもので、健康効果も高い。

枝豆には、米などの炭水化物から作られ、脳のエネルギー源となるブドウ糖を完全燃焼させる上で欠かせない、ビタミンB_1も含まれている。疲労回復にも効果があり、昔は脚気の予防にも役に立った。

枝豆で注目したいのは、葉酸の含有量が多いことだ。ビタミンB群の一種で、枝豆のほかでは、アスパラガスやホウレンソウ、海苔などにも含まれている。葉酸には、脳の神経細胞や血管の若さを保つ働きがあり、認知症予防にも期待されているのだ。葉酸をとり続けていると、老化による脳の萎縮が抑えられるという。

ビールに枝豆は付きものであるが、実は最良の組み合わせ。枝豆にもビールの原料の麦芽にもレシチンが含まれているからで、レシチンには脳の若さを保ちながら、頭脳力を高める働きがあり、長寿と情報化の時代には、まさに最強のコンビである。

ビールの美容効果や血行促進などの健康作用も、このところ認識されるようになり、そのビールのプラス効果をさらに高めるのが枝豆なのである。

長寿コラム

妃永《びえい》の里の一〇〇歳食

村人全員が一〇〇歳以上

春の宵、夢を見た。

山奥だった。

道に迷い、あせっていると、一本の梅の木があり、花が咲いている。木のそばに小道があった。たどって行くと、花咲く木はだんだん多くなり、梅や桃の花咲き満ちた村に出た。

そこは、まわりを深い山々に囲まれた、花々の香り流れる楽園に思われた。

村の人たちは、全員が一〇〇歳以上だという。現代的に表現すれば、高齢化率のきわめて高い限界集落だ。ところが、人々は朝から晩まで笑っていて、とっても幸せそうだ。猿も、犬も、走り回っている鶏までも笑っているように見える。

とくに、女性が若い。切れ長の目で唇が赤く、色白で艶やかである。髪は黒々としていて、長く伸ばしている。何よりも、セクシーなのだ。歩くと、腰まわりの盛り上がった肉が、自然に左右にゆれて、はずむ。とても、一〇〇歳以上には見えない。

この楽園の村長の家に招待された。ところが、屋敷の前の通りを行き交う女性が気になって仕方がない。視線が通りの方にばかり向かう。村長が大笑していった。

「ワッハッハ。無理もないぞ。村の女性たちは、老化無用の歳のとり方をしておる。村の名前を妃永（びえい）というのも、女性の若さからきておる」

クロクロと呼ばれる大きな黒豆

「妃（ひ）」は、気品のある美女という意味。「永（えい）」は、永久を示し長生きするということ。この村で生活すると、女性はいつまでも若く、老化現象も「超ゆっくり」と進むのだと説明してくれた。

つまり、女盛りがいつまでも続く。「その結果として、超長生きできるというわけじゃ。ワッハッハ」

なるほど、若々しいままで長生きできるから「妃永村」か。感心していると、黒くて丸い物を皿に盛って、すすめてくれた。

「じっくりと味わいながら、このクロクロを食べなさい。村人の超長生きの秘密が解明できるはずじゃ」と村長。

クロクロというのは、見たこともないような大粒の黒豆。私は、これまでずいぶん黒豆を味わってきたが、これほど大粒で味わい濃いものは口にしたことがない。

ふっくらした黒豆の料理法をきいてみた。

材料はすべてがこの村でとれた地物。外界のように砂糖はない。ハチミツと甘酒を煮つめて作った甘味料を混ぜ、甘味に奥行きをつけるために、少量の梅干しと岩塩を使う。

この山村には、日本では珍しい岩塩のとれる土地であった。その岩塩には、不老長寿に役立つミネラルが含まれていたのである。「おいでなさいませ。オッホッホ」。若くて美しい女性が、黒豆を煎じた黒豆茶を持ってやってきた。

娘のようにみえたその女性は、今年で一〇二歳になる村長の奥さまだったのである。

村長以外は全員が女性の村

ふっくらとして美味なる黒豆を食べ続けていると、ひたひたとした幸せ感が体中に充満してくる。目尻が下がって口角が上がり、私はいつの間にか満面が笑顔になっているのがわかった。体がふわふわと軽くなり、浮揚感まで出てきた。

娘のような可愛い表情をした、実は老婆がいった。「この黒豆をはじめて食べると、誰でも強い幸福感に包まれるのです」

食べ続けていると、免疫力や抗老力、自然治癒力などが強くなり、病気もしなくなって、ついには若返り、不老長寿になるという。私は、なるほどなァ、と夢の中でうなずいていた。

この村産の黒豆には、植物性の女性ホルモンと呼ばれるイソフラボンが多く、女性の若さを保つ原動力になっているにちがいない。黒い色素はアントシアニンで、細胞の老化を進行させる活性酸素の害、つまり酸化を防ぐパワーが、ことのほかに強いのだろう。

そして、脳や血管の若さを保つサポニンやレシチンも多いはずだ。その上、村の女性たちの幸福感と笑いを形成しているトリプトファンなどのアミノ酸も豊富だから、幸せホルモンのセロトニンが増え、村人の「ワッハッハ」を生んでいるにちがいない、と私は確信した。

夕ご飯のあと、私はぶらりと散歩に出た。夕焼け空の中を飛行船のような雲が、三つ四つと黄金色に輝いている。

村の外れに神社があり、赤い鳥居をくぐると、切れ長の目をした、美しい女性が立っていた。「お願い。帰らないで、この村に留まってほしいのです」といい、この村には男は年老いた村長さんだけ。だから、子供が生まれない。私たちは必死の思いで、若返りの方法を研究し、迷い込んでやってくる旅人を待っているの。村長さんも公認しています。村の女たちの共同夫になってほしい、お願いだから帰らないで、といって私の手を強く握った。その握力があまりにも強かったので、目を覚ますと、ベッドの側で私の手を引っ張っているのは家内だった。「講演の依頼の電話。急いでるみたいよ」

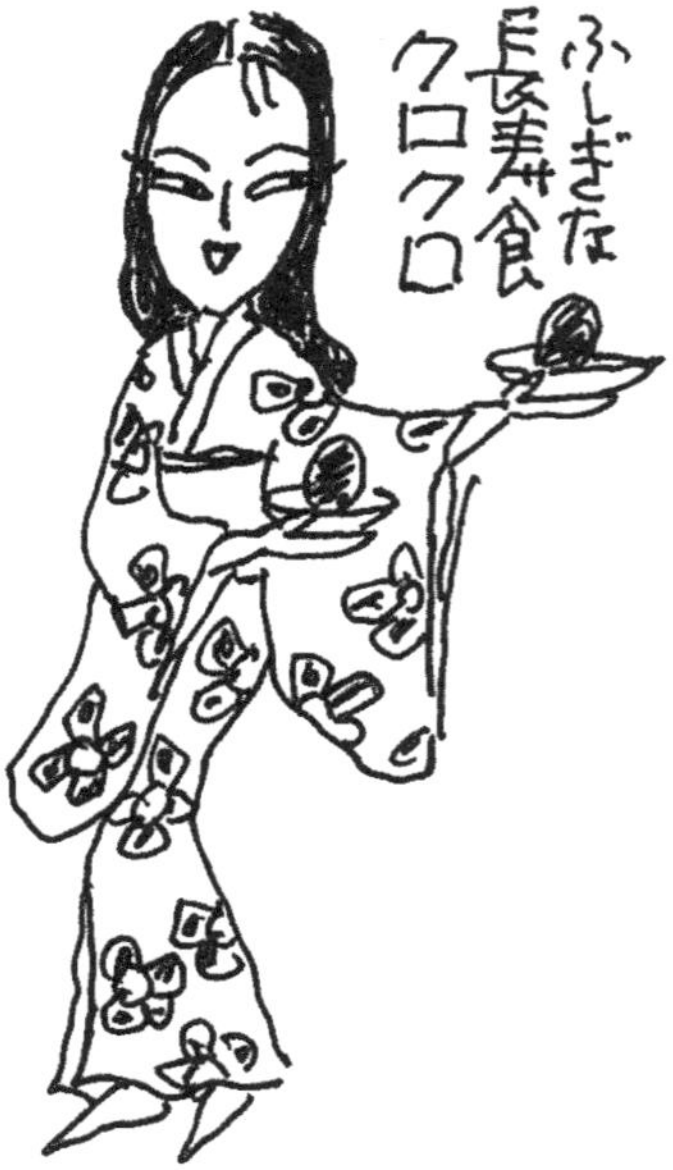

平安時代「胡麻《ゴマ》」は黒いサプリメント

『医心方《いしんぼう》』は、平安時代の医師として著名な丹波康頼《たんばのやすより》（九一二―九九五）が、古代中国の医術書や本草書などから引用して、編纂した病気の治療法、食養法の専門書であるが、その中の「食養篇」のトップが「胡麻」になっている。

なぜ、ゴマが冒頭かというと、当時すでに薬用としての評価が高かったためであるが、とくに、食べた場合の効能が、実に詳細に記述してある。理解しやすく内容を箇条書きにすると、次のようになる。

一、五臓の精を補い、気力をつけ、肌をつややかにし、肉づきを豊かにして、脳や神経を充実し、骨を丈夫にする。

一、久しく服用すると、身体が軽やかになり、老衰を遠ざけ、視力もよくなって、飢えにも強くなり、寿命をのばす。

一、皮がつやつやしていて、純黒のものを巨勝と名づけ、これがもっとも優れている。

一、胡麻を食していれば、穀物を断っても、長く生きられる。

一、すべて黒い胡麻がよく、白い胡麻は劣る。

一、胡麻の葉で頭を洗うと、髪の毛の成育をうながす。

一、虚して疲れた病気の主なる治療食である。

『医心方』が指摘するように、黒ゴマは、不老の妙薬であり、延命長寿をもたらす、特別の食材と考えられていたのである。

最近の研究によって、『医心方』の記述がまちがっていないことが、判明している。黒い皮に含まれているアントシアニンという色素成分が、強い抗酸化作用を示すためである。

「老化」は、簡単にいえば、脳や体の細胞が強力な酸化力を持った活性酸素のアタックを受けてサビる（酸化する）ことで、その酸化を防ぐ成分が、黒ゴマにはとくに多い。

そのひとつがアントシアニンで、赤ワインですっかり有名になったポリフェノールの一種。アントシアニンには、免疫力を高める作用もあるから、心強い。体内に侵入してきた細菌やウイルスなどの外敵を排除する働きが免疫力で、アントシアニンには、抗ガン作用もあるという。

黒ゴマの黒紫の色素は、同じように抗酸化力の強いココアの褐色や赤ワインの赤紫色の色素の仲間である。私たちの脳や体が老化していくのも、結局は、活性酸素によって細胞が傷つけられるためなのだ。

老化の進行に個人差があるのは、抗酸化能力のちがいということもできるわけである。

ゴマは、熱帯アフリカのサバンナ地帯が原産地とみられている。日本では、縄文時代後期の遺跡から出土しており、栽培がはじまってから三〇〇〇年くらいはたっている。中国から伝えられたと思われ、同じ頃に稲作がはじまり、大豆作りも開始される。

ゴマを多用するのが僧侶の食事である精進料理である。肉や魚をいっさい使用しないのが特徴であるが、健康を維持するためのタンパク源として、ゴマや大豆が巧みに用いられてきた。僧侶に長寿者が多いのも、ゴマの活用と決して無関係ではないだろう。

江戸時代になって、元禄八年（一六九五）に刊行された『本朝食鑑』（人見必大著）に、ゴマの作用が次のように記されている。

「黒胡麻、白胡麻ともに常に用いて腎（腎臓の意味もあるが、ここでは精力という意味に使っている）を丈夫にし、髪を黒くする薬とする」

さらに、「五臓にうるおいを与え、血行をよくし、腸の調子をととのえる」などと、ゴマの働きにふれ、続いて、次のような効果を指摘している。

「近世では、滋陰、壮腸をむさぼる者が、もっぱら巨勝（とくに勝れている黒ゴマ）を求めて、常に用いている」

「滋陰」は、「女性の性的能力を強くすること」であり、「壮陽」は「男性の精力を盛んにすること」である。つまり、黒ゴマには、男女の精力を強くして、盛んにする作用があるというのである。実は、黒ゴマにはセックスミネラルと呼ばれている亜鉛が黒ゴマ一〇〇グラム中六ミリグラム近くも含まれている。亜鉛は男性の生殖器や精液中に多く、セックス能力を正常に保つためには欠かせないのだ。女性の性機能とも関係が深いことがわかっている。

不老長生を実現させるためには、ゴマ特有の微量成分であるゴマリグナンにも注目したい。成分全体からみると、一パーセントくらいしか含まれていないが、これも脳細胞や体細胞などのサビ、つまり酸化を防ぐパワフルな抗酸化成分である。

ゴマリグナンには、セサミンやセサミノール、セサモールといった種類があるが、その中で量的にもっとも多いのがセサミンで、抗酸化作用のほかにも、肝臓の働きを助けて、解毒作用を高める役目を果たしている。

ゴマは炒ることによって外皮が破れ、消化吸収がよくなるが、同時に抗酸化作用も強くなる。

ゴマリグナンは、ゴマ自身が自分を酸化から守るために貯えた物質であるが、人間の健康にも役に立つ。ゴマを食べると、体の中に発生した活性酸素を除去して、病気や老化の予防に活躍してくれるのだ。

ゴマには、種皮の色によって、黒ゴマ、白ゴマ、金ゴマの三種類に分けられるが、ゴマ特有の抗酸化物質であるゴマリグナンがもっとも多いのは、黒ゴマである。

老化現象のひとつに、皮膚にあらわれるシミがある。老人性黄褐色斑色素というが、脂肪の酸化によって生じた過酸化脂質という物質だ。このような老人性のシミの予防や改善に役立っているのも、セサミンを主とするゴマリグナンなのである。

過酸化脂質は、老化の進行ばかりではなく、生活習慣病やガンなどを引きおこす元凶ともいわれているだけに、黒ゴマは高齢化時代の救世主みたいな存在である。食卓に常備したい長寿食の筆頭である。

食材篇2

日本の汁ものは長寿スープ

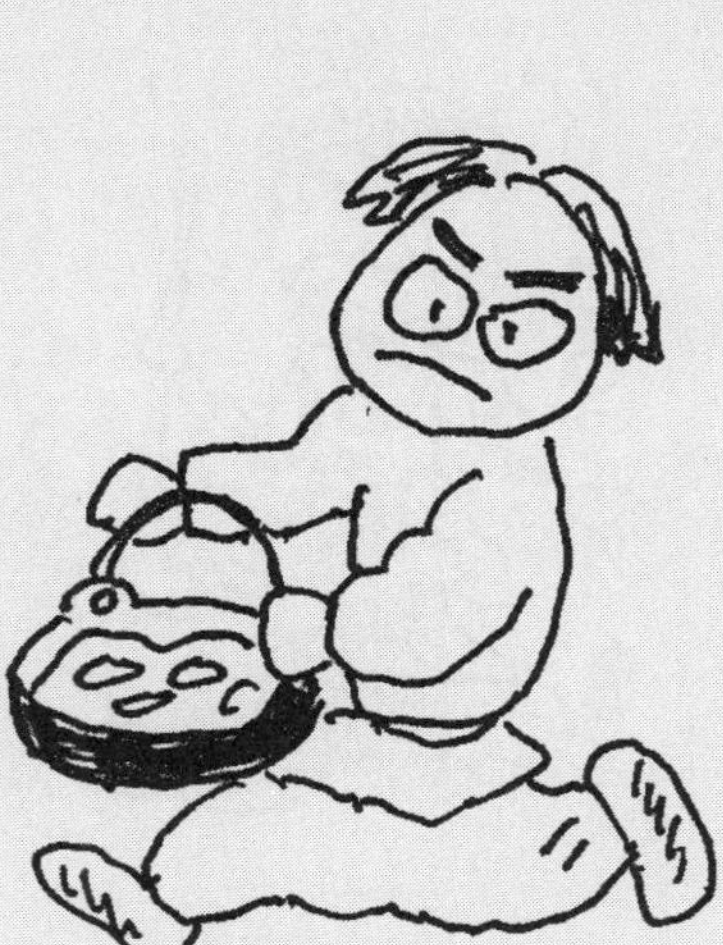

縄文鍋の一〇〇〇歳効果

グルメだった縄文人

縄文時代は、料理革命でスタートする。

縄文人が、煮炊き用の土器をたずさえながら、森の中に姿を見せたのである。今から、ざっと一万三〇〇〇年ほど前のことだ。

長い氷河時代が終わり、温暖化が始まった頃。海面が上昇し、日本は巨大な列島となって海の中に独立し、大陸に別れを告げた。

それまで何万年も続いてきた旧石器時代の食生活とは様変わりして、革命的な食事システムが登場する。

煮炊き用の土器の使用開始である。土器を持たない旧石器時代の人たちは、ナウマンゾウなど野

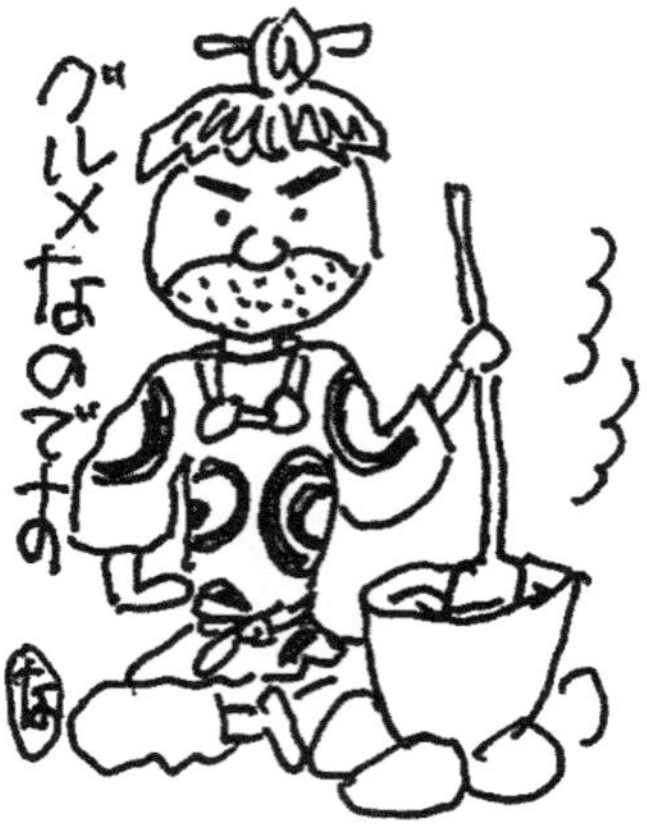

生動物の肉への依存度の高い食生活をしていたが、肉の場合、生か焼くか、あるいは干すくらいしか、その食べ方はない。

煮炊き用の土器を使いこなすことになって、肉や魚介類に加えて、クリなどの木の実、芋の類、山菜、キノコ、海藻なども食用リストに加わることになり、縄文人の食材は急増し、栄養のバランスも飛躍的によくなることとなった。それに比例して、脳にインプットされる味の情報も増え、縄文人はグルメになっていく。

その縄文人のはるかに後世の子孫が現代の日本人であり、和食文化を育ててきた日本人の味覚は世界でも有数の豊かさを持っているといわれるのも納得できる。

意外に長生きだった縄文人

土器を火にかけて煮込む過程で、汁に食材のうま味と、多彩な栄養成分が溶け出してくる。

とくに、魚の肉やあら、貝類、イノシシやシカ、それに鳥類などの肉の場合は、アミノ酸や脂肪、コラーゲンの溶け出した汁そのものが大変なご馳走であると同時に、縄文人にとって美味なる長寿食になっていたと推測できる。岩手県や千葉県の遺跡から出土した、縄文人の骨を調査したところ、そのうちの三〇パーセント強が六五歳以上のものだったという研究もある。

縄文人は生涯現役がライフスタイルとみられ、それだけ健康寿命が長かったのである。

縄文時代の中期以降になると、海水を煮つめて塩も作るようにもなり、魚や肉類の塩漬けはもちろん、魚醤《ぎょしょう》（魚介類で作った調味料）や塩辛類もあったとみられている。

もちろんイノシシ鍋やシカ鍋、クマ鍋、それにタヌキ汁などもあっただろう。脂ののった魚をぶつ切りにして土器に入れ、キノコや山菜などといっしょに煮込み、魚肉とスープを楽しむ場合も多かっただろう。

一〇〇歳なんてあっという間

今夜あたり、太古の昔に先祖帰りして縄文人になり、その気分も満々に、不老長寿効果も満点の「縄文鍋」作りをおすすめしたい。気楽に、大雑把《おおざっぱ》に作ればよいのである。

栄養効果が高く、体があたたまるだけでなく、力がつく。若返りの効果も期待可能だ。肉をメーンにした鍋。縄文鍋だから、縄文人好みにイノシシといきたいところであるが、今回はどこのスーパーでも安価で入手可能な、イノシシの子孫である豚肉にする。

まず、脂身のちょっと多めのブロック肉を乱切りにする。他は大根、ゴボウ、里イモ、ネギなどのぶつ切り。それにニンニクを五片ほど。鍋に昆布片を敷いて、水と日本酒をどぼどぼと注いで火にかける。

そこへ材料を全部入れて一時間ちょっと中火で煮込む。アクは除いておいた方が美味。味付けは味噌。かくし味に、醤油も少し。最後に、ネギのみじん切りを、ぱっと散らしてでき上がり。どんぶりに盛り、薬味は七味唐辛子が合う。

これで準備は、ととのった。

あとは縄文踊りでもしながら、盛大にワイルドに食べる番だ。満月の夜なら、縄文気分も高揚する。豚肉には、日頃の疲れを解消してくれるビタミンB_1が多く、その働きをバックアップしてくれる硫化アリルが、ニンニクとネギにたっぷり。

このようにして、日々これ「長寿愉快食」と決め、食を楽しみながら、愉快に前に進んでいく。一〇〇歳なんて、あっと言う間である。

松の老樹と菜羹の長寿力

若い時は二度とこない

人かさねて　少《わか》きことなし
時すべからく　惜しむべし
年常《つね》に　春ならず
酒を空《むな》しくすることなかれ

平安時代の中期、王朝人たちの愛唱歌や詩文などを集めた、『和漢朗詠集《わかんろうえいしゅう》』に載っている名歌で、作者は小野篁《おののたかむら》（八〇二―八五二）である。

「若い時は、二度とはこないものです。だから、わずかな時間でも、むだにすべきではないのです。一年を通していつも春というわけでもありません。だから、春を惜しみながら、この酒を楽しもうじゃありませんか」という意味である。

『和漢朗詠集』の中には、平安時代を代表する学者としてよく知られている、菅原道真《すがわらのみちざね》（八四五―九〇三）の作品が四〇首近く収録されている。

生衣《すずしのきぬ》は家人を待ちて
着《き》むとほっす
宿醸《しゅくじょう》はまさに邑老《いふろう》を招いて
たけなわなるべし

意味は、「夏用の涼しい衣は、家人が仕立ててくれるのを待って、着ようと思う。去年の秋に仕込んでおいた酒は、村の老人たちを招待して、楽しく飲もうと思う」

松樹の霊気が寿命をのばす

菅原道真は、梅花で有名であるが、不老長寿をもたらすという「松樹《しょうじゅ》」と「菜羹《さいこう》」をテーマにした作品も残している。

松樹に寄りて　腰を摩《す》ることは
風霜《ふうそう》のおかし難《がた》きことを　習《なら》う
菜羹を和して　口にすることは
気味《きみ》のよく調《ととの》はらむことを期す

「松の樹に寄りかかって、腰をこすりつけるのは、風霜に負けずに、長生きしている松の生命力にあやかって、病気にならないようにするため。そして、若菜の熱汁をすすって食べるのは、精気をよ

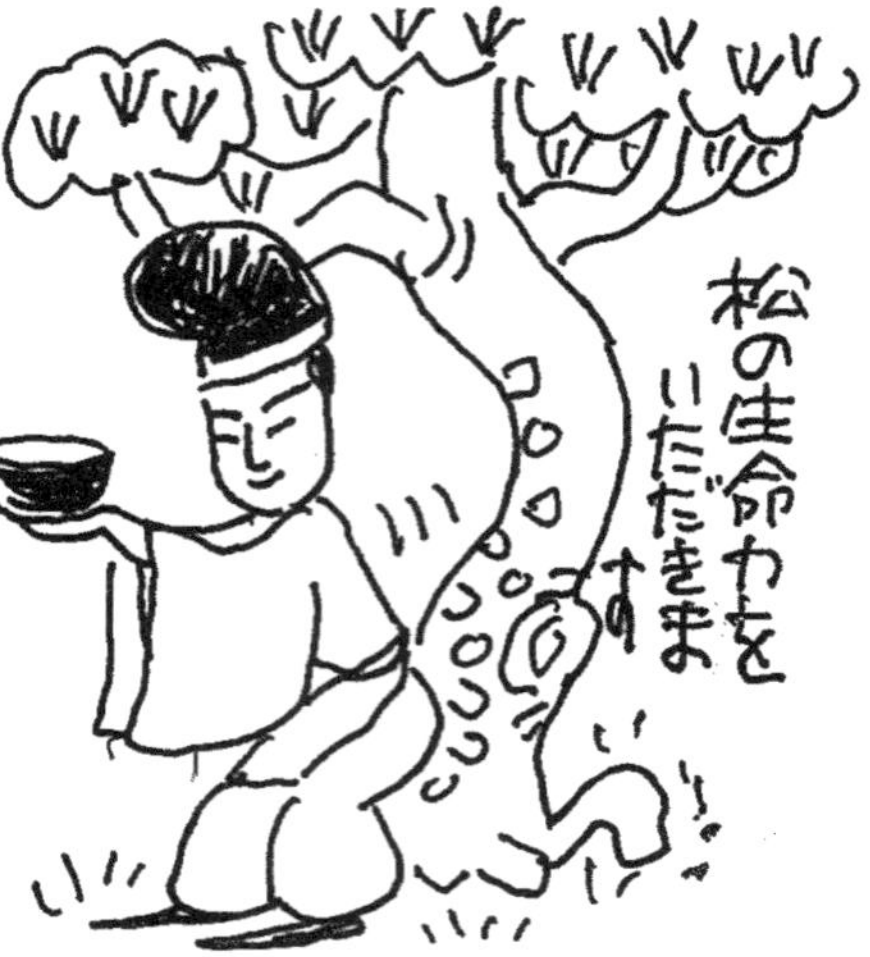

く調和させて、不老長寿を祈るためです」

当時、何百年も生き続ける松の樹に、腰をあてこすると、松の生命力が乗り移って、不老長生を得ることができるといわれ、実際にそのような習慣があった。

四季を通じて緑の色が変わらぬ松は、生命力の強い霊木と考えられていたのである。次の作品は、橘在列《たちばなのありつら》という学者のものであるが、やはり、松の長寿効果がテーマとなっている。

松根《しょうこん》に寄りて　腰を摩《す》れば
千年のみどり　手に満《み》てり
梅花《ばいか》を折って　頭にさしはさめば
二月の雪　衣に落《お》つ

「松樹の根元に寄って、腰をこすると、千年も生きるという松のみどりが、私の手に満ちこぼれるほどの気持ちがします。また、梅花を折って髪にさすと、花びらが二月の雪のように衣に散りかかります」という意味で、これも『和漢朗詠集』の作品である。

「菜羹」の不老長寿作用

松林の中に入っていくと、すがすがしい香りがするが、それらの正体は、樹脂や精油などである。その中には、いろんな化学物質が含まれているが、主成分はテルペン類である。

テルペンは芳香物質で、バクテリアなどに対する強い殺菌効果があるが、それだけではなく、人間の体細胞はもちろん、心の緊張もやわらげて、リラックスさせ、脳細胞にも活力を与える。

つまり、植物が放出する緑の空気シャワーともいうべき「フィトンチッド」作用である。「フィトン」はロシア語で植物、「チッド」は殺菌効果を指す。植物が、カビや病原菌、害虫などの外敵から自分の身を守るために放出している、一種の芳香物質のことで、とくに、松の木は強烈に放出する。

古くから、「松を渡る風は、黴菌《ばいきん》を殺す」といわれているのは、このことだろう。

松林でフィトンチッドの香りに包まれると、いつのまにか、疲れがすーっと消え、体が軽くなったりすることは、よく経験することである。松の老樹に、腰をすり寄せるということは、松のフィトンチッド作用で若返ることだった。

そして、「菜羹」を食す。

「菜羹」は、何種類もの若菜を入れて作った「熱汁」のことである。この中には、セリやヨメナ、ナズナ、フキ、ノビル、ネギ、大根などがたっぷり入っている。

味付けは、現在のもろみのような「豆醤《まめびしお》」。味のついた大豆発酵食品である。若菜には、ビタミンCやカロテン、ビタミンE、カリウム、それに抗酸化成分のポリフェノール類が多い。

脳の血行をよくし、物忘れを防ぐ葉酸も含まれている。

豆醤にも、骨を丈夫にして細胞の老化防止に役立つイソフラボン、それに記憶力や学習能力を高めるレシチンが豊富である。疲れを癒やし、若々しさを保つ上で欠かせないアミノ酸や細胞の若返りに役立つ亜鉛も含まれている。古歌にも、不老長寿のヒントは、たくさんかくされているのである。

「集め汁」という戦国の長寿汁

「集め汁」という、たいへんにヘルシーな味噌汁の作り方があった。野菜や魚類が何種類も入った味噌汁で、戦国時代から江戸時代にかけて武士の間で盛んに作られたもの。体力がつく上に、老化防止にも役立つ「実だくさんの長寿汁」である。

江戸時代初期の寛永二〇年（一六四三）に刊行された『料理物語』という料理本に出てくる。寛永二〇年というと、徳川家康（一五四二―一六一六）が死んでから二七年後のことで、家康は七五歳という長生きであったが「集め汁」のような実だくさんの味噌汁を好んでいた。

寛永二〇年は家康の知恵袋といわれた天海大僧正が一〇八歳で世を去った年でもある。天海も家康と同じように、野菜で山盛りの味噌汁を欠かさなかったという。

『料理物語』に紹介されている「集め汁」の作り方は次のようなものだ。

「中味噌にだしを加えるとよい。又すましにもする。大根、ごぼう、いも、豆腐、竹の子、串鮑《くしあわび》、干ふく（干したふぐのこと）、いりこ、つみれなども入れてもよい。その他いろいろ」

つまり、その季節の各種野菜、それに魚介類の干物、つみれなどを入れ、味噌汁またはすまし汁に仕立てたもの。多彩な野菜の中の成分が汁の中に溶け出して、味噌や魚の成分と渾然一体となり、いってみれば薬膳汁のような効果をあげていたのである。

戦国時代の長寿汁ともいうべき「集め汁」の作り方は簡単。そのときに台所にあるものを何でも集めて作ればよい。大根やニンジンの切れはしやイモ、コンニャク、ゴボウなどのあまった部分、あるいはキノコ、海藻、油揚げ、あれば豚肉や牛肉などもだしに使う。

すべて小さく切りそろえ、鉄鍋に少量の油を引いて材料全部をさっと炒めてから煮込む。途中で酒を注ぎ、やわらかくなったら味噌で味をととのえ、ネギのみじん切りを散らしてでき上がり。うま味の濃い、栄養成分的にも非のうちどころのない「長寿汁」である。

捨てられる運命のくず野菜でも、生き生きとよみがえり、美味で不老長寿効果の高い「集め汁」を生む。食物繊維が豊富な点はいうまでもないが、抗酸化成分やビタミン、ミネラルなどもたくさんとれるという点でも、大長寿時代の味噌汁にふさわしい。腸内の発ガン性の物質や中性脂肪などの有害物質を排泄するのはもちろん、腸内のビフィズス菌といった有用菌を増やし、免疫力を高めるなど、腸内環境を良好に整理する役目まで果たしている。

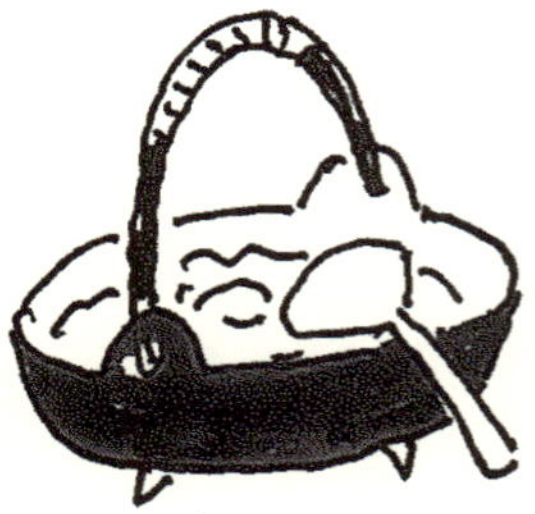

うばすて山の味噌汁

昔は、お年寄りは村いちばんの物知りとして、地域の人たちから尊敬されていた。

長寿者の数自体が少ないこともあるが、村の行事や祭りごと、祝いごとの仕方、さらには薬草やキノコの見分け方、病気の予防法や治療法にいたるまで、村のことなら何でも知っているために、尊敬されていたのである。

当人にしてみれば、地域のことならほとんど知っているという自信もあり、いつもニコニコしているから、病気にもめったにならない。また、そのこと自体が、人々に尊敬されることになる。

お婆さんやお爺さんは、村のさまざまなデータを、まるでコンピューターのような正確さで、頭の中にインプットしていた。

昔々、ある村のことである。何年も凶作が続いたために、殿さまから、六〇歳以上の老人は山にすてよ、というむごい命令がでた。

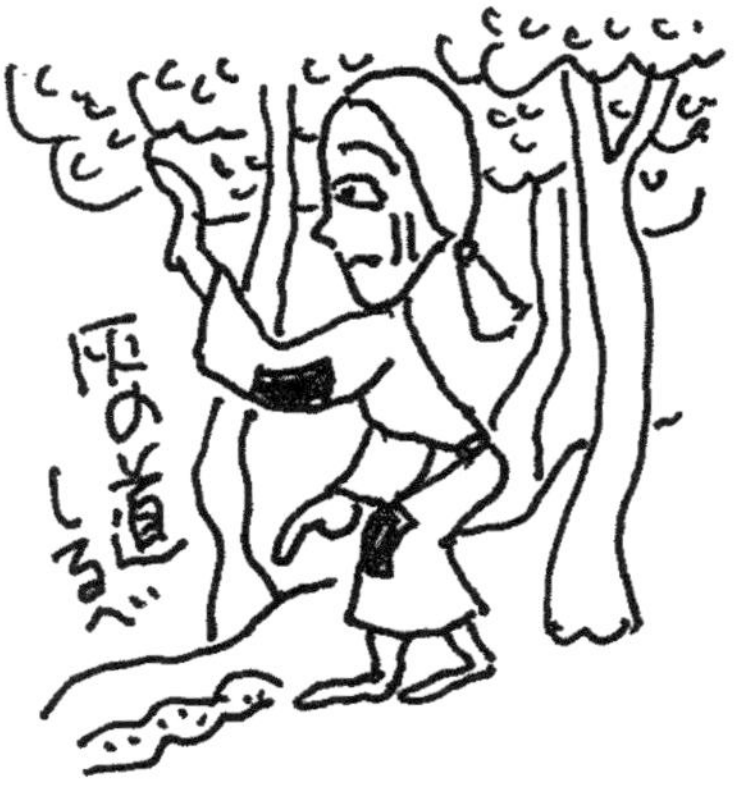

ある男が、六〇歳をはるかに超えた老母を背負

い、泣く泣く山に入っていった。ところが老母は、息子に気づかれないように、道々灰をまいていたのである。

山奥で、涙ながらに別れを述べると、老母は、灰の道しるべ通りに行けば、迷わないからと教えた。

親心のありがたさを知った息子は、とても置き去りにする気にはなれず、こっそりと連れて帰ると、床の下に穴を掘ってかくまった。

ある日、殿さまが、「灰縄を持ってこい」という難題を出す。息子が困り果てていると、老母が次のように教えてくれた。

「縄に塩水をぶちながら固くして、そっと焼け」

その通りにして、「灰縄」を持参すると、殿さまがその作り方をきくので、息子は仕方なく、老母に教えてもらったといった。

すると殿さまは反省し、それからは、老人を大切にし、地域に問題がおこると、老婆の知恵を借りるようになったという。

老母の知恵が、「うば捨て山」の残酷な命令を中止させたのである。老婆は、しなやかな知恵に加えて、誰にも介護されずに、自立できる健康の力を身につけていた。

おばあさんの頭脳力と健康力を養っていたのは、日々の食生活であるのは、いうまでもない。

日本人は、どんなに凶作があっても、味噌だけは手離さなかった。味噌汁を作り、その中に団子やうどんなどを入れ、山菜やキノコ、大根などといっしょに煮込めば、命を守る最低限の栄養はとれる。

味噌には、レシチンやイソフラボンが多く、記憶力をよくし、骨を丈夫にする上で役に立ったのである。年をとればとるほど、「味噌汁」が重要になることを学ぶべきである。

長寿力のつく「三杯汁」

「わしの寝床には、猫も来ん」

何年か前、テレビの仕事で、北陸の海に面した小さな村へ行った。ロケのテーマは「村の長寿食」である。その村で、長生きを楽しんでいる九八歳のおばあちゃんに出会った。

「昔、村で一番の美人でした」と自慢する、とても愉快でチャーミングな女性である。長生きの秘訣をたずねたところ、「元気の三杯汁かな」といって、ワッハッハッハと大笑い。

よく笑うおばあちゃんで、ご主人を、一六年前に亡くして以来、ひとり住まいを続けていた。とにかく明るくて元気がよい。

お茶といっしょに出して下さった饅頭をご馳走になっていると、おばあちゃんが突然、手拍子を始めた。何が始まるんだろうと、呆気にとられていると、「あー、こりゃこりゃ」と歌い出したのである。

あーこりゃこりゃ
年はとるまいものよ
わしの寝床には
猫も来ん
ホレホレ
ホレホレ
よーいやさァ

終わると、はにかみながら、おっほっほ……と笑い、「じゃな。疲れたで、昼寝する」といって、部屋を引き上げていった。心なしか、ぽーっと頬を赤らめて、ちょっと恥ずかしそうだった。

「すばらしい年の取り方をしているなァ」と感心した。若い頃は村で一番の美人だから、もてたもんだわさ、といって笑った、あの弾けるような笑顔が今でも浮かんでくる。

味がよいから選んだわさ

なにしろ、その村だけではなく、他の村や町の若い男たちからもプロポーズされたそうだから、若い頃は小野小町も顔負けするほどの美しい娘だったにちがいない。

おばあちゃんが最後に選んだのは、死別したご亭主。その理由をたずねた。

「味がよかったからだわ」

「味って？　あっわかった。元気の三杯汁の味噌汁のことですね」

と改めて聞いたところ、おばあちゃんは大きな口を開けて大笑いしながら、

「アレの味だわ。ワッハッハ」

ハハァー、なーるほど。ワッハッハと私も多少顔を赤らめながら、ようやく理解できた。同時に、別の疑問も湧いてきた。アレの味が、ご亭主殿のモノが一番よかったということは、他の候補者たち全員のアレを試したことになるのではあるまいか。

いいなァ。まるで古代の「まぐわい」のような大らかさではないか。先ほど淋しそうに「わしの寝床には猫も来ん」と歌ったのも理解できたのである。「まぐわい」は古代の性行為で、大自然に直結した生命力そのものであり、おばあちゃんは、まだまだお若いということになる。

その若々しい生命力の源泉こそ、「元気の三杯汁」にあるのは間違いないと確信した。骨太で骨

格もよく、お顔の色艶《いろつや》も年の割には若く感じられた。

発酵による味噌の生菌効果

「元気の三杯汁」というのは、いつまでも元気で、生涯現役で面白く長生きしたかったら、一日に「三杯の味噌汁」をとれということらしい。

それも、その季節に出まわる野菜をたっぷり入れたもので、日本には、「実の三種は、身の薬」という、長寿をもたらす味噌汁の作り方を伝える知恵のことわざもある。

三種以上の実（具ともいう）が入った味噌汁は、無病息災の薬になるという意味。このような「実だくさんの味噌汁」を、一日に三杯とりましょうということだから、確かに元気も出るし、長生きもできるはずだ。

大豆に麹と塩を加えて、発酵させ熟成させた味噌には、ただでさえ健康向上パワーの多い大豆の力を何倍にもしたような、アンチエイジング作用が出現する。

アミノ酸効果やビタミン、ミネラル、食物繊維、それに酵母や乳酸菌などの生菌の働きに加え、最近、注目されているのがメラノイジンと呼ばれる味噌の褐色の色素。ガンや動脈硬化、認知症などの原因となりやすい、活性酸素の働きを抑え込む抗酸化作用が強力なのだ。

味噌や醬油が褐色なのは、褐色色素のメラノイジンが発生したためで、タンパク質やアミノ酸、それにブドウ糖などが化学反応を起こして生じるもので、原料の大豆には含まれていない。大豆が発酵し、熟成していく過程で生じる複雑な化合物である。この褐色の物質がたいへん健康に役に立つ。

長寿村の日本の味噌汁

メラノイジンには認知症などを防ぐ抗酸化作用のあることとは、前にも述べたが、さらに高血圧や血糖値の上昇を抑え、糖尿病を防ぐ効果まで期待されている。厚生労働省の研究によれば、毎日三杯以上の味噌汁をとると、乳ガンの発生リスクは四〇パーセントも低減するという。

味噌には、アミノ酸化された豊富なタンパク質を始め、脳の若さを保つレシチン、抗酸化作用と骨の老化を防ぐイソフラボン、脂肪の排除に効果的なサポニン、カルシウム、カリウム、亜鉛などのミネラル、そしてビタミンB_1、B_2、Eなどもたっぷりだ。

よく発酵、熟成した味噌には、酵母菌や乳酸菌、麹菌などが豊富に生存している。これらの生菌には腸内環境をよくするなどの整腸作用があり、便秘のとどこおりを解消して、通じをスムーズにするほか、生菌は多彩な酵素を生み、体細胞の新陳代謝をスムーズにして若返りにも役に立つ。

味噌汁は、消化がよくて体や脳の若返りに役立つアミノ酸スープなのだ。しかも、味もよく、ホッとする癒しの効果まで期待できるスープである。

日本人は、世界でトップレベルの長寿民族だから、日本各地に長寿村がたくさんある。元気で自立している長寿者たちのもっとも好む食物の筆頭が「味噌汁」。それも、「元気の三杯汁」のような、旬の野菜のたくさん入った味噌汁なのである。「長寿村」という、大きな青空劇場があるとすれば、入場券は間違いなく、「味噌汁」といってよいだろう。

おでんは冬の寒夜のポカポカ長寿食

長寿効果を期待しながらおでん

底冷えのする冬の夜など、無性に恋しくなるのが、湯煙立ちのぼるおでんだ。心も体も温まる、ぬくもりがある。

おでんは和食と長寿成分のエッセンスといってよい。和食系の食材、和食系の「だし」、和食の調味料が混じり合い、溶け合い、染め合いながら、おでん特有のなつかしいうまさに仕上がっている。ことごとくが長寿効果の高いものばかりだ。

おでんを煮込む鍋の形もさまざま。

四角だったり、丸だったり、ひょうたん型だったりの大きな鍋の中でコトコトと煮込まれ、汁が少なくなれば注ぎ足しされるけれども、店特有の味はぶれることがなく、きちっと守られている。

中には、何十年も使い込んできた汁もあったりして、色も濃く、味もしっかりしていてうまい。

最近では、コンビニでも定番の惣菜になり、味も材料もしっかりしていて、専門店と競い合っている。お客も舌が肥えているから、いいかげんな味、食材ではリピーターになってくれない。

おでんは女性に人気

おでんのルーツは、室町時代の豆腐田楽《でんがく》。串に刺した豆腐に味噌を塗って、焼いたものであったが、江戸時代の後期になり、おでんの材料を汁の中で煮込んだものが、江戸の町に登場する。

当初は、豆腐田楽のように、串に刺して煮込んでいたが、やがて、串を外して汁で煮込み、客の注文に応じて取り分けて出すようになった。その頃に人気のあったおでんは、コンニャク、豆腐、里イモ、大根、昆布、つみれなど、現在とほとんど同じ。

初めのうちは、「煮込み田楽」などと呼ばれていたが、省略されて「おでん」となった。「おでん」は、田楽の女房言葉で、コンニャクや里イモなどの煮込み料理は、もともと女性の好物であったことがわかる。

しかし、女性がうまそうに食べているものは、男だって食べたい。醤油味にカツオ節、昆布を利かせた汁で煮込んだ材料が、まずいはずがない。江戸の町で「おでん」が流行するのに、時間はかからなかった。

材料それぞれから持ち味が溶け出し、お互いに味の染め合い合戦が鍋の中でおこり、それが集大成して、おでんの魅力となって、日本人の舌と心をとりこにしてしまったのである。

長寿食の山盛り

そして、現在のおでんである。

昔は寒い季節のものであったが、最近では通年のスナック的な料理となっている。山菜やキノコ、海藻などを含めた野菜系が増えている点が、健康と長寿を意識する時代に合っている。

しかも、カツオ節や煮干し、焼き干し、昆布、キノコといった具合に、だしもさらに進化し、一段と美味になっている。

昔、スーパーもコンビニもなかった時代のお菓子に、自家製の「煮菓子」があった。大根などの根菜やイモ類、昆布、さつま揚げなどを用いた煮しめの料理で、お正月のおせち料理に近い。

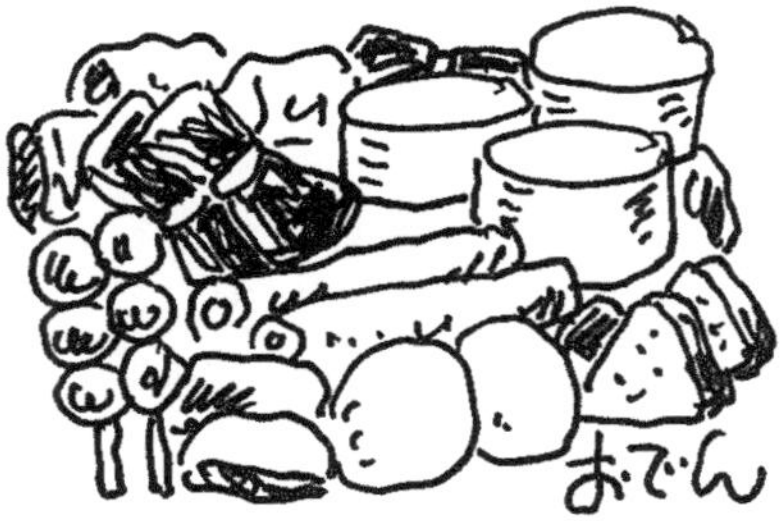

これを「煮菓子」と呼び、ふだんのお茶請けやおやつ風な食べ方をしていた。煮たお菓子というほどの意味であり、コンビニのおでんこそ、現代の「煮菓子」とみることができる。

「煮菓子」も、若い女性好みの手作り料理であり、田楽を「おでん」と呼んで、煮込みおでんを生むきっかけとなった、江戸時代の女性のアイデアに通じている。

おでんの材料は、海藻、キノコ、山菜、木の実なども含めた野菜系、ジャガイモ、里イモ、長イモなどのイモ系、豆腐、油揚げ、厚揚げといった大豆系、コンニャク系、つみれや竹輪、かまぼこ、じゃこ天、はんぺんなどの魚系、牛すじ、豚モツ、肉類、ソーセージ、卵などを用いた肉系と実に多彩で、選び方、組み合わせ方によって、栄養のバランスもとりやすいのが特徴といってよい。まさに、長寿食のてんこ盛りという感じになる。

この他にも炭水化物系があり、餅入りの巾着《きんちゃく》があり、小麦粉と水、塩で作った竹輪麩がある。だし汁を吸って、やわらかくなった状態が美味。タンパク質からビタミン、ミネラル、抗酸化成分、食物繊維まで、バランスよくとれるのが、おでんのよさである。

持ち前の知識と知恵を働かせてセレクトし、長寿食の盛り合わせを作る。あったか長寿食を食べて、元気に長生きいたしましょう。

食材篇3

茶・酒・水の長寿作用

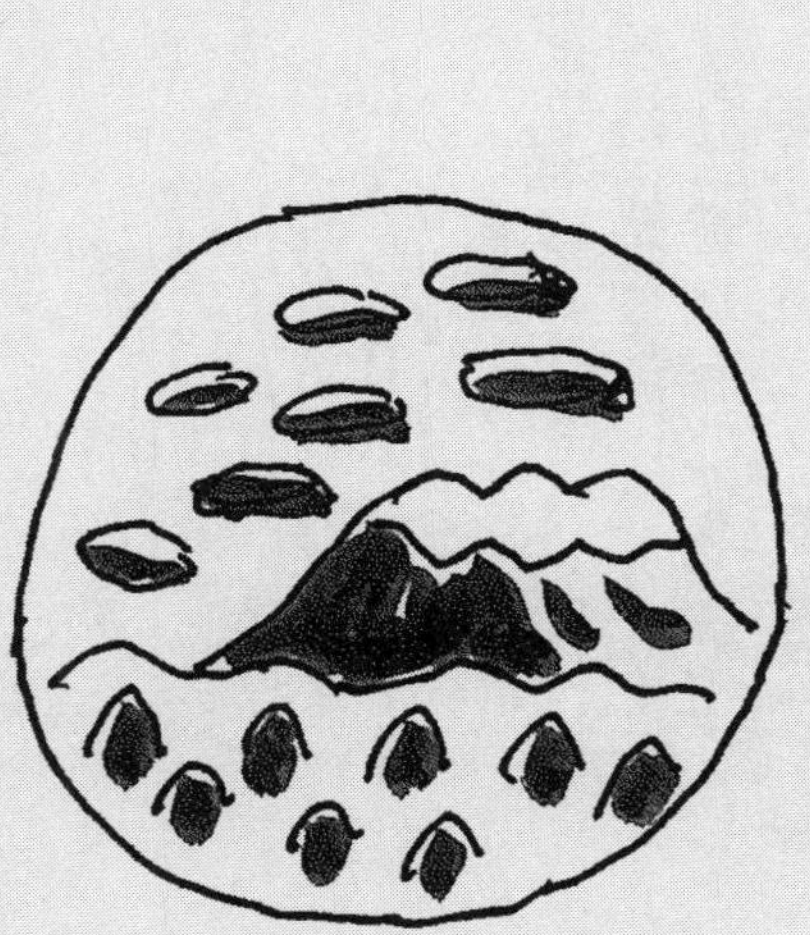

茶の湯で癒し、長生きした武将たち

茶の湯を知らぬは武士の恥

和の文化が、世界的に脚光を浴びているが、その中に茶の湯がある。抹茶と茶筅《ちゃせん》、そして、茶器の文化で、わびさびたしじまの味を楽しむ。

この茶の湯が戦国武将たちのたしなみとして流行した。合戦の合間に、心のやすらぎを求める男たちにとって、禅の思想が底流する茶の湯は、たいへんな魅力である。健康によく、長寿をもたらすといわれていたのも説得力があった。

誰よりも茶の湯を好んだ織田信長は、名物茶器の無類のコレクターであり、軍功のあった武将に対して、土地のかわりに高価な茶器を与えている。

茶の湯を学ぶことは、武将にとって第一の教養

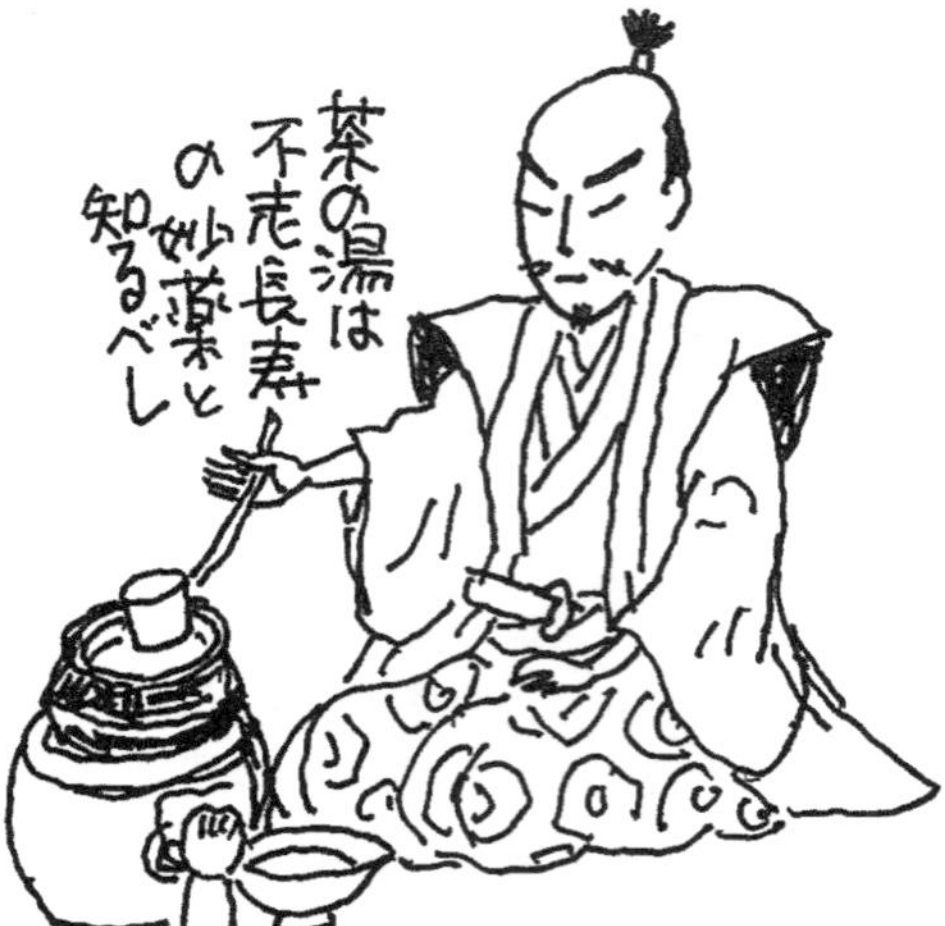

であり、おくれまいとして、その習得に熱中し、茶器に大金を払う時代であった。

当代きっての文化人であり、武将としても名高い細川藤孝《ふじたか》は、後に出家して幽斎を名のるが、茶人としても一流人で、次のような歌を残している。

武士《もののふ》の知らぬは恥ぞ馬、茶湯
　恥より外は恥はなきもの

幽斎は、塚原卜伝《ぼくでん》に剣術を学んだほどの武将でもあり、武芸に通じていただけではなく、歌人としても当代随一であった。

秀吉や家康ともつき合いがあり、晩年は悠々自適の生活を送り、七七歳まで長生きした。家康よりも二年長寿であり、茶の効能も大きかっただろう。茶を深く学んだ、北条早雲の子の幻庵は九七歳まで長生きしている。

茶の湯の効果を知っていた信長

茶人として、時代の頂点に立っていた千利休は、「茶の湯とは、ただ湯をわかして茶をたて、呑むばかりなり」と弟子たちに語ったと伝えられているように、これが武将たちをとりこにした侘茶《わびちゃ》の奥義であった。

戦場は恐怖のあまり、発狂する者が出るほどの死と隣り合わせの非日常的な空間であり、日常に戻るための手がかりとして、武将たちは茶の湯を求めたのかもしれない。

武将たちの中では、珍しく織田信長は酒が好きではなかった。かわって熱を入れたのが茶の湯で、その茶頭となったのが千利休であった。

伝統的な価値観の破壊者であり、気性の烈しい信長は、きわめて天才的な武将であったが、新しく登場してきた侘茶は、猛る心をしずめてくれる効果のあることを見抜いていたのである。

天下統一を目前にした天正一〇年（一五八二）の六月二日、京都の本能寺で明智光秀の謀叛にあう。前日、公家たちを招待して茶会を開いており、信長は秘蔵の名物茶器を安土城から大量に運びこんでいた。死を悟った信長は、平然として紅蓮の中に踏みこんでいく。

それが信長の最期であった。名物の茶器と共に灰燼と化してしまうのである。

茶の湯を趣味とした武将は長寿

これほど茶の湯が武将たちの心をとらえて離さなかった理由を栄養成分的にみると得心がいく。

茶の湯セラピーというか、茶の湯ヒーリング効果があったのはまちがいないと思われる。つまり、茶葉に濃厚に含まれている栄養成分の働きだ。茶葉成分による、心と体の「癒やし効果」である。

命のやりとりのストレスで疲れ果てた精神の回復に役に立つ成分が多いのだ。

茶葉を粉末にした抹茶に、とくに豊富なのがうま味成分のテアニンで、アミノ酸の一種。リラックス効果が高く、緊張でこわばった筋肉をときほぐす働きがある。しかも速効性が高く、武将たちにとっては理想的な飲み物であった。

茶葉には、神経を高ぶらせるカフェインも含まれているため、リラックスしても前向きにチャレンジする高揚感は持続できるのだ。リラックスすると、脳のアルファ波が増えるために、自分の立ち位置を客観的に把握できるようになり、有利な行動が可能となる。

ただし、カフェインはとり過ぎると眠れなくなることもあるが、その作用をマイルドにしているのがテアニンである。

赤ワインに含まれているポリフェノール類が動脈硬化を予防して、心臓病といった血管系の病気を防ぐ効果が期待できるとして話題になったのは、最近のことである。

茶葉にもポリフェノール、つまり抗酸化成分が多く、とくに優れているのがカテキンだ。心臓病やガン、認知症、老化など、万病のもととして知られている活性酸素を除去する働きがきわめて強い。

茶の湯にたしなみを持った武将に長寿者が多いというのも、茶葉の栄養効果が大きい。茶葉を丸ごと服用する抹茶には、カロテンやビタミンE、B類、ミネラル、アミノ酸などがきわめて豊富なのである。

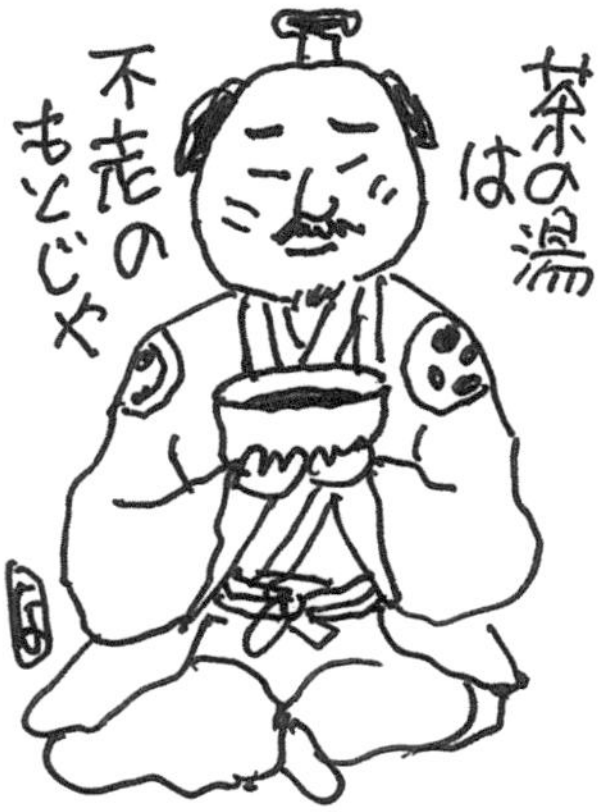

茶の三徳と評価

茶の好きな僧がいた。

その庵《いおり》の前を毎日のように通る山仕事の職人がいた。ある時、僧が声をかけ茶をふるまった。職人は茶を飲み、帰る時になって、僧に「これを飲むことによって、どのようなご利益があるのでしょうか」とたずねた。

僧が答えて、茶には三つの徳があるといい、ニコニコしながら、次のように説明した。「一つは食の消化を助け、二つには眠りを除く。三つめは性欲を少なくすることじゃ」

するど職人は困ったような表情で、「貴僧のおっしゃった三徳なるものは、すべて私どもにとっては徳とはなりません。そもそも私どもは薪をこりて（切って）朝夕をいとなみ、湯なり粥なりをすすり、わずかに腹をもたせているのです。もし消化をよくするものなどとったら、すぐに空腹になってしまいます。

夜はぐっすり眠って体を休めるためのもの。もし、眠気を除くものなど飲んだら、疲れはいつまでもとれません。私らには妻がおります。私とともに貧苦をいとわずに家を去らないのは、同寝して交わる楽しみがあるためです。もし、淫欲がなくなるものなど飲んだら、妻を楽しませることもできなくなります。貴僧のおっしゃる三徳なるものは、すべて私らには益がありません。されば、是よりは茶はお断りいたします」といい、その後は立ち寄らなかった。以上は江戸時代の『凌《りょう》雨《う》漫《まん》録《ろく》』（著者不詳）という随筆集に出ているエピソードである。

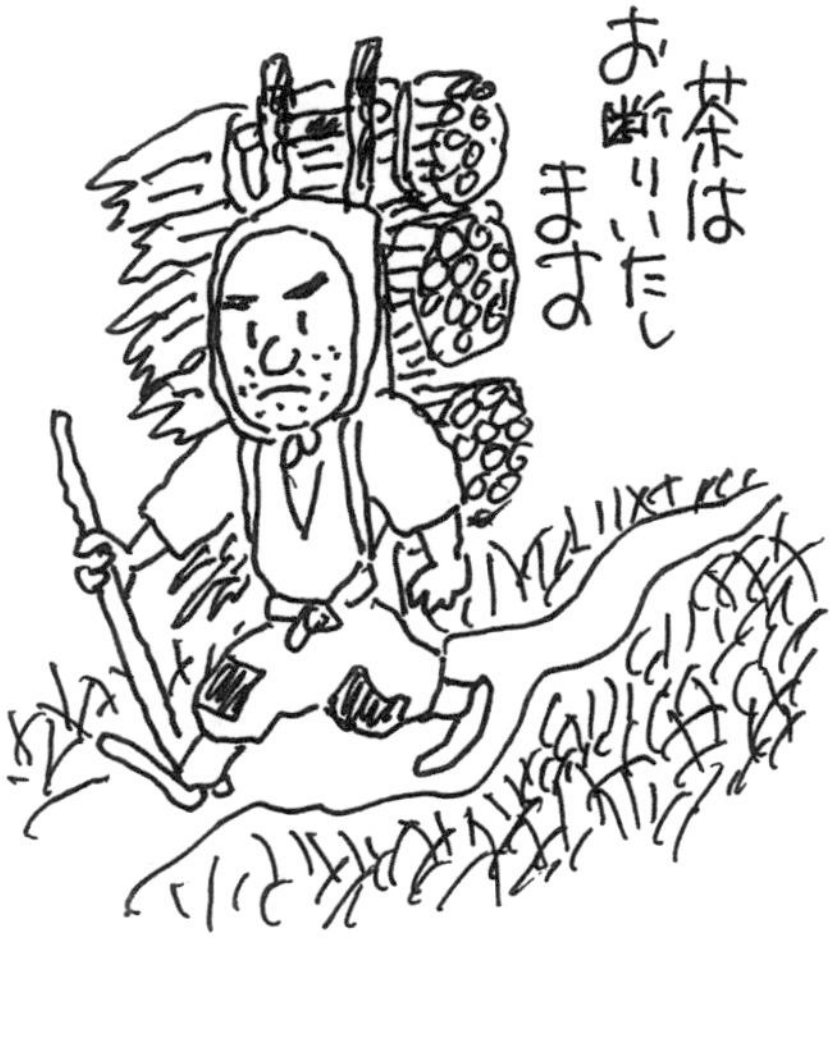

不老長寿をもたらす飲酒法

古代人の「笑酒」の飲酒法

酒には、不思議な作用がある。その奇妙な働きを、古代の人は「神の力」と考えた。

酒を飲むと、顔が赤くなって愉快になり、うらうらと笑ったり、踊ったりする。いかにも楽しそうだ。中には人格まで変わってしまう人もいる。酒を毎夕のように飲み、ニコニコしながら、驚くほど長生きした村の古老もいた。そのような変化を、神が乗り移ったと考えたのである。

酒を神にお供えすると、神も楽しくなって、人間に幸せを恵んで下さるにちがいない。そのようなこともあって、神への供物に酒は欠かせないものとなった。

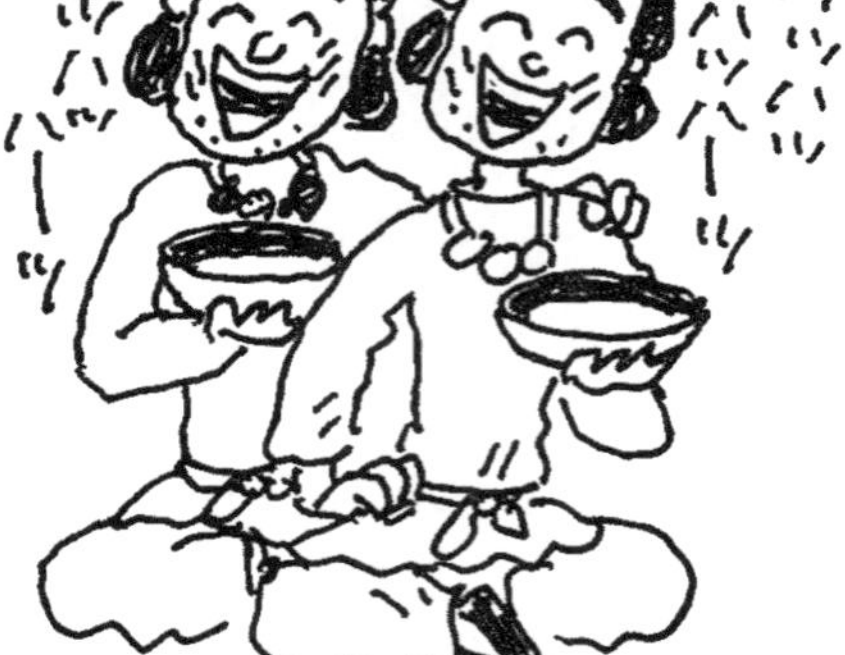

奈良時代の『古事記』には、酒は「くし」であると出ている。「奇し」、つまり「不思議」とか「奇妙な」というような意味。

『古事記』の応神天皇の章に、「事無酒《ことなぐし》、笑酒《えぐし》に、われ酔ひにけり」とある。「ことなく平穏な酒、楽しくて笑いが湧き出てくるような酒に、私はすっかり酔ってしまいました」という意味である。

古くは、「医師」を「くすし」とも呼んだが、病気を治す力に長けているという意味で、酒の不思議な力と語源的には同じである。

さらに、酒は「き」とも呼ばれている。「御酒《みき》」、「神酒《みき》」、「豊神酒《とよみき》」などで、「き」にも「不思議」、「奇妙」といった意味があり、現在でも、神に供える酒を「御神酒《おみき》」と呼んでおり、「御神酒あがらぬ神はない」というような使われ方をしている。

長生きだった女王・卑弥呼

私たちの遠い先祖たちは、大変な酒好きで、しかも、うらうらと笑いが止まらなくなるような、愉快きわまりない酒を楽しんでいたようである。その傾向は、『古事記』の「笑酒」という表現に見ることができるだろう。

血行がさらさらとよくなり、心臓も丈夫になるような不老長寿の飲み方だ。

女王・卑弥呼で有名な『魏志倭人伝』に、今から一八〇〇年前ほど前の日本人の習俗の一部が紹介されている。同書には、倭人（古代の日本人）は、酒が大好きで、しかも、たいへんに長生きと記されている。

「人性酒をたしなむ」とあり、「人達は長寿で一〇〇歳、或いは八、九〇歳まで生る」ともあるのだ。確認は困難であるが、少なくとも、古代中国人にとって日本人は驚くほど長寿と映ったのはまちがいない。

現在の日本人は、世界トップレベルの長生き民族であるが、その傾向は、すでに卑弥呼の時代には萌芽していたのである。

倭国の葬式の風習も記録されていて、「喪主が声を上げて悲しみに泣くかたわらで、とむらいに参加した者たちは、歌ったり、踊ったりしながら酒を飲む」とある。

葬儀に参加した者たちの「歌い踊りながら酒を飲む」とあるセレモニーの仕方は、日本で昔行われていた「もがり」の一種とみられ、人が亡くなった時に死人の名を大声で呼んだり、飲酒しながら、歌ったり、踊ったり、とにかく楽しいことを続けることによって、肉体から離れていく魂を呼び戻そうとする、実はせつない儀式なのである。

人が息を引き取った後の体から遊離した魂は、まだ死者の国に旅立たずに、周辺をふらふらとさまよっており、そのような時に、酒を飲んでさわぎ立てると、酒に未練の強い魂は、体に戻ろうとするというのである。

一〇〇歳にいたる者はなはだ多し

『魏志倭人伝』の後に、同じく中国で編纂された『後漢書倭伝』には、「倭人は酒を好む。多くは長生きで、一〇〇歳に至る者はなはだ多し」とある。

こうなってくると、まさに「酒は百薬の長」である。当時の酒は、現在の甘酒のように、米粒の浮かんだ濁り酒とみられ、布などでこされていないから、アミノ酸をはじめビタミンやミネラル、食物繊維なども含まれていて、とろりと舌ざわりもよく、甘酸っぱさの残る美酒だったのではないだろうか。

生きた麹菌や酵母、乳酸菌、それに各種の活性度の高い酵素類も豊富なアルコール飲料であり、酔いのもたらす健康、長寿効果もきわめて大きかったはずである。

ほどよい酔いは、血管を拡張して、血行をよくし、血栓発生を防ぐ効果があり、心筋梗塞や脳梗塞といった血栓系の病気予防につながるといわれている。

ストレスも解消するから、リラックス時に出る副交感神経モードになって、自然に笑いもはじけてきて、病気に対する免疫力もアップしてくる。

これこそ『古事記』の中の「笑酒」で、酒の効果であり、「酒は百薬の長」の源流といってよい。そのような酒の飲み方をして、古代の中国の人たちを驚嘆させていたのが、倭人たちの酒による不老長寿法なのである。

酒を飲んで長生きした大伴旅人《おおとものたびと》

万葉歌人の中で、大伴旅人ほどの酒飲みはいないだろう。なにしろ、『万葉集』の中に、「酒を讃《ほ》むる歌十三首」を残しているのだ。旅人は、晩年になってから九州の任地におもむき、後に都に帰り、六七歳で世を去っている。

万葉時代の日本人の平均寿命は、四〇歳前後とみられるから、たいへんな長寿である。高級官吏として、人づき合いのわずらわしさや役職上のストレス解消に役立つ酒の上手な飲み方が、長寿と生涯現役に役立っていたのである。旅人の酒讃歌の中から、五首を紹介してみよう。

験《しるし》なき物を思はずは一坏《ひとつき》の
　濁れる酒を飲むべくあるらし（巻三―三三八）

「何の役にもたたないことで、くよくよと思い悩んでいるよりは、一坏の濁り酒でも飲んで楽しんだ方が、よっぽどましですよ」という意味。

いにしへの七の賢《さか》しき人どもも
欲《ほ》しせしものは酒にしあるらし　（巻三―三四〇）

「昔、竹林の七賢人といわれた無欲で立派な人たちでさえも、欲しがっていたものは酒だったらしいですよ。そのはずですよ」という意味である。

あな醜《みにく》さかしらをすと酒飲まぬ
人をよく見ば猿にかも似む　（巻三―三四四）

「ああ、いやだ、いやだ。何というみっともないことだ。賢人ぶろうとして、飲みたい酒も飲まないで、我慢している人をよく見ると、猿にそっくりじゃありませんか」という意味で、しかつめらしいことを言って、酒を飲まない学者や役人などの融通のきかない堅物たちをからかっている。

価《あたい》無き宝といふとも一坏の
濁れる酒にあに勝《ま》さめやも　（巻三―三四五）

「値のつけようのないほどの高価な宝物といったところで、この一坏の濁り酒にはかないませんよ。宝物よりも、私には濁り酒です」という内容。

この世にし楽しくあらば来む世には
虫にも鳥にも我はなりなむ　（巻三―三四八）

「この世でさえ、愉快に楽しく酒を飲むことができたら、あの世では、虫や鳥になっても、私はいっこうかまいません」で、旅人の面目躍如である。

雀どののお宿はどこだ

江戸後期の狂歌師として有名な蜀山人《しょくさんじん》（大田南畝）は、七五歳で世を去るまで人生を楽しみ続けたユーモリストである。先生の貧乏ぶりは江戸でもよく知られていた。壁土が崩れ落ちそうな長屋暮らしをしていた時の狂歌が次の作品。

世の中はいつも月夜に米のめし
　さてまたもふし金のほしさよ

先生は酒好きで、貧乏しているのに廓《くるわ》遊びなどもしていて、次のような作品も残している。

世の中にたえて女のなかりせば
　をとこの心のどけからまし

ひとり酒は味気ない。飲み相手が欲しいと思っていると、スズメの鳴き声がしてきた。そこで、さっそく、いっしょに飲もうと呼びかけるのであった。

雀どのお宿《やど》はどこかしらねども
　ちよつちよつと御座れ酒《ささ》の相手に

先生の歌作りの発想は、つねに笑いを誘うが、おおらかな楽観主義が、経済的に困窮しても、落ち込まない強味になっていたのである。究極のプラス思考で、不老長寿には欠かせない要素である。

美肌を作る酒半酔《はんすい》の飲み方

昔から「酒半酔が美人をつくる」といわれてきた。ほろ酔いかげんの時の女性は、肌もつやつやになって、大変に魅力的になるという意味。

酒処には、美人が多いのも、よく知られている

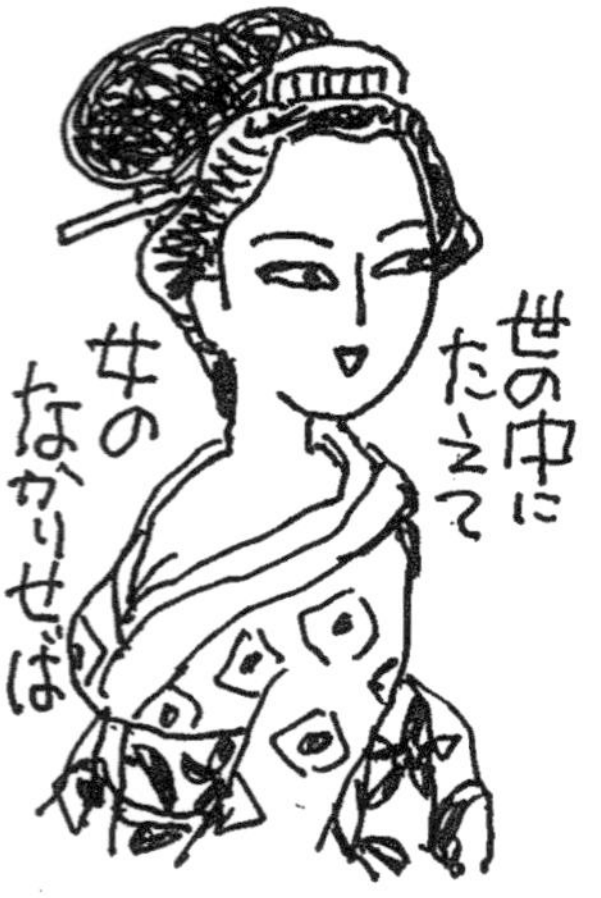

が、酒を口にする機会が多く、その結果として血行がよくなり、新陳代謝が活発になって、肌の若さがいつまでも保たれるためである。日本酒に含まれている麹《こうじ》酸には、肌を美しくして老化を防ぎ、若返り作用のあることもわかってきた。最近では、この麹酸が、養毛剤や化粧品などに使われ、育毛や美肌効果をあげているという。

肌の若さが保持できるということは、細胞レベルで老化が進んでいないということだから、長寿に直結するのはいうまでもない。

だからといって、飲み過ぎが健康によくないのはもちろんである。

「酒三杯は、身の薬」という言い伝えもある。酒も三杯くらいの少量なら、血のめぐりもよくなってリラックスするから、かえって体の薬になるという意味。肴も健康を考えて、タンパク質の多い刺身や豆腐、焼き魚、枝豆、チーズなどを忘れずに。

『養生訓』の筆者の貝原益軒（一六三〇―一七一四）は、健康法の大家であるが、自説の通りに生きて八五歳まで長生きした。同書の中で、酒についてもふれて、次のように述べている。

「酒は天の美禄という言葉がある。少し飲めば、陽気を助けて血気をやわらげ、食欲をめぐらし、愁いを除き、興をおこして大変に役に立つ。またたくさん飲むと、酒ほど人を害するものは他にない」といい、酒と寿命については、次のように記述している。

「とくに長生きしている人は、一〇人のうち九人はみな酒を飲まない人である。酒を多く飲む人で、長命なのはまれである。酒はほろ酔いかげんに飲めば、長生きの薬となる」

古人が指摘するように、「笑酒」のように楽しみ、ほろ酔いかげんが美肌や若返り、長寿の飲法となるのである。

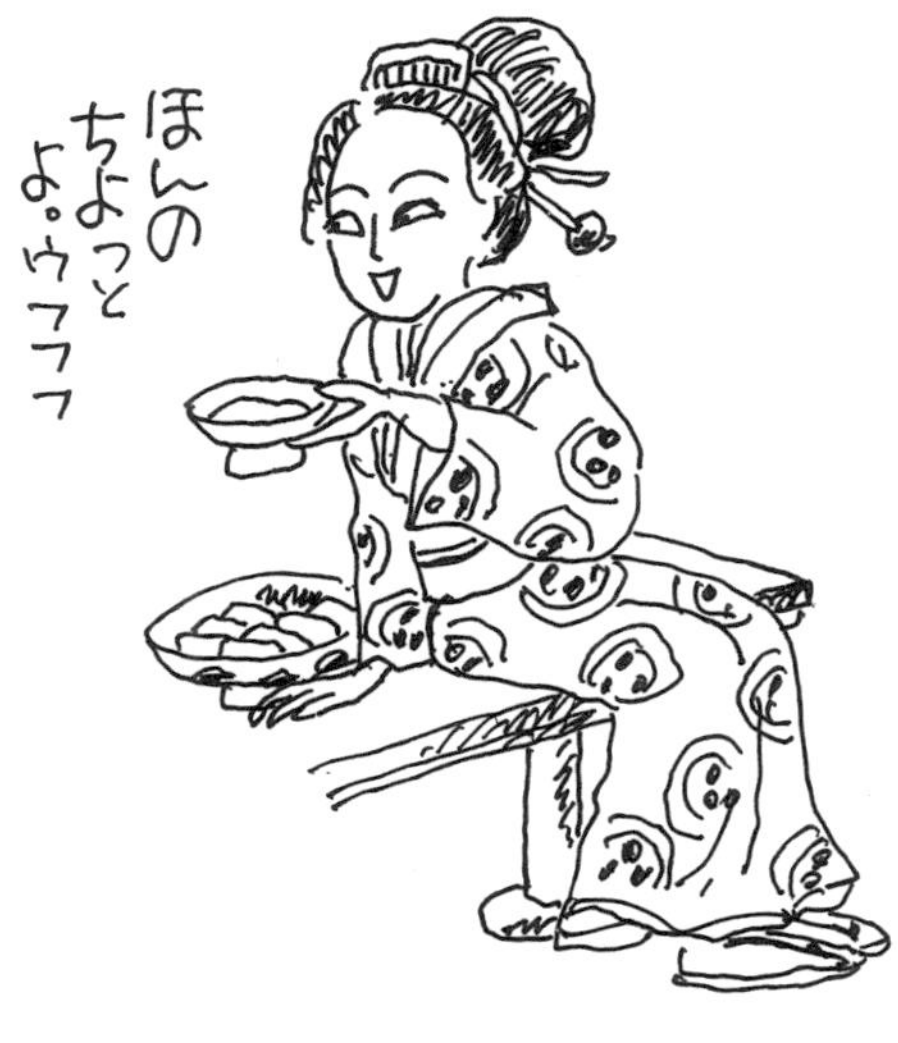

「若水《わかみず》」は長寿をもたらす霊水

年中行事の中で、もっとも重要なのは、お正月行事である。暦の上で、年が新しく改まるのが正月の初日で、これを「元日」と呼ぶ。「元」はすべての始まりであり、一年が新しくスタートする日。出発点に戻ることによって、若返る日でもある。

「若水」とか「若餅」、「若火」、「若潮」など、とくに「若」を冠して呼ぶ場合が多いのも、お正月が若返りするための行事であることを示している。

正月行事は、まず、元日早朝の「若水汲《く》み」からはじまる。元日の朝、家長が夜明け前の暗いうちに起きて、その年最初の水を汲む。井戸水や湧き水、谷川の清水などで、この水を「若水」と呼ぶ。若水は、新年を迎えて、命を若返らせてくれる霊水と信じられ、まず、神仏に供えられた。

若水は、雑煮を作る上でも重要であるが、さらに口を清めたり、顔を洗ったりもする。若水でたてたお茶を飲むと、水の霊気によって、いつまでも年をとらないと伝えられている。

お正月行事のはじまりが、まず「若水汲み」であるということは、水の持つ霊力を確認するためにも重要だったからだろう。老化を防ぎ、若さを保つ上で「水」がいかに不可欠な存在であるかを強調している。

江戸時代の『本朝食鑑』にも、

「わが国では、上下ともに正月元日の夜明けに新たに井華水《せいかすい》を汲む。これを若水《わかみず》、あるいは若水《じゃくすい》ともいう。若とは少ということで、少壮の意であり、老衰を変じて少若となすの意味であろうか。元日にまず若水を汲んで手を洗い、口をすすぎ、沐浴するのに用いたり、茶や朝炊きに用いると、老を変じて少とし、旧を送って、新を迎えるといわれている」とある。

一日に二リットルくらいを飲む

水は、新陳代謝を助けて、老廃物や有毒物を体外に排泄する働きもしている。体重の半分以上は水だ。その水を常に入れ換えて、新しくしておくことが健康を保つコツである。新しい水を供給して、古い水を尿や便、汗などでスムーズに出すようにしていれば、体の細胞はいつも元気で活気があり、免疫力も強くなるから、病気も近づかないはずだ。

水には溶かす働きがあり、体内に有害な物質があれば、それをいち早く溶かして、体の外に排出してくれる。できるだけ、自然に近い水を飲んで、サラサラ血液をめざすことが、不老長寿の王道である。

長野県は、トップクラスの長寿県であるが、高い山にかこまれていて、河川の源流に近く、水道水の水質が優れているからという説がある。清浄な空気や栄養のバランスがよい、あるいは、高齢者の自立率が高いなど、他の要素もあるだろうが、長野県の水は確かに良質である。

河川の中流、下流で、工業化の進んでいる地域ほど水質は悪化する。大都市の場合がそうで、水源が汚染されていれば消毒の塩素濃度も高くなり、アトピーや花粉症などの遠因ともみられている。

目には見えなくても、尿や汗、呼吸などによって、一日に二リットルから二・五リットルくらいの水が、体から失われている。これを補うために、水を飲むわけであるが、食事の中にも水は含まれており、補給するのは一日にほぼ二リットルくらいといわれている。水分が不足すると、血液がドロドロになり、血管も詰まりやすくなって、心筋梗塞や脳梗塞などを招くことにもなりかねない。

万葉歌人たちの若返り法

『万葉集』は奈良時代に成立した日本最古の歌集で、古代人の素朴な願望や、習慣、風俗などの生活ぶりが表現されている。

その中には若返りたいとか、自分の思う人にもっと若くなって元気をとり戻し、長生きしてほしいというような、「若返り願望」をテーマにした作品も少なくない。もっともっと幸せになりたいという素直な思いが、若返り願望につながっていく。病気や貧苦からの開放。そして、老化、その先に待っている死への恐怖から、不老長生への強い願いが生まれてくる。不安だらけの人生の先行きに対する平安への願望であり、現代人とあまり変わっていない人情といってよいだろう。

水泡《みつぼ》なす仮《か》れる身ぞとは知れれども
なほし願ひつ千年《ちとせ》の命を（巻二〇—四四七〇）

「水の泡のようにはかない仮の身であるのは知っているけれども、それでもなお千年の長寿を願ってしまう」。大伴家持の「寿《いのち》（寿命）」を願ひて作れる歌」という作品で、強い長寿願望が表現されている。

水沫《みなわ》なす脆《もろ》き命もたく縄の
千尋《ちひろ》にもかと願ひ暮しつ（巻五—九〇二）

「水面に浮かぶ泡のようにすぐ消えてしまうはかない命ではあるが、たく縄（コウゾの古名で、その樹皮は丈夫で縄や布などを作る）のように千尋も長くあればいいのにと、常に願いながら暮らしている」で、作者は「貧窮問答の歌」で有名な山上《やまのうえの》憶良《おくら》である。

命を幸《さき》くよけむと石走《いはばし》る
垂水《たるみ》の水をむすびて飲みつ　（巻七―一一四二）

「この命がいつまでも丈夫で長持ちしますようにと、石の上に激しく流れ落ちる滝の水を両手ですくって飲みました」。人間の体は水の生命体と呼んでもいいほど水を豊富に含んでいる。老化の背景はいろいろあるが、体内水分の減少が主な原因。生まれたばかりの新生児は体重の八〇パーセントが水であるのに対して、成人は六〇パーセント、老人は五〇パーセント前後と、年をとるにしたがい体内の水の割合は減っていく。水の上手な補給こそ、老化防止にとってたいへんに有効なのだ。

古《いにしへ》ゆ人の言ひける老人《おいびと》の
変若《を》つといふ水ぞ名におふ滝の瀬
（巻六―一〇三四）

「古くから言い伝えられている、評判通りの滝のように激しい流れである。なるほど老いたる者でも、ここに来て水を飲めば若返りそうだわい」。作者は美濃国（岐阜県）の大伴東人《あづまびと》。養老の滝のことで、この清水を飲む者は白髪が黒くなり、色々の病気も治ると伝えられてきた霊水である。なお「変若つ」は元に戻って復活することで、若返るという意味になる。

天橋《あまはし》も長くもがも高山も高くもがも
月読《つくよみ》の持てる変若水い取り来て
君に奉《まつ》り変若《をち》得てしかも
（巻一三―三二四五）

「天に通う橋はいくら長くてもよい。また、高い山は高ければ高いほどよい。そうすれば月に行って、月の神さまが持っている若返りの水をちょうだいして来て、思うお方にさし上げ、若返ってもらうものを」。変若水は若返りの霊力のある水をいい、月読神が持つとされる。

わが手もと枕《ま》かむと思はむ健男《ますらお》は
変若水求め白髪生ひたり　（巻四―六二七）

「私の腕を枕にして共に寝ようというお方は、若返りの水をお求めになって、飲んで下さいな。もう、白髪が生えていますわよ」。ある処女《おとめ》が、佐伯赤麻呂に答えたというタイトルがある。この歌に対し赤麻呂は次のような素直な歌で思いのほどを訴えている。

白髪生ふることは思はず変若水は
かにもかくにも求めて行かむ　（巻四―六二八）

「白髪が生えたくらいで、私は何とも思いません。しかし、貴女のためです。若返りの水は、何としてでも手に入れてきます」

わがさかりいたく降《くた》ちぬ雲に飛ぶ
薬食《は》むともまた変若《を》ちめやも　（巻四―八四七）

「自分が盛んだった時代は、もう遠く去ってしまった。これでは雲に乗って飛ぶことの可能な仙人になる薬を飲んでも、もとの若さに戻れることはあるまい」

玉久世《たまくせ》の清き河原にみそぎして
斎《いは》ふ命は妹がためこそ（巻一一―二四〇三）

「玉のように美しい久世川の清らかな河原で、みそぎをして寿命長かれと祈るこの命は、いとしいお前のためなのだ」

「宝水《たからみず》」で不老長寿

老化は生体の乾燥過程

昔の人は、寝る前に飲む一杯の水を「宝水」と呼んだ。就寝中の体内の水不足を防ぎ、朝方に高くなりやすい、血液の粘着性を低くして、心筋梗塞や脳梗塞などの発作から身を守ってくれる。

まるで〝宝もの〟のようにありがたい「水」だから「宝水」で、不老長寿の水であり、若返りの水である。

歳をとると、就寝中、体の水分は発汗や蒸発によって失われやすく、朝方にドロドロの血液になる場合が少なくないという。

朝は、まさに〝魔の時間帯〟であり、血栓を予防するためにも、「宝水」は重要なのだ。人間の体は〝水の生命体〟といってもよいくらい、水をたくさん保有している。

コップ一杯の水で老化防止

六〇歳、七〇歳になっても、肌に張りがあり、実にみずみずしい人がいる一方で、五〇歳前後で、早くも老人風になってしまう人もいる。

水の上手な補給こそ、老化防止に大変に有効なのである。健康を維持するためのエネルギー代謝をはじめとする、体内でおこるさまざまな化学反応は、体液と呼ばれる水の中で行われている。したがって、水分が不足すると、体の細胞でエネルギーがスムーズに作られなくなり、体の老化が進んでしまう。

それだけではない。水分が不足すると、体の中の循環がうまく行かなくなって、有害物質を排出できなくなってしまう。健康と老化防止のためにも、十分な水が欠かせない。

朝は、一日のうちでもっとも血液濃度が高く、そのため脳の血管も詰まりやすい。これを防ぐためには、寝る前にコップ一杯の水を飲むことがポイントとなる。まさに、先祖が伝えてくれた「宝水」の知恵である。

年をとると、感覚が鈍くなってくるため、のどの渇きも感じにくくなる場合が多い。したがって、脱水状態になる前に意識的に水をとる習慣をつけることが大切である。

一日に二リットルくらいの水を、のどが渇く前にチビリ、チビリと飲んでニッコリ笑うのがコツ。一回に飲む量を、コップ一杯程度にし、飲む回数を増やすようにするのが健康にもよいといわれている。

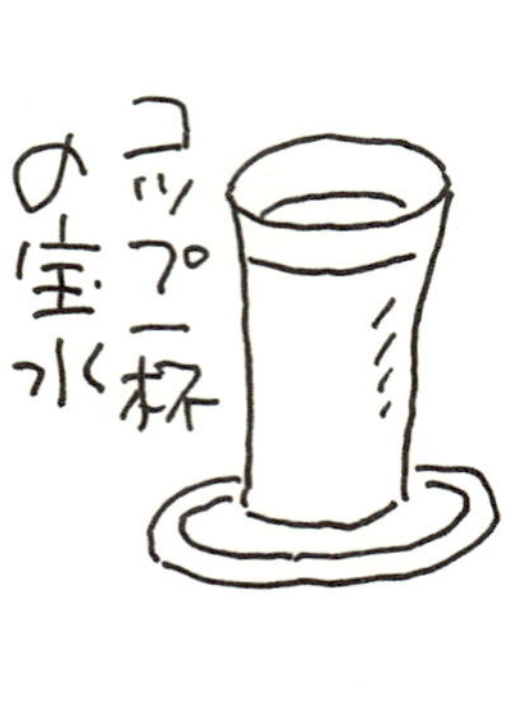

「倭食《わしょく》」の水分が長寿を呼ぶ

中国料理や、アメリカ、ヨーロッパなど肉食文化圏の料理が「油脂」の料理であるのに対して、日本料理は「水」をふんだんに使う。

伝統的な和食料理の基本は、「焼く」を除けば、「煮る」、「煮染《にし》める」、「茹でる」、「蒸す」、「炊く」というように、水を使った加熱法が中心となる。

このような料理法は、古代以来のもので、日本料理は、水によって育てられた。つまり、日本人の「舌」は、水によって育てられてきたのである。

「味覚」ばかりではなく、日本人の健康もまた「水」によって育てられてきた。民族の健康状態は、食生活によるところが、きわめて大きいが、日本人が世界一長生きできるのも、「水」によってつちかわれてきた食文化が、その背景にあったからにほかならない。

油いためやテンプラのような揚げ物料理など、油を使う場合もあるが、これらの油料理は、日本古来のものではなく、中国やヨーロッパなどから伝来したものである。

日本人は、六世紀の半ばに伝来した仏教の影響もあり、伝統的に肉食はあまり得意ではなかった。したがって、他のものでタンパク質を供給する必要があった。

それが、「大豆」であり、「魚」。

主食の「米」にも、七パーセント前後のタンパク質が含まれているから、肉を食べなくても、「大豆」と「魚」で十分だった。逆に、「米」を食べ、「大豆」、「魚」を食べることによって、健康を維持してきたのが、日本人なのである。

これも、もとをたどれば仏教の影響であり、天武天皇が六七五年に発した「肉食禁止令」のおかげである。『日本書紀』によれば、その内容は、「牛馬犬猿鶏の宍（肉）を食うことなかれ」というものだ。

この禁止令が、米、大豆、魚を中心とする「和食文化」への大転換となるのである。

肉に代わるタンパク源として、まず着目したのが大豆であった。日本人は、大豆の食べ方に卓越した民族であるが、その源流は、仏教による殺生禁制にある。大豆という単一の食材を、あきずに毎日食べるためには、工夫をこらさなければならない。

そこで、知恵を働かせた。

原料の大豆に含まれている水分よりも、もっと水の量を増やして食べる方法をとった。そのいい例が、「豆腐」である。

国産大豆の場合、一二・五パーセントの水分が含まれているが、豆腐にすると、木綿の場合で八七パーセント、絹ごしで八九パーセントが水なのだ。豆腐を食べるということは、水を食べることだ。豆腐の味を決めるのは、その中に含まれている水の味である。

豆腐の製法は中国から入ってきたものであるが、その豆腐を育てたのは日本の水である。昔から京都や高山、富山などの豆腐がうまいのは、山にかこまれていて湧水に恵まれ、水の味がよいためだ。

日本人が、料理に油をあまり使用せずに水をふんだんに使ってきたのは、どこへ行っても、うまくて、質のよい水に恵まれてきたことが大きな要因となっている。

日本人の大好きな納豆にしても、その六〇パーセントは水。納豆に水分が不足していたら、あのネバネバした糸は引かない。

納豆の命は、じつは「水」なのだ。

水にこだわる日本人は、魚にもそのこだわりを発揮する。「刺身」である。刺身は、日本料理の殿さま。藩主がいなければ、その藩は存続できないように、刺身のついてない料理は、「日本料理」ではない。

「刺身」というのは、魚の生肉に含まれている水を味わう食べ方である。マグロの場合、赤身で七〇パーセント、脂身で五〇パーセント前後が水。ウナギの蒲焼きでも、五〇パーセントが水だ。カツオの場合でも生肉で七〇パーセントが水であり、タイでは七五パーセントが水である。

日本人は、これらの刺身を、水分六五パーセントの醤油をつけて舌つづみをうつ。

野菜を食用にする時でも同じで、水を使う。西洋料理のサラダのように生食しないで、湯がいて「おひたし」にしたのである。五世紀に中国の史書として記録された『後漢書倭伝』の中に、「菜茹《さいじょ》」という文字が出てくる。

「菜茹」は、「茹でた野菜」のことで、汁ごと食べれば「野菜スープ」になるし、古代調味料の

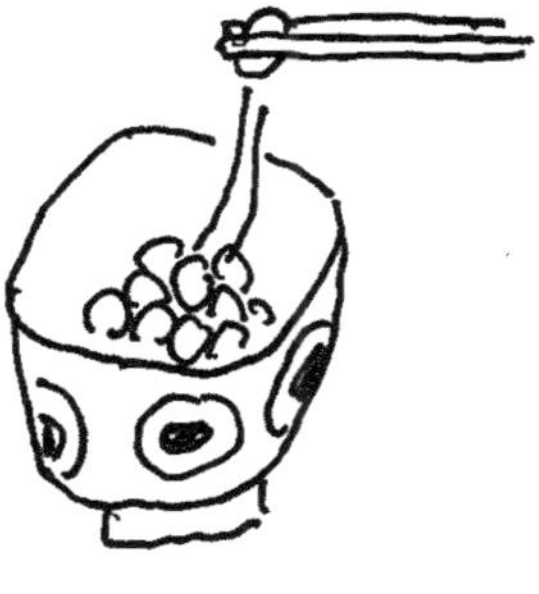

「豆醤《まめびしお》」などで味をつければ、「味噌汁」となる。汁を除き、茹でた野菜だけを食べれば、それがすなわち「おひたし」である。茹でた春菊の九二パーセント、同じくホウレンソウで九〇パーセントは水。いずれの場合でも、生の時よりも水分が増えている。つまり、日本人は、同じ野菜でも、水分を増やして食べるのを好む民族なのだ。

日本人が、食事をはじめる時に、最初に手にとるのは味噌汁。まず、味噌汁をひと口飲み下してから「ご飯」を手にする。

味噌汁は、どのくらい実を入れるかにもよるが、九〇パーセントは水。これが、外国の場合だとスープになる。スープのうま味の基本は脂肪であるが、味噌汁の場合は、カツオ節、昆布などのだしであり、アミノ酸のうま味。したがって、味噌汁は、脳細胞にも血管にもたいへんによい。アミノ酸の中でも、脳に多い成分と同じグルタミン酸が豊富だから、頭の働きを活性化し、老化を防ぐ上でも役に立つ。

味噌汁をひと口飲んだら、ご飯に箸を移す。ご飯も、水分が多い。ふっくらと、おいしく炊けた場合のご飯には、六〇パーセントの水が含まれている。ちなみに、食パンの水分は三五パーセントくらい。

水分が多いということは、満腹感が得やすい割には、カロリーが低いことを意味する。つまり、過食になりづらいから、肥満も少ない。したがって、病気も少なく、すこやかに長生きできるということになる。

現在、日本には一〇〇歳以上のスーパー長寿者が六万七八二四人（平成二九年）以上いるが、ほとんどが以上のような、水分の多い食文化で育ってきた方たちであるということに、注目すべきだろう。

長寿コラム

コーヒーの力強い健康効果

江戸時代はさんざんだったコーヒーの味

コーヒーの消費量が、毎年のようにのびている。コンビニでも、淹《い》れたてのレギュラーコーヒーが手軽に楽しめる時代である。最近では、コーヒーの健康、長寿効果が次々と判明し、さらに消費をのばしている。

江戸時代、日本人はすでにこの黒い飲み物の味は知っていたが、評判はさんざんだった。

後になって、江戸いちばんの人気狂歌師として名をはせた蜀山人（一七四九―一八二三）も、長崎で口にしている。しかし、感想は最悪で、「こげくさくて、味わうに堪えず」と日記に記している。

その後、黒船が来航するようになり、横浜や長崎などの開港地に西洋料理の店が次々とオープンし、献立にコーヒーものるようになる。

明治時代になると、牛肉やバターなどが料理にも用いられるようになり、その苦くて黒い飲み物も、ハイカラな文明開化の味に映ったのである。

明治五年（一八七二）の『新聞輯録』に、「食後は、必ず珈琲を飲むべし。脂油を除く効あり」とあり、コーヒーの口中に残る油気を除去する効能が知られていた。

糖尿病や認知症の予防効果

明治九年（一八七六）には、浅草にコーヒー茶屋が出現。明治の中頃には、台東区の上野に「可否茶館」が出店している。現在の喫茶店につながる本格的なコーヒー館で、紳士や淑女たちのデートの場としても、人気があった。

田舎からはじめて上京した、中年男の二人連れがビヤホールに入り、出てきたコーヒーを口にした一人が、「苦《に》げえ」といって顔をしかめると、同行の男が「せんぶりと思って、ひと息に飲んでしまうべえ」と唸ったと、当時の風俗誌にのっている。

コーヒーの持つ健康メカニズムに関して、さまざまな研究が世界中で進められており、そのひとつが糖尿病の発症リスクを下げるというもの。コーヒーの大きな特徴は苦味にあり、その独特の味や香りは、抗酸化成分のクロロゲン酸。その苦味の成分が、糖の代謝に働きかけているのではないかと考えられており、一日に四杯くらいのコーヒーを飲む人は、飲まない人にくらべて、糖尿病の予防効果が期待できるというものだ。

コーヒーは、認知症の予防でも注目されている。コーヒーを一日に三杯から五杯飲んでいる人は、まったく飲まないか、二杯以下の場合にくらべ、認知症の発症リスクが約六〇パーセントも低いことがわかったという海外の研究もある。コーヒーに含まれているカフェインやクロロゲン酸、トリゴネリンといった多彩な成分による効果と考えられている。

コーヒーに含まれているクロロゲン酸はポリフェノールの一種で、強い抗酸化力を持っており、脳の血管を傷つける活性酸素を除去し、脳内の炎症を抑える働きをしているのではないかという。カフェインには覚醒作用や集中力を高める効果があり、認知機能の向上や維持につながっていると理解されている。カフェインには、脂肪の燃焼を促進する効果もあるが、とり過ぎると不眠などの副作用が生じる場合もあり、とくに夜など用心した方がよいのは、いうまでもない。

人体にはいろんなホルモンがあるが、その中のひとつが長寿ホルモンと呼ばれ、最近注目されているアディポネクチンで、糖尿病など生活習慣病を改善する働きで知られている。血管の保護作用もあり、動脈硬化などの抑制でも期待されている。

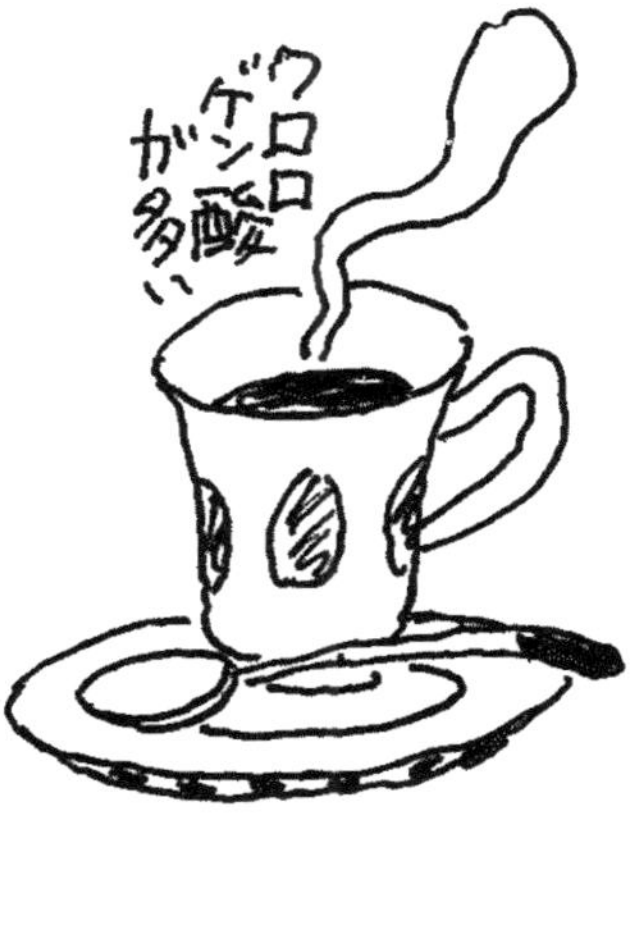

食材篇4

野菜・果物・野草の長寿の恵み

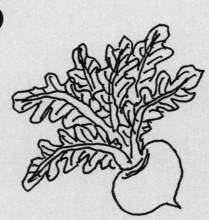

病気を寄せつけないビタミンC

人間の体は、実によくできている。

頑丈で精巧で、しかも長持ちする。上手に使えば、七〇年はおろか、八〇年、九〇年、人によっては一〇〇年も一二〇年も持つ。平均寿命というのは、人間の耐用年数のようなものだ。この耐用年数が、世界でもっとも長いのが、日本人である。なにしろ、世界一の長寿民族なのだ。

車でもテレビでも心をこめて大事に使用すれば、耐用年数よりも、はるかに長持ちする。その反対に、乱暴にあつかえば、寿命は早く尽きてしまう。

平均寿命をこえて、はるかに長生きしているような方々というのは、自分の体の使い方が上手である。決して、無理をしない。病気になりそうになったら、先手、先手と手を打って、重病になる前に治してしまう。

「命を養う者は、病《やまい》の先に薬を求める」

これは江戸時代のことわざであるが、まさに名言だ。ヨーロッパでは、「予防は、治療に勝る」という。

「疒」を「やまいだれ」といい、病床に寝ている病人の形からきている。長生きしたかったら、「疒」のついている文字には近寄らない方がよい。どのような「疒」であれ、寿命の足を引っぱる死に神になりかねないからだ。

「疫《えき》」は流行病のことだし、「病」はいうまでもなく「病気」、「痛」はいたいこと、「痢《り》」は腹下り、「痼《こ》」は長い間治らない病気、寝たきりになること、そして「癌」はもっともきらわれるガンで、統計によれば、日本人の死因のトップで、三人に一人がこの病気で死ぬ。ああ、なんて恐ろしい病気なんだ。

誰でも、病気と無縁で長生きしたいものだと願う。その方法のひとつが、ビタミンCをコンスタントに毎日とること。フルーツや野菜に豊富に含まれているビタミンで、病気はもちろん、ストレスに対する免疫力を強化する働きがある。

風邪は万病のもとになりやすいが、風邪を引きやすい人の場合、血液中のビタミンC濃度が低いことがわかっている。さらに、面白いのは、脳内のビタミンC濃度が高い人ほど長寿という結果も出ている。

抗酸化作用や抗ガン作用もあり、病気を寄せつけないためにも、欠かせないのがビタミンCなのだ。成人の場合の一日の必要量は一〇〇ミリグラムである。イチゴや柿、ミカン、オレンジ、キウイ、ブロッコリー、菜の花、キャベツ、小松菜などに多い。

摘み菜の長寿法

イヌもネコも、ふだんは草など口にしない。ところが、腹の調子がおかしくなったりすると、道ばたや草むらの中に生えている草を、しきりに噛んでいる。体調がよくない時には、どのような草を食べればよいのか、本能的に知っているようである。

人間の場合は、イヌやネコより経験もあれば、知識もあるから、はるかに進んだ薬草の利用法を身につけているのはいうまでもない。ただ、最近では、近代医学や医療技術、抗生物質などの薬に頼りきりの場合がほとんどであり、昔のように薬草の知識を身につけている人も少なくなってしまった。

昔は、日本各地に「土手《どて》食い」という習慣があった。春の天気のよい日、子供たちに生味噌を盛った小皿を持たせ、父親が土手などに連れていくのである。

父親は、土手に生えている草の中から、食用になるものとか、薬草をとって、その名前を教え、生味噌をつけて噛ませる。そして、食用になる野草や薬草の「生の味」を覚えさせた。

昔は、凶作や飢饉が頻発したから、イザという時に備えて、食用野草をしっかりと、頭の中にインプットしたのである。薬草も同じで、現在のように抗生物質などないから、ふだんから、病気に対する抵抗力や免疫力を強化しておく必要があり、それが「薬草」に対する知識だった。

『万葉集』に出てくる春の摘み草に、「ウハギ」がある。キク科のヨメナのことで、代表的な春の食用野草である。やや湿った場所を好む多年草で、よく育つと、高さが五〇センチくらいになる。薄めのころもをつけてテンプラにしてもうまいし、混ぜご飯にしてもうまい。

『万葉集』には、次のように出てくる。

春日野に　煙立つ見ゆ　娘子らし
　春野のうはぎ　摘みて煮らしも
（巻一〇―一八七九）

この作品こそ、日本の農村の伝統的な「土手食い」のルーツといってよいだろう。「春日野（奈良市）に、あんなに煙が立ち昇るのが見える。娘さんたちが、春野で摘んだばかりのうはぎ（ヨメナ）を煮て食べているらしいわい」という意味である。

ヨメナには、カロテンやビタミンC、B_2などに加え、紫外線から娘たちの肌を守る抗酸化成分が多い。アカザやノビル、ヨモギ、ハコベ、セリ、ナズナ、フキなども薬効成分を含んだ摘み菜である。

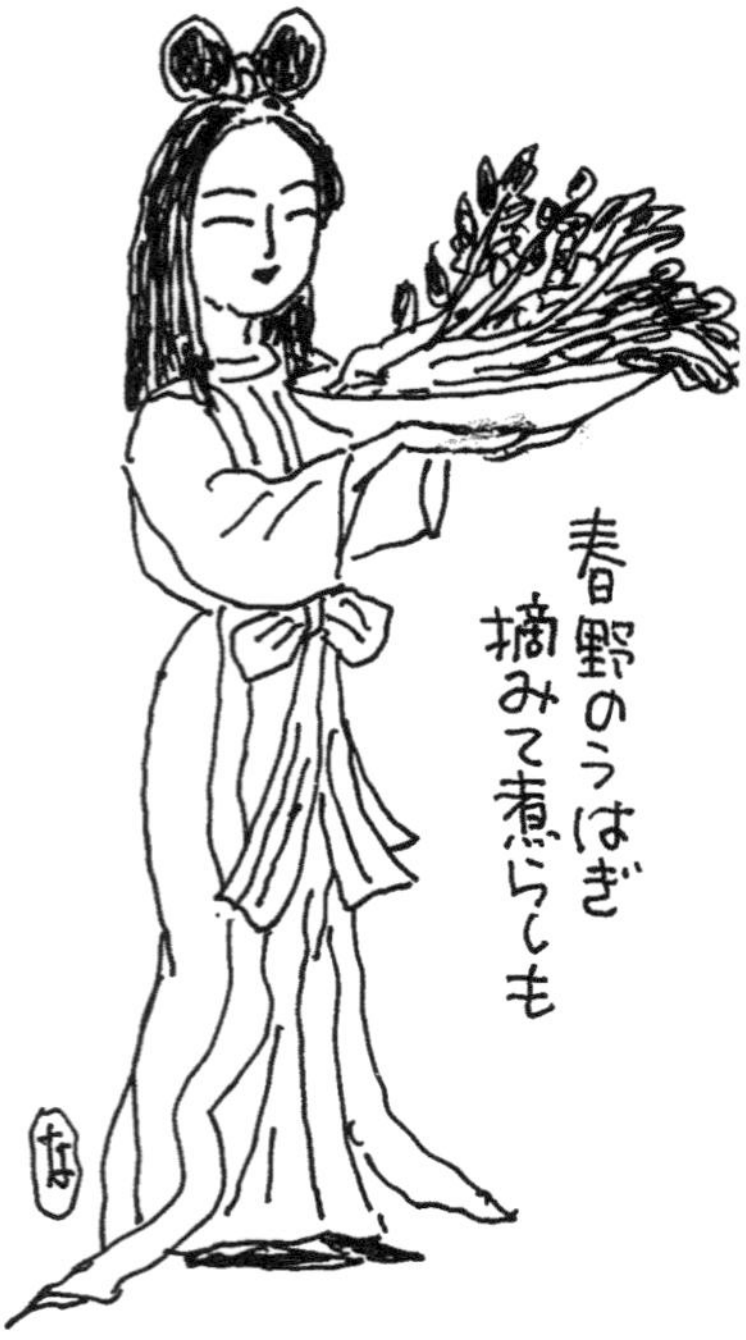
春野のうはぎ
摘みて煮らしも

蓬《ヨモギ》を好んだ仙女

どんどん若返った老莱子《ろうらいし》

老莱子《ろうらいし》は、古代中国の仙女で、年をとればとるほど若返るという「若返り仙女」として知られていた。

今から二〇〇〇年ほど前、中国で記された『列仙伝』の中に登場する仙女で、ふだんは草ぶき屋根の小屋で、干したヨモギの敷物の上に座って生活していた。

好物は漬物と菱《ひし》の実で、山の畑で少しばかりの雑穀も作っていた。ヨモギの香りと味を好み、小屋の中には常にヨモギがあり、たいへんに親孝行の仙女であった。

一方で、七〇歳にもなって赤ん坊のように五色の華やかな着物を身につけて、喜ぶようなところもある。ある時、飲み物を持って、部屋に入ろうとしてつまずき転倒した。すると地面を転がりながら、幼児のような声を出しながら泣いた。また、時としては、小鳥とたわむれたりもした。

ある時、有名になった老莱子のところに、国王がやってきて、宮殿に迎えようとしたが、「鳥や野獣の毛で糸を作り、それで着る物は不自由しないし、鳥や獣たちの食べ残しの穀物を拾って食べれば、生きていけますから」といって断ってしまったという。

ヨモギが大好きなこの仙女は、ヨモギも食べたり、煎じて服用したりしていたはずだから、その効果で、どんどん若返ったにちがいない。

蓬は医草である

仙人の住む霊山を「蓬莱山《ほうらいさん》」と呼び、蓬莱山のある島を「蓬島《よもぎじま》」といった。もちろん、伝説の山や島で、「蓬」はヨモギ、「莱」はアカザのことである。

どちらも、生命力がきわめて旺盛で、どのような荒地にも、しっかりと根を張り、他の野草など、けちらして繁殖するパワーがある。ヨモギもアカザも食用になるが、薬草としての効果も少なくない。

ヨモギはビタミン類の含有量が凄い。カロテンから始まって、E、C、B類とまるで総合ビタミン剤である。骨を丈夫にするビタミンKも含まれている。食物繊維も、一〇〇グラム中に七・八グラムと多い。キャベツと比較すると約四倍だ。

ビタミン類に加え、ポリフェノールの豊富なヨモギは、抗酸化力の高い草で、脳や血管、あるいは体中の細胞の酸化、つまり、老化を防ぐパワーが強いことがわかっている。

平安時代の漢和辞書である『和名抄《わみょうしょう》』に、「蓬、一名医草」とあり、平安時代には、不老長寿に役に立つ薬草とみられていた。ヨモギの薬効は多彩で、鮮やかな緑色のクロロフィルには、ガン予防のほかにも、殺菌や血液のサラサラ効果のあることが判明しているし、食物繊維といっしょにとると、食物繊維の持つ、コレステロール低下作用がいっそう強化されることもわかっている。

アデニンをはじめとする苦味の成分群には老化の進行をおくらせる働き、血液の循環をスムーズにする作用などもあるといわれている。

考えてみたら、昔から食べてきた「草餅」は、ガンや心臓病、脳卒中などを予防する特効薬みたいな存在だったのである。

餅好きだった俳人の小林一茶（一七六三―一八二七）は、春の道ばたに目をとめ、次のような名句を残している。

おらが世やそこらの草も餅になる

餅ばかりではなく、若葉を摘んでテンプラにしても風味があるし、お茶にすると血行をよくする上で役に立つ。

ヨモギの葉を摘んで洗って水を切り、乾燥させる。この乾燥葉をひとつまみ急須に入れ、熱湯を注ぎ、香りと色が出るまで一分か二分ほど蒸らしてから湯飲みに入れて、香気を楽しみながら心静かに服用する。

日本のトップクラスの長寿県である沖縄の野趣にとんだ郷土料理にフーチバージューシーがある。ヨモギの薬効を用いた雑炊のことで、豚肉でダシがとってあり、風味も豊かだ。ヨモギは、健康野菜、薬草として、沖縄の市場で売られている。

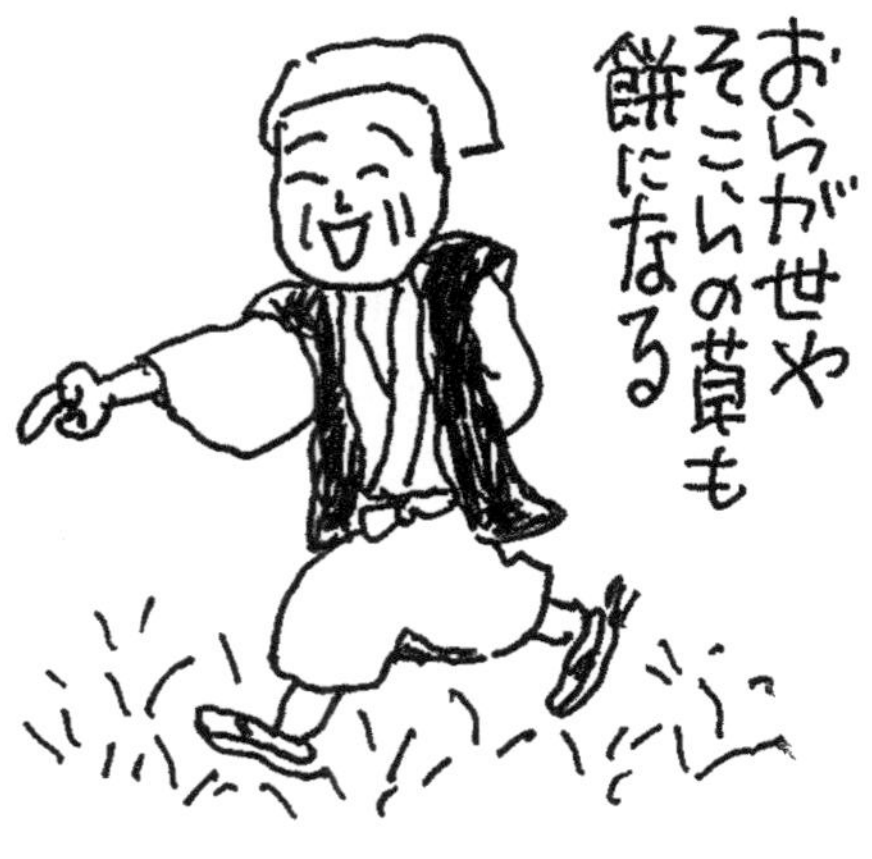

里イモは縄文時代以来の長寿食

縄文時代の主食だった

古くから伝わる年中行事や神事の中には、古代からの食習慣や、当時とくに重要な存在だった食材が、伝えられている場合が少なくない。

その中のひとつが、里イモである。

熱帯アジアが原産で、日本には稲より早く縄文時代の中期に渡来したとみられている。現在でも、農耕儀式として、もっとも重要な行事であるお正月の雑煮に用いられており、おせち料理にも欠かせない。

新しい年の始めに里イモを神さまにお供えして、人間もちょうだいする習慣は、縄文時代におこったものだろう。縄文時代の終わり頃になって、稲作が開始されると、里イモの代わりに米が主食となり、米で作った餅がお供えとなり、神饌となった。

しかし、かつて準主食だった里イモのありがたさを伝えるために、米の餅といっしょにお正月に食べるようになったのである。それが現在に伝わる「雑煮」である。

徳島県の祖谷《いや》地方に、古くから伝わる雑煮は、里イモと豆腐だけで餅は入らない。昔は山国のために稲作ができないために、白い豆腐で餅の代わりにしていた時代の名残りとみられている。

里イモだけの餅なしで雑煮を作る土地は、群馬県や岐阜県などに残っており、いずれも稲の水田栽培の困難な地方である。

お正月ばかりでなく、旧暦の八月一五日に行われる芋名月（月見）の風習も、古い時代の名残りである。米より以前に、主食の柱を担っていた里イモへの感謝をあらわす全国的な行事であり、里イモ収穫は、月見の頃から始まる。

縄文時代にタイムスリップ

古代の人たちは、太陽は稲作の神であり、月を畑作の神としてあがめていた。

月見の行事は、秋の満月に、その季節の代表的な畑作物で、主食的に食べられてきた里イモを、お供えする祝いの夜という説もある。

この日に初めて里イモを掘りおこす日という意味で、「芋の子誕生」とも呼ぶ。そして、三方《さんぽう》に一五個の里イモを山盛りにして、月の神に感謝しながらお供えをする。

原産地のメラネシアやインドネシアなどでは、里イモを「ウビ」と呼ぶが、日本に上陸して「ウモ」となり、「イモ」となった。

里イモは、種イモをもとに、親、子、孫と増え続けるところから、日本人好みの子孫繁栄にもよく合い、祝いごとには欠かせない「芋」となったのである。

平安時代、女官たちはゆでた里イモに、箸で孔《あな》をあけ、その孔から満月を眺めながら、「若さがいつまでも続きますように」と祈る風習があったと伝えられている。

満月というのは中秋の名月のことだ。その名月を「芋名月」とも呼んで、里イモを月に供えたり、食べたりする習慣は、いまでも日本各地に残っている。

満月の中には、不老長寿に役立つ「変若水」を手にした月読神がいると信じられていた。このため、中秋の名月の晩には、団子《だんご》や枝豆などを屋外や屋根の上に出して、夜露を受けてから食べた。その夜露こそ、ありがたい変若水ととらえていたのである。

イモの収穫祭

里イモが丸々と成熟して、キノコも生え盛る一〇月頃になると、東北の各地では、川原に大鍋を持ち出して、「芋煮会」が行われる。肉や青菜を加えた具だくさんの汁で、酒が入り、味噌や醤油などが用いられるが、主役はあくまでもとれたばかりの里イモ。

縄文時代にタイムスリップしたような大らかさで鍋を囲み、踊ったり、歌ったりの酒盛りが続く。古代から続く、収穫祭なのである。

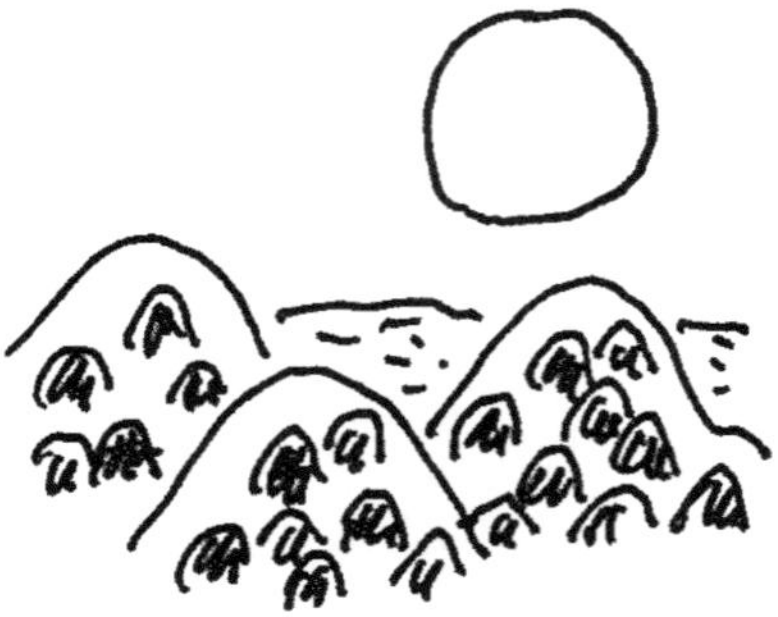

畑の長寿食

「イモの煮ころがし」といったら、おふくろの味として、現在でも不動の人気である。皮をむいた里イモを砂糖、醤油、だし汁でコトコトと弱火で煮含めるのがコツ。「笑顔を絶やさずに、感謝の心持ちで煮なさい」と、母が娘に伝えてきた伝統の味。

古代的な食べ方に芋田楽もある。ゆでた里イモを串に刺し、柚子《ユズ》味噌や山椒《サンショウ》味噌、生姜《ショウガ》味噌などを塗って香ばしく焼いたもの。やはり、秋の味覚である。

里イモ独特のぬめりの成分は、ムチンやガラクタンなどで、糖質とタンパク質が結合したものが中心となった成分。ムチンが主として、腸にすみついている善玉菌を増やし、ガラクタンが糖類の分解を助けて腸内環境を整える働きをしており、結果として、病気に対する免疫力を高めてくれる。

ぬめりの成分は、胃や腸など消化器官の粘膜を保護して、肝臓の働きを強化する上でも役に立っているし、タンパク質の消化や吸収を高める上でも効果的な働きをしている。

豊富なカリウムが体内に過剰な塩分を排泄して、高血圧にすぐれた作用を発揮する。食物繊維も多いので、便通の改善にもつながる。このように見てくると、里イモは歴史のある古代食であるだけではなく、長寿食としての効果も高い食物であることをお月さまを見上げるたびに思い出してほしい。

今こそゴボウの長寿パワー

ゴボウで「腸活」

「腸活」とか「腸育」といった新語がひんぱんにメディアに登場している。いずれも、腸の重要さを示す言葉である。

確かに、人間の免疫細胞の七〇パーセントは腸内で作られており、腸が元気であれば、免疫力もパワフルなはずだから、簡単には病気に負けたりしないだろう。

腸に元気をつける二大要素は、食物繊維と生きた菌をとること。食物繊維は野菜やキノコ類、海藻などからとれるし、生菌類は発酵食品で供給することができる。

縄文時代以来の食べ方から考えても、日本人はもともと腸の丈夫な民族だった。

日常食をみても、ゴボウが象徴するように根菜が多く、葉物野菜、山菜、キノコ、海藻、それに玄米や雑穀などの粒食、そして発酵食品の味噌や納豆、漬物などで、これらを常食することによって、腸内細菌が元気になる食物繊維と生菌類をたくさんとってきた。

日本人は、歴史的にみても〝快腸民族〟と呼んでも決してオーバーではない。その結果、日本人は、今や世界トップレベルの長寿民族である。

日本人の食生活が欧米化した結果、食物繊維の摂取量が極端に減っている。五〇年ほど前までは、一日当たり二七グラムも摂取していた食物繊

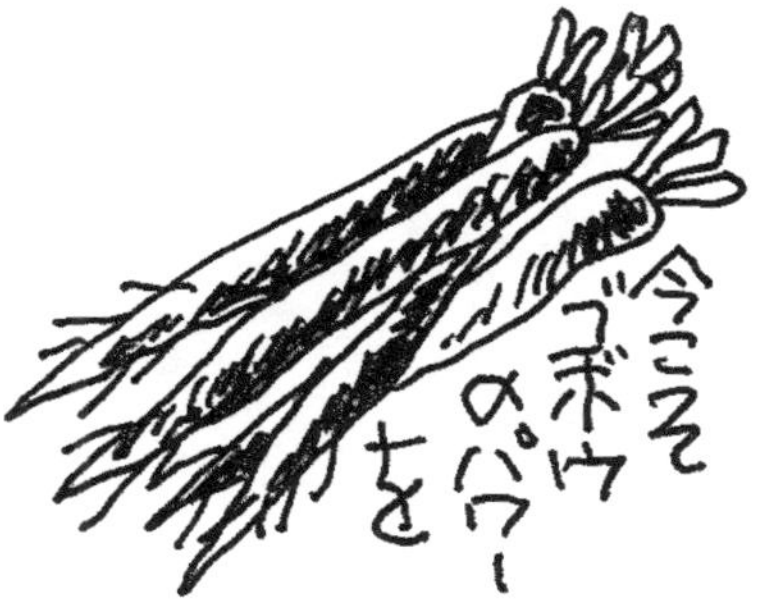

維が、一二グラムくらいしかとっていないという。野菜や海藻類不足が原因なのは言うまでもない。

ゴボウの煮菓子で育った東北の子供

今から五〇年前というと、昭和四〇年代であり、昭和四四年（一九六九）には、映画の「男はつらいよ」の第一作が公開されている。主人公である渥美清が演じる寅さんの食事シーンは、根菜類の煮物がよく出ていた。

ゴボウや大根など根菜類の煮物は、日本人の定番のおかずであり、酒の友にもよく用いられ、昔はお菓子の代用ともなって、その場合は「煮菓子」とも呼ばれていた。

とくに東北地方では日常的に作られていて、筆者も子供の頃は、学校から帰ってくると、「煮菓子」をどんぶり鉢いっぱいに食べてから、遊びに出かけたものである。

煮物類の中でも、ゴボウは特別で、キンピラなどおかずの定番となるだけではなく、お正月のおせちやお祝いごとのある日の料理にも必ず登場した。

ゴボウの原産地はヨーロッパからシベリア、中国の東北部と広く分布していて、日本に渡来したのは縄文時代。原産地の国々では栽培されていないようであるが、日本人だけが作って、食生活の中に組み込んできた。

あの土臭くて、くせの強いゴボウが、日本人は大好きなのである。ゴボウは野菜の中では古顔で、歴史があるから、神事や祝いごとには欠かせない、重要な根菜だったのである。

ゴボウをふだんの副食物として、日常的に食べているのは日本人だけで、外国人には「木の根」にしかみえないようである。野菜の中では、日本人に慢性的に不足している食物繊維の多い健康野菜であり、長寿にも欠かせない根菜といってよい。

世之介のスタミナ食だったゴボウ

ゴボウは、平安時代の貴族たちにも好まれた野菜で、当時の事典である『和名抄』に、「牛蒡」の文字を当て、これを「キタキス」と読ませている。キタキスとは、どのような意味なのか、別の書物で調べたところ、「勢猛（いきたけ）」、つまり「勢いが猛々しい」、「勢いがつく」などから来ているようである。

江戸時代の『本朝食鑑』には、「わが国では、ごぼうを強陽（強精）の薬として用いているが、その効能は、はっきりしていない。色黒なところから、強精薬と考えられているのだろうか」というような内容で記されている。

井原西鶴（一六四二―一六九三）の『好色一代男』の主人公・世之介は、ご存じのように無類の好色漢で、女護ヶ島へ向かう船の中に、ゴボウ、山イモ、生卵などを山積みにしており、ゴボウのスタミナ強化作用は知られていた。（↓「世之介の強精食には長寿効果があった」）

確かにゴボウには、強精作用で注目のアルギニンが、野菜中ではずば抜けて多く含まれている。スタミナドリンクなどに用いられている強精成分も、このアルギニンである。

腸内細菌がよろこぶ食物繊維が豊富

ゴボウの長寿効果といったら、何といっても豊富に含まれている食物繊維である。食物繊維には、水溶性と不溶性があるが、ゴボウには、この両方の成分がしっかり含まれているのだ。

水溶性はイヌリンで、腸内細菌の大好物であり、善玉菌を増やして、免疫力を高める上で役に立つ。不溶性の方はセルロースとリグニンで、腸の内に溜まった不純物や発ガン物質などをからめ取り、大きくふくらんで排出をうながす働きをしているために、便秘の予防にも効果的である。

腸の健康には両方の食物繊維が必要で、この両者をバランスよく含んでいるのがゴボウなのである。

ゴボウには、クロロゲン酸という抗酸化成分も多く、しかも、皮の部分に含まれており、たわしなどで軽く洗うだけにし、皮をむかずに料理するのが、老化防止効果を高めるためのコツ。

ネギを上手に用いて長生きする

ビタミンCで風邪退治

ネギは、ニンニクやニラ、玉ネギなどと同じユリ科の野菜で、これらの香辛野菜は共通して、つんと鼻にくる刺激臭と辛味がある。その成分は硫化アリルで、ビタミンB_1の吸収を高める重要な働きをしている。ビタミンB_1は糖質をエネルギーに変換させ、疲労回復にも効果的なビタミンであるが、現代人に不足しがちなため、意識してとるべきである。

高齢期になってからの行動力を維持するためにも、ビタミンB_1は欠かせない。ネギ類の硫化アリルには、ビタミンB_1の働きを活性化するだけではなく、殺菌作用や健胃、発汗、利尿、駆虫などの幅広い効能があることも判明している。

奈良時代の天平七年（七三五）、天然痘が大流行して死者も出たが、ネギを食べていた者は、感染しても軽くすみ、大部分は救われたと伝えられている。

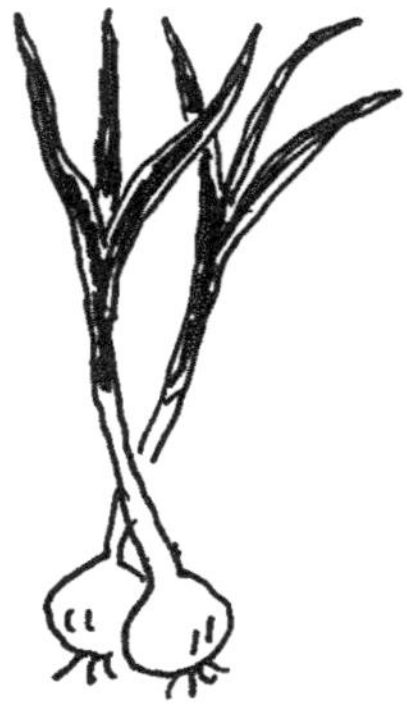

平安時代の『医心方《いしんぽう》』には、ネギの効能について、「傷寒、悪感発熱、発汗、中風、顔面や瞼《まぶた》のむくみ、喉不通を治すのに効があり、五臓の機能をよくする」と記してある。

ネギには保温効果や発汗作用があるためで、さらに葉の部分にはカロテンやビタミンCが多く、いずれも風邪の予防や風邪退治には理想的な成分である。

昔からよくいわれてきた「うどん屋の風邪薬」というのは、青ネギを刻んだ薬味のことを指している。

「ネギ雑炊」は値千金の長寿効果

江戸時代の『本朝食鑑』は、「風邪や頭痛のときに、生ネギでお粥を作り、熱いうちに食べると、よく汗が出る」とあって、発汗作用や保温効果を述べている。まさに、熱々の「ネギの味噌汁」などは、台所の風邪薬みたいなものである。とくに、引きはじめの風邪には効果的だ。

寒い冬の夜など、昔から好まれてきたのが「ネギ雑炊」で、上方《かみがた》では「ねぶか雑炊」といった。

ネギの味噌汁に油揚げの細切りを入れ、冷や飯を混ぜ煮しただけの、ごく簡単な下町料理であるが、食べる直前に七味唐辛子をひと振りするとよい。これが絶妙にうまい。

食道を通過して、胃の中に落ちていく時の心地よさは、千金の値がある。舌だけではなく、体全体がその素朴な味わいに感動するようなネギ雑炊である。自然に体の芯からポカポカしてきて、額や鼻の頭に汗がにじみ出てくる。

ネギには、ミネラルのセレンも含まれている。セレンは所要量がごく微量の栄養素であるが、抗酸化作用や消炎作用があり、不足すると免疫機能が低下して、感染症にかかりやすくなったりするといわれている。

生ネギを丸ごと焼いて、外皮をむき、酢味噌を添えただけで、酒の肴にヘルシーな一品ができ上がる。

「風邪の引きはじめにねぎの熱汁」といわれるくらい、ネギは風邪対策の大黒柱として用いられてきたのである。

長寿効果の高いニラ

ニラは病気を防ぐ

ニラは、ニンニクの強精作用とホウレンソウのようなカロテン野菜のよいところを併せ持つようなパワフル野菜で、スタミナ料理には欠かせない。奈良時代には、長寿効果の高い野菜として、すでに栽培されていた。

平安時代の医術書としてよく知られている『医心方』には、ニラの効能として、「五臓の機能をよくして、胃の熱気を除くのに効果がある。病人のためにもよく、長く食べるとさらによい」とあり、冷え症にもよいものだから、「腹が冷えて、痛むようなときには、これを煮て食べるとよい」とか、「ニラを食べると、母乳の出るのをよくする」などとも述べている。

同じく、平安時代の辞書である『和名抄』にもニラが出ていて、「韮」の文字を当てて「こみら」とよませ、その効果については「味は辛く、ニラを食べると、病気にならない」とある。ニラは滋養効果が高いから、ふだんから食べていると、病気に対する免疫力が強くなって、病気を防ぐ力が強くなるし、病気になっても、早く治るといっている。

ニラが「陽起草」と呼ばれたナゾ

昔は、体の冷えからくる腹痛や夜尿症などには、よくニラ雑炊やニラ粥、熱々のニラの味噌汁を食べさせた。

江戸時代、食物に含まれている薬用的な効果を本草学的な見地で記した『本朝食鑑』にも、「野菜の中で、もっとも健康によいと記されている。

ニラは、日本では古くから栽培されており、『古事記』にも登場してくるが、『万葉集』には、次の作品がある。

伎波都久《きはつく》の岡の茎韮《くくみら》われ摘めど
籠《こ》にも満たなふ背《せ》なと摘まさね
（巻一四―三四四四）

「きはつくの岡で茎韮を摘んでいるけれども、なかなか籠にいっぱいになりません。あなたもいっしょになって、私と摘んで下さいな」という意味。「伎波都久の岡」の所在は未詳であるが、一説には常陸国（茨城県）とみられている。

古代の呼び名は、「かみら」、「こみら」、「くくみら」などで、この「みら」が転じて「ニラ」になったものである。

ニラは昔から、男性にとってバツグンの強壮効果があるといわれ、別名を「陽起草《ようきそう》」と呼ばれてきたのも、決してオーバーな表現ではない。「陽」は男性機能で、「起」は「起こす」という意味。スタミナ効果に、即効性があるという表現である。

ニラを食べてから仕事をすると、少々オーバーワークになっても、疲れない体力がつくといわれている。

石田三成もニラ雑炊を所望

ニラは、春から秋にかけて、同じ株から何回もとり入れの可能な生命力の強さがあり、一株で四、五回は収穫ができる。年間を通して出まわっている。値段も安定しているが、春先のニラがやわらかくて美味である。

独特の臭いの成分は、ニンニクにも含まれている硫化アリルの一種のアリシンで、疲労回復に欠かせないビタミンB_1の吸収を高める作用が強く、体力がつき、スタミナ強化に役に立つ。

アリシンには、血行をよくして、血栓を防ぐ作用もあり、体を温める働きもあるところから、古くから冷え症対策の意味でも珍重されてきた野菜である。

戦国時代、関ヶ原の合戦で、主将として敗れた石田三成（一五六〇―一六〇〇）は、徳川方の田中吉政に捕縛される。その時、吉政の「最後に食事を振る舞いたい」という申し出に、三成は「ニラ雑炊」を要望している。

三成は、体力強化効果のあるニラと消化によい雑炊で、体力の回復を期待したのである。最後の最後まであきらめることなく、打倒徳川家康のために再起をねらった三成の不屈の精神といってよいだろう。三成は、武士にとって、ニラ雑炊が体力回復効果の高いことを、陣中で食べた経験などを通してよく知っていたのである。その後、三成は京で処刑されている。

「ニラレバ炒め」は長寿料理

ニラは、ネギの仲間なので、ネギ類と栄養成分は似ているが、カロテンの含有量でいうと、ニラはダントツの一番だ。ホウレンソウと同じように、驚くほど豊富に含んでいる。カロテンは、紫外線をシャットアウトして、老化促進物質である活性酸素を消去するパワーが強い。長寿実現を支援する助っ人である。

抗酸化力の強いビタミン三点セットというと、カロテンに加えて、ビタミンCとEの〝ビタミン・

トリオ〃であるが、ニラには同じく抗酸化力のあるミネラルのセレンも含まれている。

細胞の酸化は老化であり、その加齢現象をおくらせて、さらに若返るための効果の高いビタミンやミネラルなどが、ニラには豊富。つまり、ニラは長寿効果の高い、理想的な緑黄色野菜なのである。

カロテン、ビタミンC、E以外にも、肥満防止のビタミンB_2、骨を丈夫にするビタミンK、認知症を防ぐとして期待の高い葉酸などが多く含まれている。ミネラルではカリウム、鉄、亜鉛、カルシウムがあり、整腸作用をよくして便秘をなくす食物繊維もたっぷり。

ニラ料理というと「ニラレバ炒め」が人気。レバーにもビタミンAやB_1、B_2、D、E、Kなどが多く、この組合せは絶妙の医食同源的な長寿料理といってよい。

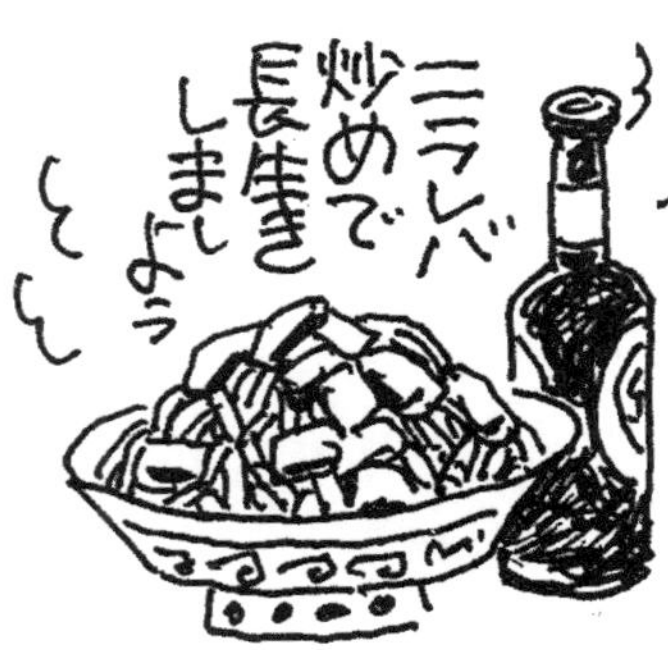

ニンジンのカロテンで不老効果

トップクラスのカロテンを含む

ふだんから健康を守る上で、重要なのは、「薬よりも食」であるのはいうまでもない。薬は苦いけれども、食物はうまい。体の養いとなって、食べた人の生命力をより強くしてくれる。

ただし、体によい食物もあれば、健康によくない食物もある。悪い食物というのは、トランス脂肪酸のように、健康によくない油がたくさん使用されている加工食品、塩分の多いもの、食品添加物が多く用いられているものなどだ。

畑の土の中で、太陽の光と熱を浴びながら育った野菜は、良質食の筆頭である。たとえばニンジンだ。

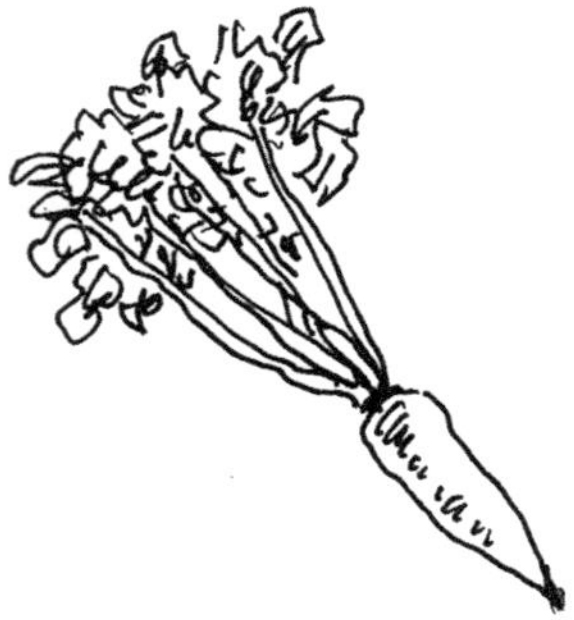

セリ科に属し、原産地は中央アジアから北アフリカ。緑黄色野菜の中でも、カロテンの含有量が多くトップクラスである。その量としては、シソ、パセリに次いで第三位であるが、シソにしてもパセリにしても一度に食べる量は少量なので、実際の摂取量からいえば、なんといってもカロテン供給源のナンバーワンといってよい。

しかも、ニンジンのカロテンのほとんどは、抗酸化成分として知られるβ《ベータ》カロテンであり、動脈硬化やガンなどの成人病の予防、免疫力の強化などに大きな効果が期待されているのだ。

皮は残して料理するのが理想的

βカロテンは、体内で必要に応じてビタミンAに変わり、ビタミンAとしての効果を発揮する。ビタミンAの方は、貧血の予防や疲労の回復、内臓や目、のど、気管などの粘膜を丈夫にする作用、細胞の免疫力の強化といった働きでよく知られている。風邪の予防や回復、疲れ目や乾き目といった、目のトラブルなどにも効果が期待されている。

ニンジンには、細胞の若さを保つビタミンEや、認知症の予防効果で注目の葉酸なども含まれている。

カロテンは油溶性なので、油を使った料理で食べるのがベストであり、長寿効果もいっそう高くなる。きんぴらのように油で炒めたりすると、カロテンの吸収率は八〇パーセント前後まで吸収するという。

ニンジンのカロテンは、皮の下の部分により多く含まれており、ていねいに洗い、皮はむかずに使用するのが理想的である。

ニンジンには、アスコルビナーゼというビタミンC破壊酵素が含まれており、サラダや生ジュースにするときには、レモン汁を加えるなど酸をプラスすることによって、酵素の働きを抑えることができる。他には、細胞の若さを保つビタミンEや骨を丈夫にするビタミンK、認知症の予防効果で注目の葉酸などが含まれている。

葉も立派な緑黄野菜であり、カロテンの宝庫。ダイエットに役立つビタミンB_2、免疫力を高め、風邪やガンを予防してストレスに勝つ成分といわれるビタミンCもたっぷり含まれている。

超長寿者が大好きなサツマイモ

サツマイモを上手に食べて長寿力

長生きするためには、免疫力の強化にふだんから気を配り、脳と体の若さを保つような成分の多い食物に関心を持ち、欠かさずに食べるように努める。

そして、寝たきりにならないように、骨と筋肉を丈夫にする。坂道などに遭遇したら、ラッキーととらえる。テレビドラマの水戸黄門のご老公のように、トコトコ歩いて、足腰の老化を防ぐ。歩くことによって、骨が強くなるだけではなく、心臓も脳も、その老化を防ぐことが可能になる。

歩いて空腹になったら、スナック菓子などに目を向けずに、サツマイモに注目する。

蒸したり、焼いたりして、そのまま食用になるサツマイモは、形だけはスナックであるが、油で揚げた加工菓子とは、健康効果において、まるで違う。自然の皮つきのままで、蒸したり、焼いたりしただけだから、本来の成分がそっくり残っている。

サツマイモは、単なる「長生き」ではなく、「陽気に長生き」や「生涯現役」に欠かせない栄養を豊富に含んでいる。

風邪やガンなどに対する免疫力を強くするビタミンCが多く、そのビタミンCは、サツマイモのデンプン質で包まれているために、加熱しても壊れにくい特徴を持つ。

意外に多いビタミンC

サツマイモには、ビタミンEもたっぷり。ビタミンCとEは、どちらも強い抗酸化力を持ち、体の中では、老化を促進させて血管にダメージを与える活性酸素の害を防ぐから、動脈硬化の予防に役に立つ。

ビタミンCはコラーゲン生成に不可欠な成分のため、必要量を十分にとっていれば、コラーゲンが細胞をしっかりと守り、さまざまな病気から身を守ってくれる。ビタミンCとコラーゲンは、美容効果もあり、加齢によるしわやくすみを防ぐ働きもある。ビタミンCは、ストレスに対しても強くなる働きまでしていることがわかっている。

いま、世界的に注目されている、ビタミンB群のひとつである葉酸も豊富。脳卒中や認知症の予防にも役立つのではないかとして、脚光を浴びているのだ。

それだけではない。血栓の発生を予防したり、うつ病の改善などにも効果が期待されている。肉質の黄色いサツマイモには、ビタミンC、Eと並んで、強い抗酸化力を発揮するカロテンが多く、紫色系のサツマイモにも、同じような抗酸化力を持つアントシアニンが含まれている。

村の長寿者はイモ好きで長寿の達人

サツマイモが大人気になったのが江戸時代である。サツマイモの天然の甘さが江戸っ子の味覚をとらえ、とくに若い女性の間で大人気となった。

最初は蒸したサツマイモであったが、やがて焼きイモが主流となり、江戸後期の文政(一八〇四―一八一八)の頃になると、子どもからご隠居さんまで、おやつの定番として不動の人気となっていた。

天保年間(一八三〇―一八四四)に出た『江戸繁盛

記』（寺門静軒著）には、焼きイモ屋ブームが次のように述べられている。

「いも屋は、毎日朝から夜おそくまで焼いている。かまの煙は、もうもうと立ちのぼり、こげた香ばしいにおいが、ぷんぷんとする。柱や梁はまっ黒になり、戸や窓は熱でこげている。産婆もご隠居も、下女も下男も買いに来る」

最近、スーパーの店頭などで、焼きたてのサツマイモが大つぼの上に並んでいる。つぼの中で焼いていた時代の名残りで、女性を中心になかなかの人気である。

江戸の町娘の好物に、「芝居、こんにゃく、いも、かぼちゃ」があった。芝居以外は、すべて食物繊維の多い食物が中心で、本能的に、スリムな体形を保つ上で、これらの食物が役に立つと考えていたのである。

サツマイモの切り口からにじみ出る白い乳液はヤラピンで、便をスムーズにする作用があり、豊富に含まれている食物繊維と共に、便秘の予防や改善、それに女性に増えている大腸ガンの予防に効果を発揮するといわれている。大腸ガンは、高タンパク、高脂肪、低食物繊維の食生活によって引き起こされることが多いことがわかっており、健康長寿に食物繊維は重要だ。元気な腸内細菌を増やすためにも欠かせない。ただサツマイモは、戦後の食糧難の時代に主食の役目をしたほど、カロリーもしっかり含まれているので、食べ過ぎは避けた方が賢明だ。

長寿村に行くと、福の神さまのように、すばらしい笑顔で縁側に座り、ふかしイモを頬ばりながら、世間話をしている場面によく出会う。

その前を通ったりすると、声をかけてくれる。「どちらから来なすった」、「東京からです」というと、「ほう、そんなに遠くからですか、まァ、イモでも食べて行きなされ」といって、渋茶といっしょに、ふかしたてのサツマイモをすすめてくれる。皮までうまい、ホクホクのイモだ。

村の長寿者たちは好奇心が強い。

お歳をたずねたら、一〇七歳の方も縁側に座って、太いサツマイモを頬ばっていたのには、驚くというより、感動した。

皆さん、世間の出来事も、よくご存じである。政治にも関心が深く、ユーモラスに批評したりする。そして、よく笑う。心配ごとなど、まったくないように明るい。超長寿を楽しむ「楽老」の達人たちであった。

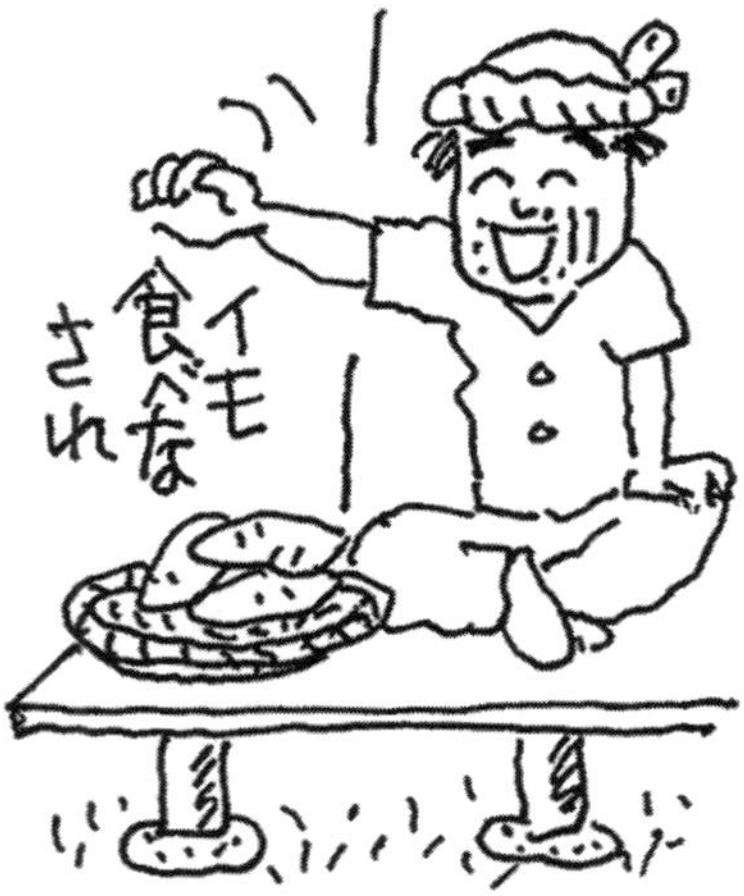

トマトはまっ赤な長寿食

太陽エネルギーのカプセル

ヨーロッパには、「トマトのある家に、病人なし」とか、「医者いらず」といったことわざがあるが、そのくらいトマトは栄養効果の高い健康食品という意味である。

確かにトマトは、ビタミン類、抗酸化成分などがぎっしりと詰まった缶詰であり、太陽エネルギーのカプセル。完熟したトマトを思いっきり丸かじりすると、果液がぶちゅっと飛んだりするが、太陽が育てた生命力のほとばしりに見える。

赤い色相といい、丸々とした形といい、トマトは、まるで太陽の分身だ。

ハウス栽培によって、トマトは年中出まわっているが、旬は夏。カンカン照りの太陽エネルギーで完熟したトマトは、ひなたくさい野生の香りがあり、ビタミンCやカロテン、抗酸化成分の含有量の多いことがわかっている。

トマト特有のさわやかな酸味は、クエン酸やリンゴ酸などで、胃の粘膜の炎症を抑える作用があり、食欲増進や健胃作用、さらには、疲労回復にも有効といわれている。

盛夏の完熟トマトには、かすかな酸味に混じって、甘味が増え、濃厚なうま味になっている。夏の太陽の熱エネルギーによって、果肉中のうま味成分であるグルタミン酸や果糖が多くなるためだ。

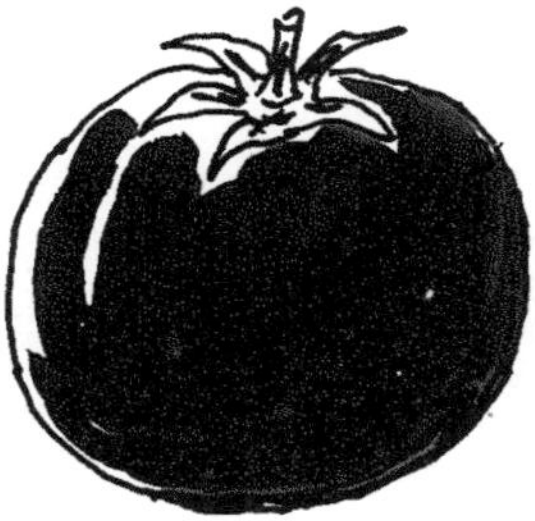

細胞の酸化を防ぐ

トマトの多彩な健康効果は、ビタミンCやビタミンE、それにカロテンに負うところが、きわめて大きい。これらの成分には、いずれも強い抗酸化作用がある。

皮をむいたリンゴを放置しておくと、みるみる茶色に変色する。鉄だったら、赤くサビる。これらは、空気中の酸素の攻撃によって発生した酸化現象のひとつ。

酸化現象は、人間の体内でも頻繁に起こっている。人間の場合、呼吸によってとり入れた酸素のうちのほぼ二パーセントほどが、強い酸化力を持った「活性酸素」に変化して、細胞の遺伝子を傷つけ、ガンなどの病気の原因をつくってしまう。動脈硬化や糖尿病など、人間がかかる病気のざっと九〇パーセントほどは活性酸素が原因とみられている。

年をとると、よく顔や腕などにシミが出現するが、このシミこそ人間が直接見ることの可能な体のサビ、つまり酸化現象といってよい。この酸素の攻撃による酸化を防ぐパワーという点で見ると、ビタミンC、ビタミンE、カロテンよりもはるかに強力なのが、トマトの赤い色素であるリコピンなのである。

トマトは長寿栄養の缶詰め

リコピンの作用は、完熟したトマトの方が効果があるから、旬のエネルギーではちきれそうなトマトを丸ごと食べるのがベスト。トマトにはルチン（ビタミンP）も多く、毛細血管を強くしたり、拡張作用がある。年齢を経るごとに、毛細血管は弱くなっていく。動脈硬化や脳の血管障害を予防するためにも、ルチンの摂取は大きな味方になってくれるだろう。

トマトにはビタミンCも豊富で、体内でコラーゲンの生成にも役立ち、血管をしなやかに保って、血栓を発生しにくくする。病原菌に対する免疫力を高め、風邪などのウイルスの侵入を防いで、風邪の回復を早める働きもしている。

トマトはカロリーも低く、生で丸ごと食べられるため、消化や代謝促進に欠かせない酵素をそのままとり込むことができるのも魅力である。トマトのビタミンCは、加熱しても壊れにくいという特徴があり、煮込み料理などにも向いている。

トマトには、ペクチンとかセルロースなどの食物繊維も多く、腸内環境もよくなり、便通も整い、便秘が原因のニキビなど吹き出物予防にも効果があるという。

トマトは、太陽が育ててくれた、「まっ赤な長寿食」なのだ。

長寿コラム

クレオパトラの美容スープは長寿食

簡単に入手できるクレオパトラ野菜

エジプトの女王で、絶世の美女と評判の高いクレオパトラは、自分の美しさこそ、敵将をとりこにして、自国を守る最大の武器であることを、誰よりも、よく知っていた。

そこで、美容食に心がけ、さらに美しくなろうと努力していたのである。

その美容食は、ありがたいことに、日本のスーパーでも簡単に入手できる。オクラであり、モロヘイヤである。調べてみると、大変な長寿効果のあるネバネバ成分が両方とも含まれていたのである。

◆クレオパトラ野菜その一　オクラ

強いデトックス作用

オクラは野菜なのに、納豆にそっくり。刻んで、カツオ節をまぶし、醤油をたらしてかき混ぜてネバネバを出し、ご飯にたっぷりかけて食べると、実にうまい。三杯は軽くいく。

刻みオクラに、卵黄を混ぜると、ご飯の中にグルメの神様が降臨と思うほど、美味きわまりない。

オクラは不老長寿にも役に立つ。

理由のひとつはネバネバ。ムチンやペクチンなどの成分で、ネバネバとかトロトロした食感が、独特のうま味となり、長寿効果のもとになっている。

これらは水溶性の食物繊維で、強い解毒作用で、発ガンなどの有害物質が体内に吸収されるのを防いでいる。つまり、デトックス（体内に溜《た》まりやすい毒物を排出させること）作用である。

ネバネバ成分には、食後の血糖値の上昇を抑え、便秘を防ぐ働きのあることもわかっている。夏が旬のオクラには、暑さに対するスタミナ強化作用もあり、夏バテによる体力回復にも役に立ってきた。

アフリカ料理のガンボ

オクラの原産地は、アフリカの北東部で、古代文明の栄えたエジプトでは紀元前から作られている。

世界三大美女のひとりであるクレオパトラも、美容食として、オクラでとろみをつけた肉スープを食事ごとにとっていたと伝えられている。

骨つきの肉をじっくりと煮込んで、コラーゲンをとり出し、そこへオクラを入れて、ムチンとビタミンC、Eを加え、衰えることのない肌の美しさを保つために、役に立てていたのではないだろうか。

オクラは、味と機能性のユニークさから、欧州や米国などで広く普及。とくに、米国の南部地方では、黒人たちの間で、大切にされてきた歴史がある。

南部というと、かつて多くの黒人がアフリカから奴隷として連れてこられた悲しい歴史のある土地。移住の時に、オクラもいっしょに持ち込まれて作られ、故郷を思い出すソウルフードとなった。

オクラを用いた「ガンボ」というシチューのような煮込み料理がある。肉や野菜を煮込み、味をつけてからオクラを加えると、とろみがついて、故郷のなつかしい料理となった。これが、アフリカ料理のガンボで、ガンボはフランス語でオクラのこと。

「レディー・フィンガー」は美味

食べる「美容食」のようなオクラは、いろんな歴史を背負って、幕末から明治のはじめ頃、米国から日本に渡来した。

その時の英語名である「ＯＫＲＡ」が、そのまま日本名となり、今でもオクラと呼ばれている。

オクラのネバネバには、アルコールから胃壁をガードする働きもあり、酒肴としてもぴったり。

表面の毛が気になる場合は、塩をまぶして、まな板の上で板ずりをすれば除くことができる。

オクラに多いビタミンＥは、脳内の脂肪の酸化を防いで、アルツハイマー病予防に効果が期待できるとして、米国で注目されているビタミンである。脳の血行をよくして、記憶力の衰えを防ぐ作用の葉酸もたっぷりだ。

さらに、骨の老化を予防するビタミンＫ、風邪やガンと闘い、美肌作用まであるビタミンＣ、紫外線の害をシャットアウトする抗酸化ビタミンのβカロテンも含まれている。

クレオパトラと関係があるためなのか、別名を「レディー・フィンガー（貴婦人の指）」という、小粋なネーミングもある。

みじん切りのオクラを卵黄に混ぜ、もみ海苔をふりかけて、醤油で味をつけ、ワサビを添えると「黄味おとし」という絶品料理となる。

オクラと山イモをすりおろして混ぜると、緑色の美しいとろろ料理。これもワサビともみ海苔をかけ、醤油で味をととのえ、ご飯にかけてかっこむ。立派な「長寿どんぶり」のでき上がりである。

◆クレオパトラの美容野菜その二　モロヘイヤ

美貌を保つ知恵

モロヘイヤの実力には感心する。

美容効果だけではなく、不老長寿の実現には欠かせない成分の宝庫なのだ。

「ネバネバ三兄弟」（作り方は後述）を作り、そのまま食べても美味だし、あるいはどんぶり飯にたっぷりかけて、「今日も長生き、ご飯が進む、ネバネバ三兄弟はおいしいなア。ワッハッハッハッハ」と、幸せ日和を楽しんでほしい。

モロヘイヤも、前頁の「オクラ」と同じで、クレオパトラが大好きだったという、沙漠で育つ、生命力の強いネバネバ野菜。

世界三大美女のひとりと称賛されるほどの女性であり、美貌を保つため、驚くほどの知恵を示している。彼女が美しいままでいるためには、健康にダメージを与える、沙漠の強烈な紫外線から、美しい肌と体細胞をガードする必要があった。

老化は紫外線や活性酸素による酸化であり、それを防ぐためには、抗酸化成分の多いものをとる必要があった。

それが、すでに紹介したオクラであり、当頁のモロヘイヤなのだ。

モロヘイヤは、アラビア語の「ムルキイヤ」が語源で「王様の野菜」という意味といわれ、王侯たちは、紀元前から独占的に食べていたと伝えられている。

ケロリと治った王様の病気

クレオパトラは、ちょっと肉感的な女性で、その魅惑的な瞳で見つめられると、たいがいの男性は、動悸が激しくなり、倒れそうになったそうである。恐るべし沙漠の女王・クレオパトラ。

その艶やかな表情で、当時、絶大な権力者であったローマ帝国のカエサルをとりこにしてしまう。

カエサルとの宴会にも、モロヘアスープが出され、その美味しさと、疲労回復など薬効のすばらしさには感心したそうである。

沙漠で育ったクレオパトラは、すでにモロヘイヤの薬効を知っていた。昔、エジプトの王が病気になった時、どのような薬を用いても効果がなかったが、モロヘイヤを刻んでスープを作り、飲用したところが快癒したという言い伝えがあり、やがて「王様の野菜」と呼ばれるようになったと、聞いたことがあったからである。

なぜ、そのようにすばらしい効果をあげることが可能だったのか。モロヘイヤの成分をみれば納得できる。

モロヘイヤは、水分の少ない沙漠地帯でも元気に成長する、強い生命力があり、エジプトでは歴代の王様が、長寿食として五〇〇〇年も前から作ってきたと伝えられている。

残念ながら、クレオパトラの野望は成就されることはなかった。絶望し、毒蛇を用いて自殺してしまう。平和な時代だったら、民衆から支持され、美しいままで長生きしていたにちがいない。

「ネバネバ三兄弟」で不老長寿

モロヘイヤのすごい点は、ビタミン類や抗酸化の不老成分が、ずば抜けて多いこと。「食べなければもったいない野菜」のトップクラス。

万病のもとである活性酸素から、健康を守り、細胞の老化を防いで、免疫力を強化するカロテンの含有量が、野菜の中ではトップクラスで、ニンジンよりも多く、ホウレンソウの二倍以上も含んでいる。

同じく、風邪やガンなど、病気を予防し、免疫力を高めるビタミンＣも豊富だ。ビタミンＣは、顔のしわやくすみ、日焼けなどからお肌を守る働きもあり、紫外線の多い地域で生活する人たちにとっては欠かせない。

ビタミンＥも多い。こちらも抗酸化作用や、不老、長寿効果で、よく知られている。認知症の予防で、このところ脚光を浴びている葉酸も豊富に含まれている。

骨を丈夫にするビタミンＫ、疲れを回復させるビタミンB_1、ストレスをはねかえすパワーを生むパントテン酸も多い。

モロヘイヤもオクラと同じように、ネバネバとトロトロを出す粘性物質が多く、タンパク質の消化を助け、コレステロールを下げるなどの働きがあり、まさに、エジプトの王様たちの長寿食にふさわしい内容を持っている。

なにしろ、最近では、「食べるサプリメント」と呼ばれている野菜なのである。

そこで、おすすめしたいのが「ネバネバ三兄弟」だ。まず、モロヘイヤを軽くゆでて、まな板の上でトントン叩いて、粘りを出し、これにおろし山イモ、刻みオクラを入れ、最後に卵黄を落として混ぜる。

その上からカツオ節をふりかけ、醤油で味つけ、さくっと食べる。酒肴によく合うし、どんぶり飯にしてもよい。どのような食べ方をしても、元気がドカーンと湧いてくる。元気に体中に拡散する。そんな感じの「ネバネバ三兄弟」である。

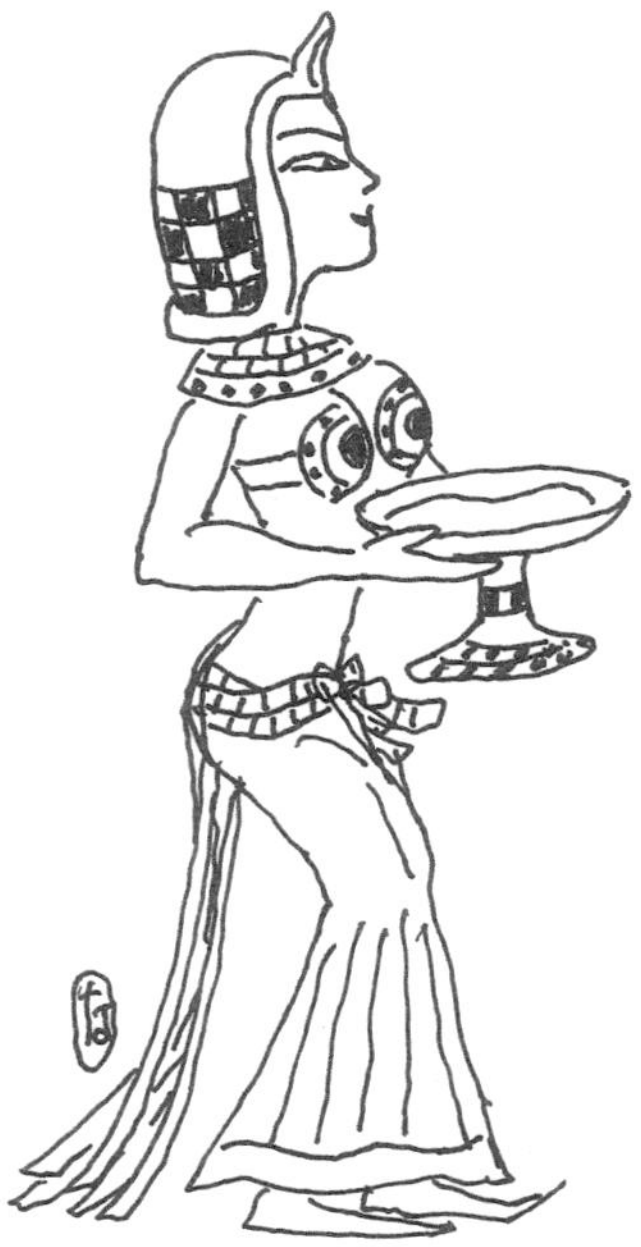

花咲か爺さんの裏の畑

裏の畑に〝宝物〟がある

子どもの頃に歌った「花咲か爺さん」の唱歌の中に、次のような歌詞が出てくる。

「裏の畑でポチがなく
正直爺さん掘ったらば
大判小判が
ざーくざく」

つまり、正直爺さんの家の裏には、畑があった。この畑は、古くから日本人が食生活と健康のよりどころとしてきた「菜畑」、つまり、「おかず畑」なのである。今でも地方へ行くと、家の周りに畑を持っている家が少なくない。

畑のある場所は、家の前の場合もあるし、脇の

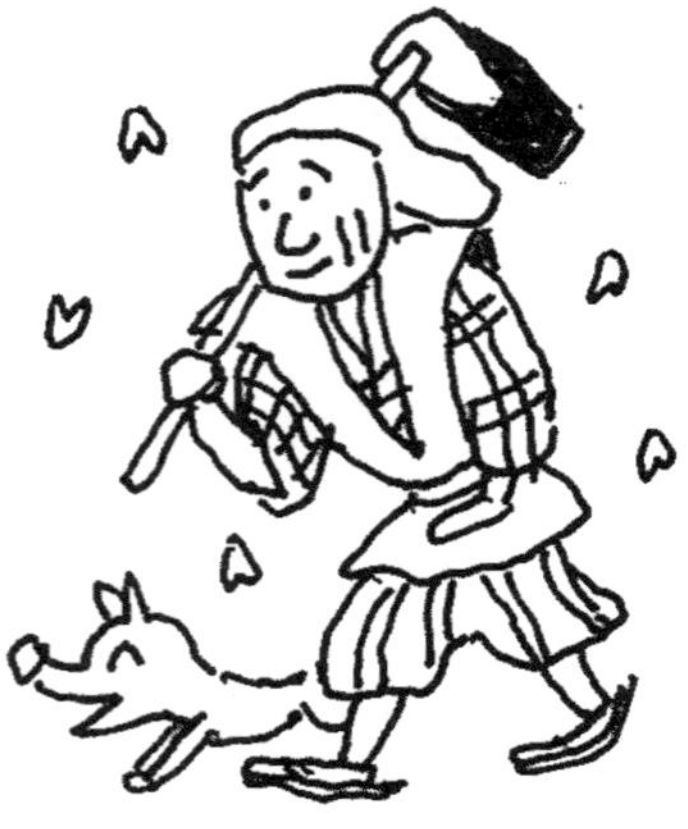

ところもある。いずれにしろ、歩いて二、三分のごく近いところにあるのだ。

菜畑では一年中、野菜が作られてきた。大根、ネギ、ニラ、ニンニク、ホウレンソウ、小松菜、カブ、白菜、春菊、菜の花、ミョウガ、ナス、ショウガ、トウガラシなどである。

「おかず畑」は冷蔵庫にまさる

家の周辺に「おかず畑」を持っている現代人は少ないが、その代わりに「冷蔵庫」を持っている。冷蔵庫には、つねに野菜類が補充されていて、食事ごとに味噌汁の実やおひたし、あるいは、テンプラ、鍋物などに用いられている。

現代の「冷蔵庫」に相当するのが、昔の「裏の畑」だった。健康や美容、あるいは不老長寿にどちらがよいかといったら、文句なしに「裏の畑」である。

畑作野菜は、ほとんどが旬のものだから、新鮮で味がよいだけではなく、ビタミンCやカロテン、抗酸化成分などの含有量からいっても、雲泥の差だ。

冷蔵庫に入る野菜の場合、スーパーなどの量販店から購入したものが、ほとんどだろう。消費者の口に入るまで時間がかかりすぎるのが問題なのだ。

量販店の野菜売り場には、東南アジアや中国などから輸入されたものや、カット野菜も堂々と並んでいる。カット野菜の切り口をよく見ると、褐色になっている場合がある。活性酸素の発生によって酸化している証拠である。

最後に花を咲かせましょう

野菜には、ビタミンCなどのビタミン類やミネラル、抗酸化成分のポリフェノール、食物繊維などが豊富に含まれており、人間が野菜を食べる大きな目的になっている。

昔は、地方から東京などの都会に働きに出てきて病気になった場合など、故郷の村に帰り、昔食べていた味噌汁やキノコ、魚などを食べているうちに治ってしまって、元気になったものである。

土地の野菜には、力があるのだ。

その土地独特の土壌成分があり、気候があって、それらが栄養成分でまさるホウレンソウや大根、ネギなどを育てていたのである。

花咲か爺さんの裏畑は、不老長寿の〝サプリメント〟みたいな役目を果たしていた。その後もいろいろあって、ある日、枯れ木に灰をパッとかけたところ、いっせいに花が咲き、たまたま通りかかった殿さまが大よろこびをし、莫大な褒美《ほうび》を与える。

これで花咲か爺さんは、一躍、村一番の長者になるのである。花咲か爺さんの脳は、老人になっても酸化しなかった。だから、何がおこっても対応でき、ついには枯れ木に花まで咲かせてしまうのである。長生きしていれば、よいことがあるという意味である。

田道間守《たじまもり》の不老不死の霊果

「常世《とこよ》の国」の霊果

その島の住人は、誰も年をとらない。

不老不死の楽土であり、若いままで、永遠に生きられる。無限の時間、無限の季節、無限の寿命が保証された島なのだ。島の呼び名を「常世の国」といい、海上のはるかかなたに浮かぶ。一年中、暑くも寒くもない、まるで、春のような陽気の続く〝常春の理想郷〟である。

「常世の国」について、『日本書紀』は、

「神仙のかくれたる国にして、俗人の行く所にはあらず」

と記している。仙人の住む島という意味だ。

いずれにしろ、「常世の国」の人たちは年をとらない。

つまり、俗人のようには老化しないのだ。なぜ、肉体的に加齢しないのかというと、「時《とき》じくの香《か》ぐの木の実」という、不老長寿の霊果があるからだと、わが国最古の史書である『古事記』に出ている。『日本書紀』にも、ほぼ同じ内容の記述がある。

「時じくの香ぐの木の実」とは、どのような果物なのだろう。垂仁天皇の命を受け、この霊果を手に入れるために苦難の冒険旅行に出たのが、田道間守であった。『古事記』は、次のように伝えている。

「多道間守を常世の国に遺して、時じくの香ぐの木の実を求めしめたまひき」

香ぐの木の実

「時じく」の「時じ」は「時なし」であり、「時を定めない」とか、「常にある」、「年中ある」という意味になる。「香ぐの木の実」は、文字通り、香気のすばらしい木の実のことである。

その実体について、『古事記』には、「時じくの香ぐの木の実は、是今《これ》の橘ぞ」とあり、『日本書紀』にも、「今いう橘が是なり」とあって、どちらもタチバナのことになっている。『続日本紀』には、「橘者果子之長上」とあり、果実の最高のものといっている。

タチバナは、わが国に自生する唯一の柑橘類で、鹿児島県や高知県、和歌山県などの暖地林にみられる。高さは二メートルから三メートルほどの小喬木で、果実は三センチほどであるが、果肉は酸味が強く、現在では食用にしないが、平安時代に食用の記録がある。

タチバナは、古くはミカン類の総称としても使用する場合があり、「時じくの香ぐの木の実」は、現在のコミカン、あるいはダイダイとみられている。

ダイダイはミカン科の常緑低木で、インドやヒマラヤ地方が原産地。ダイダイは、冬に成熟して黄色となり、春先になると、また緑に戻る。そのまま採取しないでおくと、だんだん大きくなっていく。

いちど黄熟して、また青に帰るところから「回青橙」の文字を当てる場合もある。一本の樹で、三代の色の変化を見ることができるところから、「だいだい（代々）」と呼ぶようになった。

家が代々続くようにという縁起物として、お正月の飾りに用いる。子孫繁栄だけではなく、不老長寿の祈願にも、ダイダイは重要である。

果肉には、酸味とさわやかな苦味があり、甘味は少ないが、採取しないでおくと、甘味がついてくる。

果汁は食酢として、日本料理の香味料に使用されるが、鍋料理などに人気がある。肉には爽快な、独特の香気があり、ペクチンを多く含むので、ママレードの原料としても適している。

ビタミンCが細胞の酸化を防ぐ

ビタミンCの健康を守る、その守備範囲は広い。肌を紫外線の害からガードして、シワやシミを防いだり、風邪からガンまで、予防する強力な働きが脚光を浴びている。

このビタミンCがダイダイに多い。一〇〇グラム中に三五ミリグラムも含まれている。ビタミンCが風邪によい理由のひとつは、免疫力の強化作用。ウイルスを迎え撃つ免疫作用の主力は白血球であるが、その働きをバックアップするのがビタミンC。

しかも、ビタミンCは、みずからもウイルスに戦いをしかけるなど、攻撃と守備の両面で、私たちの体を守っている。体の老化は、細胞の酸化が主因であることが判明している。老化ばかりではない。病気の大半は、酸化が原因で引きおこされるという。

その酸化を防ぐのがビタミンCなのだ。ビタミンCは、活性酸素を消去して、風邪をはじめ、さまざまな病気を予防する抗酸化ビタミンの代表格なのである。

肌のみずみずしい若さを保つコラーゲンの生成にも、ビタミンCは欠かせない。したがって、ビタミンCが不足すると、肌の張りが失われ、くすんでくるだけではなく、風邪を引きやすくなって、病気にも冒されやすい体になってしまう。

田道間守の死

田道間守は、死ぬような苦労をしながら、探し歩き、ようやく常世の国にたどり着く。目的の霊果も入手することができた。

黄金色に輝く、「時じくの香ぐの木の実」をつけた枝を束ねて背負い、持ち帰ったところ、天皇の御姿はすでになく、おかくれになっていたのである。

その間、なんと十年もたっていた。前にも記したが、「常世の国は、神仙のかくれたる国にして、俗人の行く所にあらず。それ故《ゆえ》、おのずから十年を経たり」と、『日本書紀』は、その辛苦の旅を述べている。

天皇の崩御を知った田道間守は、『古事記』によると、持ち帰った「時じくの香ぐの木の実」を天皇の御陵の入り口にお供えし、その霊果を両手でささげ、泣きながら、

「常世の国の時じくの香ぐの木の実を持ち帰りました」と申し上げると、疲労と悲嘆のあまりに死んでしまったという。いっぽうの『日本書紀』は、天皇がおかくれになったことを知ると、田道間守は「これ以上生きながらえても、何の益があらむ」と泣き叫びながら、亡くなったと伝えている。

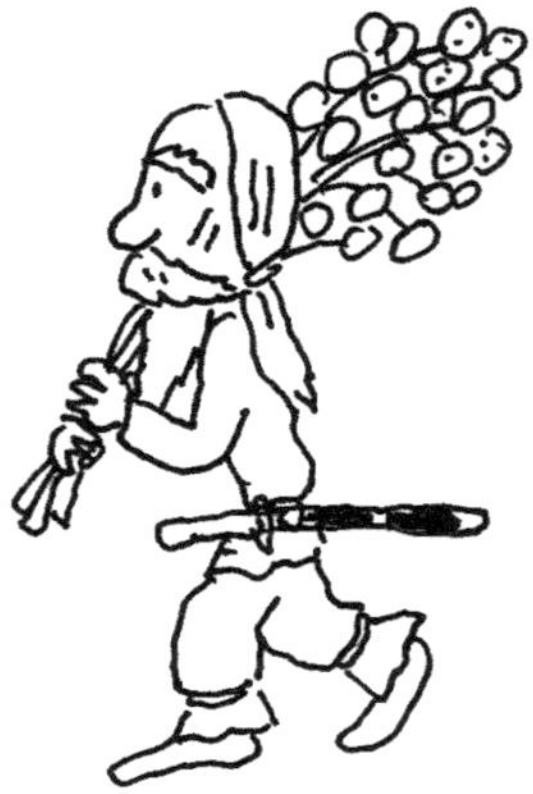

炙《あぶ》りミカンの効果

こたつにミカン

秋も終わり頃になると、青いミカンが出はじめ、冬に入ると、黄色一色となった香りのよい大粒のミカンがどっと出まわる。

ミカンというと、何といっても有名なのが、江戸中期に度胸と商才で巨万の富を築いた豪商の紀伊国屋文左衛門。冬の大嵐の海をものともせずに、命がけで紀州名物のミカンを船に山ほど積み、江戸へ運んで一夜にして大金を得たという伝説の持ち主であり、「沖の暗いのに、白帆が見える。あれは紀の国、みかん船」という歌にもなった。

次のような江戸の川柳もある。

紀州から籠《かご》でのり込む寒見舞《かんみまい》

もっとも、紀伊国屋文左衛門のミカン船はフィクションであるが、冬のミカンは人気が高かった。とくに紀州のミカンは甘味が強くて、風邪を防ぐといわれ、寒見舞の果物としては評判だったのである。

ミカンは、現代でも人気がある。ついこの間まで、こたつに入り、ミカンを頬ばりながら、NHKの紅白歌合戦を見るのが年末の風物詩だった。

なぜ炙るのか

江戸の町は、現在のように暖房などないから、木枯しの吹く夜は体が震えるほど寒気がきびしい。そのような時に、冷たいミカンを食べたら、体が冷え込んでしまう。そこで、冬は火にあぶってから食べた。

江戸っ子の知恵で、当時の『本朝食鑑』にも、次のようにある。

「よく熟したみかんを、丸ごと火にあぶり、あるいは熱湯にひたしてから、果汁をすすれば、冬にかかりやすい、風邪や咳を治す」

現在でも、年輩の方の中には、あぶってから食べる習慣を持っている方も少なくない。

ミカン特有の濃い黄色は、カロチノイド系の色素のクリプトキサンチンで、カロテンよりも強い抗酸化作用を持つことで知られており、アンチエイジング効果がバツグンである。

ミカンはビタミンCの供給源としても優れていて、大きめのものを二個も食べれば、一日の必要量がとれてしまう。

袋ごと食べれば、水溶性の食物繊維もたっぷりとれるから、整腸効果もいっそう高くなり、通じをよくする上でも役に立つ。

皮にも栄養成分が多く、そのひとつがビタミンＰで、毛細血管を丈夫にして破れにくくしたり、動脈硬化や高血圧を予防するなどの作用がある。昔の人がミカンを焼いたのは、皮を食べやすくする上でも役に立っていたのである。ミカンの酸っぱさはクエン酸で、疲労回復の効果がある。

また、皮は布袋に入れて入浴剤にするのも一法だ。体がポカポカと温まり、冷えによる肩こりや腰痛、筋肉疲労の改善などに役立つし、血のめぐりもよくなる。

梅の花のヒーリング（癒し）効果

梅の原産地は、中国の江南地方とみられ、日本には、弥生時代に渡来した。梅の実は、青梅の状態では、青酸化合物が含まれており、そのまま生食すると、腹痛の原因となる。

しかし、塩漬けにすることによって、無害なものになると同時に、すぐれた薬用、あるいは、食用にされるようになるのは奈良時代以前。『魏志倭人伝』の中に出てくる「柟《タン》」は「梅」とみられ、卑弥呼の国では、梅が栽培されていた可能性が高い。

春に先がけて咲く梅は、古くから愛されてきた。『万葉集』には、梅をテーマにした作品が約一二〇首のっている。次の作品は、大伴坂上郎女《おおとものさかのうえのいらつめ》の情熱的な歌である。

酒坏に　梅の花浮かべ　思ふどち
飲みての後は　散りぬともよし
（巻八―一六五六）

「酒坏に盛った酒に、梅の花を浮かべ、それを飲んでしまった後は、もう、花は散ってしまっても、いっこうにかまいませんよ」という意味の内容である。

花粉のついた花びらには、さまざまなビタミン類やミネラルが含まれており、老化防止や免疫力の強化に役立つ。つまり、大伴坂上郎女は、無意識のうちに、実は〝花粉健康法〟を実行していたのである。

『万葉集』の梅花の歌の中には、坂上郎女のように、酒に浮かべて飲むという内容の作品が何首かあり、単に風流というよりも、梅花の健康作用を知っていたのかもしれない。

桜でも梅でも、日本人は、それらの花を外側から眺めるだけでは満足できない。花見というのは、満開の花の下に入っていくところに意味がある。

そして、花の下で、歌ったり、踊ったりしながら酒をくみかわす。

いまでも、このような習慣は続いているが、おそらく、桜や梅の花の下に行くことによって、花の精気をからだ全体で受けとめ、自分自身の生命力をよみがえらせるという、古代以来の自然信仰のあらわれとみられる。

日本人の花見の仕方こそ、山や森、林などの自然と共生することから学んだ、森林浴のフィトンチッド効果と花粉浴がプラスされた、科学的な健康法といってよい。

フィトンチッドはロシア語で、「フィトン」は植物、「チッド」は殺菌作用を指す。植物が、カビや病原菌、あるいは害虫などの外敵から自分を守るために放出する、一種の芳香物質。森の中に入っていった時に感じる、あのすがすがしい香りである。

日本人の花見の目的について、歴史学者の故樋口清之先生は『まつりと日本人』の中で、「花粉から生命力を吸収することである」と、次のように述べている。

「花の下に入ってのお花見は花の精霊を肉体で受けとめようとするもので、これが、現在の桜のお花見の原点ということができる。桜の花見は、桜の花粉を浴びて桜の生命力を体につけるということだ」

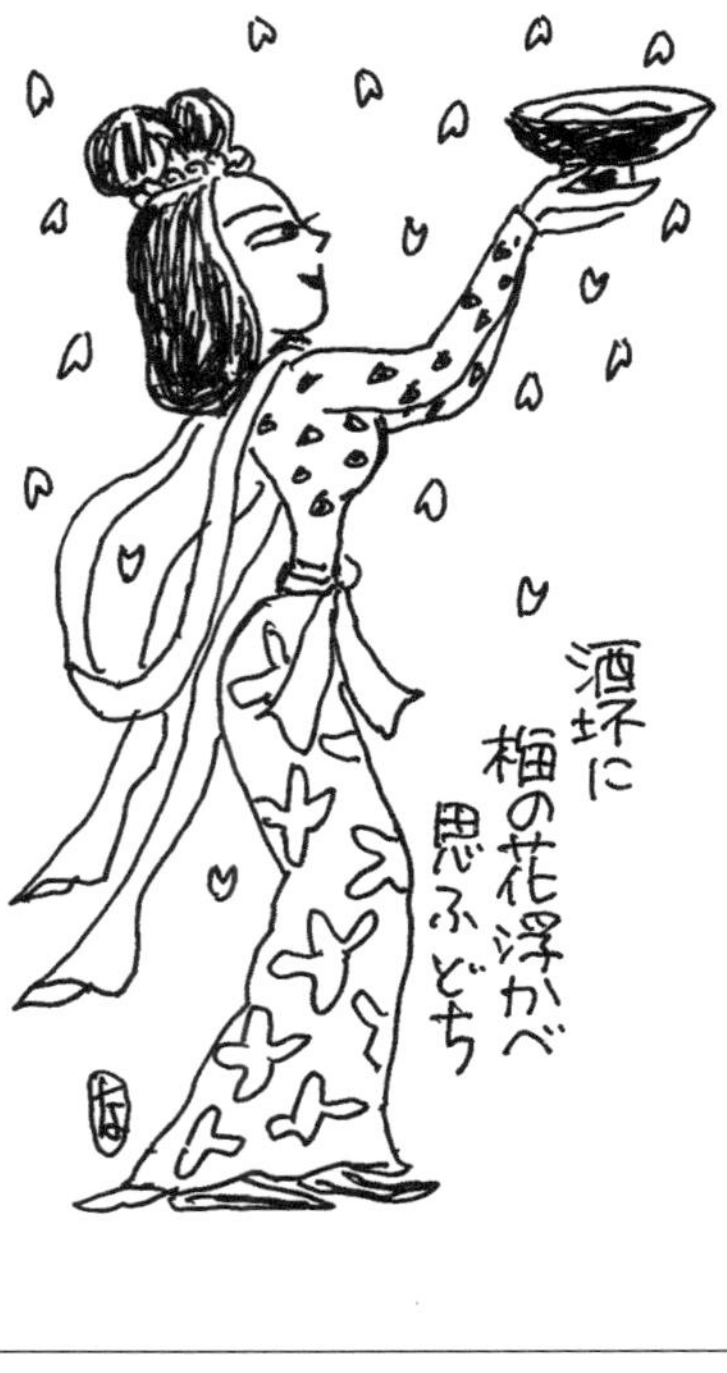

梅干しはなぜ長寿食なのか

「日の丸弁当」の時代があった

梅干しは、長寿効果の高い和食の中でも異色である。日本民族がピンチになると登場して、真っ赤になりながら激励してくれるのだ。

もちろん、ふだんでも、日本人の健康や長寿に役立つような役目を立派にこなしている。第一、日本の長寿者は梅干しが大好きである。

それにしても、戦中戦後の食糧難の時代に、梅干しの活躍はみごとであった。

「日の丸弁当」の登場である。

アルミ製の弁当箱にご飯をぎっしりと詰め、まん中にたった一個の赤い梅干し。九九パーセントは炭水化物で、酸っぱい梅干し一個がおかず。四角い弁当箱のまん中の梅干しは、日の丸にみえた。まさに、「日の丸弁当」である。

しかし、その梅干し一個の弁当を食べると、腹の底から力が湧き、少々働き過ぎても、疲れを感じなかった。

日本人にとって、おかずが梅干しだけの弁当は、不思議なパワーを生み出す弁当だった。戦後の混乱の時代を、梅干しをなめながらがんばり、見事に乗り切って、奇跡の復興をなしとげたのである。

武士も知っていた「息合い《いきあ》」の効果

梅干しは、日本人にとって、ソウルフード（魂の食物）といってもよいだろう。

色も鮮やかな赤色で、日本人好みだ。あの酸味もよい。日本人の大好きな、米のご飯のほどよい甘さとも実によく合う。食欲も出る。銀シャリの本当のうまさを知るには、梅干しが一番である。

それにしても、けたたましい、あの酸っぱさはどうだ。なめただけで、口がおかしいほどすぼみ、顔中の筋肉がぎゅっと縮んで、一気にしわだらけとなる。

同時に唾液がどっと出て、健康効果をいっそう高めてくれる。敏感な方だと、「梅干し」と聞いただけで口中が酸っぱくなり、唾液がわく。

梅干しの機能を知りつくし、実戦に活用していたのが戦国武士。当時の兵法書に、よく「息合《いきあ》い」の最上は、梅なり」と出てくる。

「息合い」とは、息を整えることで、激しい合戦や強行軍のあとの息切れを癒し、疲労を回復させるためにも欠かせなかった。まさに、ピンチを乗り切るために利用していたのである。

酸味のもとは、クエン酸やリンゴ酸などの有機酸。戦国武士のように、昔から梅干しの酸味を口中にすると、疲労回復に役立つことが知られていた。

過労などによって筋肉にたまる疲労物質の乳酸を分解し、疲労のもとを取り除く働きがあるからである。疲れた時に、ひと粒の梅干しが何よりも大きな疲労回復剤となったのである。クエン酸効果で血行もよくなるから、疲れを軽減する上で、いっそう役に立ったのである。

梅干しを軽く焼いて長生き

「朝茶に梅干し」ということわざがある。

古くからの、日本人の知恵だ。今でも、長生きしている方々の中には、この風習を身につけ、ニコニコしながら実行している人が少なくない。

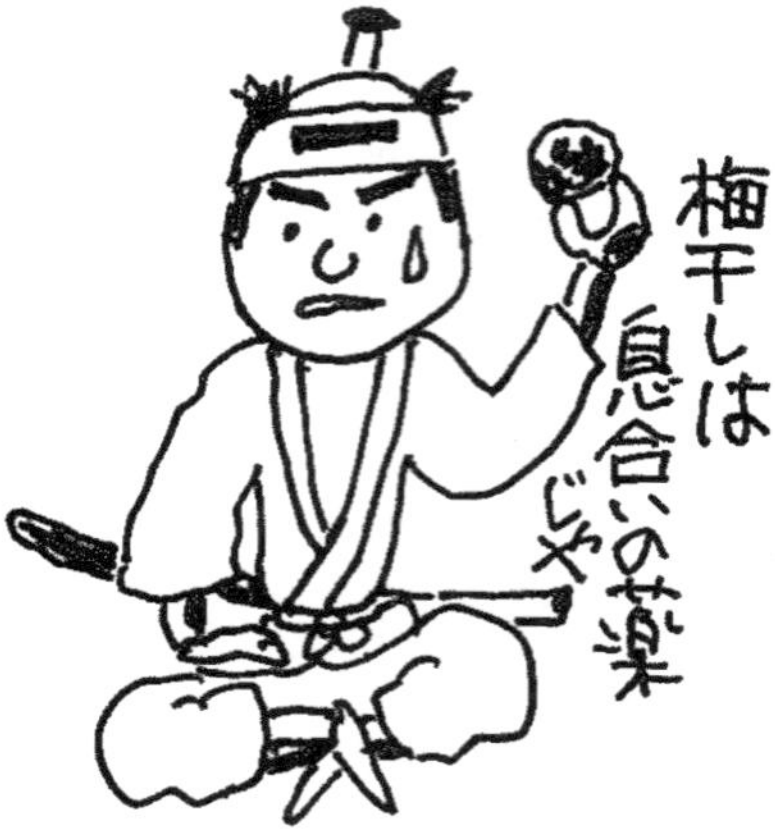

朝ご飯には、梅干しもお茶も欠かせない大切なものという意味だ。梅干しをそのまま口に運んでも、もちろんよいが、食べる前にひと手間かけるのが、長生きおばあちゃん流なのである。

梅干しを軽く火であぶってから、身をほぐし、お茶碗に入れる。そこへ熱々のほうじ茶を注ぎ、いい笑顔でニコニコしながらゆっくりと飲む。梅干し入りのほうじ茶をひと口、ふた口して、口中をうるおしてから朝ご飯が始まる。炊きたてのほかほかご飯のほのかな甘味を、梅干しの酸味が引き出して、いかにも美味そうである。

梅干しを軽くあぶると、ムメフラールという血栓を防いだり、血行をよくする働きをする成分が発生することが判明している。さらに、脂肪を燃焼させる作用を持ったバニリンという成分も増えるという。肌をはじめとした全身のアンチエイジング効果を高める抗酸化作用も期待できるから、梅干し好きのおばあちゃんは、いつもニコニコと元気に長生きしてるのかもしれない。

　梅干しを焼くというおばあちゃんの知恵には、長寿に結びつく健康的な根拠があったのである。

　梅干し、恐るべしである。

梅干しの抗酸化作用

　しかも、梅干しを漬ける時に使用するシソの葉の赤い色素成分は、抗酸化成分のポリフェノールで、血液の老化防止に役に立つ。つまり、〝血液のドロドロ状態〟を防ぐ働きに寄与しているのが梅干し中の多彩な成分なのである。

　いっぽうで梅干しは、唾液の量を増やして、食事をとりやすくしてくれるという効果もある。唾液には、アミラーゼなどの消化酵素やパロチンという老化を防ぐホルモンも含まれている。

　先ほどのおばあちゃんの焼き梅干しのように、ほうじ茶に梅干しを入れて飲むと、起きたばかりの脱水状態への水分補給にもなる。梅干しのクエン酸が、新陳代謝を高め、腸を刺激して便通もよくするから、ダイエット効果もいっそう高まる。

　しかも、日本人の半数が感染しているといわれるピロリ菌は、胃炎などの原因となり、胃ガンのリスクを高めることで知られているが、そのピロリ菌の活動を抑え込む上でも、梅干しは有効といわれている。ただ、梅干しは塩分も多く、食べ過ぎることのないようにすることが大事なのはいうまでもない。

覆盆子《イチゴ》は肌や脳の老化を防ぐ

「春はあけぼの」ではじまる『枕草子』は、清少納言が著した随筆集で、平安時代の女流文学のなかでは、紫式部の『源氏物語』とともに、著名な作品である。

『枕草子』に「あてになるもの」で始まるくだりがある。「あてなるもの」は「上品で美しいもの」という意味で、その章の最後のくだりが、「いみじう美しきちごのいちごなど食ひたる」。

つまり、「とっても可愛らしい幼児が、イチゴなどを食べている様子」ということになる。平安時代の漢和辞典ともいうべき『倭名抄』には、「覆盆子」とあり、「いちご」とよませ、その呼び名は現在と同じである。

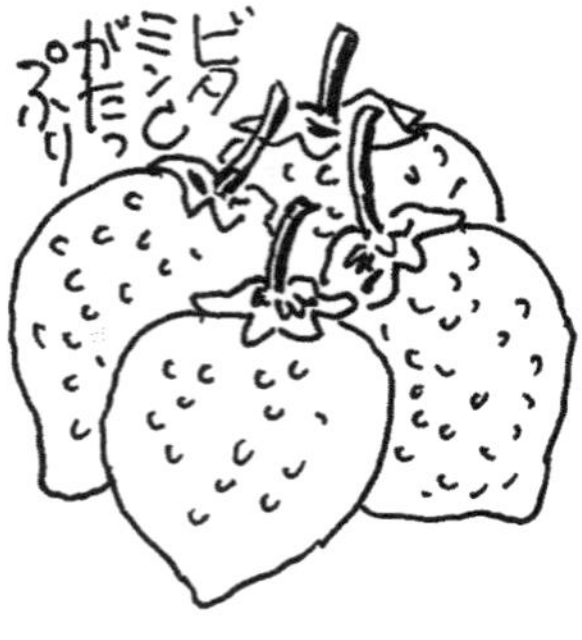

清少納言の例ではないが、当時の若い女性にイチゴが人気があったのは、甘酸っぱい味に加えて、美容や老化防止などの薬効があったためとみられる。同時代の医術書として有名な『医心方』に、イチゴの効果について、次のように記されているのだ。

「からだを軽やかにして、白髪を防ぐ」

「いちごの実は酸っぱいが、美しくてよい香りがする。気力を増して、五臓の働きをよくする。烈真という者は、これを常に食して、ついには仙人になった」（意訳）

清少納言のイチゴは、川辺とか藪の中などに自生しているキイチゴとみられる。現在のものに近いイチゴが日本に入ったのは、江戸時代で、オランダ人が長崎に持ちこんだもの。明治になって、フランスやアメリカなどから、新しい品種や技術が導入され、本格的なイチゴ栽培がはじまった。

ところで、元禄八年（一六九五）刊行の『本朝食鑑』は、イチゴの食効について次のように述べている。

「肺をあたためて、腎を益し、陽を壮にして、陰をうるおす」

「陽」は男性の精力、「陰」は女性の精力のことである。イチゴに、男性や女性の精力を旺盛にしたり、うるおしたりする力があるかどうかは、はっきりしないが、ビタミンCの含有量はきわめて多い。イチゴ一〇〇グラム中に六二ミリグラム強含まれており、この数値はミカンやグレープフルーツのほぼ二倍であり、リンゴの一〇倍以上にあたる。

大きめのイチゴを五～六個食べれば、一日に必要な量のビタミンCはほとんどとれるほどだ。若さを維持するためには不可欠のビタミンである。ビタミンCには、肌の新陳代謝を活発にして、シワやシミ、吹き出物といった、肌のトラブルを防ぐ作用がある。白内障は、ビタミンCをコンスタントに補強することで、予防も改善も可能であることがわかっている。

太陽の紫外線から肌を守る働きもあり、細胞の酸化、つまり、老化を防ぐ作用も強い。平安時代の宮仕いの官女たちは、ライバル意識がたいへんに強く、より美しくなろうとして、イチゴを積極的に食べていた可能性もある。

イチゴの赤い色素も不老長寿に役立つ。赤い色素は、アントシアニンという抗酸化成分で、脳細胞や血管細胞などの老化の進行にブレーキをかける働きをしている。イチゴの抗酸化成分には、他にもフラボノイドやケルセチンがあり、ビタミンCやアントシアニンと似た働きをしている。

老化は、活性酸素の攻撃にさらされ、細胞レベルで酸化することである。酸化によって、遺伝子が傷つき、病気に対する免疫力や老化に対する抵抗力を失っていく。ガンを発生させたり、動脈硬化や心臓病などの生活習慣病をまねく原因をつくるのも活性酸素である。

老化の進行の速い人、遅い人というように、個人差があるのは、抗酸化成分のとり方が上手か下手かにあることが、大きな要因になっていることが判明してきた。

『医心方』の中に、イチゴを常食して長生きし、ついには「仙人になった」という男の話が紹介されているが、まさに、イチゴに含まれている抗酸化成分の力だろう。

人類は、ヒトとして誕生した瞬間から、酸素の恩恵と同時に攻撃も受けてきた。ホモサピエンスのヒトが、長い長い進化の歴史の途中で絶滅しないで、現代に到達できたのは、遺伝子が健康にバトンタッチされてきたからで、それを守っていたのが「抗酸化成分」だ。

ペキン原人は、今から五〇万年ほど前のホモサピエンスの先祖とみられているが、居住跡として有名な〝猿人洞〟は、北京市の西南五〇キロほどの周口店という地域にある。ペキン原人は肉食していたが、植物性の食料もさかんに採食していたことが、発掘によってわかっている。

とくに、野イチゴが好物だったらしく、おびただしい量の種子が発見されているという。果実や木の実、草の実などは、季節によって種類が変化するので、四季折々の味を肉食に添えて、栄養のバランスをとっていたものと推測されている。

病気を防ぎ、健康に長生きするためには、イチゴや柑橘類、その他のフルーツのように、生食することによって、ビタミンや抗酸化成分をとれる食べ物が欠かせない。

イチゴのさわやかな酸味は、クエン酸やリンゴ酸などであるが、ビタミンCと共にイチゴの酸っぱさを形成しており、これらは、体内の疲労物質の分解を促進させる。したがって、疲れをすみやかに排除する働きも期待できる。

食物繊維の一種のペクチンも多く、血液中のコレステロールを下げる効果で知られているが、中年を過ぎると気になる動脈硬化の予防効果にも期待できる。

バナナで朝から快調・快腸

朝食にもぴったり

朝食をバナナ一本とコーヒーですます人が少なくない。つまり、「朝バナナ」だ。肥満防止に役立つし、免疫力向上も効果的だ。

バナナには炭水化物が約二三パーセント含まれており、ご飯の三七パーセントや食パンの四七パーセントにはおよばないが、生食のフルーツとしては、即効性も持続性もあるカロリー源の実力派なのである。

時間がなくて、急いでいる時などには、皮をむくだけで食用になるバナナは、効率のよいカロリー源といってよい。スポーツ選手の栄養補給食としても盛んに用いられているように、糖質の量はバナナ二本で、ご飯一杯分になるほどだ。

バナナは完熟すると、炭水化物が消化吸収のよいブドウ糖や果糖に変化し、高齢者や子供、病人の体力食としても効果的である。

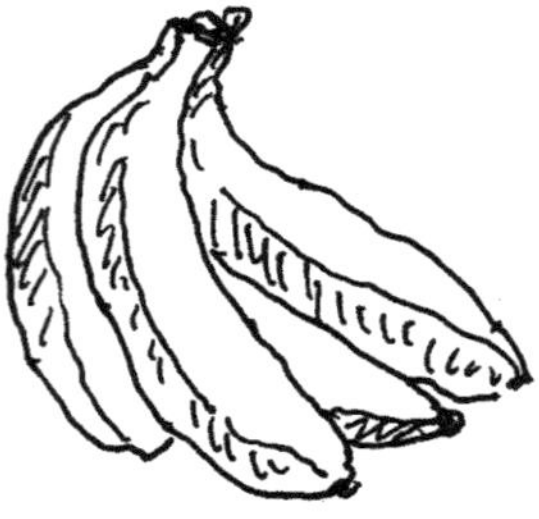

バナナは天然の機能性食品

最近、バナナに免疫力を強化する作用のあることも判明し、ガンなどの病気予防に役立つフ

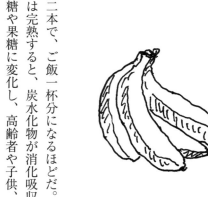

ルーツとしても注目されている。免疫力で中心的な役割を担っているのが、血液中の白血球であるが、バナナにはその力を増強することによって、免疫力をアップする作用が強いといわれている。

このようなパワーのあるバナナは、皮の表面に黒や褐色のシュガースポットと呼ばれる斑点が出ており、バナナ特有の香りも高くなっている。この時期のバナナがもっとも美味であり、うまい食べ頃といってよい。

バナナにはミネラルのカリウムも多く、食事などで過剰にとってしまった塩分を排出し、血圧を安定させる働きがある。

バナナの食物繊維に含まれている水溶性のペクチンは、腸内の掃除屋のような働きをしていて、有害物質を体外に排出させて、腸内環境を整えてくれる。

同時に腸内の代表的な善玉菌であるビフィズス菌を増やすオリゴ糖も多いために、便秘を予防、あるいは改善といった整腸効果のある点も見逃せない。

栄養面では、その他にも、カロテンやビタミンE、Cなどが含まれており、体の老化を進行させる悪役の活性酸素の発生を防ぎ、細胞の酸化をくいとめる抗酸化作用もしている。

タンパク質の合成に欠かせないビタミンB_6も多く、若さを維持しながら長生きを目指す上でも欠かせない。脂肪の代謝にも役立つビタミンで、肝臓に脂肪がたまらないように活動することも判明しており、酒好きな方には大切なビタミンといってよい。

さらに、バナナには脳内の幸せホルモンと呼ばれるセロトニンを活性化する成分も多く、イライラや落ち込みを防ぐミラクルな面も持っている。

長寿コラム

中国・桂林で発見された不思議な長寿食

桂林郊外の長寿村

中国は、ユーラシア大陸の南東部を占める、広大な大陸国である。したがって、手つかずの自然もまだまだ残っている。その自然が、ふしぎな効能を持った果実を育てていたのである。

「羅漢果《ラカンカ》」だ。

もしかしたら、画期的な不老長寿の成分が発見されるかもしれない、甘味のきわめて強いフルーツなのだ。

「羅漢」は、悟りをひらき、功徳のそなわった修業者のことである。このフルーツを食すると、自然に長生きでき、やがて人生の悟りを得て、いつもニコニコと羅漢さんのようになれるという意

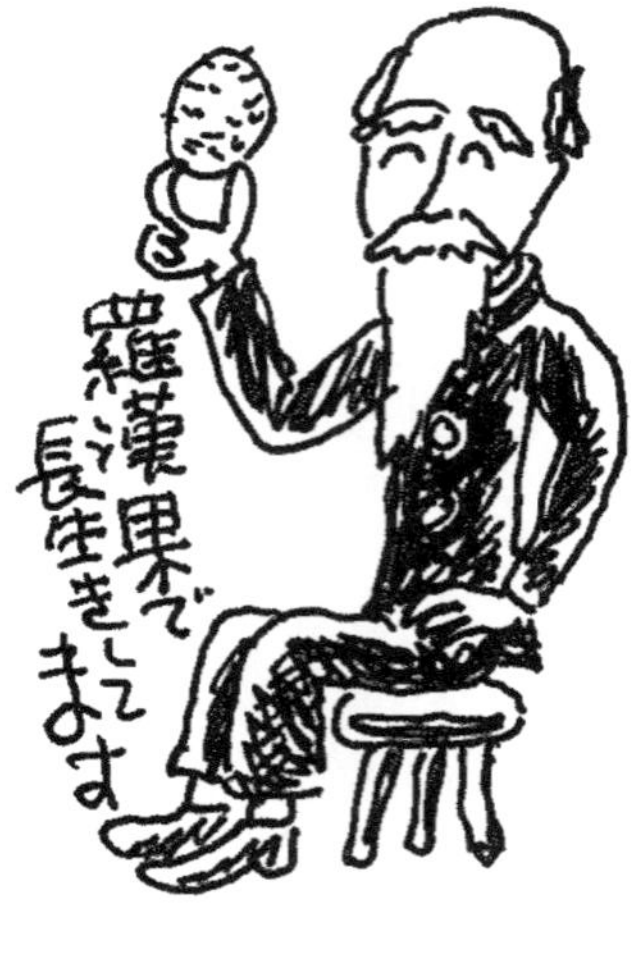

味だろうか。

山水画のように美しい風景で、世界的に有名な桂林市のある、広西チワン族自治区の山腹などで最近では栽培されている。

羅漢果はウリ科の植物で、とっても甘いのにカロリーはほとんどないという、ふしぎな果物なのだ。現地ではブドウのように、棚につるをはわせて作られている。

霧が多く、昼夜の温度差の大きい、よく日が当たり、水はけのよい土地が適しているようだ。したがって、畑は山の斜面ということになり、紫外線も多い。

三億年前は海底であったという、畑の土はカルシウムなどのミネラルが豊富で、そのような条件も、羅漢果の成育に役立っているらしい。

六月から八月にかけて、黄色の美しい花をつけ、収穫期は一〇月から一一月。直径が五、六センチくらいのほぼ球型で、きれいな青緑色の果実である。

人目のつかない山奥に自生している羅漢果もあり、古くから、不老長寿などの民間薬として用いられてきた歴史がある。

一〇五歳でニコニコ新聞を読む老人

羅漢果畑のある周辺には、長寿村が多いという。

その長寿村をたずねて、二〇〇四年の一一月に、中国の桂林市へ行ってきた。日本の成田から中国の上海へ飛び、国内線のフライトに乗りかえ、桂林へ向かう。二時間近くかかる。

長寿者の多い村の名前は祥田村といい、桂林市から車でほぼ一時間。のどかな稲作の田園地帯で、近くの山の中腹では羅漢果が作られていた。

気候が温暖で、水質がよく、一年間に稲の収穫が二回できる。いたるところに竹やぶがあり、一年中タケノコがとれ、それが村の長寿食のひとつになっていた。

村には元気な長寿者が多く、体力に応じて、農作業の手伝いをしている。ほとんどの家が三世代同居であるが、中には、四世代の同居もあるという。つまり、長生きしている方が多いのだ。

驚いたのは、二〇〇四年の時点で一〇五歳になる廖権中さんで、白いひげをのばし、杖を手にした立ち姿は、まるで仙人の風格である。血色がよく、足腰もしっかりしていて、つねにニコニコしている。

廖さんは、いつも新聞をそばに置く。

その新聞のこまかな活字を、眼鏡なしで読んでいるのには、正直いってびっくりした。趣味は、読書だという。長生きの秘訣をたずねてみた。

「よく体を動かすことが、たいせつです。自分の衣服は自分で洗濯するし、ご飯もおかずも作る。とにかく、ひとに頼らず、自分の力で生活することじゃよ」

羅漢果を何十年も服用してきたことが、大きな病気もせずに、この年になるまで元気に長生きできた理由ではないかとも、ニコニコしながら語ってくれた。

生の羅漢果は、収穫期の秋しか食べられないが、それ以外は、乾燥羅漢果のお茶を作り、一年中飲んでいるということだった。

羅漢果に長寿の秘密があるらしい

祥田村では、廖さんにかぎらず、からからに乾燥した羅漢果を保存しておき、お茶がわりに飲用している方が少なくない。

乾燥羅漢果の作り方は、次のような手順で行われる。秋に、完熟した果実をつみとり、数日間部屋の中などで追熟させて、糖化を進める。果皮が黄色に変わったら室の中に入れ、火でゆっくりと焙煎し、乾燥させる。すると、茶褐色に仕上がる。

これが、日本でも目にすることのできる乾燥羅漢果だ。

まったく同じものを、廖さんをはじめ、村の長寿者も用いていた。水を入れたやかんを火にかけ、羅漢果を、ぱりんと二つに割って入れ、煮出してでき上がり。

コップに注ぐと、濃い目の紅茶のような色をしている。廖さんにすすめられて飲むと、まるでカステラのような味のする甘い飲み物になった。

肺を丈夫にして、咳にもよく、お茶がわりに服用すると、風邪を引かなくなり、胃や腸も丈夫になるという。のどの痛みや気管支炎、さらには、便秘にも効果があると、村の方たちが胸を張り、ニコニコしながら説明してくれた。

若々しい九六歳の王ばあちゃん

とってもチャーミングで、血色のよい、九六歳のおばあちゃんにも、長寿法のお話を伺うことができた。

中年になるまで学校の先生をしていたという、小柄で笑顔のすてきな王正桂さんである。廖さんと同じように、お湯の中に乾燥羅漢果を入れ、よく煎じて飲んでいる。小さい時から健康に恵まれ、病気などしたことがないという。

九六歳になっても丈夫なのは、羅漢果をお茶がわりに飲んできたためではないかといって、笑った。顔の表情は豊かで、若々しく、とっても九〇代には見えない。

子供の頃は、羅漢果をポケットに入れて、歩きながらよく噛んでいたそうである。もちろん、長寿は他の要素もある。大豆、野菜、小魚などであるが、異色なのはタケノコだ。

村には、竹林が多いために、タケノコが豊富にあり、毎日のようにタケノコ料理を作って食べていたという。タケノコを食べると、気持ちがさわやかになって、体の調子もよいそうである。

タケノコのうま味のチロシンには、新陳代謝を活発にして、ホルモンのバランスをととのえ、脳の働きを活性化する作用がある。このため、物忘れや認知症の予防にも効果が期待されている。

タケノコには食物繊維が多いので、便秘の解消や、日本人に増えている大腸ガンの予防にも役に立つ。豊富に含まれているカリウムには、高血圧を抑制して、生活習慣病を予防する。

羅漢果に含まれる未知の長寿物質

中国の長寿者たちは、自力で長生きしているように見受けられた。もともと、現代薬とか最先端の病院などあてにしていない。そのような自立した生き方が、免疫力を強くし〝長寿力〟をつけているのではないだろうか。中国五〇〇〇年の自力健康法の知恵である。

自分の体の調子は、自分がいちばんよく知っていて、その時の体調に合わせ、決して無理をしない。悠久のスローライフだ。そして、生涯健康力をつけるために、村に古くから伝わる、安心できる民間薬を上手に生かす。そのひとつが「羅漢果」なのである。

羅漢果を煎じて、コップに注ぎ、空の雲の流れなどを眺めながら、スロー、スローと飲む。すると、羅漢果の成分がスロー、スローと、体中の細胞という細胞に行きわたり、その数六〇兆個という膨大な体細胞の一つひとつを酸化から守り、若返らせてくれるのだ。

したがって、健康も保たれ、自然に不老長寿力もついてくる。実は、羅漢果の甘い成分の中に、強力な抗酸化作用のあることが報告されている。脳や血管などの細胞をサビつかせて、老化の促進や病気の原因となる活性酸素を消去する力が、たいへんに強いことがわかってきたのである。

抗酸化物質のひとつが、羅漢果に含まれているフラボノイドだ。最近、羅漢果の成分に、抗糖尿病作用のあることも明らかになってきた。

中国政府では、羅漢果を重点保護植物として、外国で栽培させないために、生の果実や種子を国外に持ち出すことを禁止している。それほど、羅漢果に含まれている未知の成分に注目している証拠だ。

このため、日本でも、その他の国でも同じであるが、焙煎したものか、加工されたものしか手に入れることはできない。

桂林の広西師範大学と日本の食品メーカーが、現地で共同研究を続けていたが、最近、砂糖のほぼ三〇〇倍の甘さという高純度の濃縮エキスを、羅漢果から抽出することに成功した。

それが、日本でも発売されている「ラカントS」で、大阪にあるサラヤ株式会社が販売元であるが、カロリーのない甘味料として、注目されている。

このため、羅漢果の成分を使った甘味料は、厚生労働省が病人のための食品としても認可し、糖尿病や肥満予防などの食事療法にも使用されている。

羅漢果に含まれているモグロサイトという物質は、体の中に発生した活性酸素を抑えこんで、老化やガンなどを防ぐ効果が期待されている。老化は細胞レベルでいえば、主として酸化であるが、羅漢果に含まれている強力な抗酸化性から、古くから「不老長寿の妙果」とも呼ばれてきた。これからも、さらに強力な長寿物質が発見される可能性が高い。

干しシイタケで生涯現役

干しシイタケのうま味はグアニル酸

キノコは健康のためになる特殊な成分に加えて味がよく、干して保存し、だしにも使用するなど、昔から珍重されてきた。

とくに味がよく出るのがシイタケ。秋山のナラやクヌギなどの枯木に発生するが、最近は人工栽培が普及し、スーパーなどに年中出まわって親しまれている。

和食の四大だしというとカツオ節、昆布、煮干し、干しシイタケ。だしは、料理の仕上がりの味を決定する重要な役割を果たしている。

干しシイタケのうま味成分の中心はグアニル酸であるが、グルタミン酸も含まれている。生シイタケの香りやうま味は、それほど強くないが、干しシイタケにすると、格段に強くなる。

コンニャクや大根などの野菜と干しシイタケを一緒に煮ると、グアニル酸がしみ込み、仕上がりがいっそう美味になる。干しシイタケのうま味をさらに増幅させるためには、昆布と合わせるのが

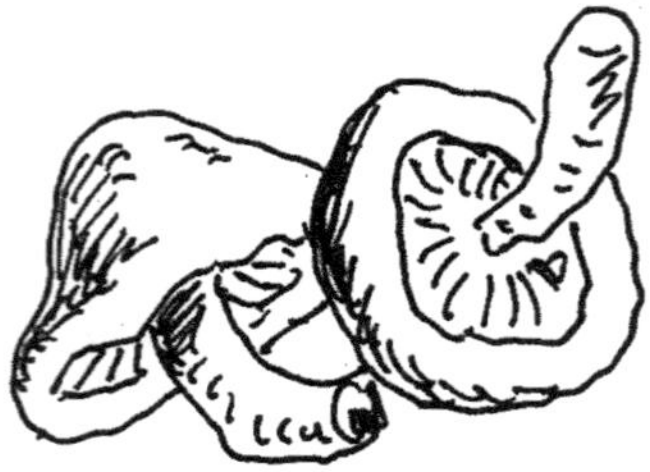

一番。干しシイタケのグアニル酸は昆布のうま味であるグルタミン酸との相性がきわめてよく、うま味の成分が何倍にもなる。

不老長寿の〝特効薬〟

シイタケは味がよいだけではなく、健康維持や長寿に役立つ成分も豊富。そのひとつがエルゴステリンで、日光の紫外線に当たるとビタミンDに変化する。カルシウムの吸収を助け、骨に沈着するのをうながす働きがある。

骨を丈夫にして、生涯現役力を高めるためにも、生シイタケでも料理する前に、カサの裏側を一時間ほど太陽に当てると、ビタミンDが増える。

人間の免疫システムを活性化させて、ガンを予防する作用のあるレンチナンという成分も含まれていて、風邪などの感染症にかかりにくくする効果も期待されている。

またシイタケには、血管にコレステロールがたまるのを防いで、血液の流れをスムーズにし、動脈硬化を予防するエリタデニンという特有の成分も豊富に含まれている。

干しシイタケの場合、食物繊維の含有量がきわめて多く、四一パーセントも含まれている。食物繊維は腸内環境をよくする上で欠かせないが、便秘や大腸ガン、糖尿病などの予防にも役に立つ。

カロリーが低いから、肥満の予防食としても理想的だ。高血圧を予防するミネラルのカリウムも多く、生活習慣病予防の強い味方。

脂肪の代謝に効果的なビタミンB_2や、頭の回転をよくする上で不可欠なビタミンB_1、それに認知症の予防に役に立つ成分として注目の葉酸も含まれている。干しシイタケは、まさに不老長寿の〝特効薬〟のような食物なのだ。

面白い「こんにゃく鮑《アワビ》」

グルコマンナンの整腸力

満腹するまで食べながら、ダイエットにはげむ人が少なくない。

町という町には、レストランに回転ずし店、牛丼屋にラーメン、カレーライス、焼き肉、居酒屋などの店が肩を並べ、コンビニにはすぐに食べられるおでんにおにぎり、弁当が山盛りに棚をふさぎ、「さあ、食べろ、食べろ」とあおり立てる時代である。

時代の誘惑に負けたら、長生願望もはかない夢になりかねない。

カロリー取り過ぎ時代の救世主がコンニャクだ。カロリーはほとんどないから、少々食べ過ぎても、他の料理のように肥満となる懸念はまずない。なにしろ、コンニャクの九七パーセントは水なのだ。それでいて、整腸作用の高い食物繊維は、たっぷり含まれているから、とくに女性の期待は高まるばかりである。

コンニャクの食物繊維は、水溶性のグルコマンナンで、体内の消化酵素では消化されない。そのまま腸に達し、腸内の水分などをとり込んでふくらみ、腸を移動しながら便をやわらかにし、老廃物や有害物などをとり込みながら、体外に排出してくれる。

太り過ぎを防ぐ長寿食

コンニャクのグルコマンナンには、血糖値の上昇を抑え、コレステロールを低減させる働きもあり、糖尿病や高脂血症などの予防にも期待されている。

江戸時代の『和漢三才図会《わかんさんさいずえ》』には、「俗にいう。こんにゃくよく腹中の土砂を下し、男子にもっとも益あり」とある。

文中の土とか砂というのは、腹中のとどこおりを指していたようで、つまりは便秘のこと。江戸時代のことわざに、「芝居、こんにゃく、いも、かぼちゃ」があり、いずれも女性の好物をあげたもの。

食物の筆頭はコンニャクで、古くから女性の美容効果が信じられていたようである。現在でも、ダイエット食として、女性に人気があるのはご存じの通りであるが、男性にも効果があるのは、いうまでもない。太り過ぎを防ぎ、腸の健康をととのえることが、長寿に役立つのである。

コンニャクは、古くからある加工食品で、江戸時代初期の『料理物語』にも、当時の料理法が次のように紹介されている。

「蒟蒻《こんにゃく》」の文字を当て、「さしみ、なます、煮物、串焼き、ころばかし（ころがしながら煮た料理）、汁、凍らして吸い物、菓子」などとあり、中でも人気のあったのが「さしみ」と、おでんなどの味噌煮込みだった。

海魚の入ってこない山国などでは、コンニャクを煮てさまし、薄くさしみ形に切りそろえ、酢味噌をつけて酒の肴にし、楽しんだ。

芭蕉も好んだコンニャクのさしみ

このコンニャクのさしみを好んだのが松尾芭蕉（一六四四―一六九四）で、次の句がある。

蒟蒻のさしみも少し梅の花

コンニャクは芭蕉の故郷である伊賀（三重県）の郷土料理に用いられる食材であり、ふだんでもよく食べていたという。

コンニャクは奈良時代から食用にされており、平安時代の『和名抄』に「蒟蒻」とあり、煮て酢味噌などをつけて食べる、とある。食べ方は、現在とほとんど同じ。

山国のコンニャク料理に「こんにゃく鮑」がある。切り口がアワビのさしみに似ているところから、この名がある。

両面を炒め焼きしながら、軽く醤油味にして、さざ波切りにして酢味噌をつけて食べるが、味はともかく、コリコリしていて食感はアワビにそっくり。いやはや、ビックリ料理である。

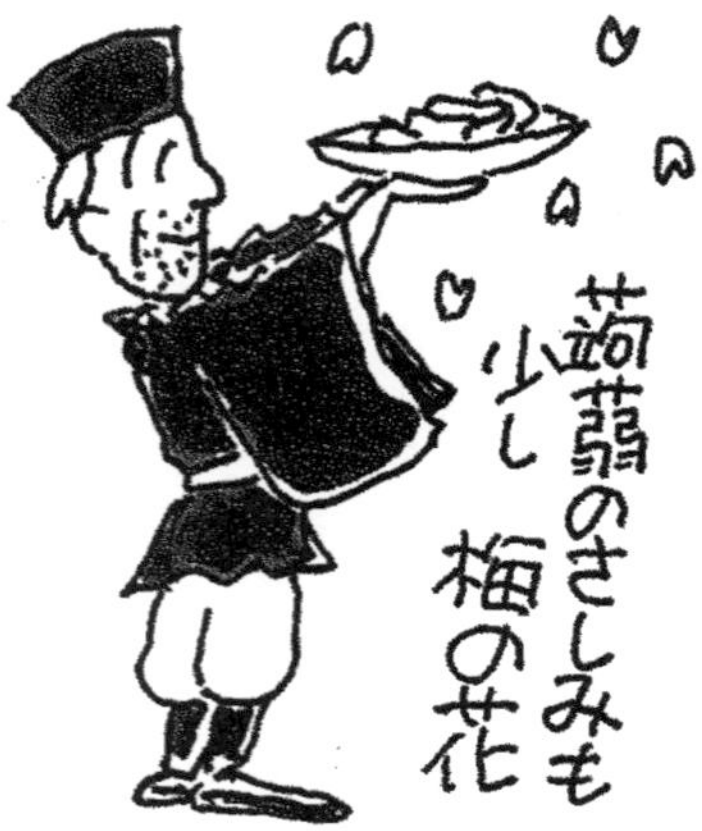

食材篇5

魚・海藻は風土の長寿食

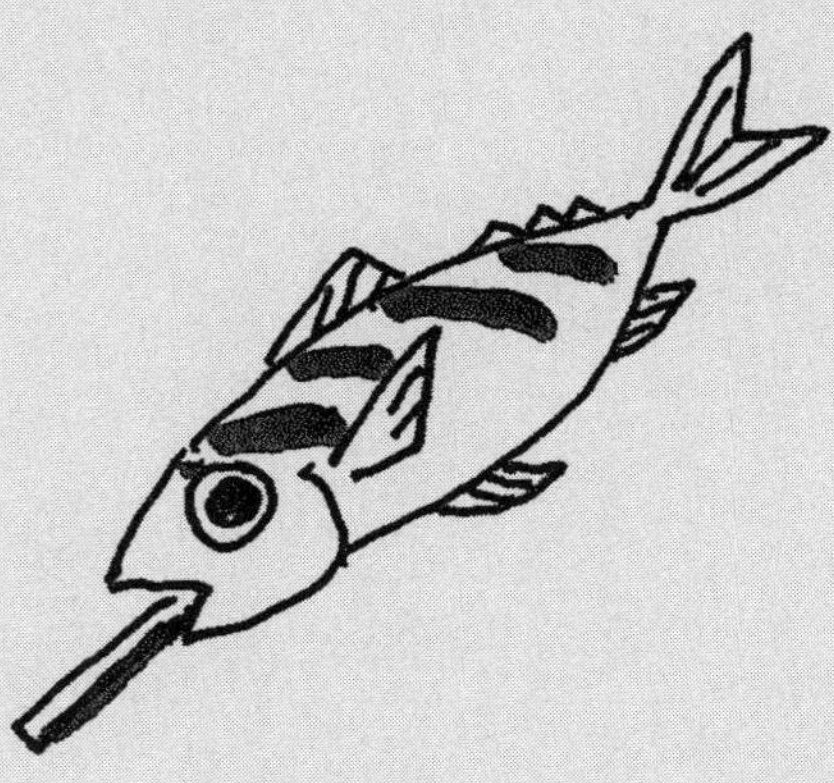

「海の幸」と不老長寿

私たちは、食べることでしか生きていけない。食べ物がなくなったら、やがて飢え、生命も維持できなくなる。その前に、必要な栄養をとれなくなれば、免疫力が低下するから、健康状態が悪化するはずだ。

生命と健康を支えているのは、食べ物なのだ。つまり、私たちは、食べることで、それぞれの健康状態になるのである。たとえ、すばらしい才能や能力があったとしても、栄養の供給がまずければ生かせないという点で、食べ方はその人の才能まで左右する。

何をどのように食べるかは、所属する風土と地理的条件によってちがう。その風土という、限定的なエリアに、歴史的に住み続けてきたということは、その地理的条件の中で生産したり、獲得できる食料をもとに、料理をしたり、加工したりして食べ続けてきたことを意味する。

その風土的食べ方こそ、その国、あるいはその地方の食文化である。

アメリカやヨーロッパ大陸では、土地が広大であり、とくに内陸部などでタンパク源として、海の魚を望んでも、ほとんど不可能であった。そこで牧畜産業がおこり、肉食文化が非常に発達した。

大陸国と反対なのが、島国の日本である。「海の幸」という言葉があるように、海は魚ばかりではなく、貝類から海藻、さらには塩まで恵んでくれた。

健康と長寿を考える上で、「肉食」と「魚食」の差は大きい。縄文時代以来、魚介類からタンパク質を補給してきた日本人は、いまや世界一の長寿民族である。反対なのがアメリカで、国民の約半数が肥満で悩んでいるといわれている。それほど肥満の増えた原因は、子どもの頃から、肉食を主とした高脂肪食の生活を続けてきたことにある。その結果、アメリカ人は日本人よりも、約十年も早く動脈硬化が発症するという。

ところが、日本人の場合、二〇代、三〇代という若年層の動脈硬化が急増している。動物性脂肪の過剰摂取など、食生活の欧米化が原因とみられている。動物性タンパク質も、不老長寿には欠かせないが、過剰が問題なのだ。

私たちは、自然に生活すれば自然に長生きできる、日本という列島国で生活していることを忘れては、もったいない。

魚や海藻をもたらす「海の幸」の意味は、昔も今も変わらないが、その不老長寿効果は、これからも変化しないだろう。

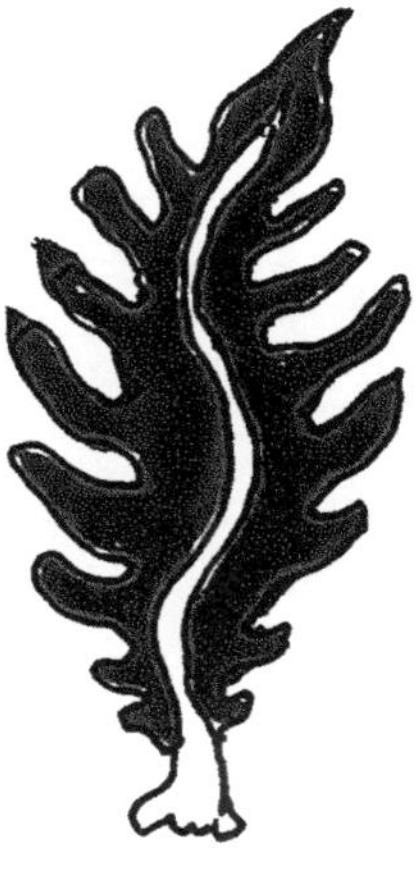

サケの赤い肉が若さを呼ぶ

サケは、お正月の祝い魚として欠かせない。

祝い魚は、土地によってちがいがあり、サケを用いるのは、主として東日本。北陸や山陰地方では、ブリが主役となる。サケの場合、肉質の赤さが、他の魚とはちがった神聖でおめでたい魚とみられていたのである。

赤い色には、若返りとか厄除けの力があると信じられていた。赤い色素は、アスタキサンチンという抗酸化成分で体や脳の細胞などがサビるのを防ぐ物質。つまり、老化を防ぐ、強い作用があり、生涯現役で長生きする上では、たいへんに心強い味なのだ。

アスタキサンチンは、サケの卵の筋子《すじこ》、タラの子のタラコにも含まれているし、タイやキンキ、キンメダイなどの皮の赤い魚の皮の部分にも含まれている。エビやカニの赤い色素もアスタキサンチンによるものだ。

毎年、秋になると、川をさかのぼってやってくるサケには、強い生命力が宿っていると信じられ、古くから神への供物としても重要だった。アイヌ語では、「カムイチェプ（神の魚）」と呼ぶそうであるが、まさに、神秘的パワーを身につけた魚だったのである。

サケにはＥＰＡやＤＨＡが豊富。ＥＰＡには、血液をサラサラにする働きがあり、血栓の発生を防いで脳梗塞や心筋梗塞を予防する上で効果があるという。

さらに、重要なのがＤＨＡだ。

記憶力や学習能力を高める働きで知られている。人間の脳の約六〇パーセントは脂質であるが、その中の一〇パーセント前後がＤＨＡで、この量は、食べ物の質で変化することが知られている。したがって、人間の体内のＤＨＡの量を維持するためには、魚をコンスタントに食べた方がよいということになる。

最近の研究によると、サケのようにアスタキサンチンやＤＨＡなどの豊富な魚を食べているお年寄りは、アルツハイマー型の痴呆症にはなりづらいそうである。

サケには、その他にも、アミノ酸バランスのよいタンパク質や脂質、ビタミンＡ・B_1・B_2・Ｅ、カルシウム、鉄などが含まれている。

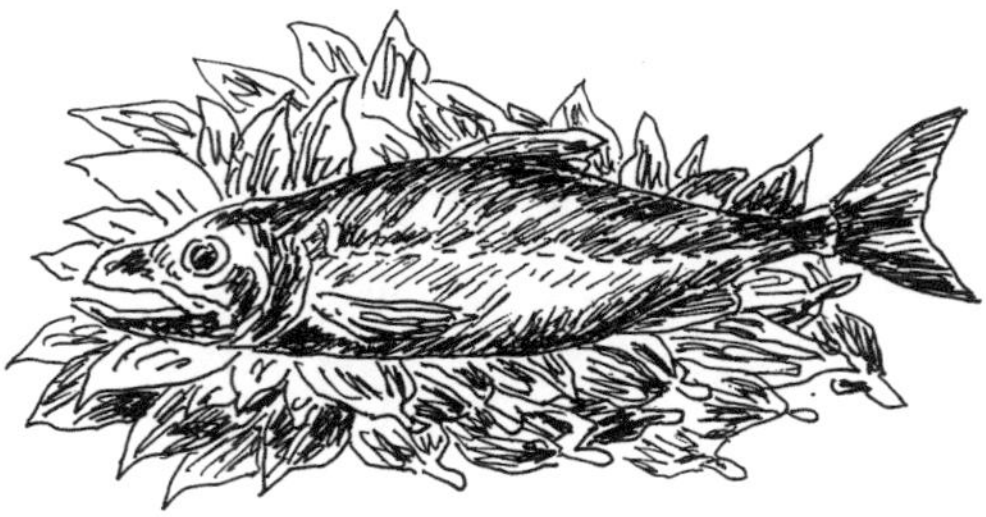

タイで長生き「おめでたい」

タイの赤色が長寿効果

タイは、長寿をもたらす魚である。

タイといったら、普通はマダイのことで、今でも海魚の殿さまと称賛されるのも、姿、色、味の三拍子がととのっているからにほかならない。

美しい鮮紅色をかもし出しているのは、餌としてエビを好むからで、エビの色素物質であるアスタキサンチンが、体内で濃縮されているためだ。アスタキサンチンの多い魚類には、他にもサケ、キンメダイ、カニ、サクラエビなどがいる。

アスタキサンチンは、テレビの健康番組などでよく紹介される強力な抗酸化成分で、体の老化を防ぐ長寿成分である。ニンジンなどの色素成分であるカロチノイドと同じ抗酸化力を持っているが、その効力は、カロチノイド以上とみられている。

タイは、長寿の魚としても知られ、寿命は二〇年くらいだが、中には三〇年も四〇年も、ゆうゆうと長生きする場合も少なくないという。赤い色素のアスタキサンチン効果といってよい。

タイに旬なしといわれるほど、年間を通して美味であるが、そうはいっても、冬から春にかけてが脂がのっていて最高。これがサクラダイで、夏は産卵後のために味が落ち、この季節のものを、麦わらダイと呼んだりしている。

「常食すると、寿命がのびる」

「めでたい」にあやかって、お祝いの席にタイは欠かせない。赤い色、姿のよさに加えて長寿作用があるためで、えびす様も、大きなタイを抱えてニコニコしている。

江戸中期に書かれた『鯛《たい》百《ひゃく》珍《ちん》料《りょう》理《り》秘《ひ》密《みつ》箱《ばこ》』（一七八五年）という、タイ専門の料理を集めた書物も刊行され、その人気のほどを知ることができる。

その中に、参勤交代の時に、大名がお国入りする時に食べる「御宿入りの鯛」、国を立つ時の「御出府の鯛」がのっていて、タイは祝儀に欠かせない魚であると同時に、道中の厄ばらいをして、無事を祈る儀式に不可欠であったことがわかる。

江戸時代の『本朝食鑑』に、「常食すると顔色をよくして、寿命をのばす」とある。タイは、高タンパクで代表的な白身魚。タイといったら、ほとんどマダイであるが、最近では養殖物が多く、市

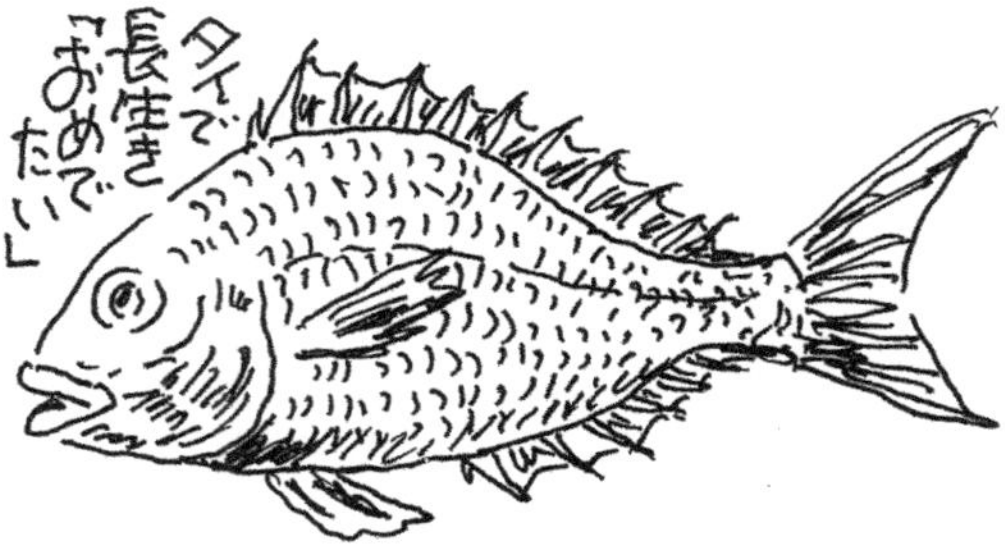

場に出まわっているマダイの場合、八〇パーセント近くが人工飼育のものといわれている。

タンパク質の含有量はあまり変わらないが、養殖物の方が、脂質が多く、ビタミン類も多く含まれている。

タイには、うま味成分のイノシン酸やグルタミン酸など、各種のアミノ酸がバランスよく含まれていて、血管を丈夫にすると共に、老化を防いで、血圧を安定させる働きもある。

心臓や血管を丈夫にしたり、脳の機能向上との関係も深いタウリンが豊富な点も注目される。血液サラサラ効果や記憶力をよくするといった働きの必須脂肪酸もたっぷりだ。

さらに、免疫力を高めて、ストレスに強い体作りに欠かせないパントテン酸を含むなど、タイは頼もしい長寿食。アスタキサンチンは、タイの赤い皮にたくさん含まれており、皮もいっしょに食べるべきである。

長寿効果の高い「タイめし」

戦国時代、瀬戸内海を舞台に大活躍をした水軍の男たちが船の上で作った、美味でスタミナ満点の即席料理が「タイめし」で、現在でも瀬戸内地方の郷土料理として残っている。

ワイルドで、荒々しい男料理であるが、シンプルなだけに、長寿効果も高く、簡単に作れてうまいのが「タイめし」である。

まず、刺身用のタイの切り身を用意し、これを食べやすい大きさに、そぎ切りにする。一方で、醤油をベースに、だし汁、みりんなどで「たれ汁」を作り、これに生卵とゴマを加えて、混ぜておく。

そのたれ汁に、そぎ切りのタイをたっぷりとからめたら、熱々のご飯にのせ、刻みネギ、大葉、さらにもみ海苔などを振りかけ、最後に、先ほどのたれ汁を少々まわしがけをしてでき上がり。

「タイめし」は、豪快に、かっこみ食いをした方が断然うまい。たれ汁のしみ込んだタイの肉に、生卵がとろ味を加えていて、ご飯の甘さまで引き出している。海の底からどどんと響いてくるような、健康にもよい、もちろん長寿効果も高い「タイめし」である。

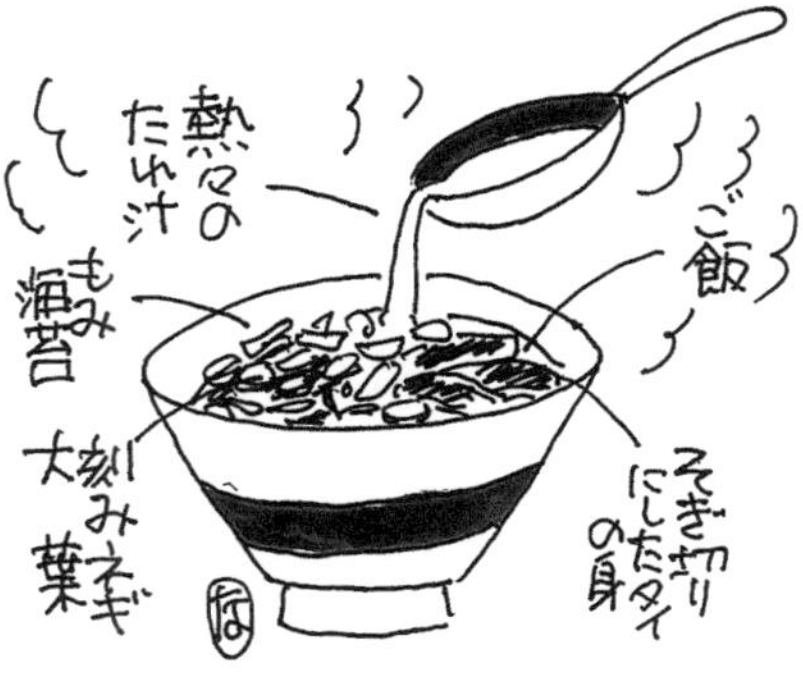

タコのタウリンが強い老人をつくる

タコは肝心要《かんじんかな》めの長寿食

元禄八年（一六九五）に刊行された『本朝食鑑』に、タコを食すると、「血行がよくなり、気力も増えて筋肉が強くなり、骨も壮健になる」とある。この説明は、ほぼ正しい。

脂質や糖質が少なく、低カロリーでありながら、タンパク質はしっかり含まれている。茹でたマダコの場合、二二パーセントはタンパク質。肥満が気になる場合でも、安心して食べられるのがタコだ。最近注目されているのが、タコに含まれている、タウリンという一種のアミノ酸。中年以上の世代にとっては、たいへんにありがたい栄養成分である。

タウリンは、もともとは雄牛の胆汁から発見されたために、ギリシア語の雄牛を意味する「タウルス」の名をとってつけられた。タウリン含有量の多いものを食すると、雄牛のように、猛々しい力が体中にみなぎるというような意味もこめられていたらしい。

確かに、タウリンには活力を充満させる力があるが、もっとも注目されているのは、コレステロールや中性脂肪を減らして、血圧を安定させる働き。血圧への効果については、すでにネズミを使った動物実験によって、確かめられているという。

日本人は酒の肴にタコ料理を好む。平安時代の記録にも、よく干しダコやタコの鮨（米飯に漬けて乳酸発酵させた鮨）が出てくるが、ほとんどの場合、宴会などの酒肴に用いられたものである。

タウリンには、アルコールの飲み過ぎによる肝臓障害の予防効果があり、肴のタコは肝臓を保護する上では、たいへんに役に立つ。

それだけではない。不老長寿に、実に効果的な仕事もしてくれている。「肝心要め」というように、肝臓は心臓と並んで、生命を維持する上で、きわめて重要な存在であることが古くから知られていた。腸などの消化器から吸収された栄養成分は、肝臓に運ばれてブドウ糖やアミノ酸などに分解され、必要としている脳や心臓、血管といった体の各所へ送られる。

つまり、口から入った食べ物は、いくら体にいい成分を含んでいても、肝臓が正常に機能しなければ、役にも立たない。タウリンには、肝臓の解毒作用の強化や、肝細胞の再生、つまり、肝臓自体の若返りを促進させる働きがあるのだ。

忍者はなぜタコを噛んだのか

タウリンには、視力の低下を予防したり、回復させる作用もある。タコに視力をよくする効果のあることは、古くから経験的に知られていて、戦国時代には、忍者の暗視能力を高める秘薬とされていたし、第二次世界大戦中には、海軍の夜間見張り兵に、タコを煮出して濃縮させた液を服用させていたと伝えられている。

タウリンには、心臓を丈夫にする強心作用もあり、老人急増時代にとっては、その効能がかなり期待できるのではないか。

タウリンのほかにも、細胞を若返らせるビタミンＥや、脳の働きを活発にして、イライラを防ぐナイアシン、記憶力をよくするビタミンB_{12}、物忘れを防ぐ葉酸などが豊富に含まれているのだ。

注目したいのは、セックスのミネラルといわれる亜鉛が、マダコ一〇〇グラム中に二ミリグラム近くも含まれているという点。イイダコの場合だと、三ミリグラム強も含まれている。

亜鉛は、男性の場合、前立腺に多くあり、性ホルモンの合成にかかわり、精子づくりをサポートしている。したがって、不足すると精液欠乏症や勃起不全などがおこりやすく、子づくりが困難になるといわれている。

亜鉛の重要性は増すばかりであるが、体細胞の再生や増殖、修復に大きくかかわりを持っていて、老化防止には欠かせないからだ。

タコには、いま脚光を浴びているマグネシウムもたっぷり。心臓や血管の組織をガードし、肌の若々しさを保つために欠かせないミネラルで、欠乏すると、生活習慣病のリスクが高くなることがわかっている。骨や歯を丈夫にし、イライラを解消してくれる働きもある。

平安時代の『医心方』には、「気血を増やして、そのめぐりをよくし、五臓の働きを安定させる」とあり、タコは薬効性の高い海産物として、活用されていたことがわかる。

弥生人のタコツボ

タコは軟体動物の頭足類に属し、吸盤のある八本の足を持っている。体は「頭」と「胴」と「腕(足)」の三部からなり、腕のつけ根に目と口があって、この部分が実は頭部。ふつう〝頭〟と呼ばれている丸いところが胴体、つまり、腹部に当たる。

タコは、実にユーモラスなスタイルをしているが、知能がたいへんに発達している。敵が近づくと、すばやく岩場の穴やタコツボなどに逃げこみ、石をしっかりと足でかかえ、ピタリとふたをしてしまう。

タコは、まさに海の忍者である。突然、敵に襲われたりすると、目の下の排泄器官から、黒い煙幕を吐き出して、ドロンと遁走してしまう。

タコツボ漁は、タコを無傷のままで捕獲する進んだ漁法であるが、開発されたのはざっと二〇〇〇年以上も前。明石市（兵庫県）の弥生遺跡から、当時のタコツボが出土している。

蛸壷や　はかなき夢を　夏の月

松尾芭蕉（一六四四―一六九四）が、明石の海岸で詠んだ作品である。タコツボは各地の遺跡からも見つかっており、噛むほどに美味なタコは、当時の人たちにも好まれていたのである。

僧家の「天蓋」はタコのテンプラのこと

江戸時代の『魚鑑』には、タコとは「足多き多《た》股《こ》の義なり」とある。タコは、八本の手足をくねくねさせながら、エビやカニなどを次々と仕留めていく。海の荒々しいハンターであり、海底グルメなのだ。

美食家で運動量の多いタコの肉質は、むっちりとしていて、グルタミン酸などのうま味成分のアミノ酸もたっぷり。

古くから酒の肴としてもタコが好まれてきたのは、ほどよい噛みごたえが、味覚をシャープにし、酒の味を引き立てるためである。

江戸時代初期のタコの食べ方を『料理物語』でみてみると、「桜煎り、駿河煮、なます、かまぼこ、この他いろいろに用いる」とある。「桜煎り」は、薄切りのタコをだし汁、酒、醤油などで煮たもの。仕上がりが桜の花のような色になるところから、この料理名がついた。

江戸の町では、タコは居酒屋の安価な肴で、看板がわりに店先にぶら下げておき、注文があると、そのたびに切り取って肴に出す。

したがって、注文が次々と入ると、〝看板〟はみるみるやせ細り、小さくなり、次のような川柳が生まれた。

居酒屋の軒ゆで蛸の削りかけ

居酒見世切り分けほどな蛸を下げ

中には、面白い作品もある。

天蓋《てんがい》に衣をかけて和尚食ひ

「天蓋」は、僧家の隠語でタコのこと。「衣」は、テンプラの衣のことで、この和尚さん、なまぐさのタコを隠すために、衣をつけて油で揚げていたのである。〝タコてん〟は上方名物で、イカてんと同じように、なかなかの美味。

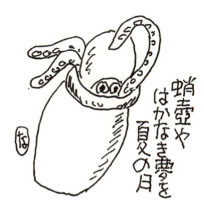

カニパワーで老恋長寿

男性でも女性でも、色気と洒落っ気のある間は、いくつになっても、健康的に大丈夫だそうである。考えてみれば当然だ。

「色気」は、異性の心を引きつける魅力であり、「洒落っ気」は人を笑わせるユーモアのセンス。どちらも、健康に自信があって、精神的にもゆとりがなければ出てくるものではない。

重病などのピンチの時に、色気にまではとても気がまわらないだろう。逆にいえば、「色気」や「ユーモア」があるということは、健康状態が良好な証拠である。

人間いくつになっても、異性がハッとして振り向くくらいに若々しい魅力を維持したいものだ。

平均寿命がのびて、男性でも、女性でも、驚くほど魅力的な方が増え、歳など関係ないという時代になっている。

「恋せよ、老乙女」
「恋せよ、美老青年」

恋は、気力と体力である。だから、不老長寿の妙薬ともなる。

カニで多幸感を増やす

気力と体力を強化してくれる成分がカニに多い。カニは高タンパク、低脂肪の健康食材であり、セックスミネラルと呼ばれる亜鉛が多い。男性の性ホルモンや精子の生成とも関係が深く、不足すかっている。

ると精力ダウンなどがおこりやすくなることがわかっている。

スタミナ強化作用のアルギニンというアミノ酸も多い。アルギニンは成長ホルモンの合成にも関係していて、筋肉を強化する上で役に立つ。グルタミン酸やグリシン、タウリンなどのうま味成分も豊富で、多幸感を増やしてくれる。タウリンには、コレステロール値や血圧を下げ、肝臓や心臓を強化する働きもある上に、眼精疲労にも効果があるといわれ、スマホなどで目を酷使する人にはやさしい栄養素だ。

幸せホルモンのセロトニンの原料となるトリプトファンも含まれているから、カニ料理はふたりで食べた方がよいかもしれない。おたがいに、よりハッピネスになれるからだ。多幸感は免疫力を高めてくれる。

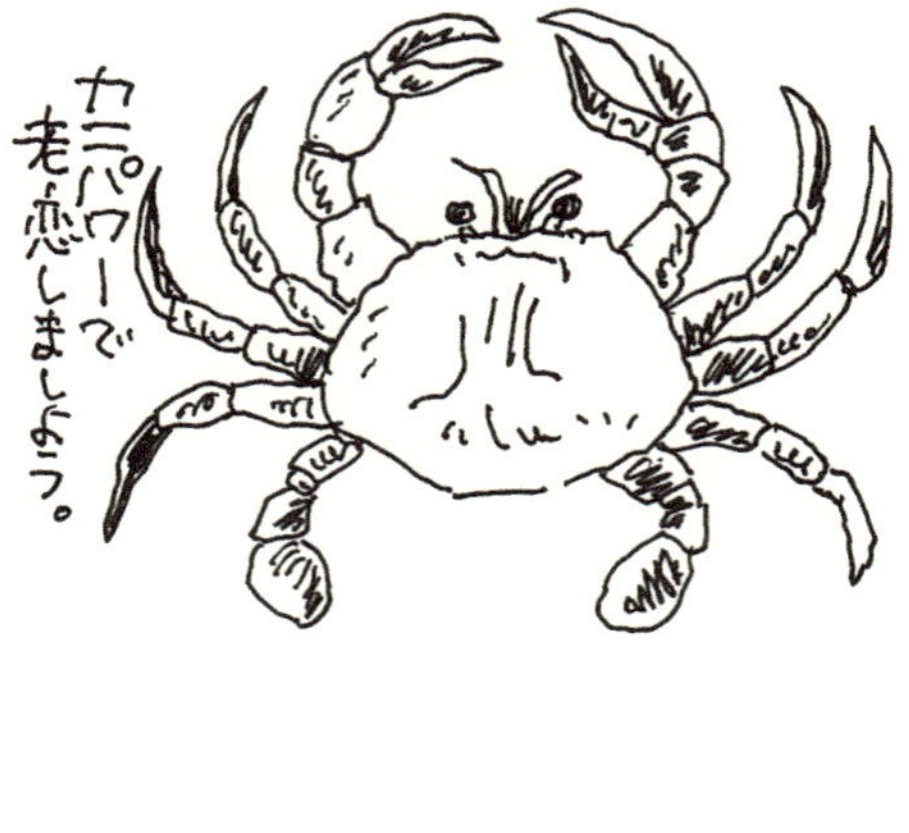

マグロは脳の若さを保つ長寿食

老化を防ぎ頭脳力を高める

脂のよくのった新鮮な魚は、刺身にして味わうのが和食文化の流儀。生だから、その中に含まれている長寿効果の高い成分を、残さずにとることになって健康にもよい。

脂のよくのった魚というと、その象徴は何といってもマグロ。クロマグロの脂身の場合、なんと二七・五パーセントが脂質で、タンパク質の二〇・一パーセントよりはるかに多い。

日本人は、このトロが大好物だ。回転ずしの人気ナンバーワンも、トロである。刺身にしろ、鮨にしろ、醤油をつけて舌にのせると、とろりとした味わいの中に、かすかな甘味が感じられる。この甘味こそ、トロという素材特有の持ち味で、いったんその味わいを経験してしまうと、またトロを口にしたくなる魔性のような魅力にとりつかれてしまう。

マグロは美味なだけではない。

記憶力や集中力、学習能力などを高める上でも役立つことがわかり、情報化時代の「頭脳食」としても脚光を浴びている。

まず、脳の機能との関連で注目されるのがDHAで、体内で合成することのできない必須脂肪酸である。脳の回転をハイレベルなものにするためには、食物を通してとる必要がある。

DHAは、脳の神経細胞に非常に多く含まれていて、情報の伝達機能を担っている。不足すると、脳の情報伝達がうまくいかなくなり、記憶能力や判断能力などが低下してしまう。脳の中でも、ＤＨＡがとくに多いのが、記憶をつかさどる海馬という部分である。

若さを保つオメガ3系脂肪酸

歳をとるにつれて、脳の中のＤＨＡが減っていくことが判明しており、魚食でこの成分を補給すれば、加齢による脳の機能低下だけではなく、認知症などの予防にも役立つ可能性が期待されている。

しかも、ＤＨＡは、ストレスや酷使などで壊れかけている脳細胞の修復にも役に立つ。最近、増えているアルツハイマー型の認知症の場合、脳のＤＨＡが激減していることもわかってきた。

マグロをはじめとするカツオやサバ、イワシ、サンマなどの「青魚」には、ＤＨＡばかりではなく、血液のサラサラ効果で注目のＥＰＡもたっぷり含まれている。

ＤＨＡと同じように必須脂肪酸で、血液が凝固するのを抑える働きがあり、血液中の中性脂肪を減らして、血行をスムーズにしてくれる。悪玉コレステロールを減らして、善玉コレステロールを増やす作用もあるといわれ、高血圧や動脈硬化などの生活習慣病の予防や改善にも効果が期待されている。

脳の血流がよくなれば、脳の神経の働きも活発になるから、記憶力もアップし、知的能率も向上して、若返る。

ＤＨＡ、ＥＰＡともに、オメガ3系脂肪酸であり、脳の老化を防いで、その働きをサポートするだけではなく、血管をやわらかく保って、心臓病のリスクを軽減するなどの働きがあり、長寿実現のためには不可欠の脂肪酸なのである。

さらにマグロのトロには、細胞の若さを保って老化を防ぐビタミンEや、粘膜の抵抗力を強化して、生殖能力を高めるビタミンEも含まれている。

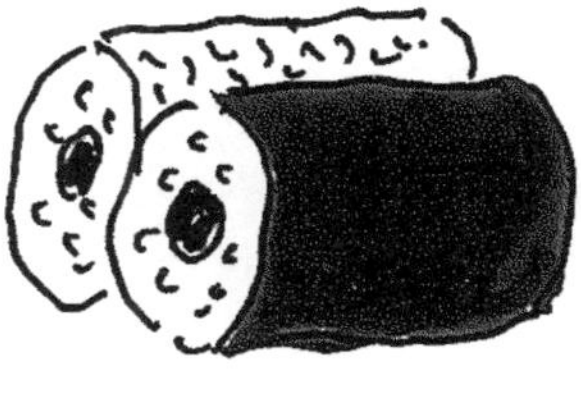

サクラエビでカルシウムを補給

海の長寿老人

エビが、古くから長寿のシンボルとして、お祝いの膳などによく用いられてきたのは、長いヒゲに腰が曲がった、そのスタイルによる。

つまり、不老長寿の老人を連想させ、海の「翁《おきな》」に見立てて、「海老《エビ》」と呼ばれるようになったもの。

甘エビに代表される、エビ独特のうま味や甘味は、グリシンやペタエン、グルタミン酸といったアミノ酸が豊富に含まれているためである。

タンパク質が多い割にはカロリーが低いために、肥満の予防やダイエットにはもってこいの食物といってよい。

コレステロール値を下げて、動脈硬化や高血圧の予防、疲労回復やイライラを防ぐなどの機能性で注目のタウリンも、イカやタコに次いで、多く含まれている。

カルシウムと抗酸化成分の宝庫

春から初夏にかけて、サクラエビが盛んに水揚げされるようになる。静岡県の駿河湾の特産で、富士山をバックにして日干しにするが、日光に当たると、美しい淡紅色となるところから、この名がついた。

水揚げ後、すぐに天日でよく干した素干しのほかに、煮干し、釜上げなどの製品も作られていて土地の名物になっている。産地は由比《ゆい》や蒲原などであるが、サクラ色の干しエビはスーパーなどで年中入手できる。

干しエビ（素干し）一〇〇グラム中には、カルシウムが二〇〇〇ミリグラムも含まれており、骨を丈夫にする上では、理想的なカルシウムの供給源であり、そのまま食べることもでき、長寿を支えてくれる。

赤い色素はアスタキサンチンで、カロテン以上の抗酸化力があり、体の若さを保つ力になる。サクラエビに大根おろしを添えたり、レモンをふりかけて食べれば、アスタキサンチンの抗酸化力をより高める上で役に立つ。

細胞を活性酸素の害から守り、老化防止のビタミンと呼ばれるビタミンEも多く、一〇〇グラム中に七・二ミリグラムも含まれている。かき揚げにしたり、炊き込みご飯、お好み焼きなどにすると風味がよい。

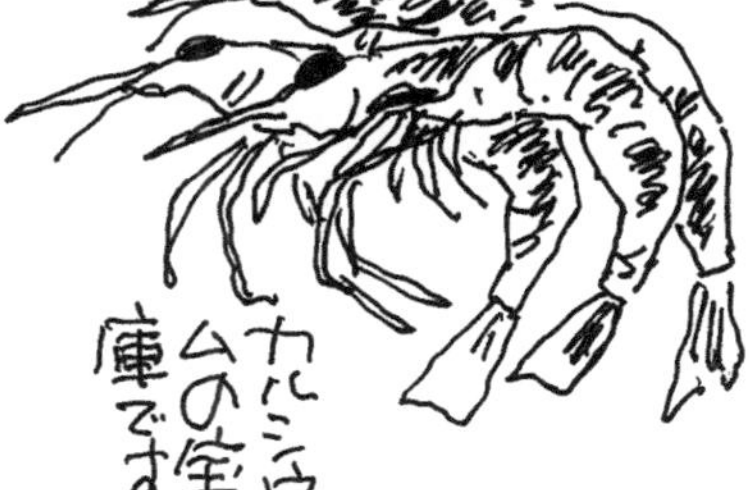

カツオ節《ぶし》を食べて幸せ長寿

「おいしい、美しい、ナガイキ」

「和食」という、日本人の伝統的な食事システムが、欧米の研究者の間で注目を集めている。最先端のテクノロジーを結集したロボット技術の進歩にみられるように、日本の技術開発力が世界のトップレベルにある上に、いまや、世界有数の長寿大国にもなっているからだ。伝統的な和食文化が、世界の無形文化遺産にもなっている。

「頭脳力」と「長寿力」にはそれぞれ相関関係があって、その源流が古代から伝わる「和食」と指摘する研究者も増えている。

「おいしい、美しい、ナガイキ」が、キーワードになり、長寿力を生んでいる和食が、世界各地で評判になっているのだ。

和食に登場する料理には、独特の「うま味」の成分が含まれており、それが「だし」の味。和食の「四大だし」というと、カツオ節に昆布、干しシイタケ、煮干しであるが、それぞれ固有のうま味を出すと同時に、健康と長寿に役に立つ成分の多いものばかり。最近では、油脂を使用しないヘルシーな「うま味」として脚光を浴びている。

栄養成分のかたまり

四大だしの主要なうま味成分は、次のようなアミノ酸であり、健康効果も高い。

カツオ節………イノシン酸

昆布……………グルタミン酸
干しシイタケ……グアニル酸
煮干し…………イノシン酸

これらの中で、私たちが日常的に用いていて、使用量も多いのがカツオ節。カツオ節のうま味成分の主体はイノシン酸であるが、これに日本人の大好きなグルタミン酸をはじめ、各種のアミノ酸が豊富に含まれていて、コクのある力強い味をかもし出している。

カツオ節の七七パーセント強はタンパク質。しかも、カツオ節に仕上げる工程で行われるカビ付けという発酵作用によって、アミノ酸に分解されている。

それらのアミノ酸は、うま味のもとになっているだけではない。頭脳力の向上に役立つグルタミン酸やイノシン酸などであり、記憶力や独創力、長寿力などを高める成分でもある。

カツオ節には、ビタミンB_1、B_2、B_6、B_{12}、Eなどのビタミン類、それにカルシウムやマグネシウム、鉄、亜鉛なども少なくない。

物忘れや記憶力の衰えを救うDHA、血液のサラサラ作用で注目のEPAなども含まれており、まるで、栄養成分のかたまりである。

幸せ脳に欠かせない必須アミノ酸

凄いのは日本人の知恵で、食事ごとに作る味噌汁にダシとしてカツオ節を用いることによって、汁のうま味をいっそう引き立ててきた。

味噌のうま味成分はグルタミン酸であるが、カツオのイノシン酸と混じり合うと、両者から溶け出た成分がいっしょになって、そのうまさは何倍にも飛躍する。

カツオ節や味噌に含まれているアミノ酸は、単に日本人の舌を豊かにしただけではない。日本人の長寿力と元気力、そして独創力を高める上で、大きな役割を果たしてきた。民族の知恵の結集のような味噌汁を、日本人は、日に三度の食事ごとにとってきたのである。

カツオだしは、料理の味や香りをよくするだけではなく、疲労回復効果があることもわかっている。

とり続けると、肩こりや目の疲れなどの改善に加えて、精神的な疲労も軽減し、肌の保水もよくして透明感もアップするといわれている。カツオ節に含まれている多彩なアミノ酸やビタミン、ミネラルなどの成分が複合的に作用し合って、血行がよくなるためとみられている。

さらに重視したいのは、必須アミノ酸のトリプトファンが、たいへんに多く含まれているという点。脳内の神経伝達物質の「幸せホルモン」と呼ばれるセロトニンの材料となる成分なのだ。トリプトファンの吸収効率を高めるためには、ビタミンB_6やナイアシンなどのビタミンが必要となるが、これらもカツオ節には多い。

ニコニコと多幸感いっぱいに生活していく上で重要なのがトリプトファンで、セロトニンは、免疫力を強くする作用でも知られている。反対に、セロトニンの量が不足すると、うつ状態になりやすく、キレたりするなど精神的に不安定になったりするといわれている。セロトニンは、夜に入るとメラトニンに変わり、心地よい睡眠をもたらす上で重要な働きをしている。メラトニンには、ビタミンCをしのぐ抗酸化力があり、さらにストレスを和らげて、免疫力をパワーアップする働きまである。カツオ節の健康力といってよいだろう。

ちょっと変わった利用法に、カツオ節のお茶漬けがあった。カツオ節をご飯にたっぷりのせ、醬油をたらし、ワサビを添えて熱湯をかけるというもので、昭和流の即席めしである。よく「ネコまんま」などと呼んで面白がったが、じつは「長寿まんま」としても立派に役に立つ。シソの葉を刻んでのせると、健康効果はさらに高くなる。

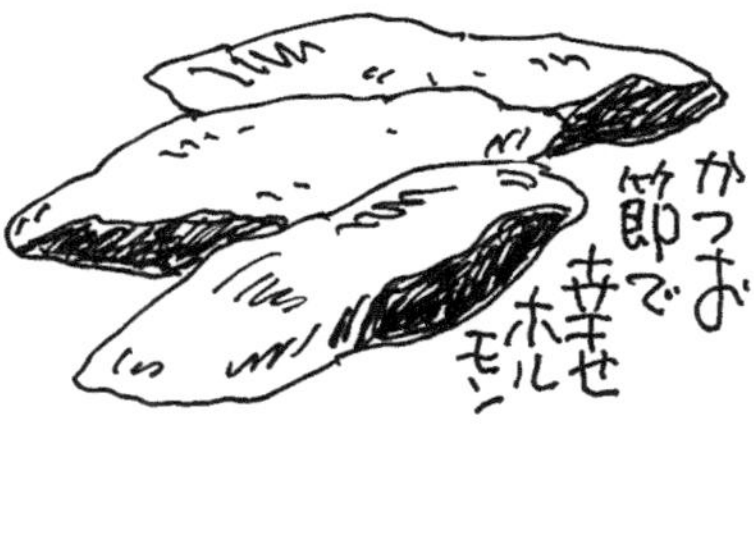

昆布を食して長寿の国へ

「養老昆布」の思いやり

日本人は世界一の海藻を食べる民族であるが、世界トップクラスの長寿でもよく知られている。もちろん、海藻だけが長生きに貢献したわけではないが、栄養的に大きく役に立ってきたのはまちがいない。

海藻の中でもとくに珍重されてきたのが昆布で、神への神饌としても欠かせず、お正月の歳神様へのお供え餅にも、おせち料理にも用いられ、結婚式、長寿祝いにも欠かせなかった。

「こんぶ」が「よろこぶ」に通じるためで、「養老昆布」という場合もある。

「養老」は、「老い」を「養う」だから、体力の衰えがちなお年寄りの健康を気づかい、昆布を食べて、もっともっと長生きして下さいという意味である。事実、昆布には老化を追いはらう成分が多い。

日本料理のだしとして欠かせないが、最近ではヨーロッパやアメリカなどの料理界でも使用されるようになっている。

この昆布を重視したのが、戦国時代の武将たち。「いざ、出陣!」となると、全軍の戦意を高めるために、「三献の儀式」で出陣を祝い、その時に総大将が必ず口にしなければならないものがあった。

「一に打ち鮑《あわび》、二に勝《か》ちぐり、三に昆布」。

「敵を打ち、勝って、よろこぶ（昆布）」の三種で、いずれも「勝つ」にかけてある。

昆布で、いざ長寿の国へ出陣

膳は、白木の三方、または折敷《おしき》で、酒杯は素焼きの土器が三つ重ねになっている。

配膳が終わると、酌人が登場して、片口の長柄銚子で酒を注ぐ。

大将は、まず、「打ち鮑」を口にする。終えたら、酒を一の杯で受け、次に第二の「勝ちぐり」を口にして、二の杯で酒を飲み、三番目に昆布、そして三の杯を干す。

これが一般的な「式三献」で、酒の注ぎ方も三回に分け、初めの一回、二回は少なく、三度目は多く注ぐのがならわしで、現在の結婚式で行われる三三九度は、この「式三献」からきている。

戦国の武将たちは、式三献で「打ち、勝つ、よろこぶ」とかついだ。

単なる縁起かつぎに見えるかもしれないが、戦いの場で、勝運を引き寄せるための儀式であり、式が終了したら、「えいえい」、「おう」と気勢をあげて、いよいよ命をかけての合戦の場へ向かった。

戦場では、イライラしたり、逆上したりして、冷静さを失った方が負けである。武将たちは、それを知っていて、出陣前に昆布を口にしたのかもしれない。

なぜなら、昆布には食べるトランキライザーと呼ばれるカルシウム、そして、ビタミンB類が豊富に含まれている。当時の武士たちが、カルシウムの知識はないとしても、経験を通して、昆布が心の安定に役立つことを知っていた可能性が高い。

一〇〇歳時代である。

不老長寿の実現は、ガンなどの病気やけがなどとの戦いでもある。勝利して長生きするためにも、昆布を食べて「いざ、出陣式」。えいえい、おう！

カツオ節と合わせると、そのうま味は七倍

昆布でだしをとる方法は、古くから行われ、たとえば、江戸時代初期の『料理物語』という、料理の専門書としてはもっとも古い書物の中に、昆布の用法として次のようにある。

「汁、煮物、煮和（煮しめ）、むし漬（味噌漬）、だし、油揚げ、その他いろいろに用いる」

現在とほとんど変わらない利用法で、「だし」はもちろん、料理の食材としても使用されている。

「日本料理は、だしが決め手」といわれるように、吸い物や煮物、鍋料理にしても、だしの使い方ひとつで味の仕上がりはずいぶん違ってくる。

だしの代表が、カツオ節とならんで昆布。昆布だしのうま味成分の中心はグルタミン酸で、おだやかな風味が、料理素材の持ち味を引き立ててくれる。

だしの食材は、他のだし食材と合わせることによって、さらにうま味が増すことがわかっている。昆布とカツオ節の場合がいい例で、昆布のグルタミン酸とカツオ節のイノシン酸を合わせると、そのおいしさは七倍前後になるそうである。このような合わせだしは、昔から行われており、日本人の知恵には驚かされる。

昔も今も「養老フード」

昆布の成分の中で注目されているのが、次の「とろろ昆布で即席長寿めし」の項でも触れるフコイダン。昆布の表皮近くに存在するぬめりの物質で、水溶性の食物繊維である。

腸内の排泄作用だけではなく、胃の粘膜などを

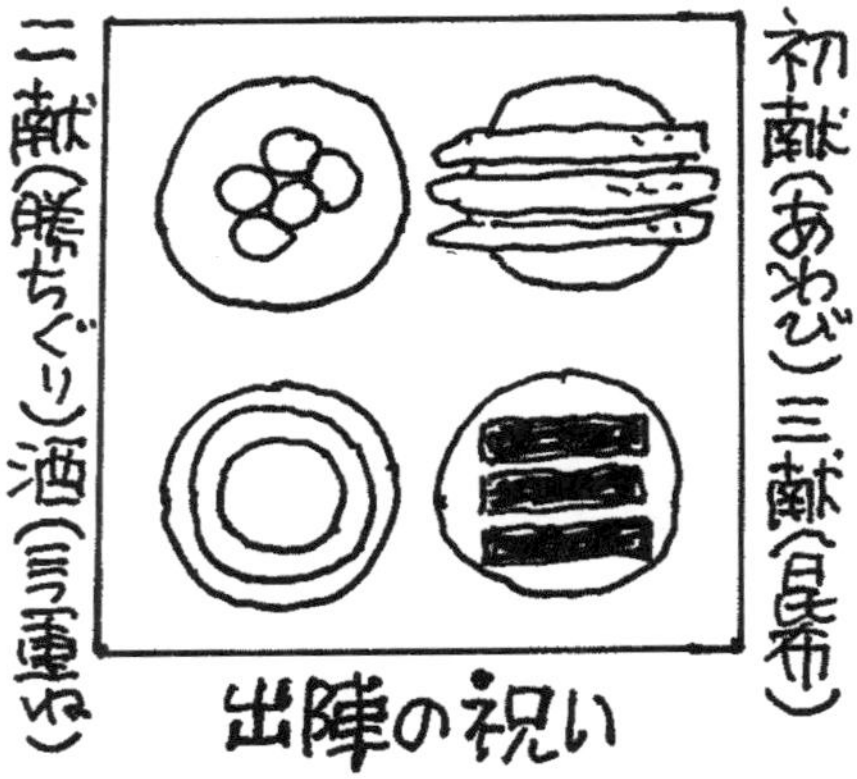

修復する作用や、胃の中のピロリ菌をからめとって除去する働きもあるといわれている。さらに、ガン細胞をやっつけるナチュラルキラー細胞を活性化するパワーもあるという。

海水中の豊富なミネラルを濃縮して含んでいるような食材が昆布で、とくに含有量が多いのがカリウム。あらゆる食材の中でもトップクラス。カリウムは、血圧の安定に役立つミネラルで、高血圧の予防に作用する。美味で長寿作用の高い昆布は、昔も今もまさに老いを養う「養老フード」といってよいだろう。

とろろ昆布で即席長寿めし

骨折を予防する成分

とろろ昆布は、サプリメントに引けをとらない、健康強化に役立つ実力派の即席フードである。ご飯を包んだり、お椀に入れ熱湯を注いで、そのまま食べられるのだから簡単である。

まず、骨を丈夫にする成分が多い。

年をとって恐いのは骨折であるが、骨の強度を保つカルシウムが多い上に、カルシウムの骨への吸収をたすけるビタミンKも含まれている。心臓の老化を防ぐマグネシウムも多いし、体細胞や顔の表情の若々しさを維持する、若返り成分のビタミンEもたっぷりなのだ。

認知症を防ぐビタミンとして注目の葉酸も含まれているし、とろろ昆布の三分の一は食物繊維。水溶性食物繊維のアルギン酸とフコイダンが豊富なのだ。これらは、とろろ昆布を食べる時に感じるヌラヌラの正体である。

アルギン酸は、ほとんど消化されないために、胃を素通りして腸へ移動し、そこで水分をとり込んでゼリー状に変化。その中に腸内の脂肪や糖質、宿便などをとり込んで、体の外に持ち出してくれる。一方のフコイダンは、血液中のコレステロール値の上昇を抑止したり、血栓を防いだりなどの働きがあるという。

どちらも水溶性で、体内の水分を吸収してふくらみ、腸内でかさを増やして、排便を促進する作用はよく知られている。

ビタミンCとビタミンEもたっぷり

抗酸化ビタミンのビタミンCとEも豊富で、老化を防いで長生きする上で頼れる食材である。とろろ昆布をそのまま食べても美味なのは、だしにも用いられる昆布にうま味成分のグルタミン酸が豊富に含まれているからにほかならない。

このうま味と栄養成分を、ふだんの食事に生かして、不老長寿に役立たせる。簡単にでき上がるのが、「味噌汁とろろ昆布スープ」。

ひとつまみのとろろ昆布をお椀にとり、カツオ節もひとつまみ、刻みネギ、薄味程度に生味噌を入れ、熱湯を注ぐだけ。香り立つとろろ昆布スープのでき上がり。ひと口舌にのせただけで、そのうまさに驚く。寒い季節には風邪の予防にもなる。

海苔の代わりに、とろろ昆布でご飯を包めば味のよいおにぎりになるし、とろろ昆布を短く切って、カツオ節といっしょにご飯にのせ、湯をかけるとお茶漬けとなる。同じく短く切った昆布とカツオ節を混ぜて、熱めのご飯に入れて天地返しをして蒸らすと、とろろ昆布ご飯。ワサビを添えるとさらに美味である。とろろ昆布は、誰にもできる即席長寿めしなのだ。

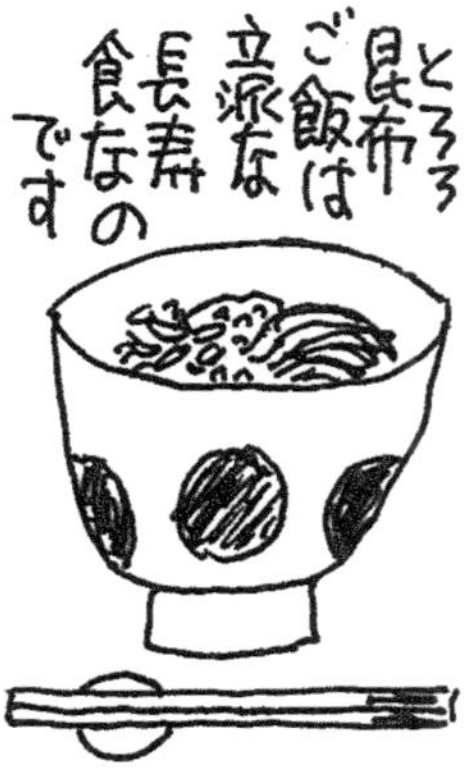

煮干しは福の神も笑う長寿食

日本人はカルシウムが不足している

「人生一〇〇年時代」を前提にして、人生計画を考える時代である。

欧米の研究データによれば、二〇〇七年生まれの日本人の場合、半数が一〇七歳まで生きるようになるだろう、と予測した。現在三〇歳の日本人の半数も、九八歳から一〇〇歳まで生存可能だというのだから驚く。

このようなスーパー長寿時代になると、自分の体のメンテナンスも手抜きをしたりすると、命とりとなる。

まず、何よりも大切なのは、一〇〇年持つ体を支え、生活活動をサポートする骨の力、つまり〝屋台骨〟である。骨を丈夫にする栄養成分として何よりも大切なのは、いうまでもなくカルシウム。

ところが、残念なことに、現代人は慢性的にカルシウム不足が続いている。体の骨量は年をとるにつれて減少していく一方なのに、必要量がとれていないと、骨がもろくなって、骨折しやすくなる。

日本人の場合、国が提唱する一日当たりの必要量は、成人男性が六五〇ミリグラムから八〇〇ミリグラムで、成人女性は六五〇ミリグラム。ところが、平成二六年の国民栄養調査によると、平均摂取量は四九七ミリグラムとかなり少ない。

しかも、骨量は五〇歳を超えると急激に減りはじめ、加齢に比例して減り続けていく。とくに、女性の場合、更年期を過ぎると、減少傾向が強くなることがわかっているのだ。

カルシウムの含有量はトップクラス

カルシウムは、単に骨を丈夫にするだけではない。天然のトランキライザーとも呼ばれているように、イライラやストレスを防ぎ、心に安らぎと安定をもたらす作用もある。逆に不足すると、怒りっぽくなり、イライラしやすくなるともいわれている。

一〇〇年の人生を支える骨を養生し、いつもニコニコしながら、スーパー長寿人生を楽しむためにおすすめしたいのが「煮干し」なのである。

一般的には、カタクチイワシの幼魚が用いられるが、新鮮なうちに塩水で煮たあと、天日、または機械で乾燥させて作る。地方によっては、アジやイカナゴなどの幼魚でも作られている。

イワシの煮干しはカルシウムの宝庫で、あらゆる食品の中でもトップクラス。なにしろ、一〇〇グラム中に二二〇〇ミリグラムも含まれている。カルシウムの体内利用効率を高めるためには、ビタミンDやマグネシウムも欠かせない要素であるが、いずれも煮干しにはたっぷり。このため、煮

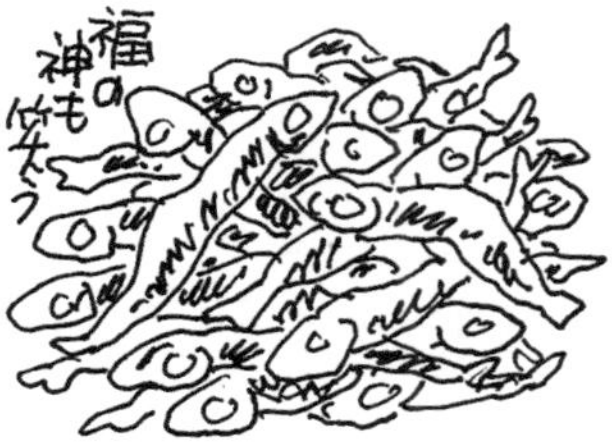

超長寿時代の人生を支えてくれるだけではなく、豊富なカルシウムで、幸運を呼び込むパワーも期待できるのだ。

煮干しには、若さを保つビタミンEやアミノ酸バランスのよいタンパク質、それに脳や血管、心臓などの老化を防ぐ脂質のＤＨＡとＥＰＡも含まれている。記憶力の老化を防ぐ葉酸とビタミンB_{12}も豊富であり、煮干しは、福の神さまもおよろこびになる長寿食だったのである。

干しを食べると、カルシウムも能率よくとり込むことができる。

福の神さまもよろこぶ長寿効果

好運と財宝、幸せを運んでくれるのが「福の神」で、不運と赤貧を持ち込んでくるのが「貧乏神」と昔から決まっている。

福の神に来てもらうためには、いつもニコニコしながら、仕事にはげみ、人間関係を大切にする。すると、福の神が夜中に家の中にやって来て、床の間にお座りになり、一家に好運と財運を運んできてくれる。いつも笑顔で暮らすようになると、免疫力も強くなる。

反対に、不精ひげを生やし、無気力で生気のない顔をしていたら、たちまち貧乏神にとりつかれ、病気がちに落ち込み、家計も赤字になりかねない。

そこで、やっぱり煮干しなのである。

つくだ煮の上手な食べ方

独身者によろこばれたつくだ煮

「つくだ煮」は、弁当の惣菜として今でも人気があるが、誕生したのは江戸時代。江戸前の小魚や貝類、それに海藻などを、関東風の濃口醤油の味をきかせ、甘辛く仕上げた日持ちのよい保存食である。

江戸は出稼ぎの町で、ひとり者が多く、そのまま ご飯のおかずとなるつくだ煮は、常備菜としてたちまち人気となった。

安価で日持ちのよいつくだ煮は、参勤交代で地方からやってくる家臣や足軽の間でも大評判となった。

美味で江戸でしか入手できないところから、江戸勤めを終えて帰国する諸大名の家臣たちが、こぞって江戸土産として持ち帰ったために、つくだ煮の人気は全国に広がっていった。

この名物を生み出すきっかけを作ったのは、実は、江戸という城下町を世界一の大都会に成長させる土台を形成した徳川家康（一五四二—一六一六）なのである。

家康が天下をとる前、摂津国（現在の大阪市）を通りかかった時、突然の出水で川を渡れなくなった。立ち往生しているところを、同国佃《つくだ》村の漁民たちが船を出してくれたので、事なきをえた。

作ったのは大坂佃村出身の漁師

家康が江戸に入国する際に、自分のピンチを救ってくれた佃村の漁師たち三〇余名を呼び寄せ、江戸近辺の海や川で漁を行ってもよいというお墨付きを与えると同時に、将軍家に日々の魚を納める役も命じた。

最初、武家屋敷内で暮らしていたが、寛永年間（一六二四―一六四四）に、隅田川の河口の干潟をもらい受けて埋め立て、故郷の佃村の名前をとり、「佃島」とした。

名物の白魚をひと網、江戸城に献上するほかは、残りの魚を自由に売る権利も承認されたのである。

海上で働く漁師たちが、船の中で食事をする際に、夏でも腐りにくい保存食が必要であった。そこで、ハゼや小エビ、コウナゴ、ハマグリ、アサリなどの小魚や貝類を塩や味噌で煮しめた保存食を作った。これがごく初期の「つくだ煮」といわれている。

やがて、千葉で製造された濃口醤油が江戸にも出まわるようになり、これを用いて濃い味にして、さらに日持ちをよくした。

最初は、佃島というせまい土地だけで作られる自家製のお惣菜であったが、しだいに知られるようになって、ニーズも増え、商売としても立派に成り立つほどの人気が出てきた。

安価で味もよかった常備菜

作り方にも、工夫が加えられていった。

醤油を中心に、みりんや砂糖、香辛料などを用いて、じっくりと時間をかけて煮込み、惣菜料理に仕上げたのである。

これが、江戸っ子の大好きなご飯の味を、実によく引き立てた。値段が手頃な上に、美味で、保存もできるとあって、たちまち、江戸の庶民のあいだで評判となり、やがて「つくだ（佃）煮」と呼ばれるようになった。

つくだ煮は、白魚、ハゼ、小エビ、コウナゴ、ハマグリ、アサリ、カツオ節、刻みスルメなどから、昆布、海苔、豆類など、多種にわたって発展する。

惣菜はもちろんであるが、酒の肴、おにぎりの芯、さらには弁当やお茶漬けなどにも用いられるようになり、江戸町人の食膳の常備菜になっていった。

大坂からやってきた佃村の漁民たちが、江戸の町に、「つくだ煮」という、美味で健康にもよいお惣菜を提供したのである。

やがて、つくだ煮は、徳川幕府の参勤交代システムに乗って全国各地に普及していった。そのつくだ煮をもとにして、土地土地の魚介類を原料として、各地に新しい〝つくだ煮〟も出現している。

小魚でも尾頭《おかしら》つきの一物《いちもつ》全体食

小魚類といっても、立派に尾頭のついた一物全体食だから、長寿効果も高く、常備菜としても役に立った。

中でも注目したいのがハゼのつくだ煮。全体の四分の一がタンパク質で、カルシウムにいたっては一〇〇グラム中に一二〇〇ミリグラムという驚異的な量で、さらにカルシウムの吸収効率を高めるビタミンDもたっぷり。風邪予防効果のビタミンAや疲労回復に役立つビタミンB_1、若さを保つビタミンE、認知症の予防作用の葉酸なども豊富に含まれている。

小エビの場合も、カルシウムや鉄、亜鉛といったミネラルに加えて、ビタミンB_1、ビタミンEがたっぷり含まれている。海藻でよく用いられる昆布の長寿効果もすばらしい。ぬめりの成分のフコイダンには抗酸化や免疫力の強化作用があり、胃ガンの原因となるピロリ菌を減らす効果まで期待されている。

ただ、つくだ煮は、保存食としてスタートしているために、塩分、糖分が多い場合もあり、食べ過ぎにならないよう、他の食物とのバランスを考えて食べるべきである。

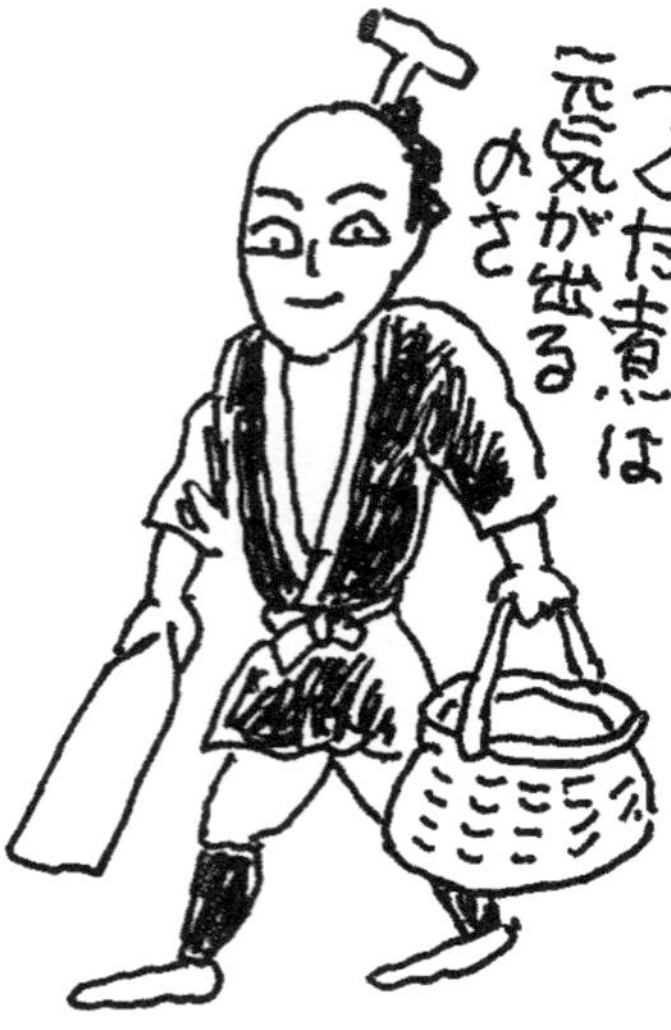

ヒジキが生み出す長寿力

伝統的な長寿おかず

日本には、伝統的な「長寿おかず」ともいうべき常備菜がたくさんある。そのひとつがヒジキと油揚げの煮物。

この二つは、味の相性が抜群によい。

味ばかりではない。栄養の相性もよくなり、日本人に慢性的に不足しているカルシウムと食物繊維がたっぷりとれる。

昔は、どこの家でも、常備菜として、おじいちゃん、おばあちゃんから子供まで、ニコニコしながら実によく食べたものである。

昔、使用人の多い大阪の商家では、夕食のおかずはヒジキと油揚げの煮付けが定番だったそうである。

粗食のようにみえるが、この組み合わせは日本人のすばらしい知恵。商人にとって、お客さまは〝神さま〟なのである。安心して、しかも心地よく商品を買ってもらうためには、店員のニコニコした接客が欠かせない。

自然なスマイルは、カルシウムが生み出すゆとりの表情なのだ。カルシウムは「食べるトランキライザー」と呼ばれるように、必要量を十分にとっていれば、気持ちに余裕が出てくるから、自然にいい笑顔も生じてくる。

カルシウムで笑って長生き

干しヒジキ一〇〇グラム中には一四〇〇ミリグラムという、驚異的な量のカルシウムが含まれている。その含有量は、海藻の中ではナンバーワン。ヒジキと油揚げをいっしょに料理して食べると、カルシウムの体内利用効率が高くなるのだ。

油揚げに含まれているイソフラボンが、骨からカルシウムが溶け出すのを防ぎ、カルシウムの骨への吸着をバックアップする作用をしているからである。

油揚げにもカルシウムが多く、一〇〇グラム中に三〇〇ミリグラム含まれている。

「自然なスマイル」と「丈夫な骨」は、どちらも不老長生には欠かせないが、それを支援しているのが、油揚げの入ったヒジキ料理。もうひとつ重要なのは、長寿に不可欠な食物繊維。干したヒジキの場合、一〇〇グラム中に四三グラムと半分近くが食物繊維なのだ。その量はゴボウの六倍強になる。

ヒジキの食物繊維は、水溶性のアルギン酸や水に溶けないセルロースなどが主体で、これらは便秘の予防や解消に役立つほか、大腸ガンなどの予防効果でも知られている。カルシウムと同じように、現代人に慢性的に不足しているのが、この食物繊維だ。愉快で元気な不老長寿の実現には欠かせない成分である。

若返りのビタミンもたっぷり

カルシウムも含めて、ヒジキはミネラルの宝庫。そのひとつが貧血に有効な鉄で、一〇〇グラム中に五五ミリグラムも含まれている。鉄は吸収がよくないミネラルで、量をたくさん食べる必要があるが、含有量が多いから少量でもかなりの鉄をとることが可能となる。

タンパク質やビタミンCといっしょにとると、吸収率が向上することがわかっており、タンパク質の多い油揚げと料理することは、理にかなっている。

ビタミンCは、別の野菜料理やフルーツなどを添えれば理想的だ。

ヒジキにはビタミン類も豊富に含まれている点も注目すべきである。「若返りのビタミン」として知られるビタミンEが多く、高い抗酸化力によって、細胞の老化、サビつきを防ぐ。ビタミンEの不足は、イコール老化の促進といってよい。

ビタミンEは油揚げにも含まれており、両者を合わせた煮物は、強力な長寿料理としても期待できる。さらに疲れを除き、物忘れを防ぐビタミンB_1、ダイエットに役立つ脂肪を減らす働きで注目のビタミンB_2、血行をよくして骨格を強化するビタミンKなども少なくない。ヒジキのかたい食物繊維をやわらかにするサポニンも多く、この組み合わせを生んだ日本人の知恵には感心させられる。

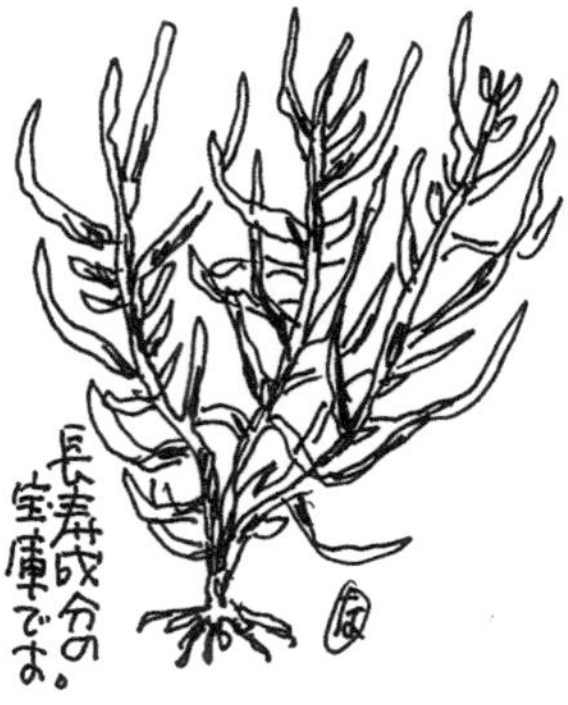

食材篇6

卵・肉・乳製品の薬食同源

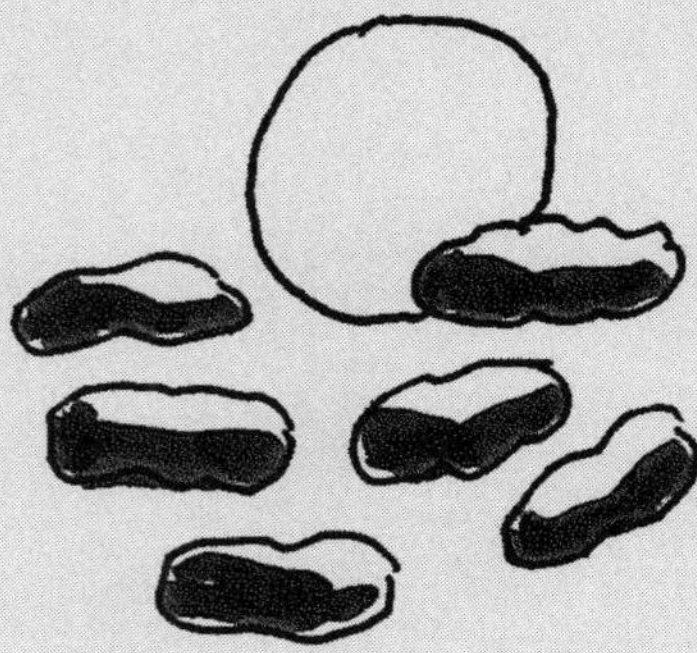

平安貴族の健康を支えた「酥《そ》」

牛乳は完全食

牛乳は、完全栄養食品ともいわれるように、良質のタンパク質をはじめ、脂肪や糖質、ビタミン、ミネラルなどが満遍《まんべん》なく含まれている。

ビタミンでは、AのほかにB_1、B_2、E、K、葉酸を含み、ミネラルではカルシウムにカリウム、鉄、マグネシウム、亜鉛などが豊富だ。

このため、成長期の子どもや病人、高齢者には欠かせない栄養食品で、一般の人たちの栄養補給にも理想的な食品として、すっかり定着している。

確かに、生まれたばかりの子牛を短期間のうちに、驚くほど成長させる牛乳は、まちがいなく高栄養食品。自分で草を食べられるようになるまで、子牛は牛乳だけで育つのである。

子牛がみるみる大きくなるということは、骨格が成長することで、その骨の原料はカルシウムであるのはいうまでもない。牛乳一〇〇グラム中に一一〇ミリ以上のカルシウムが含まれている。日本人の場合、カルシウムの一日の所要量は約六五〇ミリグラムであるが、コップ一杯で必要量の三分の一がとれる。

牛乳のカルシウムは、タンパク質と結合された形になっており、吸収率が高いという特徴がある。

才女と美女を生んだ平安時代の牛乳文化

牛乳は、良質のタンパク質が豊富であり、成長期の子どもには理想的であるが、さらに、女性の肌を美しくし、若さを保つ上でも効果がある。牛乳には、美容作用の強いビタミンAやB_2も含まれている。

バターやチーズというと、ヨーロッパやアメリカというイメージが強いが、実は日本にも「牛乳文化」がたいへんに栄えた時代があった。

平安時代である。

牛乳の加工食品は奈良時代にもあったが、本格的に作られるようになるのは平安時代である。

『源氏物語』で有名な紫式部や『枕草子』を書いた清少納言、そして、エジプトのクレオパトラ、中国の楊貴妃と並んで「世界三大美人」のひとりである小野小町などが活躍した、みやびやかな時代である。

平安文化の主役は貴族たちであり、貴族たちの食膳には牛乳で作った「酥《そ》」が頻繁にのった。

国家的事業として、酥の加工は奈良時代から行われていたが、平安時代になると貢酥の制度がますます盛んとなり、日本各地の生産量も増えた。

貴族たちに支えられた、古代日本の牛乳の加工品は、おいしくて栄養効果の高い食品として珍重されていたのである。

しかし、高価で稀少のせいもあって、貴族や高級役人の専有物と化し、日本の食生活の中に、牛乳文化が根づくことはなかった。

明治時代になって、洋食が普及しだすと、牛乳も飲まれるようになるが、それでも、庶民の飲み物とはならなかった。牛乳が一般的に飲用されるようになったのは、第二次大戦後のことだ。

貴族たちの寿命をのばした酥

「酥」は、牛乳を煮詰めて作った、ほぼ固形状のものである。平安時代の法規集である『延喜式《えんぎしき》』

に記されている作り方によれば、次の通りである。

「作蘇之法、乳大一斗煎、得蘇大一升」

つまり、一斗の牛乳を煮詰めると、一升の酥（蘇とも書く）ができるという意味。牛乳を十分の一に加熱濃縮したものが「酥」ということになる。

記録通りに再現すると、味はきわめて甘美で甘く、上等なチーズケーキのような感じに仕上がる。『延喜式』によって、酥の生産割り当て国をみると、関東から四国、九州におよび、かなり大量に作られていたことがわかる。

各地で作られた酥は、壺に入れて運ばれ、貴族たちの食膳にのせられた。

『源氏物語絵巻』の女性たちの顔立ちは、みんなふっくらとしていて、円満の表情をしている。髪も黒く、つやつやとしていて長く、健康そのものであることを示している。顔の豊かさは、男性も同じで、栄養状態のよさを示し、優雅なふるまいを感じる。ゆったりとしていて、みやびやかなのだ。

「酥」は肌にうるおいと艶を与える

王朝文化の担い手である貴族たちの表情は、男も女も満ちたりていて、おだやかである。カルシウムが十分にとれている表情である。

カルシウムは「食べるトランキライザー」ともいわれるように、骨を丈夫にするだけではなく、イライラや不眠症、精神的不安、うつ病などを予防する効果も高い。

しかも、酥のカルシウムは、タンパク質と結合した形で含まれており、消化吸収もよい。タンパク質のアミノ酸は、脳の中のセロトニンという神経伝達物質の原料だ。セロトニンには、精神安定作用があり、イライラを解消し、幸福感や満ちたりた感情をもたらす〝脳内快楽物質〟なのである。

セロトニンの材料となる必須アミノ酸のトリプトファンは、体内では合成したり、蓄積したりすることはむずかしい。このために、常に食品から摂取し続ける必要がある。脳の中のセロトニンと女性ホルモンはおたがいに関係があり、セロトニンが増えると、女性ホルモンの分泌も増えるそうである。肌の色艶《いろつや》がよくなり、美しくなるのである。平安時代に、世界の三大美人のひとりといわれる小野小町が出現したのも、「酥」と関係があるのかもしれない。

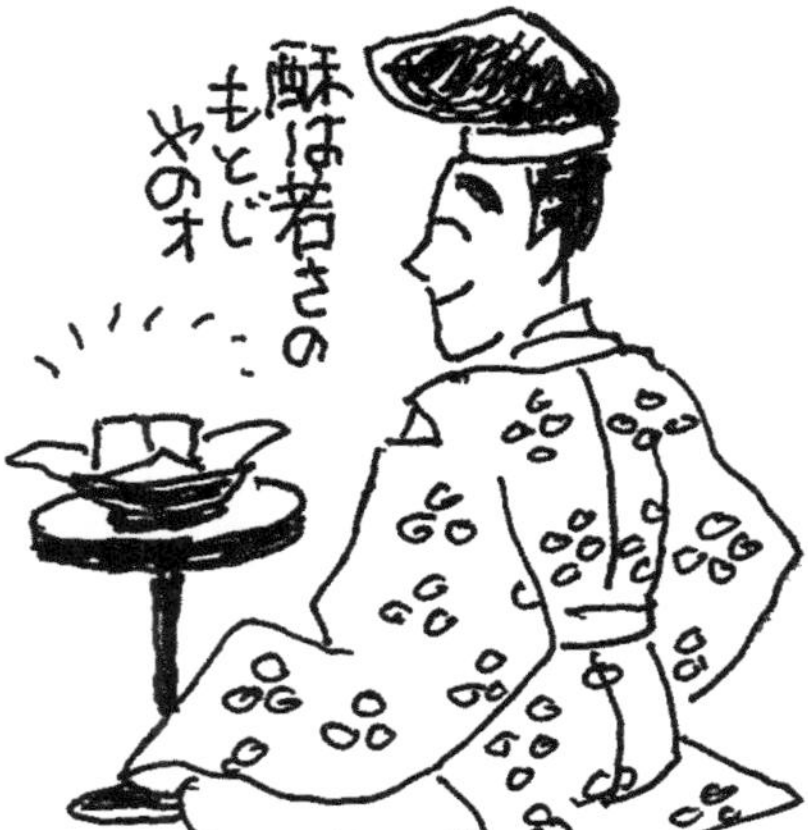

縄文人も好きだった焼きとりの健康作用

ビタミンAの含有量に注目

寒い季節になると、駅前の居酒屋や焼きとり屋のカウンターが、勤め帰りのおとうさんや若い人たちで盛り上がる。その間あいだに、若い女性グループの元気な笑い声がはじけている。

焼きとりの香ばしい煙が駅のホームまで流れてきて、煙に誘惑されてしまったお父さんが、顔中で笑いながらのれんをくぐって入ってきた。

外は木枯し。しかし、店の中は熱気と煙でみんな汗をかきながら、うまそうにビールのジョッキでのどを鳴らしている。居酒屋は今夜も大繁盛である。焼きとりの人気もうなぎ昇りで、最近ではコンビニでもなかなかの評判である。

焼きとりのような串物の材料は鶏肉、豚肉、牛肉、それらの内臓などがあり、タンパク質の供給源ともなり、栄養効果も高い。中でもおすすめは鶏系である。

注目のひとつは、ビタミンAの含有量が牛肉や豚肉の数倍もあり、のどなどの粘膜を丈夫にして、風邪やガンなどの予防に期待できるということ。肝機能を活性化する上で役に立つアミノ酸のメチオニンも多く、ヘルシーに酒を楽しむためにも、酒の肴として鶏肉系の料理は効果的である。

長寿効果の期待できる鶏肉

鶏の胸肉に含まれている成分が、体の若々しさを保つ作用で注目されている。次項でも触れるカルノシンで、筋肉が疲労した時に分泌される疲労物質の乳酸を中和してくれる。渡り鳥が、広い大海や森林地帯の上空を休息なしで長時間飛行できるのも、カルノシンがあるおかげで、抗酸化作用に加えて、老化防止効果もあり、じつは長寿作用のある肉なのだ。

焼きとりには手羽先料理もあり、こちらはコラーゲンが豊富に含まれていて、肌を若返らせる効果で注目されている。コラーゲンには、関節や軟骨などの老化を予防して、体のバネをしなやかにする作用も知られている。手羽先料理を食べたら、ミカンなどの柑橘類を一個食べるとよい。コラーゲン系の成分は、ビタミンCといっしょにとると、その効果が高くなることが知られているからだ。

焼きとりは、もともとは鳥の肉を串に刺して焼き、塩かたれをつけて食べるごく素朴な料理だった。そのルーツは、縄文時代にさかのぼれるほどの古い料理で、戦国時代には武士の間で盛んになり、江戸時代になって庶民料理として、大通りには屋台店が出るほど流行した。手軽に食べられる栄養食として、とくに冬場は人気があった。

江戸時代初期の寛永二〇年（一六四三）に刊行された『料理物語』をみると、鳥料理がたくさんあり、焼きとり関係だけを抜いてみても、次の通りである。

○串焼き……かり、かも、きじ、ごいさぎ、うずら、ひばり、くいな、つぐみ、すずめなど。
○焼きとり……やまどり、くいな、ちどり、しぎ、すずめなど。
○丸焼き……きじ、はとなど。

なぜ鶏の胸肉ブームなのか

薬膳料理に欠かせない胸肉

鶏の胸肉が人気を呼んでいる。

老けない最強の肉として、脚光を浴びているのだ。鶏肉は、牛肉や豚肉にくらべて、味が淡泊なので、どのような料理にもよく合う。しかも、高タンパク、低脂肪、低カロリーなので、健康維持やダイエット、長寿食としても、ぴったりの食材なのだ。

医食同源で健康管理をしてきた歴史のある中国では、古くから薬膳料理に鶏肉は欠かせない。鶏肉は、単なる食材としてではなく、薬用としても、重んじられてきたのである。

鶏肉が、なぜ老けない体を造る長寿食なのかというと、長寿食に欠かせない抗酸化成分が豊富に含まれているからである。アンセリンとカルノシンという二つの物質だ。

アンセリンはマグロやカツオ、サケなどの大型の回遊魚に多く、カルノシンは鳥や馬、牛などの筋肉に豊富に含まれている。ふつう、動物の肉には、どちらか一方しか含まれていない場合が多いが、鶏肉には、アンセリンとカルノシンの両方がたくさん含まれている。

人体の中で、アンセリンは脳や眼などを中心に含まれ、いっぽうのカルノシンは筋肉に多く、どちらも日常的に発生する老化促進物質である活性酸素の害を除く、重要な働きをしている。アンセリンは、脳の中で抗酸化作用を発揮し、脳の血行をよくして動脈硬化を防いで、脳の機能を活発にするという。カルノシンも抗酸化作用で、脳の老化防止にかかわっているが、主として、筋肉に働きかけ、疲労物質である乳酸を取りのぞく作用をしている。

抗酸化成分とコラーゲン

長寿というのは、「老化の進みが遅い」ということであり、抗酸化力が強いということだ。鶏肉は、抗酸化物質が多く含まれていて、体の酸化を防ぎ、老いを遠ざけるパワーが強い。

とくに胸肉が注目されているのは、抗酸化力によって、老化を防ぐ成分が、とりわけ多く含まれているためだ。アンセリンとカルノシンは、共に水溶性の抗酸化成分で、熱に強く、体内でその効果が持続するという特性がある。

鶏飯なら簡単に作れる。胸肉をひと口大に切り、細切りのシイタケとニンジン、スライスした一個分のニンニクと共に炊き込むだけ。日本酒と醤油をたらし、電気炊飯器を用いる。

皮つきの胸肉には、コラーゲンもしっかり含まれている。若さを保って、長生きするための重要物質だ。コラーゲンは、体内タンパク質の約三〇パーセントを占め、細胞や組織をつなぎ合わせる接着剤の役割をし、体の形成や機能の正常化に欠かせない。

不足すると、肌にたるみやくすみが生じ、みずみずしさも失われ、老化も進んでしまう。内臓機能の衰えや骨粗しょう症の原因などにもコラーゲンの不足が関係しているという。コラーゲンは、タンパク質と共に、若返りには必須の物質なのだ。

フライパンにオリーブ油をちょっとたらし、皮目を下にして、弱火でじっくりと焼くと、コラーゲンが肉の中に残る。醤油を数滴かけてからめてでき上がり。野菜を添えて、盛りつける。なかなかの美味である。

鶏の手羽肉にもコラーゲンがたっぷり。揚げ物、煮込み、焼きとりなどによく合う。チキンスープも体によい。胸のぶつ切りと手羽肉、それにショウガ、長ネギなどを入れて、日本酒も加え、アクをとりながら一時間ほど弱火で煮込んででき上がり。干しシイタケを用いる場合は、水で戻して乱切りにし、その水も使用して栄養効果を高める。

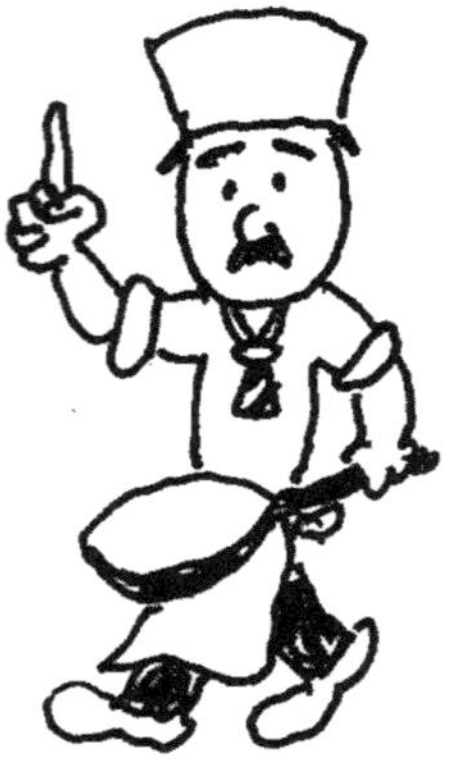

タマゴは脳の長寿食

タマゴは完全食

タマゴは昔から精のつく食物として、重宝されてきた。

以前は病気見舞いというと、もみ殻入りの箱にタマゴを詰めて持参したものである。タマゴを食べて体力をつけ、早く治って退院して下さいという意味があった。なにしろ、タマゴにはビタミン類では、ビタミンC以外はほとんどがそろっているのだ。

ビタミンAは粘膜を丈夫にして視力の老化を防ぎ、免疫力を強くする働きがある。ビタミンB群にはブドウ糖や脂質の代謝を促進し、活力源としてからだ全体を元気にしてくれる。若返りのビタミンと呼ばれ生活習慣病にも効果のあるEもたっぷり。ミネラルでは鉄が多く、貧血の予防に役立っている。

タマゴが完全食といわれるのは、タンパク質のアミノ酸バランスがきわめて優秀なためであるが、これはヒヨコという生命体を誕生させるのに必要な材料を全部含んでいる点からもわかる。

一個のタマゴがヒヨコの脳から肉、骨格、全臓器とすべての組織をつくり、生命を生み出すのである。

江戸っ子は「玉子」が大好き

江戸で生まれた川柳がある。

すまし平　落して玉子　春の月

「平」は平椀のこと。すまし汁に落とした生タマゴが春の月のようだという風流。

ちょうちんの　骨継ぎをする　生鶏卵

こちらは精力増強作用の即効性をいったもので「ちょうちん」は陰萎（インポテンツ）のこと。吉原などの花柳街では夜の見世《みせ》開きと同時に、鮨売りと玉子売りが商売を始めるのが定例だった。

湯上りの　玉子に塩の　薄化粧

つるつるすべすべのタマゴの肌に薄っすらとまぶした塩が化粧のようで、ちょっと色っぽいタマゴである。次のように物騒《ぶっそう》な作品もある。

ぶっつけて　天窓のへこむ　ゆで玉子

「天窓」は頭のこと。今でも額にゆでタマゴをぶっつけて殻を除いたりするが、それをオーバーに表現している。

餅よりも　玉子を食へと　かかあ言い

こうなると男はちょっと恐い。

地雷火に　肝が潰れた　蒸玉子

たき火でタマゴを焼いたところ、殻が割れて黄身がとび散った。「蒸玉子」は焼きタマゴのこと。

タマゴで脳の若返り

中年を過ぎると、若い頃には弾力性に富み、しなやかだった血管もだんだんこわばって、もろくなっていく。まさに、よくいわれるように「ヒトは血管とともに老いる」のだ。血管の老化は、脳梗塞や心筋梗塞などさまざまな生活習慣病を引きおこす。動脈硬化もまた血管の老化現象のひとつである。

ところが、タマゴの黄身に多いレシチンは、血管にこびりついたコレステロールや脂質などを排除して、血液の流れをサラサラにし、動脈硬化を予防する働きがあるといわれているのだ。レシチンは血管を掃除し、脳の血行障害を防ぐから痴呆症の予防にも役に立つ。

レシチンは記憶力をよくして物忘れを防ぎ、学習能力を高める成分としても注目されている。

日本は世界一の高齢社会。一種の老人病ともいわれるアルツハイマー病も増えているが、この病気の傾向として、アセチルコリンという脳の中の神経伝達物質が減少していることがわかっている。アセチルコリンはその名からもわかるように、コリンによって形成されている。レシチンの主成分がコリンなのだ。

ここから、レシチンをコンスタントにとることによって、老齢にともなう記憶障害や痴呆症の予防に役立つのではという説が出てくる。老人ばかりではなく、ビジネスマンや児童の脳にもよい働きをもたらし、学習能力の強化や改善にも役に立つことがわかってきた。レシチンはタマゴばかりではなく大豆などにも含まれているが、情報化社会の中で成功するためのブレインフード（頭脳食）といってよいだろう。

レシチンは、日本人の伝統的な主食である米のご飯にも含まれており、生タマゴをかけたご飯は脳の機能を高め、その老化を防いで若い頭脳力を維持するためにも効果的である。まさに、タマゴは脳の〝長寿食〟であり、〝頭脳食〟なのだ。

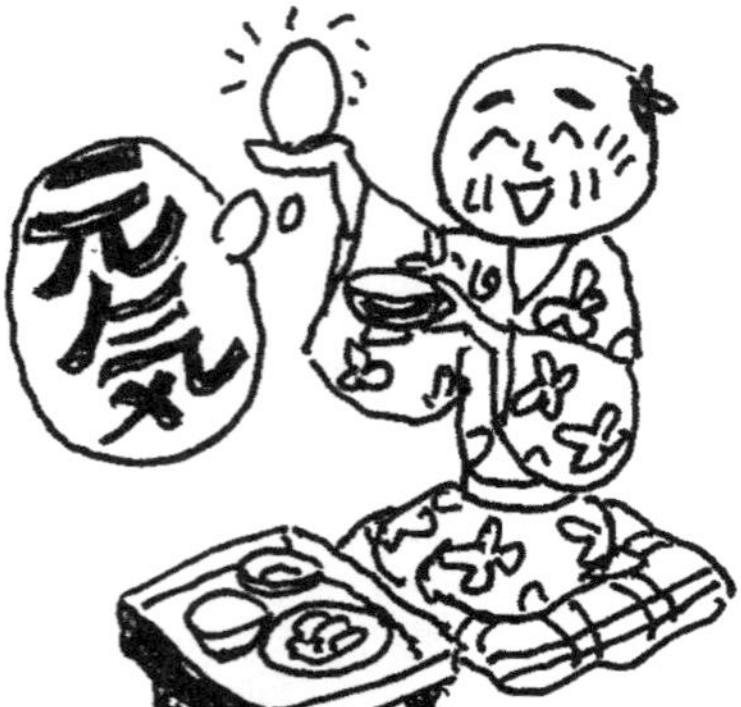

豚肉は不老長寿をもたらす

「豚肉にはじまり、豚肉に終わる」

沖縄の食文化は、「豚にはじまり、豚で終わる」といわれるほど、豚肉料理が定着している。

沖縄で「肉」といったら、豚肉を示すほどで、牛肉もあるし、鶏肉も山羊の肉もあるが、人気の点で豚には遠くおよばない。

沖縄は島であり、周囲は海だ。動物性タンパク質の供給は、魚や貝といった海産物でもまかなうことができたはずである。ところが、豚肉に比重を置いた。理由のひとつは、仏教がほとんど根づかなかったために、仏教の戒律もなく家畜の肉を食べることにあまり抵抗がなかった。

もうひとつの理由は、古くから中国大陸と交流があり、中国の食文化が自然に島に上陸し、家庭料理として根づくことになった。

中国料理をとり入れた琉球料理

一五世紀の初めから幕末にかけて、琉球王が替わるたびに、中国から皇帝の使者が、御冠船で沖縄にやってきた。

使者に対する接待は、国家的行事であり、きわめて大がかりなもてなしが行われた。その時に出す料理を学ぶために、料理人を中国に派遣し、積極的に中国料理を勉強させている。

これらの供応料理は、中国色のきわめて強いものであり、のちの沖縄料理の発達に大きく寄与したことは、いうまでもない。

江戸時代の初期に、九州の薩摩藩に敗れてからは、薩摩からやってくる奉行役人の接待がこれまた琉球王国の行事となり、今度は料理人を薩摩に送り、日本料理、とくに薩摩料理を習得させた。

そうはいっても、歴史的にみれば、中国との関係はきわめて深いものがあり、豚肉料理の多彩さに、現在でもその影響をみることができる。

王朝の供応料理は、上流階級から次第に庶民に広がり、やがて家庭料理にとり入れられるようになって、長寿に役立つ沖縄料理の原形ができ上がっていく。

毎年やってくる台風、そして、一年の大半が高温多湿という亜熱帯のきびしい風土の中で生き抜くためには、ふだんから健康を意識した食べ方が重要だった。

ヨモギやウコン、カンゾウなどの薬草は、今でもマーケットでも売られていて、お茶にしたり、料理に用いたりしているが、病気に対する免疫力を強化し、長生きする上で役に立っている。これらの植物は、強い紫外線による活性酸素から健康を守る、抗酸化成分の含有量が多い。

食べ物は「クスイムン（薬物）」

中国には、古くから「食」を薬とし、「薬」を食とする歴史がある。つまり、「食薬合一」だ。「医食同源」や「薬食同源」と同じである。

食を「薬」にして、病気の予防や治療に役立て、さらには、不老長生も入手しようという考え方は、古代中国の知恵が達成した、医学的な偉大な成果といってもよい。

そのような食事観は、琉球料理にも少なからぬ影響を与えてきた。いい例が「クスイムン」という言葉だ。食べ物のことで、「薬になるもの」という意味だ。沖縄のことわざに、「食はヌチグスイ（命の薬）」がある。

食事のあとで「ご馳走さま」のかわりに、「クスイナビタン」というが、「薬になりました」という意味だそうである。

沖縄には長生きしている方が多い。

豚肉や豆腐をたくさん食べる中国南部の食事法と、日本の魚と海藻を多くとる食文化が、それぞれの長所を生かしながら、うまく融合して、「沖縄流の長寿食」ができ上がったのである。

豚の一物全体食

豚肉文化は、中国の強い影響によるものであるのはまちがいないが、沖縄の場合、肉ばかりではなく、胃や腸、心臓、肝臓といった内臓も上手に食べるところに特徴がある。

このような食べ方が、実は、健康長寿にたいへん効果をあげている。内臓の部分にはビタミンAやB_1、B_2、B_{12}、葉酸、E、ミネラルでは、鉄や亜鉛、カルシウム、カリウムなど、通常の食事では不足しがちな栄養成分が豊富に含まれていて、長寿に大きく貢献している。

肉食をすると、幸せホルモンとも呼ばれるセロトニンという脳内物質が増え、ウキウキしてきて愉快になり、人生が楽しくなる。セロトニンの原料はトリプトファンで、赤身の肉や大豆などに含まれている。

「豚は、鳴き声以外は全部食べるよ」というくらい、頭部の皮から耳、足の先、さらには血まで無駄なくきれいに食べてしまう。

市場の肉売り場には、豚の顔面があったり、足がずらりと並んでいて、活気がある。皮の部分や骨付き肉などにはコラーゲンが多い。血管を丈夫にしたり、肌の若々しさを保つ成分だ。マーケットの店員には、女性の高齢者が多い。いつ行っても ニコニコしていて、売り声にも張りがあり、元気である。

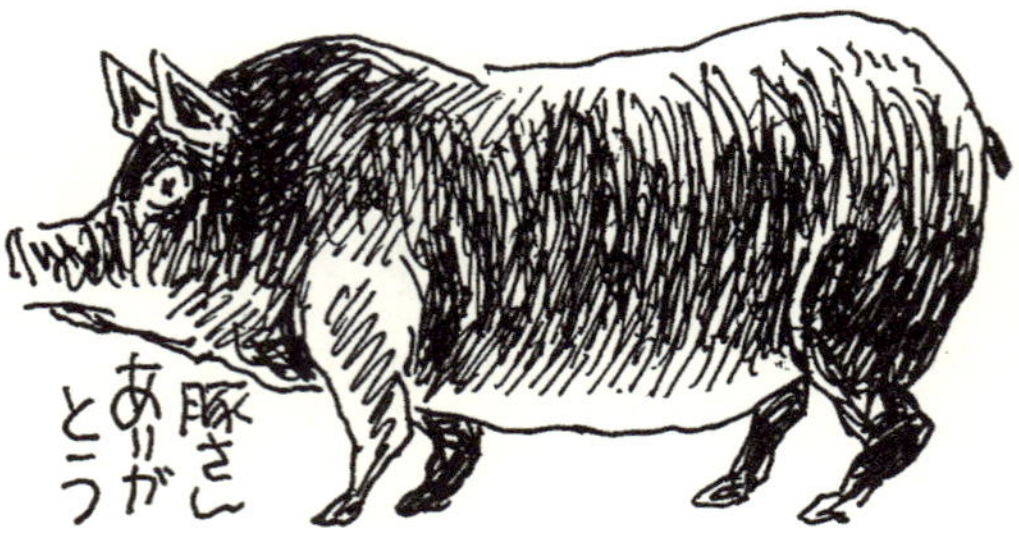

長寿の教え

不老長寿に役立つ日本発のスーパーフード

日本のスーパーフードの特徴

日本の食品マーケットにも、すっかり根づいた「スーパーフード」。長寿時代にマッチした健康食品が多く、雑穀やナッツ類、種実、発酵食などが中心。

言葉自体に細かい定義はなく、栄養効果が高くて、特定の栄養成分が突出して豊富に含まれている食品を総称して「スーパーフード」と呼んでいるようである。古くから、先住民などに伝統的に利用され、健康効果をあげてきたものが多い。

急速に進む高齢化、その結果として健康志向が高まり、人工的なサプリメントがブームとなったが、最近では敬遠されるようになっている。

自然で栄養効果や薬効性の高いものをとろうという社会的風潮になっているのだ。その結果として、古代人たちによって健康作用を証明された食物をとる人たちが増え、自然にアメリカで「スーパーフード」という言葉が使われるようになった。

今ではスムージーやサラダ、スナックなどにもとり入れられ、アメリカ人の食卓にすっかり定着している。

スーパーフードの考え方は、東洋の「医食同源」にも近いため、世界トップレベルの長寿国である日本の伝統食にも注目が集まっている。いずれも、日本人の長寿に古くから役に立ってきたものばかりである。

不老長寿をもたらすスーパー一〇選

「健康」と「長寿」に役に立つ成果を十分に備えた、古代以来の日本のスーパーフードを選んでみた。次の一〇選である。

①「稗《ヒエ》」は縄文以来の健康穀物

縄文遺跡から出土するほど古い穀物で、『日本書紀』の穀物誕生神話にも出てくる。

「ヒエ」の名前は、「冷え」とか「冷えに耐える」からきたといわれるように、冷害にはきわめて強い作物。生命力が強靱なのだ。

他の穀物より長く貯蔵できるという特性があり、古代から最近まで、冷害や飢饉に備える食糧としてたいへんに重要であった。生命が強いから、それを食べる人たちもバイタリティーがある。

古くから雑穀作りの盛んな東北地方のおばちゃんたちは、元気で愉快でとってても面白い。

先日、取材である山間の村を訪れたら、「ほれ、ヘーダンゴ食え」といって、ダンゴ入りの汁粉をすすめられた。

おかしいなァ。「ヘーダンゴ」の「ヘー」ってオナラのことかなァ、食物繊維が多いからオナラが発生しやすいし、と悩んだあげく、思いきって「ヘーというのは、オナラのことですか」と聞くと、「ワーッハッハァ。ヘーのことだ、ヘーだってば。ワッハッハ」。

どうやら「ヒエ」のことを、土地のなまりで「ヘー」といっていたのである。「ヘッタラダンゴ」という場合もあり、「ヘー」も「ヘッタラ」もヒエのことで、その粉で作ったお汁粉に浮かんでいるダンゴは、素朴なうまさがあり、大変なご馳走だった。

岩手県に古くから伝わる郷土食に「ひえとろろ」がある。ヒエ飯にとろろ汁をかけて食べるもので、かっこみ食をしても、消化酵素が多いから腹にはもたれない。素朴でとってもうまい。

ヒエはイネ科の一年生植物で、主成分は炭水化物であるが、タンパク質や脂質、ビタミンやミネラル、食物繊維、ストレスに強くなるパントテン酸、抗酸化成分などを含む。

②「大麦」で天下をとった徳川家康

大麦も、日本の立派なスーパーフード。

麦めしばかりでなく、雑穀めし、玄米めしなどは戦国武士の常食であったが、家康だけが「麦めし」でも名を残したのは、頭脳を駆使して天下をとり、多数の側室を置いて二〇人近い子をもうけ、そのうえ七五歳という長生きまでしているからで、その原動になったのは麦めしなり、とみられているからにほかならない。ちなみに、家康の頃の日本人の平均寿命は四〇歳前後であり、七〇歳以上は立派な長命だった。

麦めしを好んで食べていた家康に、便秘で苦しむようなことは皆無だったにちがいない。大麦のほぼ一〇パーセントは食物繊維であるが、水溶性食物繊維が驚くほど豊富に含まれていて、善玉の腸内細菌を大量に増やしてくれるのだ。水溶性食物繊維の大半を占めるβグルカンは腸内環境を整える作用に加え、コレステロール値や血糖値の正常化に役立つことがわかっている。

大麦にはビタミンB_1が多く、合戦で疲れた時などの疲労回復に効果があった。若さを維持するビタミンEも豊富であり、免疫力を高めるパントテン酸や食物繊維なども少なくない。

今から七〇年ほど前の日本人の食事は、麦めしか雑穀めしが当たり前だった。その頃、どこの家庭でも、よく子供が生まれたものである。麦や雑穀めしには、男性を奮起させる作用のあるアルギニンが多く、家康も同じような男性ホルモン状態となり、側室を常に側から離さず、次々と子を作り、なおかつ長生きまで実現した。七五歳で死去するまで、生涯現役でもあり、長寿時代のお手本のような生き方を示したのである。

麦めしの功績大なるべし。まさにスーパーフードである。

③「小豆」の赤色は不老長寿の〝赤〟なり

いろいろな長寿の祝いごとを総称して「寿賀《じゅが》」というが、数え年六一歳の「還暦」では、赤い頭巾や赤のチャンチャンコを身につけて祝う。

赤色には意味があり、〝赤子〟に戻って若返り、さらに長生きできるようにという意味と、悪厄除けのためだ。還暦を「本掛《ほんけ》帰り」と呼ぶのも、ここからきている。

「人生一〇〇年時代」の現代と異なり、昔の六〇歳は長寿であり、おめでたいことだった。タイやエビなどの飾られた祝い膳が並び、小豆で赤く染めたおこわが盛られたのである。

登場する赤い色素の料理には、強い抗酸化力があり、老化の進行やガンなどの病気の原因となる活性酸素を消去するパワーが大変に強い。

タイとエビの赤はアスタキサンチンであり、小豆の場合はアントシアニンで、いずれも抗酸化力、つまり、老化の進行を抑えるパワーがある。

つまり、祝い膳に登場する「赤い料理」は、実は立派な不老長寿食だった。それらの赤い料理の中で、もっとも重要なのがお赤飯。

小豆には疲労回復に欠かせないビタミンB_1が多く、加齢による物忘れを防ぐ上でも役に立つ。脳のエネルギー源となるブドウ糖の代謝に欠かせないビタミンでもあり、不足すると、集中力のダウンやイライラ、無気力になったりする。

小豆のサポニンは、コレステロールや中性脂肪を低下させ、血栓の予防にも期待されている成分。小豆一〇〇グラム中に約一八グラムの食物繊維が含まれており、整腸効果も期待される。若返りに役立つビタミンEも豊富で、小豆は長寿を祝う食材としては、まさに理想的である。

④「味噌」が日本人の長寿を支えてきた

つねに米飯と並び、一家の幸せと健康をサポートする大黒柱が味噌汁だった。

この組み合わせは、健康効果がきわめて高い。日本人の寿命はのび続け、今や「人生一〇〇年の時代」である。味噌は私たちが知らないうちに、日本人の健康と長生きを支える原動力となっていたのである。

なにしろ、味噌は大豆の三五パーセントのタンパク質が、麹菌のプロテアーゼ（タンパク質分解酵素）で分解され、長寿効果の高いアミノ酸になっている。味噌汁にすると、野菜やキノコ、海藻、豆腐、さらには鶏卵なども入ったりするから、立派な長寿スープだ。

味噌には、元気アミノ酸といわれるアルギニンの多い点も注目される。ご飯に添えて実だくさんの味噌汁をとれば、栄養のバランスもとれ、元気が出て、自然に長生きできるのである。

味噌汁の褐色はメラノイジンで、発酵によって生じた成分であり、ガンや動脈硬化など、大病のもとといわれる活性酸素を抑える抗酸化作用で注目されている。

⑤「梅干し」は日本人のソウルフード（魂の食）

戦中戦後の食糧難の時代に、「日の丸弁当」でがんばった日本人。アルミニウムの弁当箱にご飯を詰め、まん中にたった一個の赤い梅干し。しかし、梅干し一個の弁当を食べると、少々オーバーワークしても疲れなかった。

梅干しほど偉大な酸味食はない。

なめただけで口がすぼみ、顔中の筋肉がギュッと縮む。思わず眼を固くつむり、目がしらに深いシワを作ってしまうほどである。同時にどっと唾液が出る。唾液には長寿ホルモンのパロチンやアミラーゼなどの消化酵素が含まれている。

「朝茶に梅干し」は、古くから長生きおばあさんの知恵だ。朝ご飯には、梅干しもお茶も欠かせない大切なものだという意味。

梅干しを軽く火にあぶって身をほぐし、茶碗にとり、熱々のほうじ茶などをかけ、ひと口、ふた口と楽しむ。すると、生命力が体中に広がり、「長生きして、人生を楽しむわよ～」と気合が入る。

梅干しを焼くと、ムメフラールという、血栓を防いだり、毛細血管の血行をよくする成分が発生することが発見されている。しかも、梅を漬ける時に使うシソの葉の赤い色素は抗酸化成分のポリフェノールで、老化防止に役に立つ。

梅干しの強烈な酸味は、クエン酸などの有機酸で、昔から、梅干しをなめると疲労回復に役立つことが知られていた。筋肉にたまる疲労物質の乳酸を分解して、疲れのもとを取り除く働きがあるためである。疲れた時には、ひと粒の梅干しが何よりも大きな疲労回復剤となったのである。

⑥「カツオ節」の中の長寿アミノ酸

カツオ節は世界一堅い食べ物である。

堅いけれども、味はきわめてよい。削って食べてもらうと、外国人はまるでビーフジャーキーの味だといって目を丸くする。

古代からの保存食となり、酒の肴、飯《めし》の菜《さい》、そして、だしの材料になってきた。凝り性の日本人は、もっと美味な味が出るはずだと、手を加え、技術を開発し、ついにここまで堅くしてしまった。和食の代表的なだしであり、日本のスーパーフードである。

カツオ節の七七パーセント強は、長寿に欠かせないタンパク質。しかも、カツオ節に仕上げる過程で行われるカビ付けという発酵作用によって、アミノ酸に分解されている。そのアミノ酸はうま味のもとになるだけではなく、頭脳力の向上にも役立つイノシン酸やグルタミン酸、タウリンなどで、記憶力や独創力などを高める成分でもある。

ビタミンB_1やB_2、B_6、B_{12}、D、E、それにカルシウムやマグネシウム、亜鉛なども含まれている。記憶力の衰えを救うDHAや、血液のめぐりをよくするEPAも含有していて、まるで味出し成分と長寿成分のかたまりなのである。

これほど卓越したカツオ節を、日に三度の味噌汁に用いて、汁のうま味をいっそう引き立ててきた。

味噌のうま味成分はグルタミン酸であるが、カツオ節のイノシン酸と混合して用いると、味噌汁全体の味が何倍にもふくらみ、うま味が強くなる。総合アミノ酸スープと化した味噌汁は、単に日本人の味覚を豊かにしただけではなく、民族の独創性と長寿力を高める上でも、大きな役割を果たしてきたのである。

⑦「柿」が赤くなると、医者は青くなる

昔のことわざは、なかなかうまいことをいう。経験の知恵で、秋になって柿を食べるようになると、病人が少なくなってしまうから、「柿が赤くなると、医者は青くなる」となった。

寒くなると、万病のもとといわれる風邪が流行する。「風邪にはビタミンC」といわれ、それを

予防する成分のひとつがビタミンC。柿一〇〇グラム中に七〇ミリグラムも含まれている。その含有量は、ミカンの二倍だ。柿には、ビタミンCと同じように免疫力を高めるパントテン酸も多い。抗酸化成分のカロテンやビタミンEや葉酸など、健康力を強化するビタミンも含まれている。寒くて風邪の季節を無事に乗り切る栄養成分の宝庫なのである。

柿に含まれているタンニンは抗酸化成分で、細胞の酸化、つまり老化を防ぐ働きがあり、血圧の安定にも期待されている成分である。

昔は、たいがいの家の庭先に甘柿と渋柿が植えられていたものである。まず、甘柿から食べはじめ、あらかたなくなる頃に、山からモズがやってくる。そして、柿の木の梢でけたたましい鳴き声を上げ、村人に冬の近さを告げる。

霜の季節となって、渋柿も赤くやわらかな、甘い熟し柿となる。渋柿のほとんどは、熟す前に皮をむき、日当たりのよい軒下などにつるして干し柿とした。

干し柿にすると生柿にくらべ、食物繊維が一〇倍近くに増えるし、カロテンも驚異的に増加し、認知症の予防に注目される葉酸も増える。

⑧「鮭《サケ》」の赤い色素が長寿を呼ぶ

秋が深まると、日本の野山は色彩にあふれ、山も川も一気に豊かになる。イノシシやシカが肥え、落下したクリが地面を埋めつくす。そして山ブドウやガマズミが甘くなる。縄文酒の原料だ。

川にも美味なるご馳走が、身を赤く染めながらのぼってくる。サケで、産卵のために北の海から川に戻ってくるのだ。

サケは、「秋味《あきあじ》」とも呼ばれ、縄文時代から冬を越すための貴重な食糧資源だった。奈良時代の地誌である各地の『風土記』にも記されており、栄養的にも重要だったのである。

毎年、義理がたく群れをなして川をのぼるサケは、沿岸の人たちにとって、あてにすることのできるご馳走だった。

大量にとれるために、日干しにしたり、塩引きなどにして保存した。サケはお歳暮の主役であり、お正月の祝い魚としても欠かせない。正月魚は土地によって違いがあり、サケを用いるのは、主として東日本。北陸や山陰地方になると、ブリが主役である。

昔は、サケの肉質が赤く、他の魚とはちがうところから、神聖でおめでたい、長寿をもたらす魚とみられていた。赤い色素はアスタキサンチンで、老化を防いで若さを維持する成分として脚光を浴びている。紫外線やストレス、運動のやり過ぎなどで発生する毒性の強い活性酸素を消去する抗酸化力がきわめて強く、ビタミンEの何十倍もあるといわれている。

土地によっては、お正月の雑煮にサケを入れて祝い、不老長寿を祈った。サケの赤い色素の成分名は知らなくても、サケをちょうだいして長寿を願うことには、ちゃんとした裏付けがあったのである。

サケの栄養は、アスタキサンチンのほかにもビタミンA、B類、D、E、それに物忘れを防ぐDHAや血行をよくするEPAも豊富であり、まさにベスト長寿食である。

⑨「蕎麦」好きは長生き

昔から元気に長生きしているご老人が、ニコニコしながら、美味しそうに蕎麦をたぐっているのを、頻繁に目撃していた人たちが「蕎麦好きは長生き」という、小見出しのようなことわざを感心しながら作ったものだろう。

確かに、蕎麦には長寿に役立つ成分が含まれている。ルチンで、蕎麦特有の抗酸化成分、つまり、ポリフェノールの一種だ。

蕎麦の種実に含まれているルチンは、殻の部分にもっとも多く、外層、中層、内層の順に少なくなっていく。したがって、白い内層粉で作る蕎麦切りよりも、外層まで挽き込んだ黒っぽい蕎麦切りの方が、老化防止に役立ち、長寿効果も期待できる。

蕎麦には、ルチン以外にもポリフェノールが含まれており、記憶力の向上といった脳とのかかわりでも注目されている。

毛細血管強化に役立つルチンの量は、一食分の蕎麦で十分にとれるそうで、ただ蓄積はできないので、毎日食べるのが望ましいが、困難であれば、食べる回数を増やすようにすればよいともいわれている。

ルチンはビタミンCがあると、毛細血管強化作用はいっそう強まるので、薬味としてネギや大根おろしを添えるのは、日本人の知恵であり、理にかなっている。両者ともビタミンCが含まれているからだ。

ルチンは水溶性であり、茹でる時に湯の方に溶け出してしまう。量的には多くはないが、やはり蕎麦屋さんで出してくれる蕎麦湯は、ありがたくちょうだいすべきである。

⑩「昆布」は〝養老昆布〟で〝よろこぶ〟

動物性、あるいは植物性の材料を煮出したり、水に浸したりしてうま味成分を抽出した汁のことをだし汁といい、煮物や汁物などの味のベースに欠かせない。

昆布とカツオ節が、その代表である。

日本人はいつ頃から、だしを使用するようになったのだろうか。昆布についていうと、昆布を食べるようになった時点で、だし的なうま味を発見していたはずである。

昆布など海藻を食用にするようになったのは、縄文時代である。昆布を煮ると汁がうまくなることを経験するうち、「だし」の認識が生まれ、次は意識して昆布を汁物などに用いるようになって、だし取りの方法も発見されて定着したものだろう。

縄文時代には干し貝や干し魚なども盛んに作られており、これらもうま味が出ることに気付き、やがてカツオ節を生む土台となっている。

昆布は味のよい長寿食といってもよいくらいに、不老長寿成分がたくさん含まれている。

お正月や祝いごとの料理に、必ず昆布料理が出されるのは、「よろこぶ」に通じる縁起のよさがあるが、「養老昆布」とも呼ぶように、不老長寿をもたらす食物という意味もこめられている。

昆布にはカルシウムやカリウム、マグネシウムなど、健康に欠かせないミネラルのほとんどが含まれている。なかでもカルシウムは牛乳の六倍もある。

昆布のヌルヌルした物質は、アルギン酸やフコイダンといった食物繊維の一種。アルギン酸には通じをスムーズにして、腸の中にとどこおりやすい発ガン物質や余分な脂肪といった有害物質を取りこんで、排泄させる作用がある。

いっぽうのフコイダンには、血液中のコレステロールを減らし、血管の中に発生しやすい血栓を防ぐ働きがある。その上、病気に対する免疫力を強化して、ガンを抑制する効果まで期待されているのだ。

骨の材料となるカルシウムと、骨が衰えるのを防ぐビタミンKがいっしょに含まれている点でも注目される。

　肌のシワやシミは、老化のはじまりであるが、それを防ぐカロテンやビタミンC、E、葉酸などもたっぷり含まれており、昆布は、まさに長寿をもたらす、縁起のよい「養老昆布」なのである。

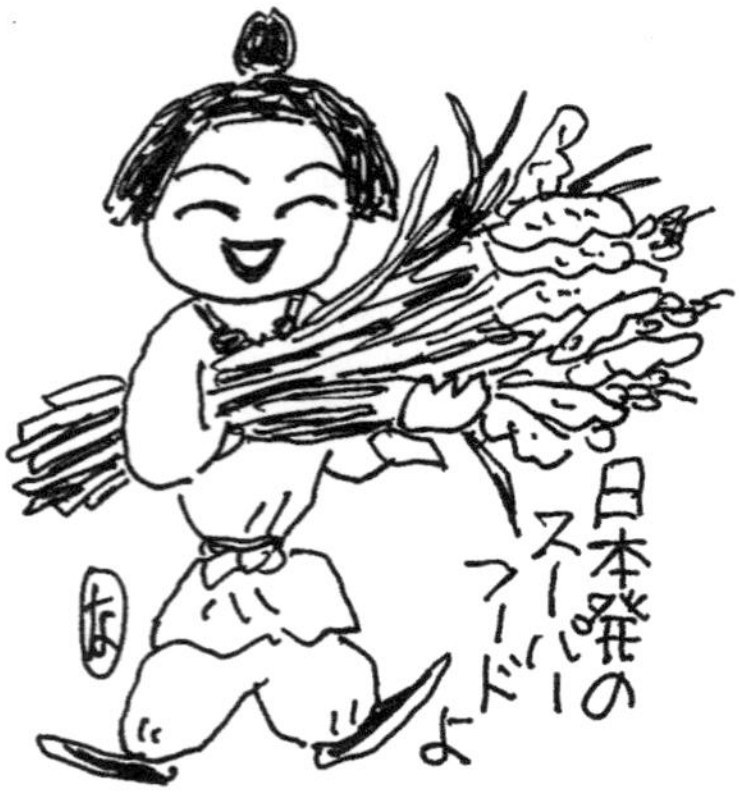

食材篇7

行事食・お供えの長寿の知恵

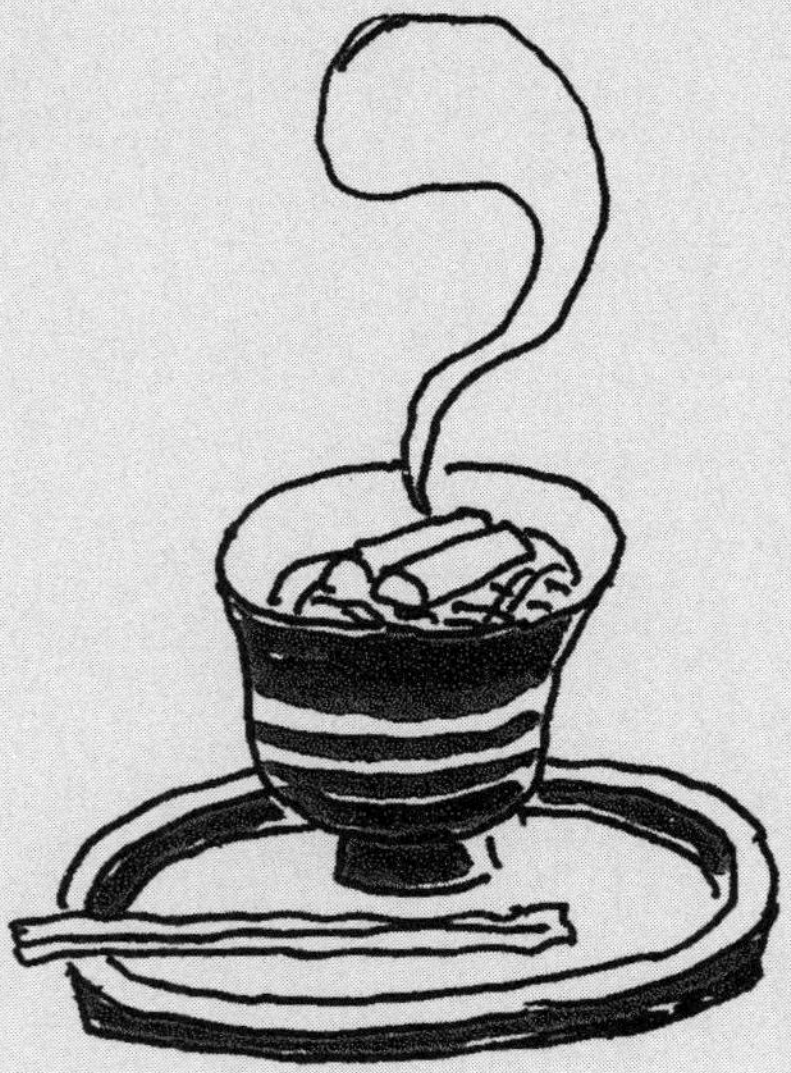

行事食に含まれている長寿効果

日本には、じつに多くの年中行事がある。人生に通過儀礼があるように、いってみれば、一年間を無事にすごすための「祈り」のような性格を持つ。

行事は、季節の変わり目に行われる場合が多い。季節が変化する時というのは、健康上たいへんに危険な時にあたり、その日は、特別なものを食して、無事にすごすことができるように祈った。

その特別に食べる料理が「行事食」であるが、たいがい、体調のリフレッシュを可能にするような成分が豊富に含まれている。

日本列島の大部分は亜熱帯に属しているが、東北の北部から北海道にかけては亜寒帯となる。「春、夏、秋、冬」という、四つの季節が、きわめて規則正しくやってくる。

季節は、三ヵ月ごとに変化するから、四つの季節をトータルすると一二ヵ月となる。一二ヵ月は三六五日であり、ひと月を細分すると、上旬、中旬、下旬となる。

「旬」は、一〇日間という意味。

よく、「旬のもの」は健康によいといったりするが、その季節のエネルギーを濃縮しており、確かに栄養は満点だし、生命力も充実している。昔は、その旬や季節に人間のライフスタイルを合わせて生きてきた。

日本は、自然が恵んでくれる旬のものの豊富な

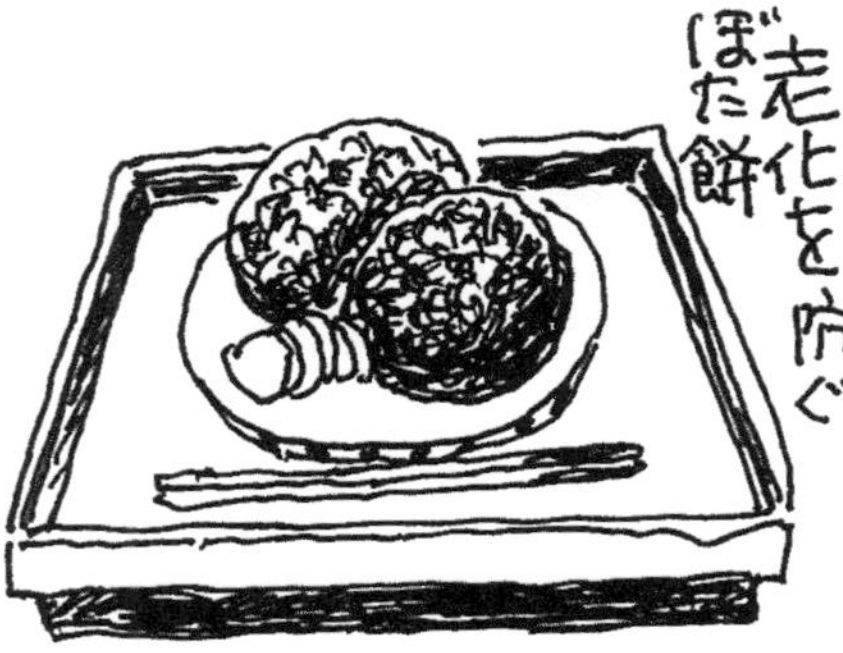

国であり、季節にさからわずに生き、食べていれば大病にもならなかったし、長生きできる国だった。長寿に役立つ「旬のもの」が、季節を追って次々と出盛る国、それが日本である。

気温も、湿度も、季節によって変化する。

日本のように、四季の変化の多い国で、健康に生きていくためには、自然の構造をよく知っておく必要がある。なにしろ、日本の場合、夏の最高気温と冬の最低気温の差は四〇度前後もある。摂氏四〇度の気温差の中で生きている民族は、そう多くはない。

こうなると、日々刻々と変化していく気温に、いかに身体をならすかということが、健康を維持する上でたいへんに重要な要素になっていく。

日本の年中行事には、気候の変化に体調の鼓動を合わせ、無事にのりこえていくための「知恵」が含まれている。その日を境い目にして、季節が変わっていく場合が多いからだ。

たとえば、「暑さ寒さも、彼岸まで」という言い伝えがある。いくら「暑い」「寒い」といったって、彼岸（秋の彼岸の中日は九月二三日頃。春の中日は三月二一日頃である）の頃までで、そのあとは涼しくなるし、春だったら温かくなる。

このように、季節の大きな分岐点では、ひそんでいた病気がとかく表面に出てきたり、慢性病が、悪化したりしやすい。そのような不幸を防ぐために、昔は小豆を煮てぼた餅を作った。もちろん、彼岸は先祖供養の日だから、仏前に供える目的もある。

なぜ、小豆のぼた餅なのか。

行事食には、小豆の赤い色素が重要なのである。赤い色には厄除けの効果があり、働きづくめで衰えた生命力を回復させる力があると信じられていた。小豆の色素はアントシアニンで、たいへんに抗酸化作用が強い（→「小豆が引き出す不老長寿力」）。老化は体細胞の酸化であり、長生きするためには、酸化を防いで細胞のみずみずしさを保つ必要がある。

小豆には、他にもビタミンB_1やB_2、E、K、葉酸、さらにはミネラルのカリウムやカルシウム、鉄、亜鉛なども多いから、体力強化には確かに効果的。行事食に小豆が多用される理由が、ここにある。

行事のある日には、餅をついたり、ぼた餅やおこわを作ったりする。そして、必ず小豆を使用するのは、その赤い色素の効果と同時に、「医食同源」的な働きもよく知られていたためである。

不老長生の縁起食を集めた食積《くいづみ》

お節《せち》料理のルーツ

『閑窓瑣談《かんそうさだん》』（佐々木貞高著）に江戸時代の「食《く》積《づみ》」の用い方が出ている。食積はお正月の「お節料理」のルーツであるが、不老長寿を祈りながら食べるのがならわし。

三方の盤にのし鮑《あわび》、勝《か》ち栗《ぐり》、昆布、ホンダワラ、干し柿などを盛り、賀客に出したもの。食材は固くて不変の縁起物が多いが、その種類は家によってちがいがある。しかし、次第に形式的となり、別に用意した重詰め料理をお客に出し、家族も食べるようになり、現在にいたっている。江戸時代の「食積」は、次のようになっていた。

「用意する品々は、米、勝ち栗（乾栗）、野老《ところ》、榧《かや》、神馬藻《ほんだわら》、橙《だいだい》、裏白《うらじろ》、譲葉《ゆずりは》、昆布、藪柑子《やぶこうじ》。

右のごとく食うべき物を積み集めて、長生の用意を祝うなり。しからば、昔は唯飾り供え置くにはあらず。客にも食わせ、家内にても食したるものなるべし。

●「米」　およそ元気を補い精気を助くるもの、白米の外に勝るものはなし。今の人米は常に食として珍しくもないものと思っているから薬なりとは気づかず。米の力は生命を保つ大妙薬とは思わで、生きている間は是を食するものとのみ軽しめるのは誤りだ。この尊き米の妙薬を考えないで、陽精をおこす腎薬をむさぼり、魚鳥獣の肉を食って精力を増んにしようとするのは、はなはだ命を縮むるの業を行うに等しい。

●「**勝ち栗**」　気を増して腎気を補いその他にも効能多し。但し小兒には多く食すべからず。

●「**野老**」　穀に代わりて食用の助けとなるものなり。また諸病によしともいう。少し苦みあれども毒なし。腎を補って筋骨をかたくし精を強くする（注・ヤマイモ科の植物で、江戸時代の『本朝食鑑』には、初春に食積の一種として供し、多寿および住処繁昌を祝う。多寿の祝いに用いるのは、白鬚が多く長く、黄肉が堅固で野老の称があるからだ、とある）。

●「**榧**」　常に食すれば筋骨を強くして眼を明らかにし、身を軽くして陽根を強くする（注・イチイ科の常緑高木で、カヤの実は食用として美味で脂質とタンパク質、それに若返りのビタミンといわれるビタミンEを豊富に含む）。

●「**橙**」　気味酸っぱく食をこなして胸のとどこおりを消し、宿酔《ふつかよい》に用いてただちに醒す（注・実は冬に成熟して黄色になるが、そのままにしておくと緑色に戻る。これを回青現象といい一樹に三代の果実をみることができる。ここから「ダイダイ（代々）」と呼ばれ、子孫繁栄や長寿の縁起をかつぎ、お正月の飾り物として現在でも用いられている。果肉は酸味が強く甘味が少ない。果汁はポン酢として香味料に用いられる。ビタミンCとカリウムが多い）。

●「**昆布**」　気味は塩気があり、なめらかで毒なし。むくみを散らして肺をうるおす（注・『本朝食鑑』に、昆布は祝賀の膳物とし冠婚寿生の賀を祝う。俗に「よろこぶ」の和訓をかりて古布《こぶ》というとある。細胞の老化を防ぐ成分の宝庫で長寿食）。かくの如くなれば歳首《としのはじめ》に集めて積み、人に用いること病を除き長生をならしめんとする日本の風習は、唐山《もろこし》の春盤に勝れるのではないだろうか」

●「**神馬藻**」はその実が米俵に似ているところから、めでたく「穂俵」とも書く。

●「**裏白**」は葉は大きく羽状に分裂し、表は緑色であるが裏は白い。常緑のまま繁茂するのでめでたいものとされてきた。

●「**譲葉**」は新しい葉が出るのを待って古い葉が落ちるのでこの名がある。

●「**藪柑子**」は常緑の小低木で、冬に小さな球型の赤い実をつける。古名は「山橘」である。この赤い実が「邪気をはらい、不洋を除く」として新春に用いられた。

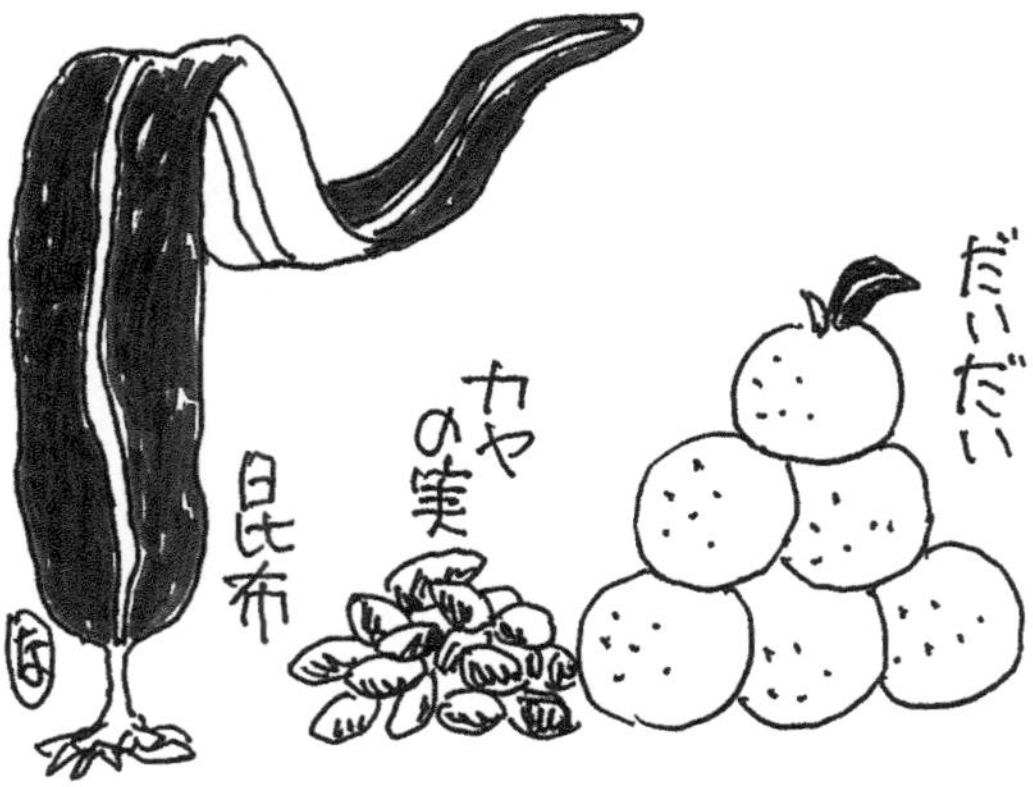

神さまへのお供えは人間の不老長寿食

神さまも不老長寿食

日本各地にある神社への供え物（神饌）を調べてみたら、抗酸化成分、つまりポリフェノールや抗酸化ビタミン類の豊富な食材が、古くから選ばれていることに気がついた。

神饌は、神さまのおよろこびと不老長寿を願って作られたもので、現在拝見しても、感心するほど見事な長寿食である。

神社の供え物は、古くから伝承されている場合が多く、古人たちが美味で長寿効果の高い食材を集めて、選んでいたものだ。

抗酸化成分というのは、文字通り、体細胞の酸化を防ぐ成分を豊富に含んでいる食物。酸化は老化そのものであり、酸化を防ぐことは、不老長寿に直結している。

鉄くずを放置しておくと、酸化によってサビが発生し、もろくなるが、それと似た作用でおこる細胞の酸化を〝サビ〟と呼んだりしている。

活性酸素は、体の細胞を次から次へと酸化させ、さまざまな病気や老化促進をもたらし、健康に大きなダメージを与えてしまう。つまり、活性酸素の発生は〝万病のもと〟といっても決して過言ではない。

活性酸素は、ストレスやスマホ、過労、飲み過ぎ、喫煙、排気ガスなど、さまざまな要因でも増加する。オートメ化された社会のメカに振りまわされ、くたくたになっている現代人にとっては手ごわい敵なのだ。私たちが苦しめられている病気の八〇パーセント前後が活性酸素のアタックが原因だという。

その活性酸素を抑え込む働きをしているのが抗酸化成分、つまり、ポリフェノールやビタミン類なのである。

昔の人たちは、美味で長寿効果のある神饌を心をこめて作り、神前にお供えした。その中には抗酸化成分がたくさん含まれていた。

神さまはニコニコしながら箸をつけられ、福々しくお笑い顔で長生きし、地域の住人たちの健康と長寿、そして繁栄を見守ったのである。

神さまの長寿食二〇選

各地にある神社の供え物の中から、次のように長寿作用の高い二〇種の聖なる神材を選ばせてもらった。神饌は、現代の長寿食だったのである。

その一「**赤米**」 代表的な古代米で縄文時代に渡来。古くからの神饌で、赤い色素は抗酸化成分のアントシアニン。蒸したものがお赤飯のルーツとなった。心臓病の予防に期待されているマグネシウム、記録力をよくするビタミンB_1が含まれている。

その二「**昆布**」 海藻の代表として、よく供え物に用いられる。優れた抗酸化力のフコイダンが多く、活性酸素を抑え込み、免疫細胞を活性化して、ガンの予防に力を発揮する。

その三「**小豆**」 お赤飯によく用いられる。赤い色素は抗酸化成分で、コレステロール値を下げるサポニンも含まれている。

その四「**ゴボウ**」 縄文人も食用にしていた根菜で、抗酸化成分のクロロゲン酸が含まれている。

食物繊維も多く整腸作用もある。

その五「**伊勢エビ**」　神饌やおせち料理、結婚式など、おめでたい時の料理には欠かせない。ひげが長く、腰が曲がるまで元気に長生きできるようにと、縁起をかつぐ。老化防止のビタミンE、脳の若さを保つ葉酸などを含む。伊勢エビの殻の赤い色は抗酸化成分のアスタキサンチンである。

その六「**大根**」　神饌には葉つき大根が用いられる場合が多い。神さまの長生不滅を祈願するためにはビタミンCも必要だからで、葉には抗酸化に役立つカロテンも豊富。もちろん、白根の方には消化酵素のアミラーゼも含まれている。

その七「**サケ**」　サーモンピンクという言葉もあるほど身色の美しい魚で、色素は抗酸化成分のアスタキサンチン。神さまもおよろこびになる魚で美味。サケの卵のイクラや筋子にも含まれている、アスタキサンチンは加熱にも強い。

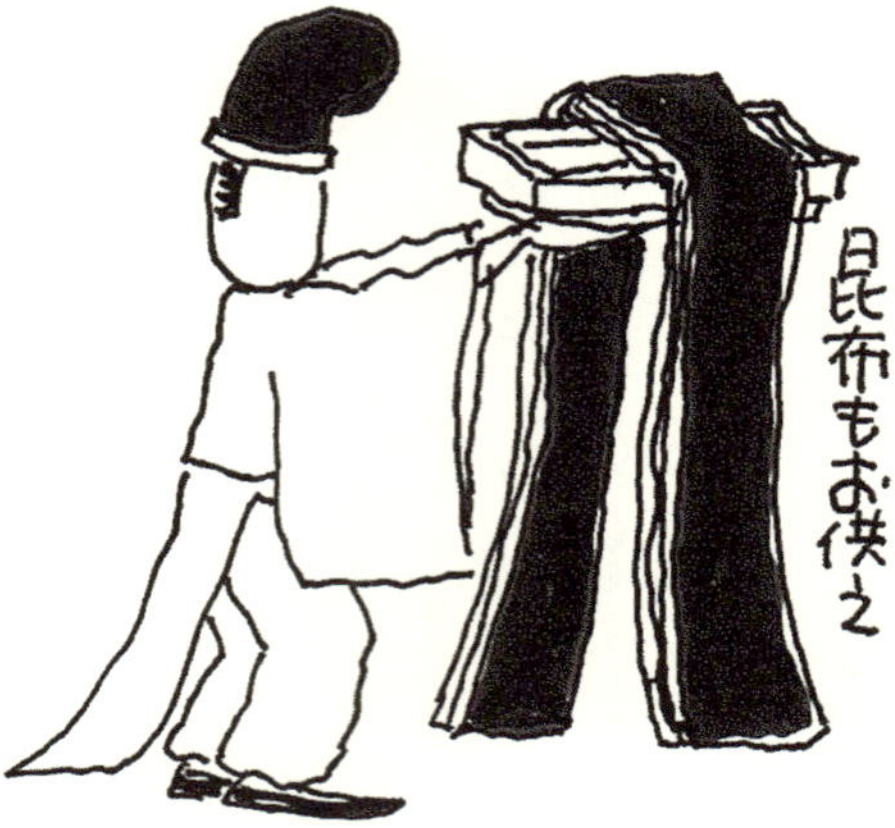

その八「**豆腐**」 健康と若さを保つイソフラボンを含む。良質のタンパク質に加え、物忘れを防ぐレシチンも。マグネシウムは心筋梗塞の予防作用で注目されているが、豆腐にたっぷり含まれている。

その九「**ミカン**」 濃いオレンジ色からもわかるように、優れた抗酸化作用のあるカロテンやビタミンCを含み、袋ごと食べることによって、食物繊維もとれる。ポリフェノールのヘスペリジンも多い。

その一〇「**ワカメ**」 ワカメの呼び名は「若芽」、「若女」からといわれるほど、古くから若返りの妙薬とされてきた。さまざまな老化現象を遅らせる効果があるのは、抗酸化ビタミンのカロテンやビタミンC、Eなどがたくさん含まれているためだ。

その一一「**サバ**」 サバは抗酸化成分のビタミンEをたっぷり含んでいて、血管の老化、ガンの予防にも効果が期待されている。血行をよくするEPAや物忘れを防ぐDHAがとくに多く、アンチエイジングの役目を果たす。

その一二「**柿**」 渋柿ばかりではなく甘柿にも、かすかに渋味を感じる時があるが、タンニンで強い抗酸化がある。橙色《だいだいいろ》の果肉にはカロテンとビタミンCがたっぷりと含まれていて、これらも抗酸化作用を発揮して、老化を防いで若さを維持する。

その一三「**海苔**」 海苔には、カロテン、ビタミンC、Eがじつに豊富に含まれている。タンパク質も多く、牛肉や豚肉、鶏肉よりも豊富である。認知症の予防で期待されている葉酸、イライラを防いで骨を丈夫にするカルシウムもたっぷり。

その一四「**黒豆**」 黒い色素成分はポリフェノールで、毛細血管を丈夫にする働きが期待され、大豆と同じようにレシチンも含まれており、記憶力の衰えや物忘れを防ぐ上でも役に立つ。タンパク質も豊富で、体の耐用年数をのばす神饌といってよい。

その一五「**梅干し**」　神さまがお疲れにならないように供え物とする。梅干しの酸味のもとであるクエン酸やリンゴ酸などの有機酸の働きによって、疲労を解消させる。強い抗菌作用もあり、病気の感染予防に働く。

その一六「**ブリ**」　ブリには抗酸化作用のあるビタミンEが多い。体細胞を活性酸素の害から守り、生活習慣病を予防するといわれているビタミン。また、老化の進行をおくらせる働きでも知られている。いつまでも若々しさを保ちたければ、ビタミンEの補給を忘れるべきではない。ブリに豊富なDHAやEPAは、脳の活性化や動脈硬化などの予防にも期待される。

その一七「**大豆**」　日本の長寿食の大黒柱。とくに注目されるのが、抗酸化成分のイソフラボンとサポニン。乳ガンや前立腺ガンなどを抑えているのではないかという。骨粗しょう症の予防、改善にもイソフラボンは有効といわれ、骨を丈夫にする上でも期待のもてる成分である。

その一八「**カブ**」　春の七草の「スズナ」がカブである。古くはカブの葉は球根よりも重視され、青菜と呼び、代表的な葉野菜だった。カブの葉にはカロテンからビタミンC、Eまでそろっている。認知症の予防効果で注目の葉酸、それに葉にはカルシウムも多く含まれている。カリウムも多いから高血圧の予防にも期待できる。年間を通じて出まわっているが、春のカブが甘味が強くて美味。

その一九「**ショウガ**」　邪馬台国の女王・卑弥呼の時代から食用にされてきた香辛野菜。ショウガには、ショウガオール、ジンゲロンなどの抗酸化成分がたくさん含まれている。ショウガの辛味成分には、発汗作用や殺菌作用があるところから、昔は熱々のショウガ湯を作り、風邪薬としたものである。

その二〇「**キビ**」「きび団子」でおなじみのキビは、鮮やかな黄色が何よりの特徴。この色素はポリフェノールで、強い抗酸化作用があり、神さまの不老長寿を祈る食材として理想的。もちろん、私たちの健康長寿の実現にも役に立つ。キビはポリフェノールのほか、ビタミンB1、B2、E、葉酸、ナイアシン、ミネラルではカリウム、マグネシウム、鉄、亜鉛などが含まれている。もち種とうるち種があり、出まわっているのはほとんどがもち種で、米に混ぜて炊くと黄色が美しく、かすかに甘味があって美味しい。

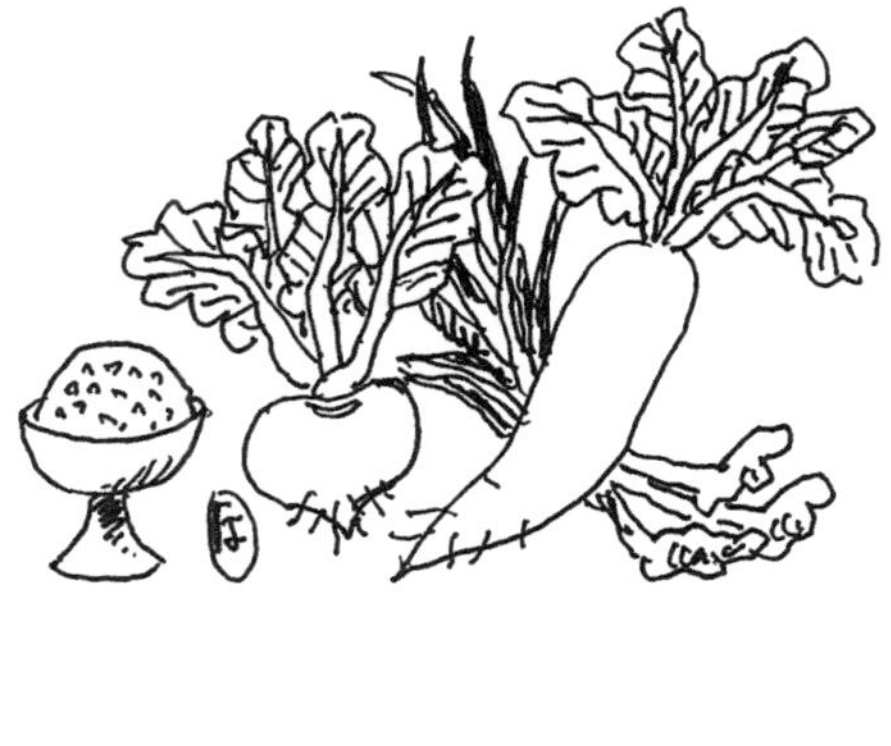

長寿の教え

『医心方《いしんほう》』にみる長寿食

平安時代の医食同源

『医心方』は、わが国に現存する最古の医学全書であるが、作者は平安時代前期の丹波康頼《たんばのやすより》（九一二—九九五）。注目されるのは「食養篇」で、自然の食物は同時に薬餌でもあるという「医食同源」の発想で、食物が本来持っている薬効性につき、古代中国の医術書などをもとに説明を加えた大著である。引用されている文献は中国の医術を中心に仙術書、史書、仏典、文学書など多岐にわたっている。

現代のように、医学が発達していなかった古代の人たちの知恵の集大成である。中には根拠のない説明もあるが、ほとんどは現代にも通ずる健康管理に役に立つメッセージだ。古代人は体質にあわせて食物を選択することによって、病気を予防したり、治すことのできる生命力の強さのあったことを現代人は忘れるべきではない。

古代の人たちが、いかに食物を薬用としても重視していたかを『医心方』は現代人に教えている。自然のままの食材を上手に組み立てて食べていれば、病気も少ないし、長生きもできるという教えだ。たとえ病気になったとしても、回復が早い。『医心方』が示している食物健康法は、現代にも通ずる科学性があるのである。

食は薬にまさる

『医心方』は「五穀の部」の冒頭で、「穀類、畜肉類、果物類、野菜類は、これらを用いて飢えを満たすときには、これを食物というが、これらを用いて病気の治療をするときは、これを薬という」と述べ、その説明は経験に裏打ちされているだけに説得力がある。

具体的に個々の食材をあげながら、健康を維持し、病気を治したり、長生きを実現する上で、どのような薬効があるかを古代中国の文献を引用しながら記している。それらの中でも、現代でも参考になる主なる食材を選び、簡潔に意訳し、「栄養上のワンポイント」を併記した。

●胡麻《ゴマ》　〔五穀のトップ食材で、ゴマが平安時代の人たちにとってもその食効が絶大であったことがわかる〕。久しく服用すると、身体が軽やかになる。老衰を防いで視力をよくし、飢餓に対する抵抗力を強くして寿命をのばす。つややかで黒色のものを巨勝と名づけ、これがもっとも食効がすぐれている。五臓をおぎない肌を豊かにして、頭脳を充実させる。

〔栄養学上のワンポイント〕　黒ゴマは栄養の宝庫。カルシウムが多く、若さを保つビタミンEも豊富。黒ゴマがすぐれているのは、黒い色素に酸化を防ぐ作用があるからだ。

●大豆《ダイズ》　大豆を初めて食べたときは身体の動きが重いように感じられるが、一年もたつと軽くなって房事〔男女の交わり〕がよくなる。煮て汁といっしょに食べると、いっさいの毒の気を除く。蒸したり煮たりして食すれば栄養は米にまさる。

〔栄養学上のワンポイント〕　国産大豆の場合、三分の一以上がタンパク質。肉食をしなくても大豆でカバーできるほどアミノ酸バランスのよいタンパク質で、豊富なレシチンは物忘れを防ぎ記憶力を向上させる働きが期待されている。

●**赤小豆**《アズキ》　消渇《しょうかち》（のどがかわいて小便がとどこおる症状）に効果があり、下痢をとめて利尿をつけ、食物の消化不良をいやし、腹部のふくらみを下す。

〔栄養学上のワンポイント〕　コレステロールや体内脂肪を洗い流すサポニンや食物繊維も多く整腸作用もある。頭の回転をよくするビタミンB_1や、酸化、つまり老化を防ぐアントシアニンも含む。

●**大麦**　消渇によい。熱毒を除いて気を増し、内臓の働きをととのえる。麦粉にして食すれば、腹下しをおさえて肥った健康体にする。久しく食べるのがよい。

〔栄養学上のワンポイント〕　頭脳力向上に役立つビタミンB_1をはじめE、各種のミネラル、腸の調子をととのえる食物繊維も多い。

●**蕎麦**　五臓のよごれを洗い流して、耳と目の働きをよくする。その葉は野菜として食することができる。

〔栄養学上のワンポイント〕　ソバのルチンは細胞に発生しやすい老化を促進する活性酸素を消去する力が強い。細胞の若さを保つビタミンEも含まれている。

●**粟**《アワ》　（ウルチアワ、モチアワ、シロアワなどがあるが、それらをまとめて記す）　口中が渇く病気に用い、下痢をとめて小便の出をよくし、内臓を補って身を軽やかにし、寿命をのばす。常食すると腎（精力）の気を強くする効果がある。

〔栄養学上のワンポイント〕　強精作用の期待できるアルギニンや亜鉛、鉄といったスタミナ関係のあるミネラルが多い。長寿作用のルチンも含まれている。

●**米**《コメ》　五臓の精を補い、顔色を留めて老衰を防ぐ。内臓を温めるのによい食物で、大便をかたくする。

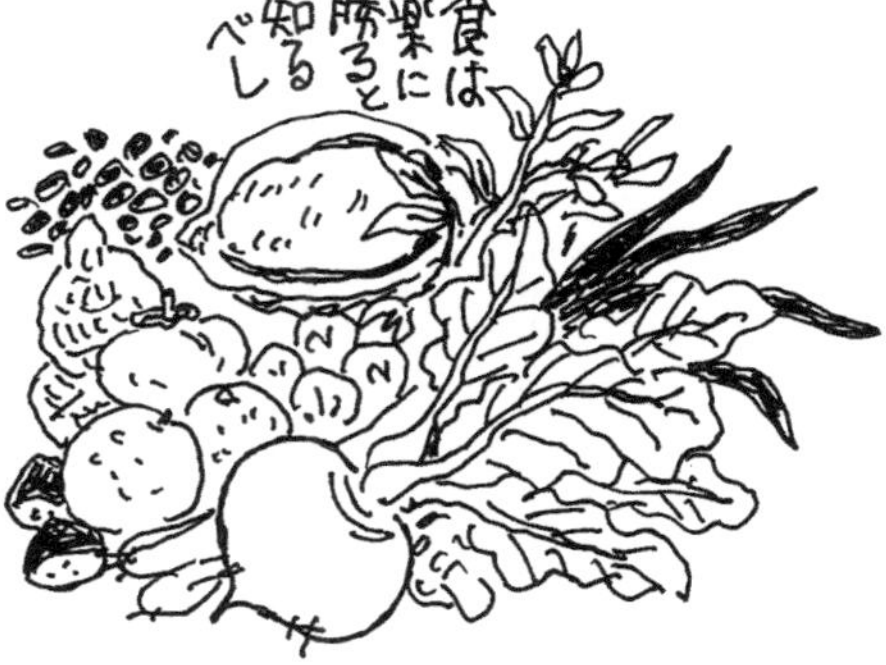

〔栄養学上のワンポイント〕　脳内の血行をよくしてイライラを防ぐギャバや、ビフィズス菌などの腸内の善玉菌を増やすオリゴ糖が含まれている。

●**酒**　薬の効果を高め、邪気を除くためにもっとも適したものである。昔、朝早く旅に出た三人の者が霧にまかれた。一人は無事で、一人は病気になった。もう一人は死んでしまった。何ごともなかった者は酒を飲み、病気になった者は粥を食べ、死んだ者は空腹であった。このことは、危険を避ける上で酒が食にまさることを示すものである。酒は腸や胃をすこやかにして皮膚をうるおし、死気を散らす。愚かな者が飲めば愚かになり、知恵ある者が飲めば知恵を増す。憂いを消し、怒りを散らし、考えを明らかにして心をのびやかにする。およそ酒を飲むということは、陽気を養うものだから必ず楽しみがある。酒は五穀の美味の最高のものだ。したがって、よく人に益をもたらすが、また、よく人を傷つけもする。分量を節制してこれを飲めば、すべての脈をやわらげ邪毒を消して冷気をしりぞける。つつしんで、飲まなければならない。

〔栄養学上のワンポイント〕 日本酒には血行をよくして血圧を安定させたり、老化防止や若返りに効果があるといわれる麹酸《こうじ》が含まれている。麹酸を含む日本酒を適量飲むことによって、育毛や美肌などにも効果があることがわかってきた。ただし、飲み過ぎは逆効果である。

続いて「五果の部」となるが、ヤマノイモなどもこの中に入っている。

●橘《タチバナ》 久しくとると体臭を除き、気を下げて精神をさわやかにし、身体の動きを軽くして寿命をのばす。これを食すると飲食物の通りをよくし、気を下げる。皮の味は辛苦であるが、合わせて食するとよい。

〔栄養学上のワンポイント〕 長寿を達成する上で重要な免疫力を強くするビタミンCと、毛細血管を丈夫にするビタミンPを含む。

●柚《ユズ》 身体の臭気をとり除き、精神をさわやかにして寿命をのばす。吐き気や咳をとめる。

〔栄養学上のワンポイント〕 不老のビタミンと呼ばれるビタミンE、それに風邪の予防と治療に役立つビタミンCの宝庫である。

●桃《モモ》 昔、ある者が桃の木の多い霊山に入り、その桃を食したところ、顔色の老いざること三〇〇歳におよんだ。山から村に戻ってきたとき、男の顔色はつややかで、気力が盛んなさまは壮年のときのようだったそうである。

〔栄養学上のワンポイント〕　カリウムが多く体内の余分な塩分を排出する。水溶性食物繊維のペクチンを豊富に含み、血圧を下げたり、便秘の解消に役に立つ。

●梅《ウメ》　梅は腹下しをとめて口中の乾燥を防ぐ。梅はまた香料のたぐいで、口に含むと口中の匂いが香ばしくさわやかになる。

〔栄養学上のワンポイント〕　梅干しには強力な抗菌作用があり、風邪やインフルエンザなどの感染症を予防する上で昔から効果をあげてきた。酸味のもとはクエン酸などの有機酸で、疲労回復に役に立つ。

●栗《クリ》　気を増して腸胃を丈夫にし、腎の気をおぎない、飢餓に対して抵抗力をつける。粉にして用いると麦や菱《ひし》よりもまさる。熱灰の中に埋めてこれを焼き、わずかに汗ばむほどにして食べるとよい。脚気《かっけ》も軽くする。

〔栄養学上のワンポイント〕　物忘れを防ぐビタミンB1、それに熱に強いビタミンC、血圧を安定させるカリウムが多い。

●柿《カキ》　生のまま食すると体の痛みをとめ、やわらかい熟し柿は酒の熱毒を下し、口の乾きをとめる。干し柿は腸胃を丈夫にし、内臓を健全にするが、たくさん食してはならない。

〔栄養学上のワンポイント〕　「柿が赤くなると医者が青くなる」といわれ健康管理に効果をあげてきた。柑橘類に負けないほどビタミンCが多く、免疫力を強くする上で役に立つ。

●枇杷《ビワ》　実を食すると気を下げて、しゃっくりや嘔吐をとめる。味は甘く、生で食べると健康によろしい。

〔栄養学上のワンポイント〕　ポリフェノールの一種のタンニンを含み、ガンなどの原因となる活性酸素を抑える働きがある。同じく抗酸化と美肌に役立つビタミンCやカロテンも多い。

●胡桃　日数を数えながら、だんだん食べていくと、気のめぐりをよくし、髪を黒くし、毛を生やし、よく病気を治す。食べ続けると肥って健康になり皮膚がうるおい髪も黒くなる。

〔栄養学上のワンポイント〕　若返りや老化防止のビタミンと呼ばれるビタミンEの宝庫。記憶力の向上に役立つビタミンB_1や、脳の血行をよくする葉酸、不飽和脂肪酸も含まれている。

●薯蕷《ショヨ》（山イモのこと）　長く食していると、耳や目が明るくなって身体が軽くなり、飢えに対する力もつき寿命ものびる。腰痛をおさめて五臓を充実させ、性的能力を強くする。日に干してから搗《つ》いて粉にしたものは、たいへんにおいしい。

〔栄養学上のワンポイント〕　古くから「山うなぎ」と呼ばれるほど滋養強壮作用が強い。ぬるぬるする成分はムチン質でアルギニンと共にスタミナ強化作用で知られている。ジアスターゼやアミラーゼ、カタラーゼなどの酵素類も多く、消化がきわめてよいところから、不老長寿の妙薬とされてきた。古くから「山《さん》薬《やく》」とも呼ばれてきた理由である。

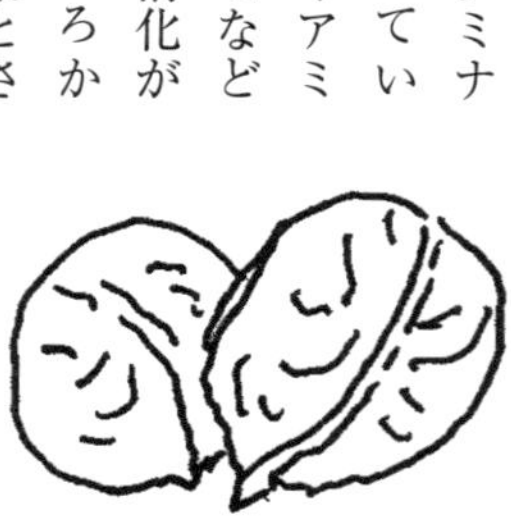

●零余子《ムカゴ》（ぬかごともいう）　虚弱をおぎない、腰や背を強化するのに有効で、飢えに抵抗力をつける。日干しにしたものを蒸して食べれば、その効果は薯蕷よりも強い。これは薯蕷の種子で、葉の上に生ずる。

〔栄養学上のワンポイント〕　カリウムや食物繊維を豊富に含み、血圧の安定に役立つ。ムチンやアルギニンも多く、強精作用が期待できる。

●**里芋**　胃腸をゆるやかにして肌の光沢を増し、内臓をなめらかにするのに効果がある。衰えた皮膚を回復させて肉づきを美しくする。

〔栄養学上のワンポイント〕ぬるぬるした粘性物質はガラクタンやムチンなどで、前者の場合、脳細胞を活性化して老化や痴呆症を防ぐともいわれ、注目されている。豊富なカリウムは高血圧にすぐれた効果を発揮する。

●**菱**《ヒシ》　五臓の気をおぎない、飢えに対する力をつけて身体を軽くする。火に乾かして粒々にすれば、よき食料となり、穀物がなくても生き長らえることができる。菱は仙人の食物である。

〔栄養学上のワンポイント〕若さを保つ上で不可欠なビタミンEが多く、頭の老化を防ぐビタミンB_1、脂肪の代謝をスムーズにするビタミンB_2、脳の血行をよくする葉酸、それに整腸作用の食物繊維を豊富に含む。

●**蓮**《ハス》**の実**　神経を養い、気力を充実させるのによい食物で、あらゆる疾病を除く。長く食べ続けていると、身体が軽くなって老化に負けず、飢えにも抵抗力がついて寿命がのびる。

〔栄養学上のワンポイント〕学習能力と関係のある葉酸が多い。不足すると脳の働きも低下するといわれている成分だ。カリウムや鉄、亜鉛といった長寿と関係の深いミネラルも豊富である。

次は「五肉の部」である。

●**牛乳**　栄養が不足して痩せて疲れた者をおぎない、渇きをとめて気を下す。牛乳を飲むときには必ず煮て、一、二回沸騰させ、火をとめて冷してからこれをすすりながら飲用するようにせよ。

〔栄養学上のワンポイント〕　カルシウムの量がとび抜けて多い。骨や歯を丈夫にするだけではなく、イライラをやわらげたり、心臓の機能を安定させるなどの働きもしているのがカルシウムだ。アミノ酸バランスがよく、吸収されやすいタンパク質も多い。

●酥《そ》　五臓の気を強くして大腸をよくし口中の潰《かい》瘍《よう》を治療する主治食である。乳から酪《らく》を作り、酪から酥を作り、酥から醍醐《だいご》を作る。色は黄白である。

〔栄養学上のワンポイント〕　牛乳を煮つめて水分を蒸発させた固形の乳製品とみられている。チーズに近い製品と考えられるが、いずれにしろ高タンパク、高脂肪、高ビタミン、高ミネラルの加工食品だったのはまちがいない。不老長寿をもたらすサプリメントのような薬餌といってよいだろう。

●鹿《シカ》　内臓の気力を補強し五臓を丈夫にして体力を強くする。

〔栄養学上のワンポイント〕　怒りっぽくなったり、イライラを防ぐビタミンB_1や、脂肪の代謝を活発にするビタミンB_2、性能力の若さを保つミネラルの亜鉛が多い。

●鶉《ウズラ》　これを食すると物忘れしなくなり、記憶力がよくなる。肝と肺の気を養い、眼や耳、鼻の働きをよくする。

〔栄養学上のワンポイント〕　ミネラルの鉄、亜鉛、カルシウムを含み、若々しさを保つビタミンE、脂肪太りを防ぐビタミンB_2が多い。

●鯉《コイ》　肉の味わいは甘美で、咳込みやのぼせ、黄疸などの治療に用い、口中の渇きをとめる。脚気の悪化した症状を治すのにも適している。

〔栄養学上のワンポイント〕　生命力の強い魚で、水からあげても数時間は生きている。ビタミンやミネラルの豊富な魚で、ビタミンB_1がとくに多く、脳神経をしずめてイライラを防ぎ、脚気を予防する上で役に立つ。母乳の出をよくする効果は昔からよく知られている。

●鮎《アユ》　味は甘美で、あらゆる病気によい。むくみを下し、尿の出をよくして栄養の不足を補う。

〔栄養学上のワンポイント〕　天然ものを塩焼きにして丸ごと食するのがもっとも効果的。カルシウムや鉄、亜鉛などのミネラルに加え、ビタミンB_1、B_2、B_{12}、E、Dなどが豊富に含まれている。まるでサプリメントのような小魚である。

●鯖《サバ》　内臓の栄養を補給し、腎の気をしずめる。鮨を作って食するによく、内臓に力をつける。

〔栄養学上のワンポイント〕　豊富な脂やタンパク質が体力をつけて老化をおくらせる。サバの脂には脳を活性化して認知症を予防するＤＨＡや、血栓や動脈硬化を防ぐＥＰＡがたっぷりだ。

●鮭《サケ》　腹下しをいやして気力を増す。その卵（筋子のこと）はイチゴに似ていて赤い輝きがある。

〔栄養学上のワンポイント〕　血行をよくするＥＰＡや、脳の細胞を活性化して物忘れを防ぐＤＨＡがたっぷり。身の赤い色素はアスタキサンチンで、老化を早める活性酸素を除去する作用がある。

●牡蠣《カキ》　これを火にかけ沸かしてから食すると、はなはだ美味で、皮膚の肌目《きめ》をこまかくしてうるおし、顔色も美しくなる。久しく用いると骨格を強くして寿命をのばす。

〔栄養学上のワンポイント〕　鉄、亜鉛、カルシウム、マグネシウムなど海水中のミネラルを豊富に蓄積しており、スタミナ強化作用がある。タウリンも多く、滋養強壮に古くから用いられてきた。

●鮑《アワビ》　目の病の治療に用いるが、長く食していると精力がついてきて身の動きも軽くなる。秦《しん》の始皇帝《しこうてい》が不死の霊薬を東海に探させたのは、あるいは「鮑」をいうのであろうか。

〔栄養学上のワンポイント〕　視力の衰えを防ぎその回復に効果が期待されるタウリンが多い。精力を増強するアミノ酸や、若返り作用のビタミンEをたっぷり含んでいる。

続いて「五菜の部」となり、野菜や山菜、海藻などをとり上げ、その食効をあげている。

●**筍**《タケノコ》　味は甘で無毒。口の渇きによく、水の循環をよくして気力を増す。久しく食べ続けてもよいものである。

〔栄養学上のワンポイント〕　タケノコ独特の味わいはチロシンによるもので、ストレスに強い心を養い、脳の潜在能力を活性化する上で役に立つ成分といわれている。ミネラルのカリウムも多く、高血圧の予防にも有効である。腸内の老廃物や発ガン物質などをすみやかに排除する食物繊維も豊富である。

●**山葵**《ワサビ》　味は辛い。刻んで漬物にして食べると健康によい。あえものに作っても、その味は爽快な味がある。

〔栄養学上のワンポイント〕　殺菌作用が強く、食中毒の予防に役立つ。握り鮨や刺身などに用いられるのは、生臭さを消して殺菌作用を活用するため。胃ガンの予防や消化の促進にも効果があるという。

●**薺**《ナズナ》　甘味があり、肝臓を丈夫にして内臓の機能を調和させる。また五臓の気力の不足をおぎなう効果がある。

〔栄養学上のワンポイント〕　カルシウムが多いという特徴があるが、鉄や亜鉛も含まれている。

抗酸化の強いカロテンの豊富な野草である。ビタミンEやK、B_1、B_2、葉酸も含まれている。

●生薑《ショウガ》 味は辛い。頭痛や鼻づまり、めまい、のぼせの主治薬で嘔吐をとめる。長く食べ続けると体臭を除いて精神を安らかにする。男子がたくさん食すると、肛門がゆるんで大きくなり、女子ではその陰器（膣）をゆるんで大きくする。

〔栄養学上のワンポイント〕 ショウガの辛味成分の中心はジンゲロンで、血行をよくして内臓の働きを活発にし体を温める作用がある。殺菌作用があるところから、鮨にはガリ（ショウガの甘酢漬け）が必ず添えられている。

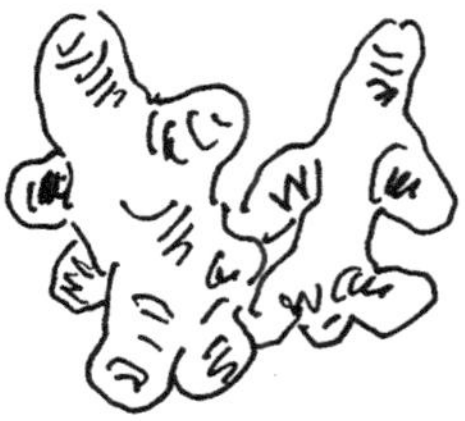

●蕪菁《カブラ》 苦味があるが五臓を丈夫にして身の動きを軽くし、気を強くするのに効果がある。

〔栄養学上のワンポイント〕 白い球型の根には消化酵素のアミラーゼやジアスターゼが豊富に含まれており、食べ過ぎ飲み過ぎがもたらす胃腸の不調をととのえてくれる。葉は代表的な緑黄野菜でカロテンやビタミンE、K、Cを含む。古代では葉物野菜として健康管理には欠かせなかった。

●大根《ダイコン》 味は辛くて甘い。気を下して穀物の消化をよくし咳や痰を除くのに効果がある。これを食べ続けると健康によい。生大根をついてしぼった汁は消化不良を治すのに用いるが、非常に効果がある。その若葉もおいしく、野菜の中では最上のものである。

〔栄養学上のワンポイント〕 大根の最大の特徴は卓越した消化作用にある。米や雑穀、あるいはイモ類の炭水化物の消化を助けるジアスターゼやアミラーゼなどの酵素を豊富に含む。皮の部分には、毛細血管を丈夫にするビタミンPが含まれており、脳卒中の予防効果も期待されている。

●芹《セリ》　婦人病によく精力をつけて血脈の通りをよくする。

〔栄養学上のワンポイント〕　カロテンの含有量は驚異的で、ビタミンAの供給源となり、寒さからのどなどの粘膜を守る働きもある。昔から女性の貧血症の薬用として珍重されてきたのは、鉄や亜鉛などミネラルが多いためである。

●蒟蒻《コンニャク》　搗き砕いて灰汁で煮てもちに作り、これに五味を調和して茹でて食する。性は冷で消渇に有効である。生のままではのどを刺激して出血する。根は椀のような形をしている。好んで陰地の雨滴の多い場所に生えていて、葉の下に種子を結ぶ。

〔栄養学上のワンポイント〕　コンニャクの九六パーセントは水。水溶性食物繊維のグルコマンナンが多く、腸内の宿便や老廃物、発ガン物質などを体の外に排除する働きがある。コレステロールを吸収したり、血糖値を下げる作用も期待されている。

●牛蒡《ゴボウ》　視力をつけて内臓の働きをよくする。中風や顔面のむくみ、口中の渇きによい。

〔栄養学上のワンポイント〕　ゴボウに多い食物繊維は腸内の発ガン物質を吸着して排除する作用があるために、大腸ガン予防の効果があるという。腸内に食物繊維が多いと糖分の吸収がゆるやかになるところから、糖尿病などの予防にも有効とみられている。

●昆布《コンブ》　しこりやはれものなどに効果がある。生のままでこれを食すると健康によい。

〔栄養学上のワンポイント〕　特有のぬめりは食物繊維のアルギン酸とフコイダンで、強い排泄力と解毒力があり、余分なコレステロールや塩分、糖分などを排除する。フコイダンは抗ガンや免疫力の強化作用で注目されている。

●**葱**《ネギ》　味は辛で視力をよくし、内臓の気の不足を補う。茎は悪感《おかん》や発汗、中風、まぶたのむくみ、のどの痛みを治すのに効果がある。肝の邪気を除き、五臓の機能をよくしていろいろの薬の副作用を除く。根は頭痛の治療に用いる。

〔栄養学上のワンポイント〕　ネギ特有の刺激臭は硫化アリルで、ビタミンB_1の吸収を高めて頭脳力や体力のアップ、さらに疲労回復などにも役に立つ。硫化アリルには殺菌作用に加えて、発汗をうながす働きもあるところから、風邪の民間薬として用いられてきた。

●**韮**《ニラ》　五臓の機能を安らかにし胃の熱気を除くのに効果がある。病人にもよく、長く食べ続けると力がつく。腹が冷えやすい人の場合、煮て食べるとよい。また韮には母乳の出をよくする働きもある。

〔栄養学上のワンポイント〕　保温作用があり、手足やお腹を温めて血液の循環をうながす。カロテンとビタミンAの含有量が多く、高い抗酸化力と免疫力の強化に役立つ野菜だ。独特の臭いは硫化アリルで、疲労の回復や頭脳力の向上に役立つ。

●**葫**《ニンニク》**（大蒜）**　味は辛で刺すように辛い。鬼毒やいろいろの悪気を消す。生の葫をたくさん食してから房事を行うと、肝

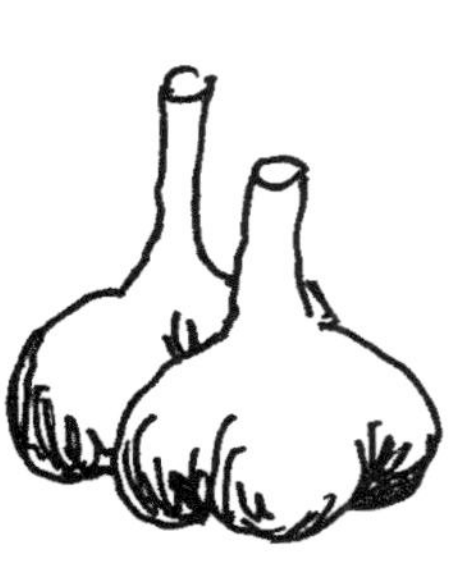

の気を損ない顔色をなくす。

〔栄養学上のワンポイント〕 ニンニクは体力強化に効果の高い成分の宝庫。滋養強壮効果の硫化アリルに加え、強精作用のスコルジニンも含む。心臓の活動を活発にしたり、ホルモンを刺激して精子の増殖を促進させる作用がある。

●山椒《サンショウ》 邪気を除き咳込みを治し、体内を温めて気を下す。長く食していると頭髪は白くならず、身の動きを軽くして寿命をのばし、歯や髪を丈夫にして寒さや暑さに耐えられるようになる。

〔栄養学上のワンポイント〕 邪馬台国で有名な『魏志倭人伝』にも記されているほど古くから用いられてきた香辛料で、香りと独特の辛味のある若い葉と果実が利用される。完熟した果皮を粉にした粉山椒はウナギの蒲焼きや薬用に使用される。「山椒は小粒でもぴりりと辛い」といわれ、芳香健胃薬や吐き気どめ、眼精疲労、冷え症の改善、疲労回復などに用いられてきた。香りの主成分はリモネンなどで、辛味成分はサンショウオールである。

●菊《キク》 頭痛やめまい、目の痛み、涙の出る病気を治すのに用いる。腸や胃の興奮をしずめて五臓の働きをよくし四肢の調和をとる。長く食していると身の動きを軽くして寿命をのばし、老化に耐える。

〔栄養学上のワンポイント〕 キクの葉はカロテンやビタミンCが多く、テンプラにするとうまい。食用に栽培されたキクの花を食用にするが、原産地は中国。花はカリウムを豊富に含むが、回春のビタミンと呼ばれるビタミンEや、免疫力を強くして寿命をのばすビタミンCも多い。九月九日は重陽《ちょうよう》の節供で、その前後にキクの花に綿をかぶせて香りと露を吸いとり、九日の朝にその綿で身体を清めると、老いが去り、長生きできるとも伝えられている。これが有名な「菊の着せ綿」である。

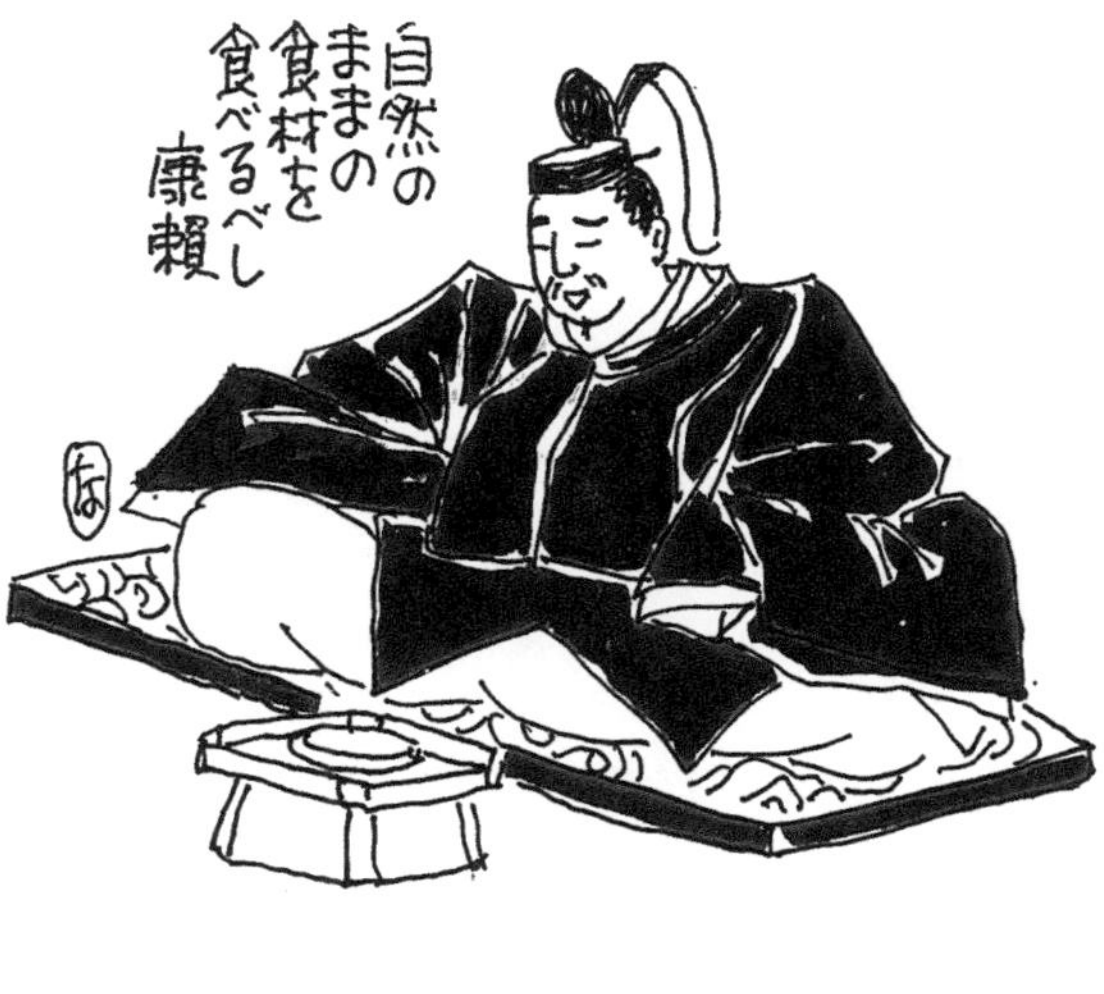

第二部
長寿法篇

長寿法篇1
千歳《ちとせ》の長寿を願う
――日本古来の養生訓

千歳の寿命を願う

「一〇〇年はおろか、一五〇年も二〇〇年も長生きしてみたい。できたら、現在の若さを永遠に保ちたい」

このような長寿願望は、古代人も現代人も変わらない。誰の心の中にも、普遍的に存在する願望といってよい。

奈良時代の『万葉集』を代表する歌人・大伴家持も、次のような長寿への願いをこめた作品を残している。

泡沫《みづほ》なす　仮れる身ぞとは、　知れれども
　なほし願ひつ　千歳の命を
　　　　　　　　　　（巻二〇―四四七〇）

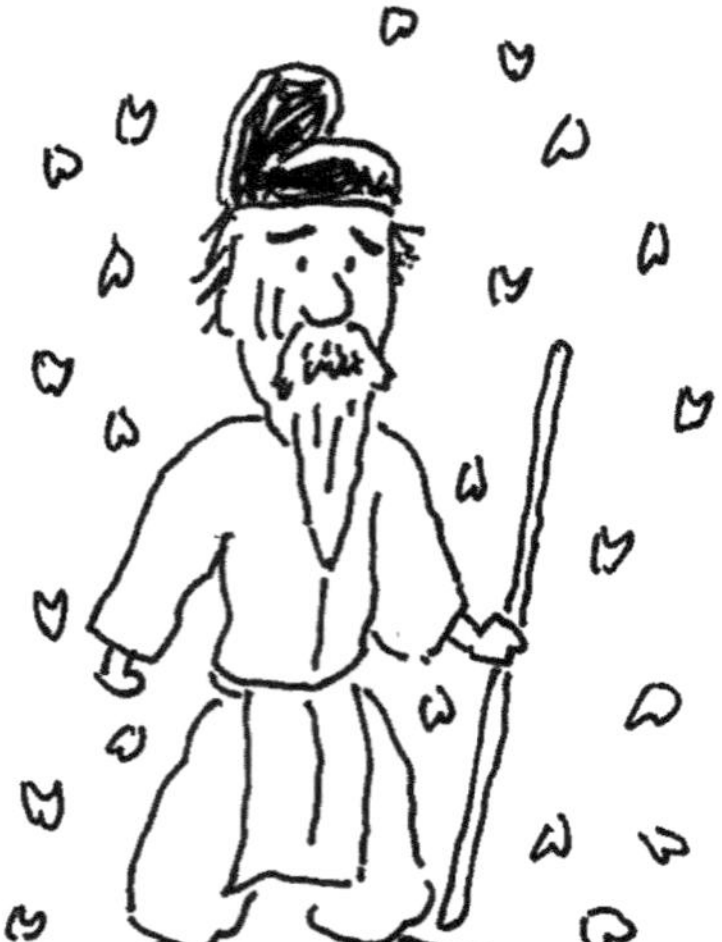

「水に浮かんだ泡のように、はかない仮の身であるのはよく知っているけれども、それでも、なお一〇〇〇年の長寿を願ってしまう」という意味。作品のタイトルは、「寿（寿命のこと）を願ひて作れる歌」である。

平安時代の『古今和歌集』にも、大伴家持と同じように長寿を願う、次のような面白い歌がある。

老いらくの　来むと知りせば　門鎖《かどさ》して
　なしとこたへて　会はざらましを
（雑歌上―八九五）

「よみ人知らず」の作品で、「昔あいける翁のよめるとなむ」と脚注がしてある。「老いというものがやってきて、わが身にとりつくことがわかっていたら、家の門をかたくとざして、不在といって、会わなかったものを」という意味で、誰もが拒否できない、老化の宿命を嘆いている。白髪も、皺もいやだし、痴呆や寝たきりは、もっと困る。

では、どのようにしたら、老化を押し返すことができるのだろうか。ひとつは、細胞の酸化を、それ以上進行しないように努める。ポリフェノールや抗酸化ビタミンなどを積極的にとり、水分を上手に供給することだ。

同じく『古今和歌集』に、在原業平（八二五―八八〇）の「老いの道」をテーマにした歌がある。

さくら花　散りかひくもれ　老いらくの
　来むといふなる道まがふがに
（賀歌―三四九）

「桜の花びらたちよ。乱れ散って、空を曇らせてほしい。老いがやってくると、人々がいう、その道をかくして、わからなくなるように」という意味である。日本には、古くから「老い」のやってくる道があり、その道をうっかり通ると、急に老けるという俗信があった。

同書には、次のような作品もある。

とどめあへず　むべもとしとは言はれけり
　しかもつれなく　過ぐる齢か
（雑歌上―八九八）

意味は、「加齢の速さは、とうてい留めきれるものではない。とし（疾し）とは、なるほど、うまくいったものだ。年齢というものは、かくも冷然と通り過ぎていく」

よみ人知らずの歌で、年月の流れの速さを嘆いている。

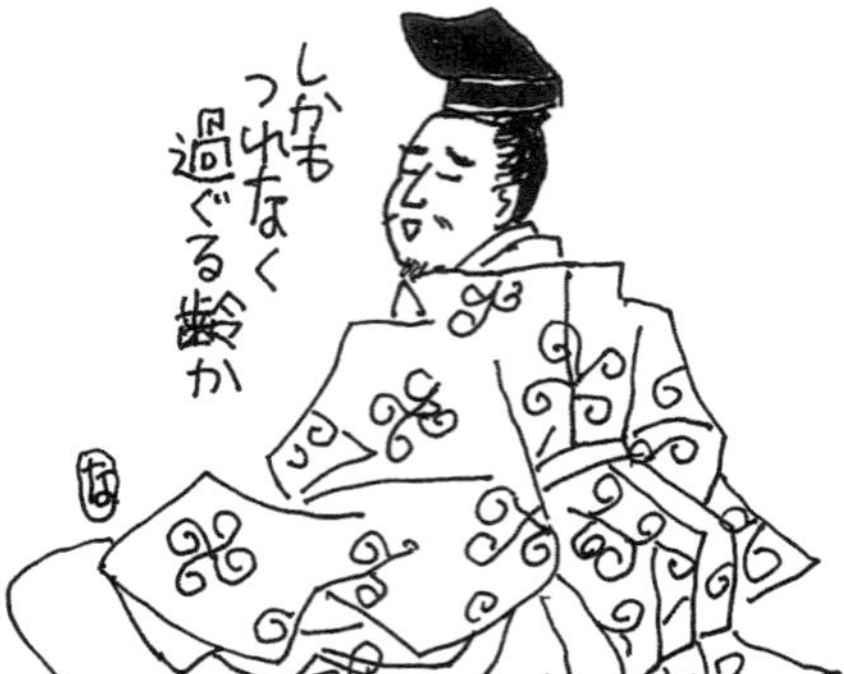

寿考

『魏志倭人伝』（くわしくは『三国志』「魏志東夷伝・倭人条」）に、「寿考」が次のように用いられている。

「其人寿考百年或八九十年」

「人々は長生きで、一〇〇年、あるいは八、九〇年も生きる」という意味。倭人（古代日本人）は、たいへんに長生きだといっている。

「寿」には、「年老いて長生きする」という意味があり、そこから、「めでたい」とか「ことほぐ」となる。「寿」のつく言葉には、他にも次のような例がある。

「寿域」……長生きできる世の中。または、長生きして老人の多い地域、長寿村なども指す。

「寿宴」……長生きを祝福する宴会のこと。

「寿楽」……長生きして、人生を楽しむ。

「寿康」……安らかに長生きすること。

「寿死」……天寿をまっとうして安らかに死ぬこと。

「寿福」……長生きと幸福。

「寿齢」……長命と同じ。

「寿夭」……長生きと若死に。長命と短命。

「考」も「寿」に近い意味がある。もとは、「長生きしている老人」であり、「寿命が長い」こと。語源的にみても、「考」は「老」に近い。老人は何ごとにも、用心深く、思慮深いところから「考える」という意味にもなった。老は、一般的には「老いる」ことであるが、次のような使用例もある。

「老鶯」……春が過ぎても、なお鳴いているウグイス。

「老気」……「思慮深い」の意。

「老去」……年をとること。

「老健」……年をとっても丈夫なことをいう。

「老残」……老いぼれながら、生き長らえること。

「老寿」……長命なこと。長生きと同じ。

「老少不定《ろうしょうふじょう》」……老人であろうと、若者であろうと、どちらが先に死ぬかは誰にもわからない。

「老大国」……歴史はあるが、おとろえてきた大国を指していう。少子高齢化の進行によって、日本が老大国になる危険性がでてきた。

「老来」……年をとってこのかた。

「老後」……年をとってからのちのこと。晩年をいう。

「老化」……年をとるにしたがって、機能がおとろえること。

「老死」……老衰のために、自然に死ぬこと。

「老醜」……老いさらばえた醜さ。

「老衰」……年をとって、心身がおとろえること。

「老病」……老衰によっておこる病気をいう。

「老耄《ろうもう》」……おいぼれること。

「老爺」……年をとった男をいう。


「寿」にも「考（老）」にも同じような意味があり、「寿考」は「長寿」とか「長生き」という意味になる。『魏志倭人伝』は、三世紀に中国の陳寿（二三三―二九七）によって記された史書であるが、同書よりも後の五世紀の半ばになって完成した『後漢書倭伝』の中にも、同じような記述がある。

「多寿考至百余者甚衆」

「（倭人の）多くは長生きで、百余歳になる者が、はなはだ多い」という意味である。現在、日本人は世界トップクラスの長寿民族であるが、長生きできる国土的な素地が当時からあったのかもしれない。

長寿の背景は、やはり食である。季節ごとの旬の野菜や山菜、海藻、そして、魚や貝類といった、長寿成分の多いものを日常的にとっていたということになるのではないだろうか。

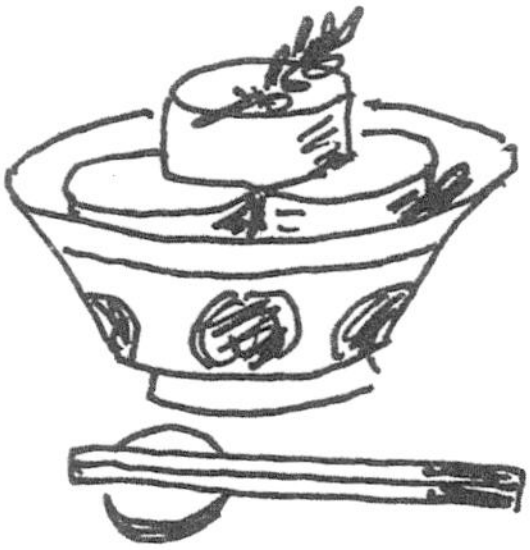

老少不定《ろうしょうふじょう》

老人だから、先に死ぬものだとか、少年だから後に死ぬとは決まっていない。人の寿命というものは、年齢とはかかわりなく、いつどのように尽きるのか予測もつかないということ。

『平家物語』の巻一に次のように出ている。

「老少不定の境なれば、年の若きを頼むべきにあらず。出る息の入るをも待つべからず。かげろふ、稲妻よりも、なほはかなし」

最近は、事件や事故にまきこまれたり、いじめや虐待で死亡する子供が多すぎる。仏教がいう、末法の時代なのかもしれない。

いっぽうで、年老いた親が元気で長生きしているのに、中年になった子の世代が、生活習慣病などで若死するケースも増えている。これほどの親不孝はない。親より前に死亡することを「逆仏」といい、この「逆仏現象」が日本中で増えている。

「七歳の翁、一〇〇歳の童子」ということわざもある。「七歳」はオーバーにしても、若いのに、すでに老人のように老けこんでしまう人もいれば、一〇〇歳になっても、肌の色艶もよく、まるで童子のように若々しい人もいるという意味。

確かに、この言葉通りで、自立して長生きしている方々というのは、表情や行動が実に若々しい場合が少なくない。いつもニコニコしていて社交性もあり、好奇心も旺盛で、テレビや新聞などにも関心を絶やさない。

達者な長寿者は、実は本能的に抗酸化成分の多く含まれている食べ物をとる能力が卓越している場合が多い。人間、生き続けているうちに、いつしか老化し病気になり、やがて死を迎える。老化や病気の原因の大きな要因が、体細胞の「酸化」なのだ。

酸化というのは、風雨にさらされてサビる鉄などと同じように、人間の肉体をサビつかせて寿命を縮める、空気中の酸素の攻撃といってもよいだろう。

元気な長寿者は、脳や心臓、血管といった重要な器官のサビの程度が少ない。抗酸化力の強い物質をとる習慣を身につけているからだ。そのひとつが、喫茶の習慣。緑茶が好きで、毎日何杯も飲む習慣をもつ場合が多い。お茶には、老化退治の決め手となる、抗酸化力の強いカテキンという渋味の成分が豊富に含まれているのである。

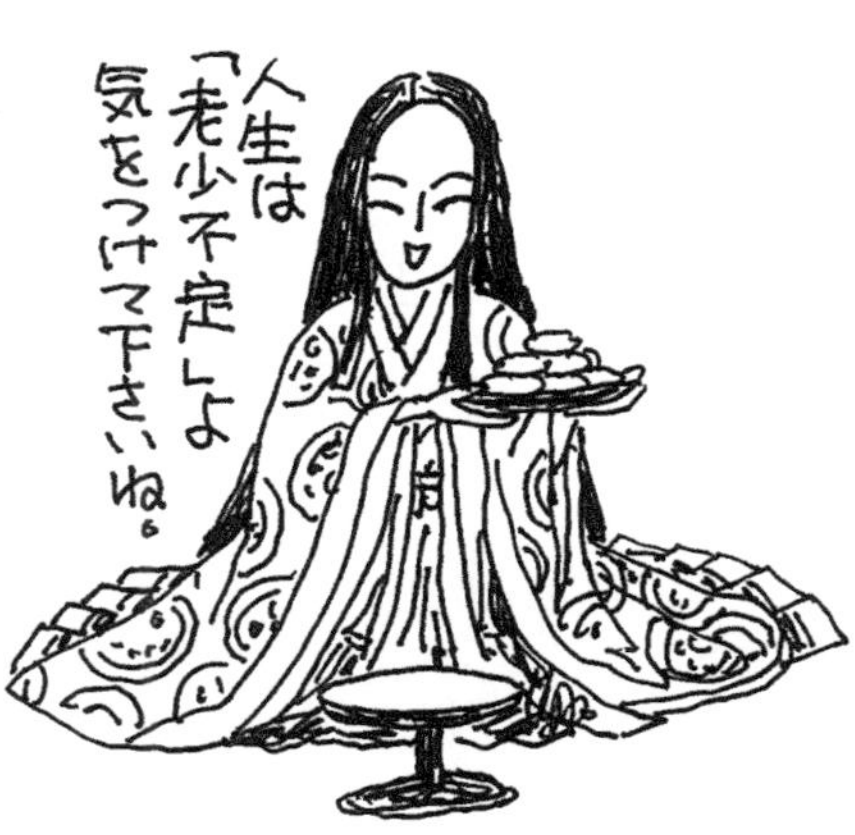

意外に長命だった戦国武将

織田信長の家臣・森蘭丸が一七歳で戦死しているように、戦国時代では一〇代、二〇代で命を落とすことも、決して珍しくはない。ところが、戦国時代の大名や武将たちの寿命を調べてみると、意外なことであるが、長生きしている場合も少なくないのだ。

当時の日本人の平均寿命は、三七、八歳くらいなものである。そのような短命時代に、武将たちは六〇歳以上まで生きて、しかも、何度も出陣し、戦っていながら、一般の人たちよりも、はるかに長生きしている。

これは、驚くべきことだ。

武士は、自分の戦闘能力を高めるために、剣術や乗馬などで、日々体を鍛え、よく歩いているから、まず、運動不足になる心配はない。中には、細川忠興（一五六三―一六四五）のように、幼少の頃から病弱であったが、養生につとめて体質改良に成功し、八三歳まで長生きした例もある。忠興は、千利休に師事した茶人としてもよく知られている。まず、戦国大名や武将たちの寿命をあげてみよう。

北条早雲	八八歳	北条幻庵	九七歳
竹田定盛	八八歳	尼子経久	八四歳
竜造寺家兼	九三歳	荒木田守武	七七歳
斎籐道三	六三歳	朝倉宗滴	八一歳

毛利元就　七五歳
松永久秀　六八歳
小早川隆景　六五歳
前田利家　六二歳
柳生宗厳　八〇歳
浅野長政　六五歳
大久保長安　六九歳
徳川家康　七五歳
島津義弘　八五歳
広橋兼勝　六五歳
板倉勝重　八〇歳
毛利輝元　七三歳
片桐貞隆　六八歳
大久保忠隣　七六歳
藤堂高虎　七五歳
森忠政　六五歳
伊達政宗　七〇歳

村上義清　七三歳
小笠原長時　六五歳
豊臣秀吉　六三歳
生駒親正　七八歳
細川幽斎　七七歳
真田昌幸　六五歳
今川氏真　七七歳
本多正信　七九歳
織田有楽斎　七五歳
上杉景勝　六九歳
福島正則　六四歳
脇坂安治　七三歳
酒井忠利　六九歳
織田信雄　七三歳
加藤嘉明　六九歳
酒井忠世　六五歳
伊達成美　七九歳

本多正純　七三歳　丹羽長重　六七歳
蜂須賀家政　八一歳　大久保彦左衛門　八〇歳
天海　一〇八歳　細川忠興　八三歳
土井利勝　七二歳　柳生宗矩　七六歳
立花宗茂　七四歳　鍋島直茂　八一歳
天野康景　七七歳　阿部正次　七九歳
増田長盛　八一歳　戸田氏鉄　八〇歳
鈴木正三　七七歳　宇喜多秀家　八四歳
真田信之　九三歳　前田利常　六六歳
松平信綱　六七歳　井伊直勝　七二歳
酒井忠勝　七六歳　本多正信　七九歳

以上が、主な大名、武将たちの寿命であるが、乱世をくぐり抜けて生き残り、なおかつ長生きするくらいだから、そのライフスタイルは、実に意欲にあふれている。

これからの日本は、人口減と急速な高齢化によって、老人大国となり、健康自立を求められる時代となる。他人に頼ることなく、自力で生き抜き、なおかつ長生きした武将たちの生き方は、少なからず参考になるのではないだろうか。

戦国武将の長生きに学べ

武将たちの生涯現役長寿法の骨子は次の通り。

その一、主食は玄米に近い半搗《つ》き米が中心であり、ビタミンやミネラル、食物繊維などがたっぷりとれていた。ふだんはひと晩水に浸けてから炊いており、発芽玄米状態となってギャバが増え、脳の老化を防ぎ、記憶力を向上させる上で効果的な食べ方をしていた。

その二、よく噛んで食べており、脳の中の血行がよくなると同時に、唾液中に含まれている若返りホルモンのパロチンが増えるから、体の節々《ふしぶし》や骨格の老化防止に役立っていた。

その三、領土拡張とか出世といった具合に、明確な目的を持って生活している場合が多いから、生に対する執着心も強くなり、自然に健康に気を配るようになる。

その四、よく歩き、戦いのトレーニングなどでつねに体を使っているから、運動不足にならず、筋肉も骨も老化の進行が遅い。

その五、酒の上手な活用。アルコールの作用は多彩で、適量の酒は血行をよくして、疲れを除き、血栓などの解消にも役に立つが、ストレスも除く。

その六、季節ごとの旬の野菜や魚などを、毎日のようにとっていた。すべては自然食で、抗酸化成分も多く、武士の体の中に発生しやすい活性酸素を消去する上で効果があった。

その七、つねに早寝早起きで、そのライフスタイルは、基本的には太陽の動きと連動していた。

朝日を浴びることによって、脳の中にセロトニンが増え、免疫力を強くする作用が生まれる。

その八、梅干しを食膳から欠かさなかった。食事のときに梅干しを食するのは、鎌倉武士以来のならわしである。

その九、イワシや海藻など、カルシウムの豊富なものを常食しており、冷静な判断能力を養う上で役に立っていた。

その一〇、茶の湯を趣味とする大名や武将が多かった。合戦場は、紫外線の多い河原や原野の場合が少なくないが、紫外線によって発生する活性酸素を除く働きの強いカテキンが、茶葉には含まれている。さらに、カロテンやビタミンCも豊富だ。野外で戦う武士たちにとって、喫茶の習慣は不可欠だったのである。

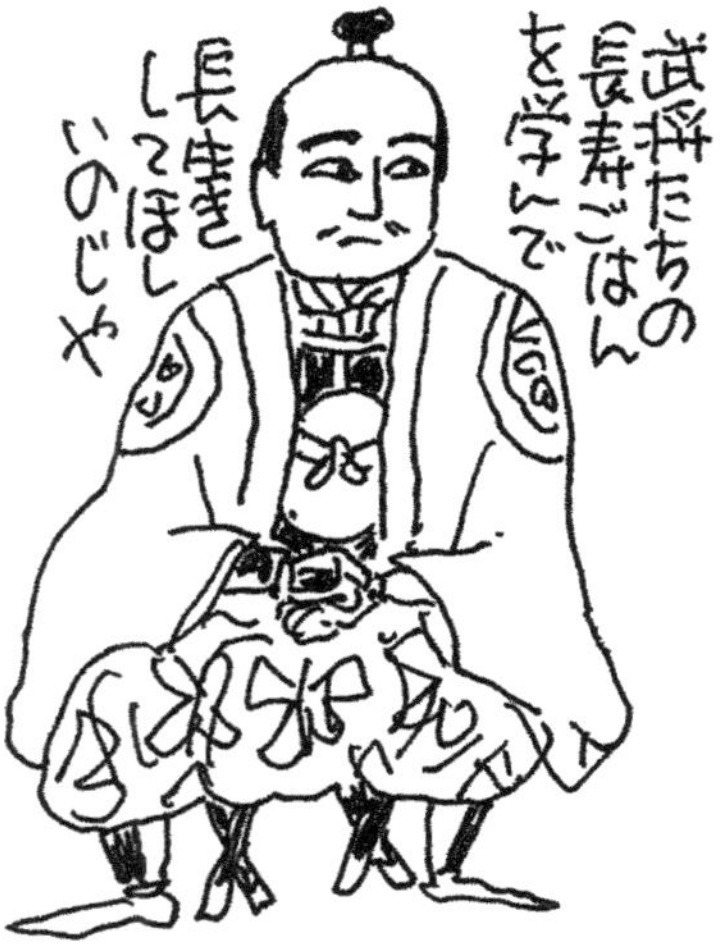
武将たちの長寿ごはんを学んで
長生きしてほしいのじゃ

百歳の春

江戸時代初期の京の町に、江村宗具と名のる医師がいた。もともとは武士の家系であったが、宗具の代になって医術を学んだのである。寛文四年(一六六四)に一〇〇歳となり、希代の長寿者として大評判となった。

秋には庭にある一〇本あまりの松の根元に松茸が続々と出現し、これまた「奇異のことなり」として見物人まで登場。なにしろ、織田信長の頃より豊臣秀吉の世を経て江戸の初期まで一〇〇年間も長生きしているのである。結局、寛文四年で大往生したが、その年の元日に詠んだのが次の歌だ。

何もせで身のいたずらに過しゆえ
　今日百歳の春に会うかな
百歳《ももとせ》になるまで飢えず寒からず
　道ある御代の道にひかれて
百歳もなおあきたらず行末を
　思う心ぞ物笑いなる

この記録は伊勢に住んでいた医師の南川維遷《みなみかわいせん》の『閑散餘録《かんさんよろく》』にあったもの。のんびりゆったりとストレスをかかえこまない生活が免疫力を強くし、一〇〇年間も生命を保ったのである。

医師であったから、養生法も身についていたのだろう。名利をもとめず、平凡に生きることが、長寿のひけつであることを、身をもって証明したのである。

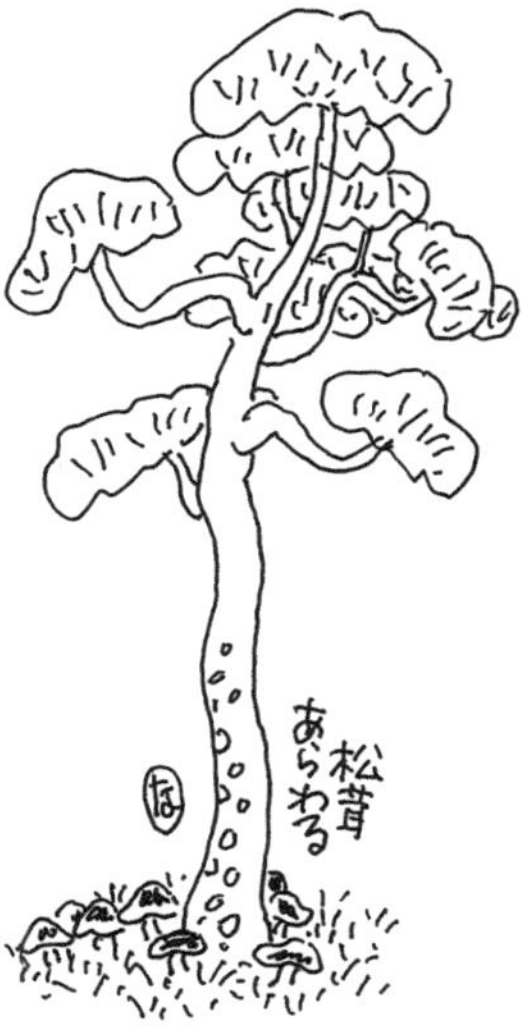

病気の予兆と自然治癒力

人は、偶然に病気になるわけではない。

何らかの因果関係が背後にあって、少しずつ進行していくのである。したがって、体内からのシグナルともいうべき予兆はあるはずだ。それに、まず気づくべきである。

疲れが抜けない、熱っぽい、腹もたれ、鈍い痛みなど。江戸時代の養生学の大家として、現代でも著名な貝原益軒（一六三〇―一七一四）は、『養生訓』の中で、次のようにいっている。

「病気がまだおこっていない時に、前もって用心すれば、病気にはならない」

ふだんの養生が大切といっているのである。病気との因果関係の中でも、その比重が大きいのが「食」だ。生命は食によって、養われているからである。

六〇兆個といわれる体を形成する細胞の一つひとつは食べ物によって、その健康が支えられている。したがって、食が粗悪であれば、細胞も弱るのは当たり前だ。

「食」は、「人」を「良」くすると書く。現代人は、「人」を「良」くする食生活をしているのだろうか。

あやしい。現代人は元気がない。弱っているようにみえるし、うつ病もまんえんしている。社会や職場でのストレスに加えて、体の中でも細胞レベルでのストレスがたまり過ぎているのではないか。暑いといっては冷房を入れ、寒いといっては暖房というように、安易にたよってしまう。文明化すると、イージーな方にばかり進んでしまうから、免疫力が低下してしまう。

本来、人間には強い自然治癒力がある。その力が正常に機能しているかぎり、そう簡単には病気にならないのではないか。貝原益軒は、『養生訓』の中で、

「人の体は元気を天地から受けて成り立っており、飲食の養分がないと、元気は衰えて、命は保てない。元気は命のもとである。飲食は、命の養分である。だから、飲食の養分は毎日でいちばん必要なもので、半日もなくてはならない」

ともいっている。

貝原益軒は、新鮮で生気のあるものを食べるのがよいとし、野菜は時間がたつと、生気を失って、味が変わると強調している。

みずみずしい旬の野菜は、「薬」のようなもので、自然治癒力や免疫力を強くするナチュラルパワー(自然力)も強いはずだから、長生きもできるし、病気も寄りつかない。

つまり、春には春の野菜を、秋には秋の野菜を食べるのが、いちばん理にかなっているし、健康にもよい。

長生きの達人と自然治癒力

人間は、長い一生の間には、何度となく体調を崩すが、生命力がしっかりしている人は、いつの間にか自然に治ってしまう。しかし、医者にかかったり、薬を飲んだり、入院生活を余儀なくされる場合も少なくない。

そして、六〇の坂を越えると、体のあちらこちらに故障が出てくる。寝たきりになったり、ボケ(認知症)になったりもする。ボケるのは、六五歳

以上で六パーセントから七パーセントくらいであるが、八五歳以上になると二五パーセントにもなるという。

ところが、長生きの達人になると、寿命いっぱい愉快に生きて、生命力をすべて使い果たしてから極楽大往生する。そのような人の場合、自然治癒力が強いために、きれいにこの世にサヨナラできるのである。

自然治癒力が強いのは、貝原益軒がいっているように、過食飽食をさけて、野菜、果物、そして魚でも鮮度を重視して、「旬の物」を食べているからにほかならない。

「人間のもって生まれた寿命は長いものだ。しかし、養生の術を知らず、朝夕に元気を損ね、日夜に精力を減らして、早死にしてしまう人が、世の中には何と多いことか」

これは、貝原益軒の嘆きであるが、有名な『養生訓』をまとめたのが八四歳のとき。自分でも飽食をさけて、旬の野菜を大切にし、翌年の正徳四年（一七一四）に、八五歳という長寿を果たしてこの世を去っている。まさに、大往生であった。長生きの達人だったのである。

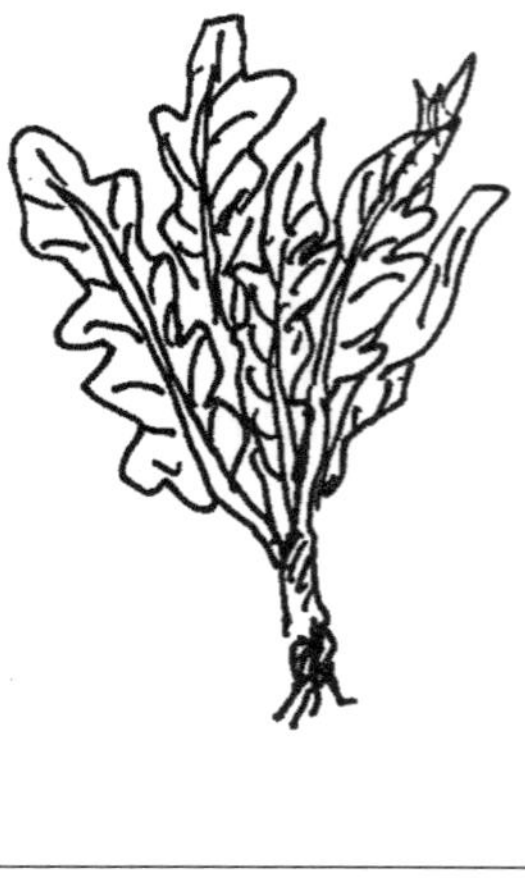

長命は粗食小食

一九世紀のはじめに刊行された『卯《ぼう》花《か》園《えん》漫録《まんろく》』（石上宣続著）は、江戸の出来事や故実などを集録した書であるが、その中に次のようなくだりがある。

「雲居禅師の養生百首の歌、江戸の芝寿昌寺に次の歌あり。

・はや起きて心つかわで身をつかい
　食を少くしてひとり寝をせよ

・長命は粗食小食無分別
　道を歩くにゆるりゆるりと

・養生は薬によらず世の常の
　身持ち心のうちにこそあれ」

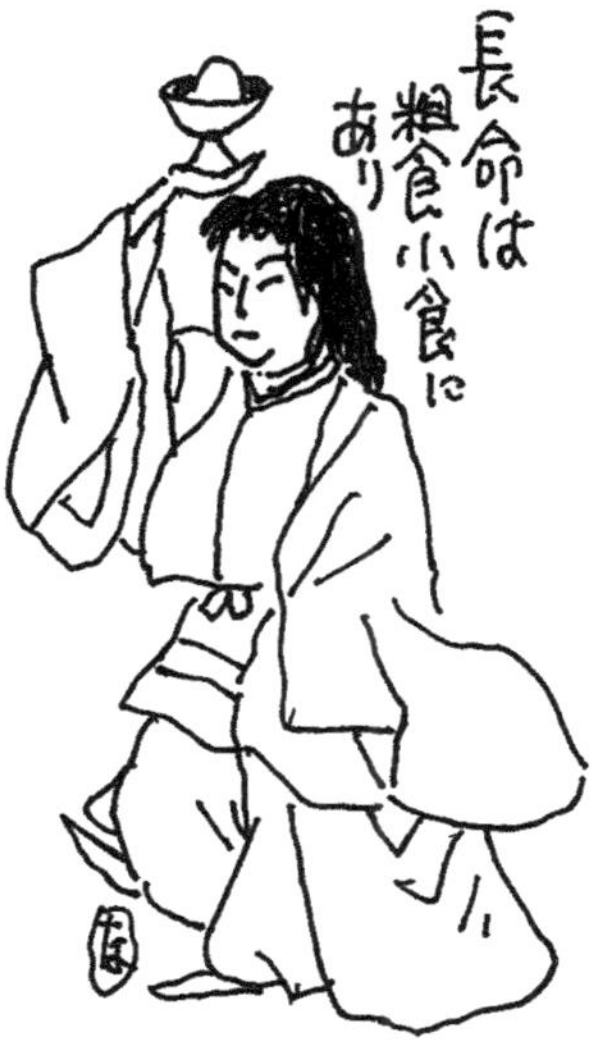

長生きには「色」も重要

江戸時代後期の『雲萍雑志《うんぴょうざっし》』（柳里恭著）は随筆集であるが、人間が楽しく長生きするためには、「色」も大切といっている。

「年若くして色なければ無骨にして、しとやかならず。老いて色がなければ慳貪《けんどん》にしてとげとげしい。世に色気というのは、愛敬や楽しさのことで、あながち色欲のみにはあらず。人間として色がなければ、人なつかず。農業も同じで色がなければ物は育たず。職人も色がなければ仕上りは魅力がない。商売も同じで色がなければ人は来ない。天地の間、何ものも色なくしては一日も世が思うように廻らず。」

人を離さずに引きつけるのは、オーラのような魅力であり、その人が身につけている生命力や明るさだといっている。これらの人間味は不老長寿にも欠かせない。

同書は「飲酒の十徳」をあげている。次の通りだ。

「礼を正して労をいとい
憂《うれい》を忘れてうつを開き
気をめぐらし病いをさけ
毒を解し人と親しみ
縁を結び人寿をのばす」

さらに続け「古人罰酒の法あり。三合を飲酒のかぎりとす。もし、この法を失う時は、家を乱して身を亡ぼす」とし「酒は延寿の良薬とすべし」とある。

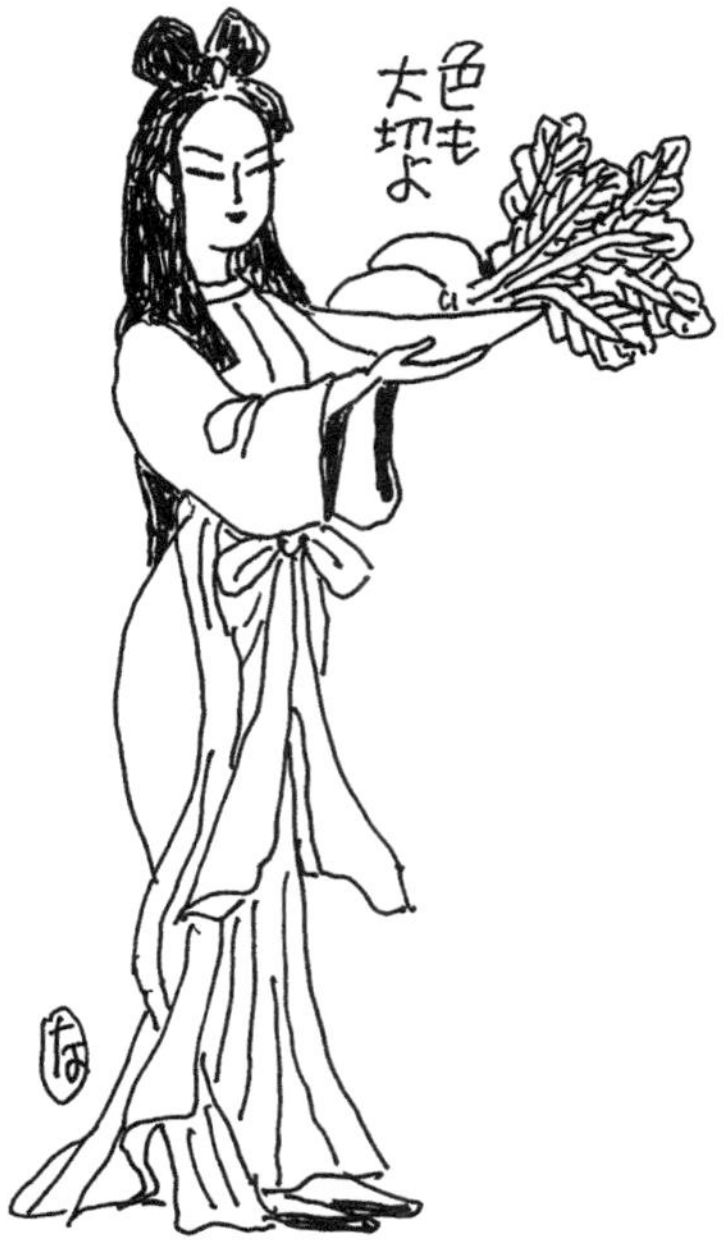

日本は古くから回春食の国

お正月は回春の行事

「回春」というのは、暦がひと回りして、再び「春」になることである。つまり、時間の若返り。そこから、人間も暦と同じように、年をとっても、方法によっては、ふたたび「春」を迎えることが出来るという意味にも使用されるようになった。

その方法が「回春法」である。

春は一年の始まりであり、行事でいえばお正月。お正月は暦の回春の祝いなのである。だから、お正月には生命の再生、若返りの行事が多い。

その代表的なならわしが「若水汲み《わかみずく》」だ。元日早朝の井戸水には、他の日の水とはちがい、若返り効果の強い水が湧くというもの。とりわけ、女性がこの水を飲み、顔を洗うと若返り、美人になるといわれている。というのも、その起源が古代の変若水信仰からきているからだ。

変若水というのは、月神の月読命《つくよみのみこと》が持っている回春の水で、元日の井戸水には、その霊水が特別に湧くと伝えられている。

一月七日の「七草粥《がゆ》」も、早春の野草を摘んでお粥に仕立て、春の陽気をとり込むことによって、「回春」を願う行事である。

一夫多妻の国の回春食

お正月行事をみてもわかるように、古代以来、日本人は「回春食」のとり方が実にうまい。だから、長生きできるし、年をとっても若々しい〝回春老人〟がたくさんいた。

前にも記したが女王・卑弥呼でよく知られている『魏志倭人伝』の中に、「古代日本人はきわめて長寿で、一〇〇歳、あるいは八、九〇歳まで生きた」とある。

その上、身分の高い者はみな四、五人の妻がおり、庶民でも二、三人の妻を持っている者が少なくないという。つまり、一夫多妻制なのだ。

では、なぜ倭人《わじん》（古代日本人）は、働き者で元気があり、多数の奥さんたちを愛し続けることが可能だったのか。ふだんの日常食に、回春効果の強い成分が多かったと推測するほかはないだろう。

『魏志倭人伝』の後で、同じく中国で記された『後漢書倭伝』にも、古代日本人は長寿と出ており、さらに次のような記述もある。

「倭の国は温暖で「冬夏生菜茹《さいじょ》」」

「冬も夏も菜茹の材料が生える」という意味で、「菜茹」は野菜汁とみてよいから、一年中汁物用の野菜がとれる国。それが古代の日本と解釈できる。

古代日本の回春食

古代中国の記録や縄文・弥生の遺跡からの出土品などから推測すると、邪馬台国時代の回春食は「玄米めし、菜茹（野菜汁）、大豆、肉、魚」を中心としたセット料理とみてよい。

弥生時代になると、米作が普及し、米飯や米にアワやヒエなどを加えた混炊飯が主食となっていた。米飯といっても、玄米である。玄米には、イライラを防いで精神安定効果を高めるギャバ（ガンマ・アミノ酪酸）が含まれているし、ビタミンB類やビタミンEも多い。

玄米飯には、一夫多妻で重要となる男性の生殖能力を高めるアミノ酸のアルギニンやミネラルの亜鉛が豊富に含まれている。

「菜茹」は野菜汁のことだから、長寿と体力の若さを維持する上で欠かせないビタミンCやカロテン、ビタミンEに加えて食物繊維もたっぷりだ。

「大豆」は、すでに縄文遺跡から出土しており、弥生時代には味噌に近い豆醤《まめびしお》やきな粉、煮豆などがあったとみてよい。大豆にもアミノ酸のアルギニンが含まれている点にまず注目。大豆には女性の肌の老化を防ぎ、若さ、美しさを保つ植物性の女性ホルモンとも呼ばれるイソフラボンも豊富。男性の若々しさを維持する上でも大切な成分である。

「肉」は、イノシシやシカといった野性動物の肉だから、脂肪の少ない赤身肉が多く、アミノ酸バランスに加えて老化促進物質の活性酸素を除去する働きがある。赤身肉には、カルノシンという抗酸化の働きをする成分も含まれているからだ。男性機能と関係の深いアルギニンと亜鉛も豊富に含まれている。

「魚」は長寿の脂肪酸として注目のEPAとDHAがたっぷり。どちらも血液の流れをスムーズに保って、血栓などによる血管のつまりを防ぐ成分である。EPAには血栓予防に加えて動脈硬化を防ぐ働きがあるし、DHAには記憶力の活性化に期待されている脂質である。魚にもアルギニンが含まれており、こうみてくると、一夫多妻の邪馬台国の回春食は、「菜茹」以外は、ことごとく〝アルギニン食〟であることがわかる。

家康よりも達者だった二人の老女

時代は下るが、江戸幕府を開いた徳川家康（一五四二—一六一六）も、回春食をとっていた。それは麦めしと、大豆一〇〇パーセントで発酵させた八丁味噌と呼ばれている豆味噌で調味した、色の濃い味噌汁。麦めしにも、豆味噌にも人間の精子の原料となるアルギニンと亜鉛が含まれている。

家康はかなりの精力の持ち主で、七五年の生涯に妻妾合わせて一七人の女性を愛し、一六人の子作りにも成功している。最後の子供を産んだのは六六歳の時だから、その回春人生には驚くばかりだ。

「老いてますます盛ん」だったのは、家康ばかりではない。江戸の町人の世界にも、凄い回春お婆さんがいた。

江戸末期の天保年間（一八三〇―一八四四）の江戸風俗を記録した寺門静軒（一七九六―一八六八）の『江戸繁昌記』の中に、二人の老女の例が紹介されている。

同書の「本郷の老婆」によれば、本郷元町の商

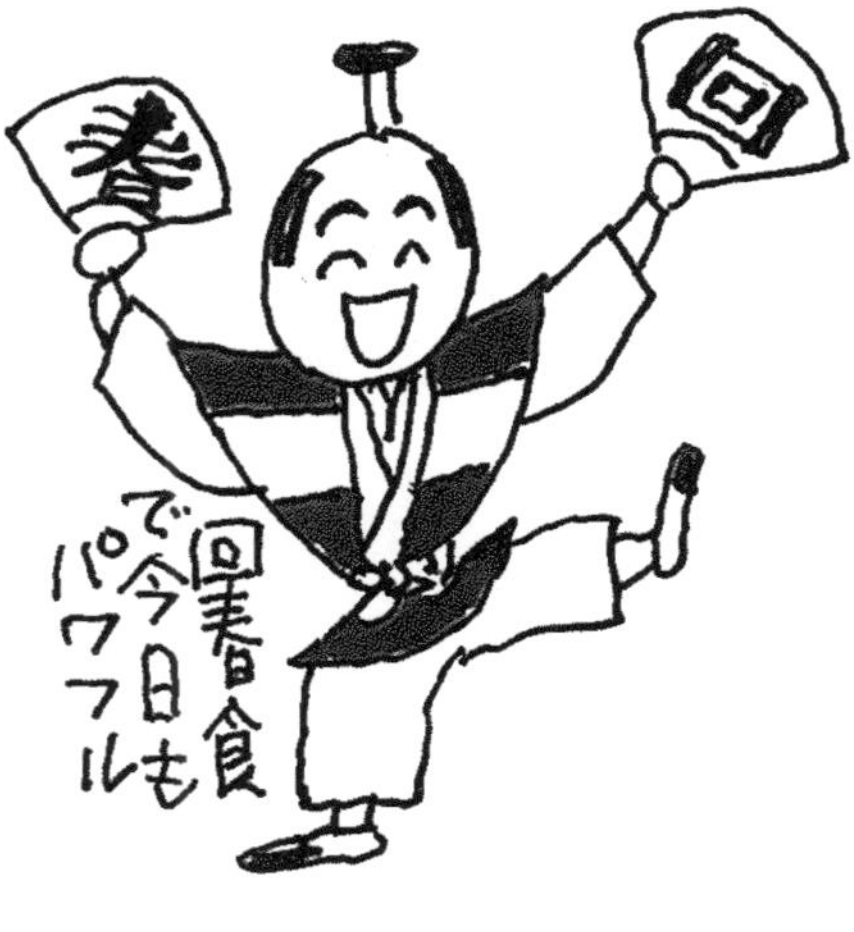

人某の老妻が天保四年（一八三三）に七〇歳で男の子を出産して、大評判になったという。それを聞いたお松という女性が、「本郷の老婆が、本当に子を生んだとさ。憎らしいじゃないか。なんて珍しいんだろう。千古の例もないお産だ」と、うらやましがっている。

次の回春お婆さんにも驚く。

市谷八幡様の茶店に、小ぎれいで、妙に色っぽい婆さんが働いていた。ある日のこと、お茶飲みにやってきた品格のある武士が、老婆に、大変にお元気のようだけれども、おつれ合いは達者ですかと聞く。

老婆が、今年で夫は八八歳になりました、と答えたので、武士がびっくりして長生きの秘訣を教えてほしいという。

老婆がはにかみながらいうには、「色の欲を節制することです」。「なるほど、ところで、あなた方が、色欲を絶ったのは、いくつの時分ですか」と聞くと、「七〇歳になってからは、この道は絶ちました」と恥ずかしそうに笑いながら返事した。セックスは長生きによくないといいながら、色欲を遠ざけたのは七〇歳になってからというのである。

回春食は長寿食

江戸時代、平均寿命こそ四〇歳前後であったが、達者で長生きする者も多く、ご隠居の身分となっても、妾宅を置く老人が少なくなかった。『江戸繁昌記』は、そのような例も紹介しながら、「まことに、枯れた柳に花が咲き（中略）、老いてますます盛んなありさまだ」と嘆いている。

妾宅にご隠居の旦那さまが来ると、女性は下女にウナギの蒲焼きを早く買っておいでといって、走らせる。そんな場景をテーマにしたのが、次の川柳である。

うなぎ屋に囲《かこわ》れの下女けふも居る

鰻屋《うなぎや》の店先に妾宅の下女が、今日も来ていると いう意味。ウナギは精がつくことを江戸の人たちは経験的に知っていた。それを示しているのが、次の作品だ。

うなぎ屋へ古提灯《ふるちょうちん》を張りに来る

うなぎの油提灯がよくとぼり

「提灯」は陰萎、つまりインポテンツのことで、ウナギはそのような時でも元気をつける効能があると信じられていたのである。確かに、ウナギには体力を強化するタンパク質や血行をよくする脂肪酸、肌や粘膜を丈夫にするビタミンA、若さの維持に欠かせないビタミンE、疲れをとるビタミンB_1などがたっぷり含まれている。その上、男性のスタミナを強くするアルギニンもミネラルの亜鉛も豊富に含まれていて、江戸前の回春食といってよいだろう。

ウナギの蒲焼きは、江戸の町で大流行した料理であり、本郷の老婆も、市谷八幡の茶店の老夫婦も食べていたのはまちがいない。

江戸の町に蒲焼きが流行するのは、江戸時代の後期になってからであるが、それ以前から庶民の間で人気化していたのが納豆汁。庖丁で叩いた納豆、豆腐、野菜を入れて仕立てた味噌汁で、江戸っ子の朝食に欠かせなかった。

納豆、豆腐、味噌と大豆系が三種も混合した濃厚な味の味噌汁で、女性ホルモンに似た働きをするイソフラボンもたっぷり含まれている。女性ホルモンのエストロゲンは、女性らしい体つきや肌、粘膜などの潤いを保つ働きをするホルモンであるが、大豆のイソフラボンも、それに近い作用をすることがわかっている。

　握り鮨の流行にもみられるように、鮮魚も日常的に食膳にのせていたし、イノシシなどの肉を用いた肉鍋も江戸の町に登場していたから、邪馬台国以来の回春食が江戸時代にも続いていたことがわかる。

　歴史的な回春食は、人間の機能の若さを維持するための食文化であり、長寿食としても役に立っていたことが理解できる。

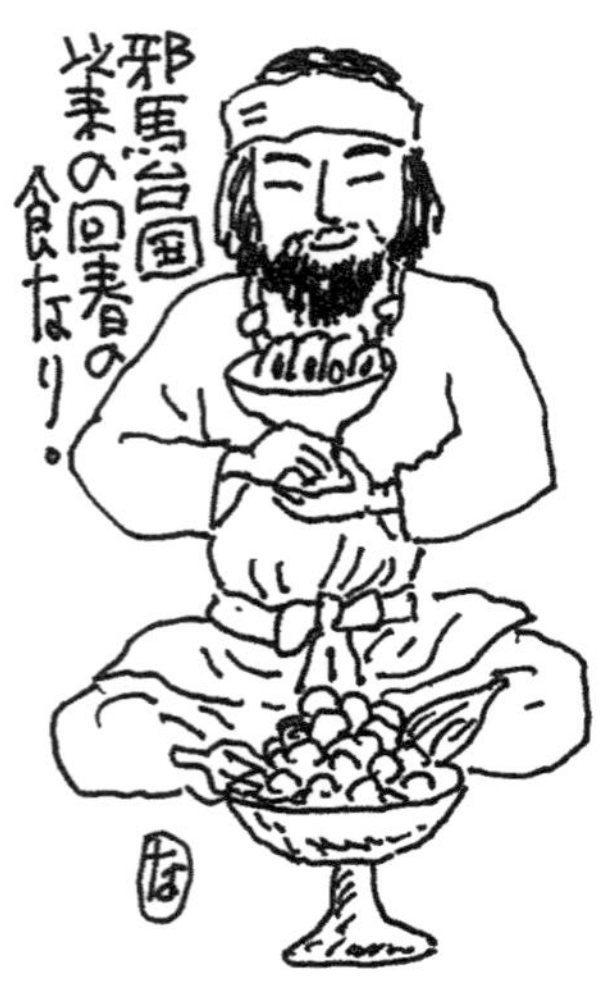

貧乏病と長寿法

天保年間（一八三〇―一八四四）に発刊された『梅の塵』（梅の舎主人著）に、「貧乏病を治す法」が記されているが、そのまま実行すれば長寿法にも結びつくと思われるので、紹介してみる。

○貧乏病を治す法
世俗の諺《ことわざ》に、四百四病のやまひより、貧乏ほど苦しきものはなしといへり。その貧乏病を治す法あり。手製にして、怠らずに服用すべし。法書左のごとし。

本方長者丸
○正直三両、○堪忍三両、○慈悲三両、○朝起三両、○愛情三両、○分別四両、○始末四両。
この七味、細末にして、毎朝、手洗水にて服すべし。いかほどの借金ありても、早速《さっそく》快気し、身上持ち直ること神のごとし。

禁物
○不実、○短気、○気まま、○朝寝、○好色、○自由、○遊山。この七味は敵薬なり。その他、○物数寄《ものずき》、○油断、○作事、○美《うま》き物、○大酒、○夜遊。この品々、禁物なれば、かたく守りて食すべからず。これを用ふときは、薬のききめさらになし。

山住まいの人は命長し

江戸時代後期の読本《よみほん》作家として有名な滝澤馬琴（一七六七—一八四八）は、『燕石雑志《えんせきざっし》』の中で、「山居する人は命長し」と、次のように記している。

「山居する人は、命長し。海浜の人はしからず。故いかにとなれば、山中は魚肉とぼしく、常に菜食し、あるいは木の実、草の実を糧《かて》として、たき木を折り、炭を焼き、羊腸たる山道を上下す。

ここをもて体軽く、身すこやかなり。かつ、その居するところ、都会に遠き故に欲も少なし。ここをもて、命長し。海浜の人は、魚肉に富みて、その飲食、都会の人とことならず。これに加わるに、船に乗りてかじをあやつりて海上を往来し、一歩も運ばずし、かえつて風や波にゆらる。この故に、体重くして脾胃を損ず。その漁猟をなりわいとするをもつて多欲なり。ひと欲多ければ長寿ならず。」

食のぜいたくと運動不足、そして欲の多いことが長寿の大敵といっている。

長命丸奇談

「食せずして飢えざるの法」

江戸時代後期の『世事百談』の中に、「食せずして、飢えざるの法」というタイトルで薬効丸薬の作り方が紹介されている。戦国時代に実際に用いられていた「兵糧丸」に近い、一種の非常食のようなものであるが、長命丸的な性格もある。

本文中の用法と効果をそのまま信用することは、もちろんできないが、工夫すれば〝長寿食的な軽食〟くらいは作れるかもしれない（参考文献は昭和二年に吉川弘文館発行の『日本随筆大成・第九巻』中の『世事百談』。作者は和漢古今の諸書研究者であり文筆家の山崎春成。ちなみに家業は薬舗とあり、薬餌的食物についての知識も広い）。「食せずして飢えざるの法」を読みやすく、意訳すると次のようになる。

「串柿をのりのようにして、蕎麦粉を等分に混ぜ、大きめの梅の実ほどに丸め、朝出かける時に、二、三丸を用いれば、一日の食事をしなくてもすむ。もし、蕎麦粉がない時には糯米《もち》の粉でもよい。また、以上の三種を混ぜて使ってもよいと『安斎《あんさい》漫筆《まんぴつ》』という書物に出ている。

また、胡麻一升、糯米一升をともに粉にして、棗《なつめ》一升を煮ていっしょにこねて混ぜ、これを団子として、それを一個食べれば一日中飢えることはないと『白河燕談《はくがえんだん》』という書物に出ている。別の法もある。ある人に教えられたもので、白米一斗をせいろに入れて百度蒸してから干す。これを粉にして、ひと握りずつ毎日水を飲みながら食べ、それを三〇日続ければ、死ぬまでいっさいの食物を食べる気がおこらない。

黒豆をよく蒸して、一日食物をとらず、翌日から蒸した黒豆を食べて、他にいっさいの食物を口にせず、のどがかわいた時のみ水を飲むようにする。このようにして、一年ほどすれば、後にはまったく食物をとらずとも仙人となる」。串柿やナツメなどに穀物の粉を混ぜて作る丸薬は、消化上は蒸して加熱しないと危険である。

「食せずして飢えざるの法」は他にも紹介されているが、仙人になれるなど超オーバーな方法ばかりで信じられないが、注目したいのは、その中心に据えられている食材だ。

不老長寿成分の多いものばかり

蕎麦粉や玄米、黒ゴマなどで、いずれもビタミンやミネラルのほかに共通して含まれているのが、寿命をのばして、老化を防ぐ上で欠かせない抗酸成分類だ。

蕎麦粉に含まれているのは抗酸化成分のポリフェノール類ルチンだし、玄米だと同じ働きをしているフィチン酸、黒ゴマにはセサミンやセサミノール、それにアントシアニンなどの抗酸化成分が含まれている。

人は空気を吸って酸素をとりこみ、エネルギーを生み出しているが、体内に入った酸素の一部は、酸化力の強い活性酸素になってしまう。老化を早め、ガンの原因となり、動脈硬化を促進させる悪玉だ。それを防ぐ成分の多いのが、「食せずして飢えざるの法」に用いられている前述の食材なのである。

それらの食材には、不老長寿作用のあることを経験的に知っていて、面白くするために仙人になれるなど誇張して表現したものだろう。

「食せずして飢えざるの法」には、人間の唾液の不思議な効果についても説明がある。

「唾液を口中いっぱいにため、これを飲みこみ、またためては飲みこみの法を、一昼夜を通して三六〇回行えば、何十日たっても飢えることはない」というもの。

これもオーバーな話ではあるが、唾液の重要さを強調するために誇張したものだろう。

老化を防いで若さを保つ唾液

唾液の重要性について、養生学の大家である貝原益軒（一六三〇―一七一四）も『養生訓』の中で、「唾液は、からだ全体のうるおいであり、変化して血液となる。草木に精液がないと枯れる。大切なものだ。唾液は内蔵から口の中に出てくる。唾液は大事にして、吐いてはいけない。ことに遠くへ唾液を吐くと、気がへる」と述べている。

老化は細胞レベルでとらえると、細胞のサビであり、原因は活性酸素の攻撃。それを防ぐのが抗酸化成分で、色の濃い野菜や果物に多いが、実は唾液にも含まれている。ペルオキシターゼやカタラーゼなどの酵素といわれている。唾液には、消化酵素も豊富に含まれているから、よく噛むことによって唾液の量も増え、消化吸収率も向上して、いっそう体力強化に役に立つ。自然に免疫力もパワーアップして、病気が少なくなる。

梅干しやレモンなどを口中にしても唾液は増えるから、若さを保つためにも、大いに利用すべきである。

長寿法篇2

一〇〇歳時代の新しい長寿法

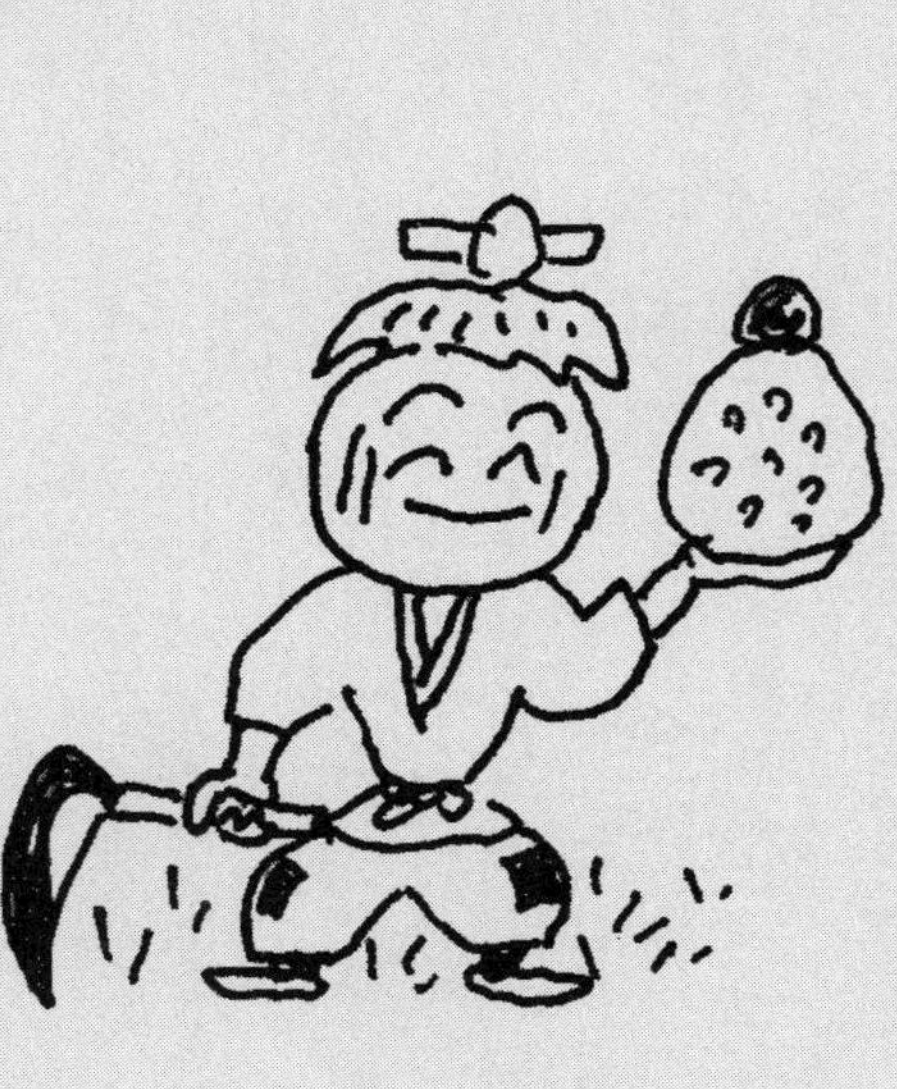

一〇〇歳時代の「八楽ライフ」

近未来に、「人生一〇〇歳時代」の出現する可能性が高い。現在すでに九〇歳以上の方が二〇〇万人以上もいるのだ。一〇〇歳以上の長寿者は現在約七万人であるが、これから急速に増加する。日本は、世界の〝不老長寿ランド〟になるだろう。そこで、一〇〇歳時代を楽しむための「八楽ライフ」のすすめである。

その一 **「楽食」** 長寿の基本は食であり、「フード・パワー（食の力）」を楽しむ。とくに旬のものは大地が育てた「長寿薬」と考え積極的に。米飯を中心に雑穀、大豆、黒ゴマ、山菜、キノコ、海藻、魚など和食系がよい。

その二 **「楽茶」** 日本茶を楽しみながら不老生活をおくる。日本茶には抗酸化力の強いカテキンや幸せ感を生むテアニンなどが多い。

その三 **「楽笑」** 腹の底から楽しくワッハッハと笑う。笑うと幸せホルモンのセロトニンやガン細胞を撃退するＮＫ（ナチュラルキラー）細胞が増えることがわかっている。

その四 **「楽浴」** 入浴を楽しむ。ややぬるめの湯にゆったりのんびりとつかり、血のめぐりをよくしてすべての体細胞をリラックスさせる。

その五 **「楽歩」** 楽しみながら、ゆっくりと散歩、あるいは道草。緑のそばに来たら深呼吸。森や林、竹やぶの新鮮な空気とエネルギーをちょうだいする。リズミカルに歩くと、脳の中のセロトニンの量が増える。

その六**「楽話」**　会話のやりとりを楽しむ。人間は一人では生きていけない。都会の団地では孤独死が増えている。二年間も他人との会話がほとんどなかった七〇歳代の男性が、声が出なくなって、病院に運ばれたという気の毒な記事が新聞に出ていた。会話を楽しめる知人も必要になってくる。

その七**「楽色」**　自立して長生きしている方々の中には、ほのかで上品なお色気のある場合が少なくない。異性に関心も持っている。それだけ生命力が強く、人間的な魅力も豊かな証拠である。

その八**「楽寿」**　不老長寿を楽しむこと。

「八楽ライフ」をふだんから実行していただければ、一〇〇歳もそれほど遠いゴールではないはず。長生きしている方々には、健康長寿をサポートするアディポネクチンと呼ばれる〝長寿ホルモン〟が多いといわれている。体内でアディポネクチンの合成を促進させているのが、納豆などの大豆タンパクや、背の青い魚に含まれているタンパク質だそうである。

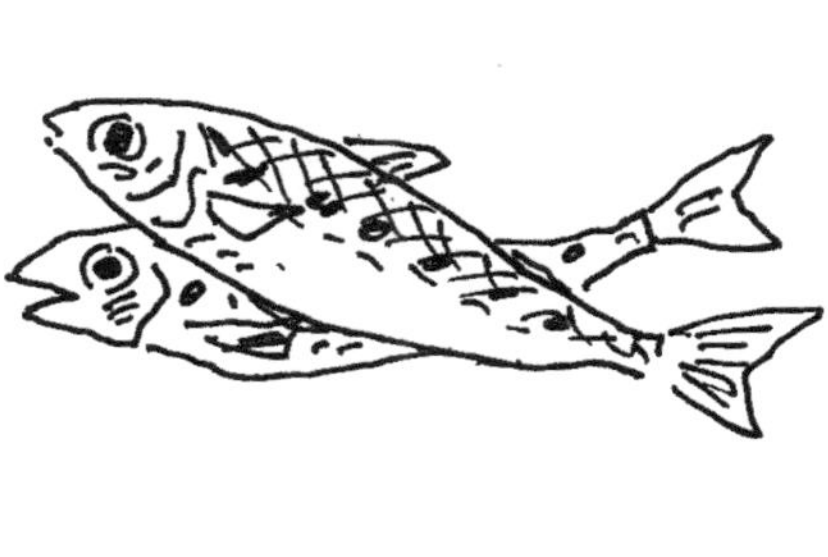

「一多二無三少四楽五穀」のすすめ

生涯現役で長寿を迎えるための五つのステップである。

「一多」…「一多」は毎日の生活の中で、増やした方がより健康になるという意味で、それは「笑い」のこと。笑うことによって幸せホルモンのセロトニンやNK細胞が増え、免疫力が強化される。したがって無病息災により近づくことになり、長生への可能性が高くなる。

「二無」…タバコをなくし、ストレスを少なくする。喫煙とストレスは寿命の足を引っぱるような〝毒素〟であることを認識すべきだ。日本は今、空前のストレス社会であり、勝ち組とか負け組というように、成果によって評価される生きづらい世の中になっている。このような過酷な社会で生活しなければならないのが現実。少しでも被害を受けない暮らしをするためには、肩の力を抜いて気を楽にし、ストレスに勝てる成分の多い食事をする必要があります。喫煙者の肺ガン発症リスクは、タバコを吸わない人にくらべ、男性で四、五倍、女性で二、三倍も高いことがわかっている。

「三少」…摂取を少なくした方がよいもの三種のこと。一つは「脂肪」で、二つめはスナック菓子とかインスタント食品の「食品添加物」。三つめは「塩分」で、塩辛いもの。とくに日本人は塩分のとり過ぎ傾向が強く、万病のもとといわれる高血圧の原因となっている。

「**四楽**」…四つのよろこび、楽しみのことで、一つは「健康」、二つは「長寿」、三つは「快眠」、そして四つめは「明るい生活」でいつもニコニコ。

「**五穀**」…主食は「五穀」でしっかりととる。健康の維持でもっとも重要なのは、米《コメ》や粟《アワ》、黍《キビ》、麦《ムギ》などの穀類と大豆《ダイズ》を組み合わせた食べ方。これが「和食」の基本で、古代以来の食事法。このところ、日本人の長寿もあって、「和食」が世界的に注目されているが、その中心に位置しているのが「五穀」なのである。

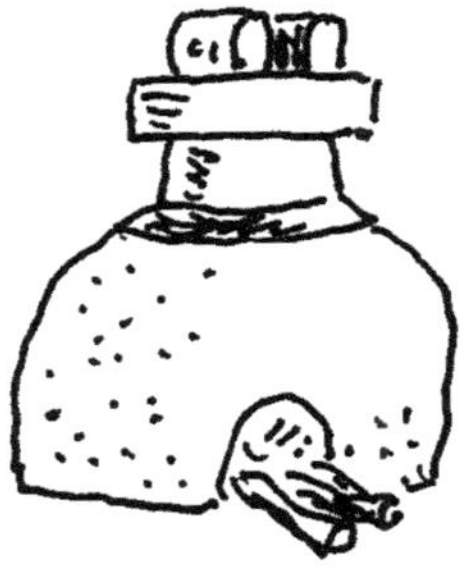

「骨太《ほねぶと》」と「太っ腹」

骨ことば

日本人は「骨」という言葉をよく使う。

「骨が折れる」といったら苦労することであり、「骨身」は骨と肉で全身を意味し、「骨身を惜しまず」は苦労をいとわないということだ。不老長寿の実現にも「骨元気」が欠かせない。なにしろ、死ぬまで生物としての人間の体形を維持しているのが「骨」だからである。骨がもろかったら、長生きは困難となるだろう。

骨のつく言葉が多彩にあるのも、骨の重要性を示している。「骨ことば」をあげてみよう。

「骨と皮」……甚だしくやせた状態。

「骨皮筋右衛門《ほねかわすじえもん》」……骨と皮と筋ばかりにやせたさまを人名に仕立てていった言葉である。

「骨の髄まで」……体の奥の奥までという意味で、転じて徹底したさまのこと。

「骨っぷし」……気骨の強い人をいう。

「骨太《ほねぶと》」……骨格のしっかりしていることで、骨太な体というような使い方をする。

「骨業《ほねわざ》」……体を使ってする芸。骨の折れる仕事についてもいう。

「骨無し」……気骨や節操のない人のこと。

「骨細《ほねぼそ》」……骨格が細くて体がきゃしゃなことをいう。

「骨抜き」……計画や主義などの大切な部分を

抜きとって、内容のとぼしいものにすること。

「骨折り損」……苦労して力をつくしたのに無駄になってしまうことをいう。

「骨折り損のくたびれ儲け」……苦心しても疲れるだけで、効果がまるっきりあがらないこと。

「骨が舎利《しゃり》になっても」……たとえ死んでも。たとえどんなに苦労しても。「舎利」は火葬にした骨のことであるが、とくに聖者の白い遺骨についていう場合が多い。

「骨休め」……休息することをいう。

「強骨長寿」……骨の丈夫な人は健康でよく長生きする。

「骨丈夫命元気」……骨格がしっかりしていれば、命もいきいきしているものだという意味。

太っ腹人間になるべし

源平合戦の時代、強い信念をもった手ごわい相手のことを、「骨のある武士」と称した。

同じような表現に「骨っぽい」がある。

最近の日本人は、政治家を含めて「骨なし」になってしまったのではないかと心配になるほど「骨」のある人間が少ない。

信念だけではない。日本人の骨自体も細くなっていて、頼りないほどきゃしゃ。とくに、若い男女が細い。ことごとく骨粗しょう症のようにみえる。細い骨のままだと、長生きどころか、中高年になってから悲惨になるのではないか。寝たきりや骨粗しょう症、骨折が激増しかねない。

そこでカルシウムなのだ。

二一世紀は「骨力」の時代となる。骨太の健康体を作らなければ、世界一長い日本人の老後はもたない。

ところが日本人のカルシウム摂取量は、いま現在もまだ基準量を満たしていない。慢性的に不足しているのだ。カルシウムは骨の原料になるだけではなく、ストレスに強く、大らかで太っ腹人間になるためにも欠かせない。イライラや不眠を防ぐ上でも役に立つ。カルシウムを効率的にとれる食品には、ヨーグルトやチーズなどの乳製品、凍り豆腐や納豆などの大豆製品、イワシの丸干し、干しエビ、海苔などの海藻などがある。

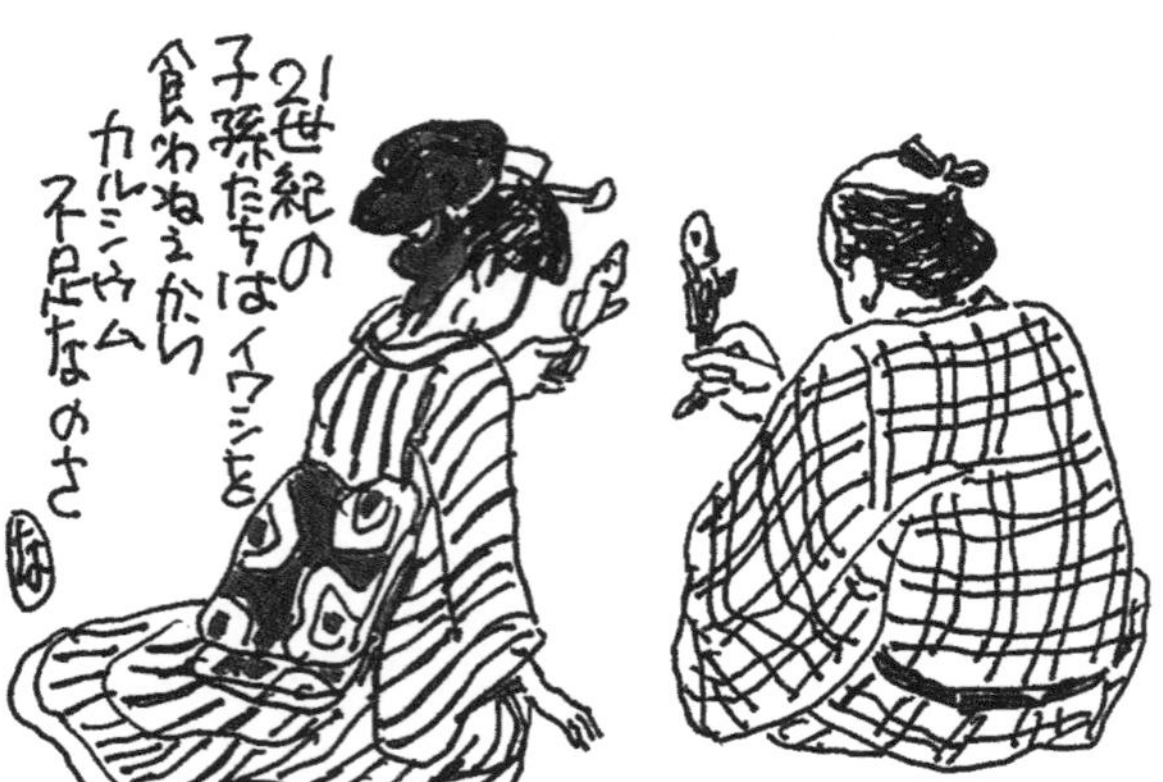
21世紀の
子孫たちはイワシを
食わねえから
カルシウム
不足なのさ

長寿者の長生き習慣は一五

九〇歳以上で、在宅で元気に健康自立している方たちは、それぞれの長生き習慣を身につけている。それをまとめたのが次の一五項目で、現在でも通用するのはいうまでもない。

一の項目　よく出歩く。
二の項目　お茶好きである。
三の項目　ワッハッハとよく笑う習慣がある。
四の項目　細かいことは気にしない。
五の項目　何でもよく食べるが肉や魚が好き。
六の項目　ヨーグルトや納豆などの発酵食品を好む。
七の項目　夫婦の仲がよい。
八の項目　異性と話をするのが好き。
九の項目　食事ごとに味噌汁をとる。
一〇の項目　ミカンやリンゴなどのフルーツを好む。
一一の項目　新聞やテレビのニュースに関心がある。
一二の項目　ぬるめの風呂が好き。
一三の項目　何かしらの趣味を持っている。
一四の項目　昼寝の習慣を持っている。
一五の項目　夜更かしはしない。

「お前一〇〇まで、わしゃ一〇六歳まで」

「お前一〇〇まで、わしゃ九九まで」

日本古来の祝いことばで、人生の理想的な締めくくり願望をあらわしている。あとに続けて「共に白髪のはえるまで」となる。

このような「健康長寿への願い」は、誰の心の中にも潜在している。私は九九歳までで十分ですから、貴方はどーぞ一〇〇歳までも長生きして下さい、という奥さまからの愛情と解釈されている。

ところが、現実には、そうはならないのは、平均寿命をみればよーくわかる。

男性……八一歳
女性……八七歳

つまり、奥さまの方が、ご亭主よりも六歳も長生きするのである。「お前一〇〇まで」通りに、夫の方が一〇〇歳で大往生したとしても、奥さまは、さらに六年間も長生きする。

日本には、現在、一〇〇歳以上の方が六万人以上いるが、そのうちの八〇パーセントは女性だ。長生きレースでは、ご亭主は奥さまには勝てない。

これからは、「お前一〇〇まで、わしゃ一〇六歳まで。ワッハッハッハッ」と訂正しなければならない。「ワッハッハッハッ」は、もちろん、奥さまの勝利の快笑である。

「鶴《ツル》は千年、亀《カメ》は万年、浦島太郎は八千年」

カメはスロー、スロー

万歳《まんざい》が、門口などでよく唱える祝い言葉で、お正月になると、烏帽子《えぼし》に裃《かみしも》姿の万歳が家の前にやってきて、鼓《つづみ》をポンポン打ち鳴らし、滑稽なやりとりをしながら、「つる、かめ」を何回もくり返し、「ハア、万歳や万歳や」と、無性にめでたがらせたものである。

「鶴は千年、亀は万年」は、長生きがめでたいことをいうが、中国の神仙思想からきている。江戸時代の書物には「鶴は千年、亀は万年、浦島太郎は八千年」などと記されている場合がある。

ツルとカメが、なぜ、おめでたいのかというと、どちらも長生きするからだ。それにしても、カメの方が、ツルよりも十倍も長生きしている点に、注目したい。

「亀の年を鶴がうらやむ」ということわざもある。単に「亀は万年」ともいう。行動的にみると、カメは決して急がない。

ゆっくり、ゆっくり、周囲の景色をながめ、いちいち頷きながら、歩いているあんばいなのだ。スローライフであり、常にゆとりをもって生活している。

現代病の九〇パーセントは活性酸素が原因

長寿村のライフスタイルが、まさに、悠々自適のカメ型であり、決して無理をしない。流れる雲のごとき、ライフスタイルである。

したがって、ストレスがない。

そこへいくと、ツルなどの鳥は、しょっちゅう餌をついばみ、ちょこちょこと動き回っており、落ちつきがない。ツルは移動するのに、自分の重力にさからって飛ぶという生体システムからいっても、酸素の消費量が、カメよりも何倍も多い。酸素があると、クギや鉄くずなどが錆びてしまうように、体内で酸素の消費量が増えると活性酸素が発生して、細胞が酸化し、その機能がうばわれてしまう。

現代病の大部分は、活性酸素が原因とみられ、寿命の長短にも、大きく影響を与えていることがわかっている。

ツルやカメは、確かに「長生きのシンボル」だ。しかし、いくら長命といっても、千年も万年も生きられるはずはない。両者の寿命はどのくらいかというと、ツルで三〇年くらい。もっとも、アメリカのワシントン特別区の国立動物園では、六〇年以上も生き続けたアジア産の白ツルの例が記録されているという。

カメの方は、文句なしの長命動物。生命力が強く、二〇〇年以上も生きた記録があるそうであるが、ガラパゴス諸島のガラパゴスゾウガメは最長寿が一七五年もあったという。『万物寿命辞典』（フランク・ケンディッグ他著）によると、セーシェル諸島のクロリクガメの寿命も一七〇年以上だったそうである。

カメはなぜ長生きできるのか

カメは、なぜ長生きできるのだろうか。

まず、固い甲羅に守られているために、敵に襲われる心配が少ない。さらに、行動がスロー、スローだから、エネルギーの消費量も少ないという

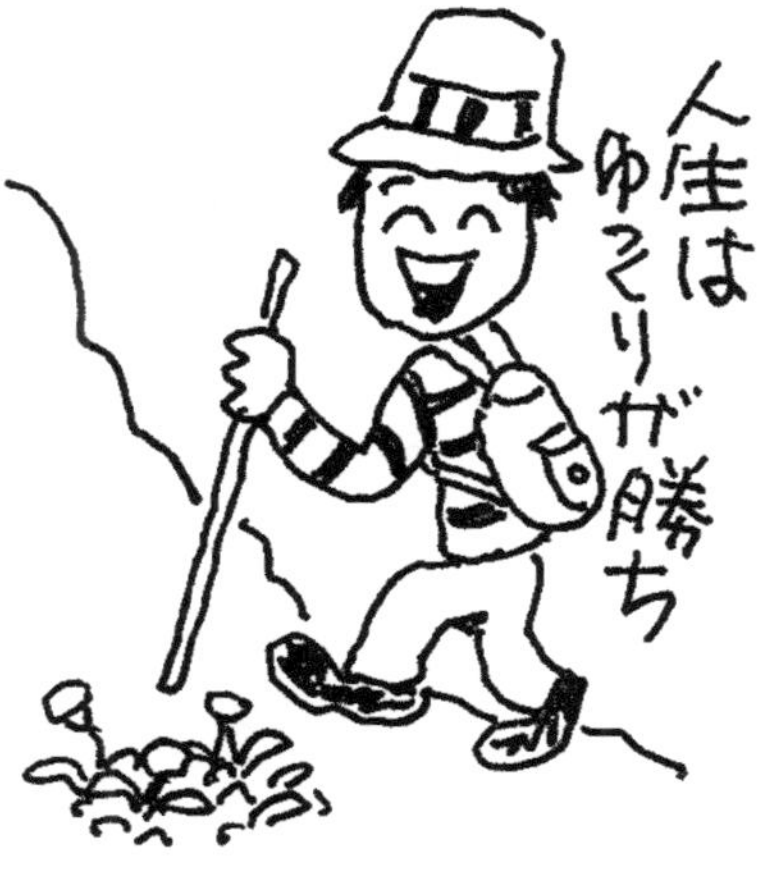

ことも重要だ。

つまり、酸素の消費量が少ないから、細胞を死に追いやる活性酸素の発生率が低い。人間であれ、動物であれ、過激な運動をさけて、酸素を必要以上に体の中にとりこまないように用心することが、不老長寿の秘訣なのだ。

食べ方を見ても、カメは、ツルのように丸ごと飲みこむようなことはしない。ゆっくり、ゆっくりと噛んでいる。

よく噛むと、満腹感が早く出るから、食べ過ぎにもならない。脳の血行もよくなり、ボケ防止にも効果的だし、顔中の筋肉を使うから、表情が豊かになる。したがって、カメの方が、ツルよりも、はるかに長生きできるということになる。

「脱兎の勢い」では長生きできない

カメ的な生き方をしているのが仙人で、長生きの名人みたいな存在だ。流れ雲などを眺めながら、花や鳥、虫などとたわむれ、山の中でのんびりと暮らす。

そうはいっても、「不老不死の術」など、あるはずもないから、できるだけ酸素の消耗を少なくして、活性酸素の発生をおさえる。仙人が長生きできるのは、酸素の消費を少なくする一方で、山菜やキノコ、果実、木の実といった、抗酸化成分の多いものを上手にとっているからだ。ミネラル含有量の多い湧き水にも、酸化を防ぐパワーが含まれている。

時間と情報に追いたてられながら、生活している現代人を「ウサギ型」とすれば、仙人はまさに、「カメ型」である。

競争すると、スタートはウサギの方がダッシュ力もあって、威勢もよいが、あまり長続きはしない。途中でくたびれて、ダウンしてしまう。反対にカメのペースは、一貫してノロノロであり、ゴールまで変わらない。だから、長距離競走をすると、ウサギはカメに負けてしまう。

「脱兎の勢い」的な生き方は、時代おくれだ。

今は、まわりの風景や季節の移り変わりを楽しみながら、カメ的に生きるスローライフの時代である。その方が、活性酸素の発生も少なくすることができるから、健康寿命ものびるし、免疫力も強くなる。

長寿村の暮らしが、まさにスローライフである。いつも、ゆっくりと呼吸して、ゆっくりと歩き、ゆっくりと時間をかけてお茶を楽しむ。西の山の端に沈んでいく夕日に手を振りながら、「あしたまたねーッ。サヨウナラ！」と声をかけるゆとりも生まれるのだ。

転ぶな、起こるな、風邪引くな

「転ぶな、怒るな、風邪引くな」

昔からいわれてきた、長生きするための三条件である。ところが、歳をとるにつれて、転びやすくもなるし、怒りっぽくもなる。免疫力もダウンするから、風邪も引きやすくなる。

「転ぶな」……骨を丈夫にして、運動神経の老化防止に努める。そのために重要なのが、よく歩く習慣をふだんからつけておくこと。そしてカルシウムをコンスタントにとる。とくに年をとってからの転倒は危険。寝たきりの原因となりやすい。カルシウム含有量の多いのは、煮干しや田作り、凍り豆腐、とろろ昆布、海苔、切り干し大根などである。さらに納豆などに多いイソフラボンやビタミンKは、骨にカルシウムを補強する働きがある。

「怒るな」……年をとると、体が不自由になったり、思い通りにならないことが増え、怒りっぽくなる。怒りや攻撃性が強いタイプの男性は、ガンをやっつける免疫細胞の働きが弱くなる傾向があるという。心筋梗塞をおこしやすくなるともいわれている。ここでもカルシウムは重要だ。カルシウムは「食べるトランキライザー」といわれるように、イライラを防ぎ、気分をおだやかにしてくれる。怒ってばかりいて、高血圧になったら、長生きもむずかしくなる。カルシウムの多い食物は、前項を参考にしてほしい。カツオ節に含まれているトリプトファンも幸せ感を増やして、ストレス解消に役に立つ。

「風邪引くな」……風邪は万病のもといわれるくらいだから、引かない方がよいのはもちろんであるが、たいがいは年に二、三回は風邪にかかる。軽いうちに収まってくれればよいが、大病を誘発したら大変だ。昔の人は、風邪の引きはじめに熱々のネギの味噌汁をとって早めに床についた。スライスしたショウガを用いた「ショウガ紅茶」もよく用いられる。

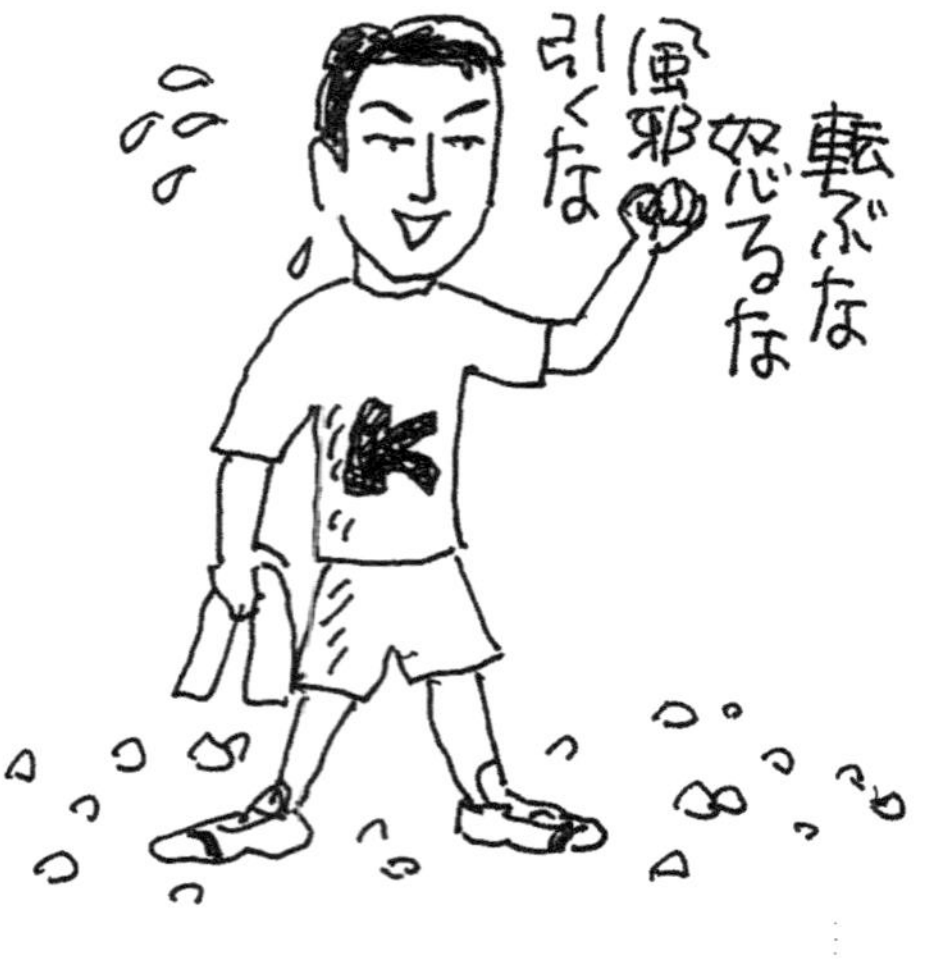

大老、長老、そして「超老」へ

日本が、いよいよ「老人大国」になってきた。

面白い時代である。これからは、老人の出番が増えるだろう。だいたい、「老」には、成熟したとか、知識や知恵が豊富という意味がある。経験だって、たくさんしてきた。

簡単に老人になったのではない。苦労して、苦労して、やっと「老人」になれたのだ。運もよかった。運が悪かったら、病気や事故などで、とっくにあの世の方へ移籍しているはずなのだ。

老人になれてよかった。おめでとうございます。

江戸時代、「大老」といったら将軍の次に偉かった。老人は、みんな「大老」みたいなものである。ここまできたのだから、あとは、世間がびっくりするくらい長生きすることだ。

そして、「長老」になりましょう。

語源的に「長」をみると、髪やひげの長くのびた老人のことである。つまり、「長寿」あるいは「長生」。その長の下に「老」がついて、驚くほど長生きした老人ということになる。

ひとつの目標は、二度還暦を迎えること。健康管理がうまくいって、上手に年をとれば、人間は二度還暦を迎えることができるという説があるのだ。つまり、人間本来の寿命は一二〇歳ということになる。

フランスのジャンヌ・カルマンさんは一二二歳で大往生しており、不可能な目標ではない。

こうなってくると、「長生きも芸のうち」だ。一二〇歳はともかく、一〇〇歳代はそれほど困難な数値ではなくなるだろう。「長老」をさらにこえて「超老」となる。

ところが、年をとればとるほど、免疫力が低下して病気になりやすくなるし、活性酸素に対する抵抗力も弱くなる。「大老」からはじまって、「長老」になり、さらに「超老」まで昇りつめるためには、日々これ抗酸化成分をとることである。たとえば「お茶」、たとえば「味噌汁」、たとえば「黒豆」、「黒ゴマ」などなどである。

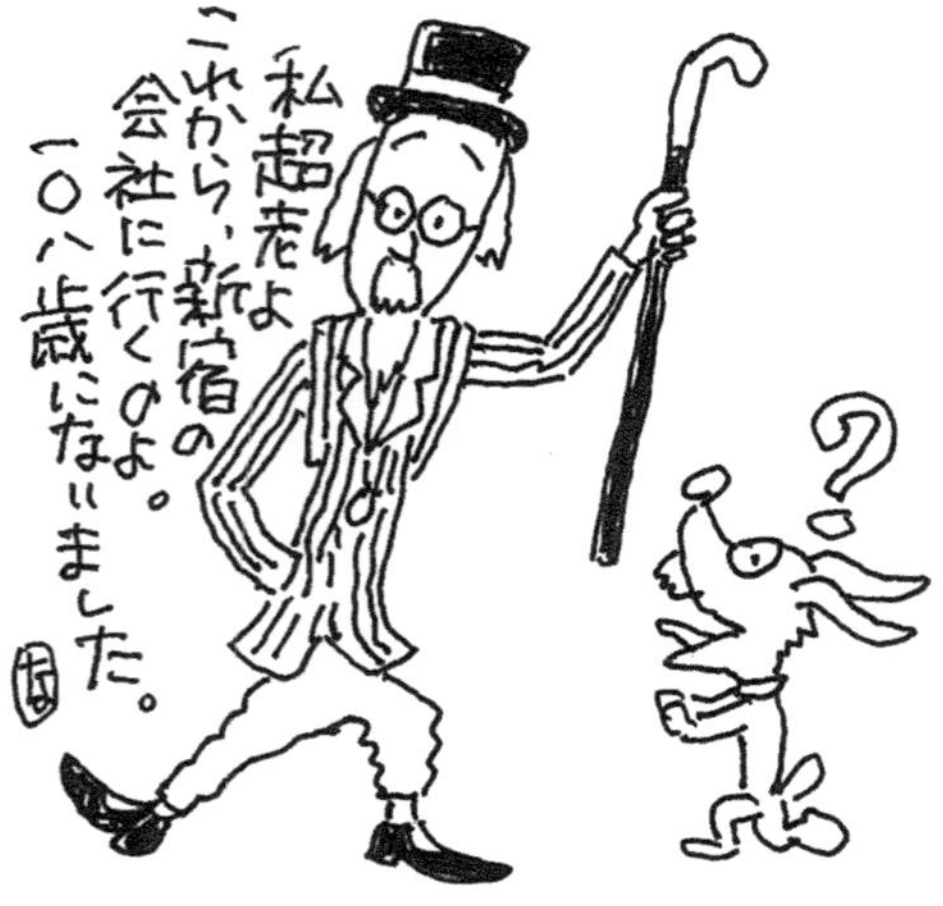
私超老よ
これから、新宿の
会社に行くのよ。
一〇八歳になりました。
?

長生きと運

人生の「吉凶」は、予測のつかないところがある。

あきれるほど「運の強い人」もいれば、気の毒なほど「運の悪い人」もいる。しかし、今日の好運が明日も続くとは限らない。運が悪いと思っていても、宝クジに当たるかもしれないのだ。

「運」には「ぐるぐる歩きまわる」とか、「めぐる」という意もある。「辶」は「進む」で、「軍」は「軍隊」あるいは「兵士」。「辶」と「軍」が合体すると、戦いながら進むとなり、これが「運」の本来の意味である。

出会った敵が強力だったら、味方は全滅する可能性だってある。その時の「運」が強ければ、敵に勝利するだろうし、運勢が弱ければ死に追いやられてしまう。

勝利か敗北か。これが運なのだ。

現代にも「敵」はたくさんいる。もっとも手ごわい敵は、寿命を縮める病気だろう。病気という敵につけこまれないようにするためには、ふだんから「食物」と「プラス思考」で免疫力を強化しておくことだ。運が強いということは、免疫力が強いということであり、運が悪いということは免疫力が弱いということになる。

人生は、まさに運否天賦《うんぷてんぷ》。明日になれば風向きが変わり大好運がやってくるかもしれない。そうはいっても、できたらコンスタントに「運のよい人生」を送りたいと思うのも、これまた人情である。

「いつも月夜に米のめし」

江戸時代のことわざ。「一年中、月夜が続き、まっ白いご飯を毎日食べることができたら、こんな幸せなことはない」という意味である。味噌汁にほかほかのご飯。これこそ平凡ながら、日本人の基本的な長寿食。高望みしないで、毎日ニコニコと心安らかに生きることができたら、その延長線上に、健康長寿があるのはまちがいない。

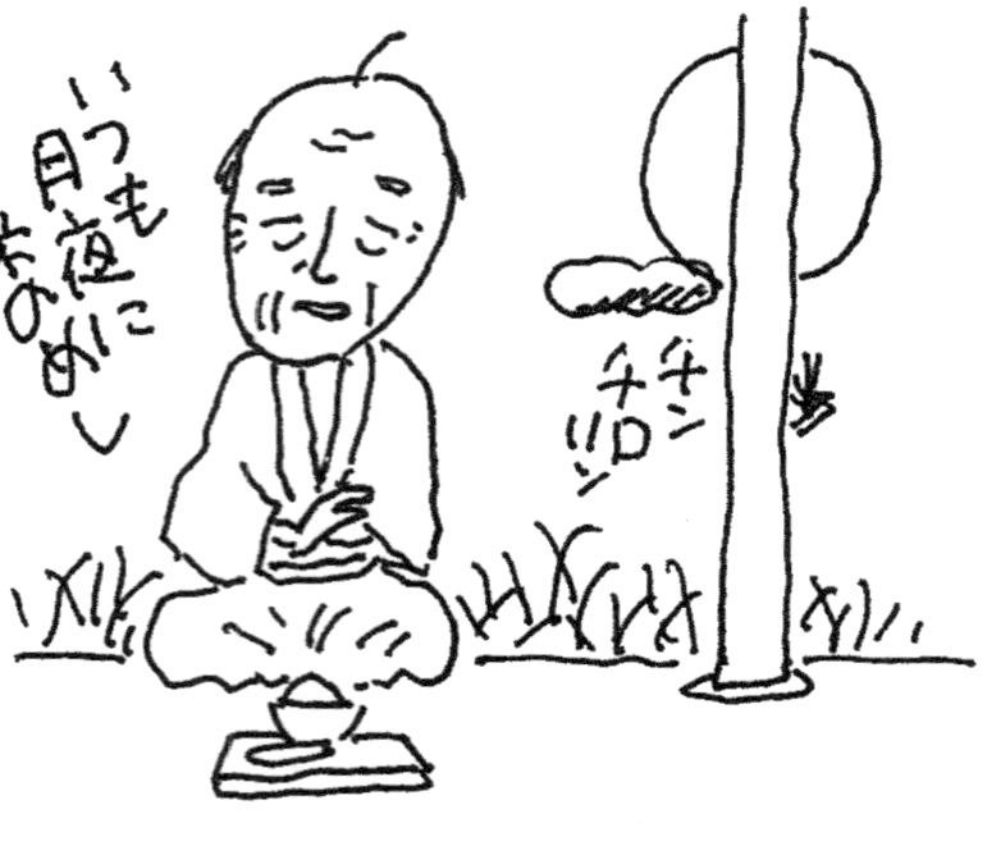

人生五回の曲がり角と食

「健康長寿」というごほうび

人生は長い。

とくに、日本人の人生の持ち時間は世界一で、男女共の平均寿命は八四歳ほどであり、健康管理や事故防止が重要になってくる。

とてつもなく長い人生の行き先には、健康と体力の曲がり角が何回かおとずれる。

その曲がり角を上手にのり越え、のり越えして、さらにその先に進むことのできる方だけが、寝たきりにもならないで、「健康長寿」というリターン（見返りのごほうび）をちょうだいすることができるのだ。

人生の健康の曲がり角は、男女共に発生するが、エストロゲンというホルモンで守られている女性の方が、より明確におこるとみられている。健康上の曲がり角は大きくいって五回で、二五歳頃から始まり、ほぼ十年ごとに進行するとみてよい。

五回発生する人生の曲がり角

まず一番めは「お肌の曲がり角」。二五歳から三〇歳くらいに始まる肌の老化現象である。小じわやしみが少しずつ目立つようになり、男性だと頭髪の後退現象がおこる。

二番めは「ホルモンの曲がり角」。四五歳頃から男女共におこる。女性の場合、エストロゲンの変調が始まるが、人によっては四〇歳頃から更年期が気になるケースも増えているそうである。男性も同じで、男性ホルモンのテストステロンが体の中から減り始める。

一般に年齢と共に低下する男性のホルモンは、日本のサラリーマンの場合、四〇歳から五〇歳代の中年層でもっとも低下しているというデータがある。テストステロンはストレスの影響を受けやすく、仕事でのストレスが男性の活力を失わせているようだ。男性ホルモンが低下すると、性欲の減退や不眠、物忘れ、肩こりや腰痛などの原因にもなるという。

三番めは「骨の曲がり角」。

五五歳頃から始まるのが骨や関節の痛み。骨粗しょう症が問題になるケースも増えてくる。女性の場合、閉経以降は骨がもろくなるだけではなく、アルツハイマー病の発症が増加し、男性より二倍から三倍にもなるという報告がある。カルシウムが上手にとれる食生活が重要となる。

四番めは「物覚え能力の曲がり角」。

記憶力の衰えは六五歳頃から始まり、かなり進行している方が増加するのもこの年頃から。早いケースだと男女共に四〇歳台からおこる例も少なくない。

五番めは「寿命の曲がり角」。

七五歳頃になると、知人の死が増え、自分の寿命が気になってくる。平均寿命をみると女性は八七歳だからまだまだ先であるが、男性は八一歳であり、用心しなければならない。人生の残り時間が気になる世代である。

大ざっぱではあるが、いろいろなデータを検証しても、このようにほぼ十年おきに五段階の曲がり角をへて加齢していくようである。

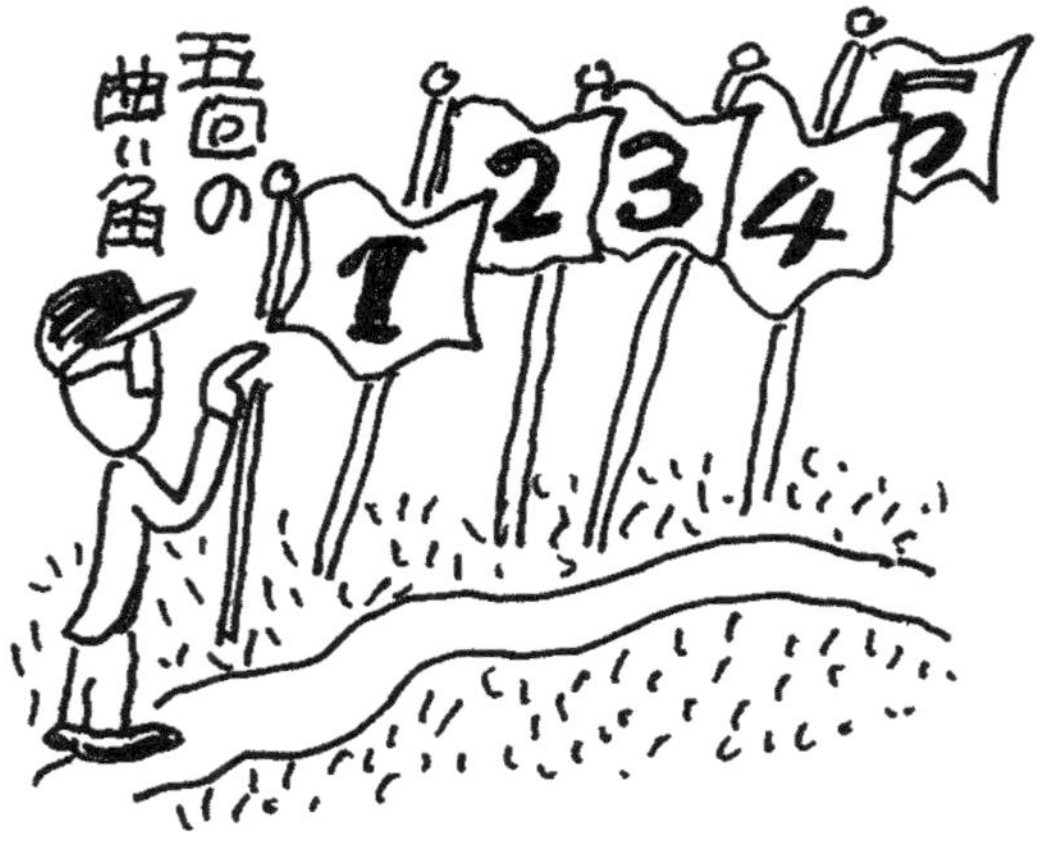

「曲がり角」に負けない食べ方

この「五回の曲がり角」に対応する優れた成分を含んだ食物として注目したいのが、一千年前に日本人が発明して食べ続けてきた納豆。いくら納豆が優秀といっても、ふだんの食事もしっかりとらなければ、その効果が期待できないのはいうまでもない。

まず一番めの「お肌の曲がり角」への対応。納豆には発酵によって豊富になったアミノ酸やイソフラボンが多く、肌の老化を防ぐ上で役に立つ。ビタミンCの多い大葉や青ネギなどを薬味にすると、その効果はいっそう引き立つ。

二番めの「ホルモンの曲がり角」の場合、納豆に含まれている女性ホルモンに似た働きをするイソフラボンが、女性の若さと長寿、健康を守る。男性にとってもイソフラボンは重要で、前立腺肥大を防ぐ成分として注目されている。ニンニクやネギ、海のカキやサケにも男性ホルモンを増やす成分が少なくない。

三番めの「骨の曲がり角」に役立つ成分が納豆に多い。ビタミンK_2やイソフラボン、カルシウムなどであるが、加えて納豆のネバネバにはカルシウムなどのミネラルの吸収を助ける作用まであるのだ。

四番めの「物覚え能力の曲がり角」への対応も納豆に豊富なレシチンである。脳の記憶力と関係の深いアセチルコリンの量を増やす。アセチルコリンは年齢が進むと共に確実に少なくなる記憶物質である。したがって、ある程度の年齢を過ぎたら、食物から多めのレシチンを摂取するのも大事なのではないか。卵黄にもたくさん含まれており、卵を納豆に混ぜて食べると、その物忘れ防止作用はさらに高くなると期待される。

五番めの「寿命の曲がり角」は、納豆に豊富なナットウキナーゼなど酵素群が血栓の発生を防いで血のめぐりをスムーズにし、健康寿命を支えてくれる。納豆のにおいのもとはピラジン化合物であるが、ナットウキナーゼと同じように、血を固まりにくくする働きがあるという。ナットウキナーゼは生きた酵素のために、高温になると活性力が失われてしまうので、人肌くらいのご飯にたっぷりかけて食べるのが理想的である。

フラダンスと脳の若返り効果

長寿と職業との関係を調べたアメリカのデータによると、長寿者の上位にくる職業に、オーケストラの指揮者と窓ふきの職人が入るそうである。どちらの職業も、その特徴は、両手を肩より上にあげ、上下左右にふること。頭よりも上に、腕をぐーんと伸ばすと、胸郭が開き、深い呼吸になっている。

この運動を続けていると、脳がだんだんリラックスしてきて、セロトニンという神経伝達物質の合成が促進される。セロトニンの脳内レベルが上がってくると、リラックスしてきて、ストレスの解消に役に立つことがわかっている。

うつや不安、怒りといった緊張を緩和する働きもある。

若返りにも期待されていて、ニコヤカな笑顔を生み出すエネルギーの源が、セロトニンなのだ。食事をして、満足感を感じたときにも分泌される。このため、〝幸せホルモン〟とも呼ばれている。

そこで注目したいのが、中高年女性に人気のあるフラダンス。ハワイアンのスローな音楽と、何歳からでも気軽に始められることが、人気の背景になっているらしい。すばらしいことである。

スペインの舞踊としてよく知られている、情熱的なフラメンコなら、腕振りの効果は、もっと期待できるのではないだろうか。

いずれにしても、血行がよくなり、足腰も丈夫になって若返りにたいへん役に立っているのはまちがいない。男性も踊って、血行をよくし、セロトニンを増加させ、ストレスを解消したら、平均寿命をもっとのばせるのではないだろうか。

よく踊る女性の平均寿命は八七歳。あまり踊らない男性の場合は八一歳である。日本各地にはいろんな踊りがあるが、四国の阿波踊りが、セロトニンを増やす上でもっとも効果がありそうだ。中腰になり、頭上で両手でリズムをとるわけだから、理想的である。

いつも楽しく、明るい精神状態で生活できれば、セロトニンも増え、免疫力も強化されるはずだ。

脳内のセロトニンを増やしてくれる食べ物もある。トリプトファンという必須アミノ酸を含んだ食材で、和食系に多い。納豆やきな粉、カツオ節、ゆば、ゴマなどである。

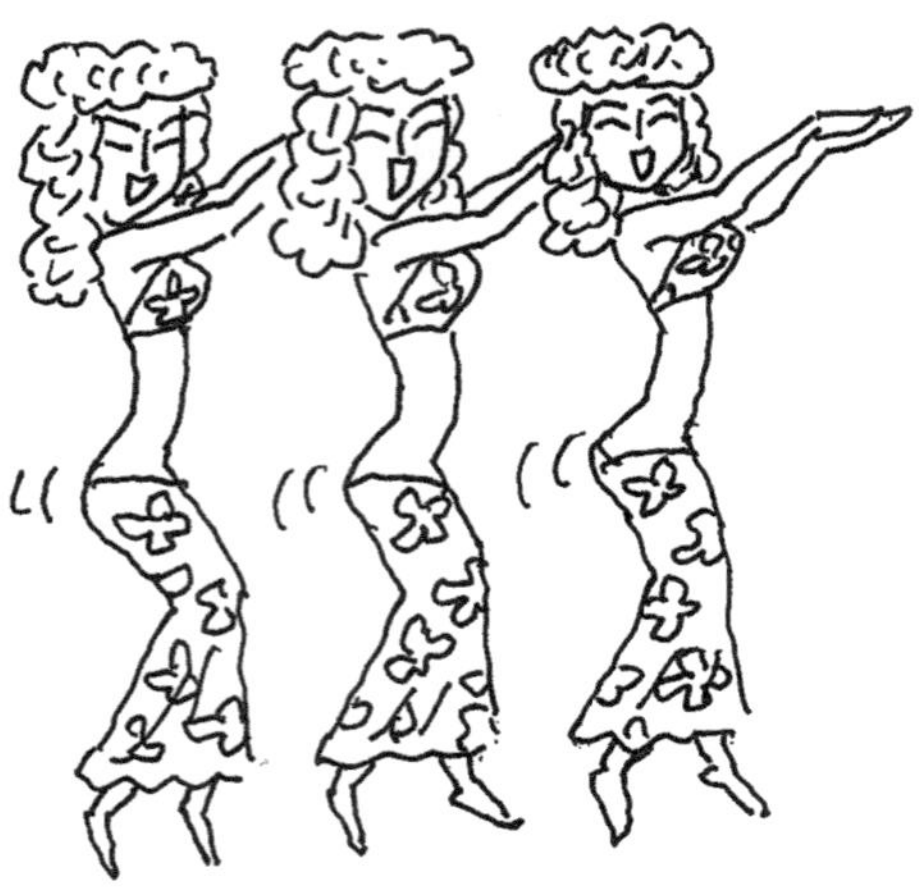

「ワッハッハ」で大長寿

「一怒一老」の反対が「一笑一若」

「お笑い長寿法」の時代である。

「一笑一若、一怒一老」という言葉もある。一回笑うとそのぶん若返り、一回怒るとそのぶん老化してしまう、という意味。

世の中や自分の生活に不平不満ばかり抱いていると、心が表情に出て、仏頂面の筋肉が発達し、世間から敬遠される怒り顔になってしまう。

多少不平不満はあっても、何とかプラス思考に転化させ、思いっきり笑ってみる。そうすることによって、「一笑一若」となるのである。

「ワッハッハ」と大笑いして、体中に張りめぐらされている毛細血管に振動を送り、活性化して、体細胞のすべてを元気にしようじゃありませんか。

笑いは、顔の若々しい筋肉を発達させるエクササイズのようなものである。大笑いすると、クヨクヨ、ウジウジの暗い気分が一気に吹きとんで、ストレスだって解消する。

笑って脳の血行をよくする

腹の皮がゆっさゆっさと波打つほどに大笑いすると、脳の血行もよくなり、認知症などの予防に大きな効果を発揮するともいわれている。

脳の血流がアップすると、脳細胞に十分な栄養と酸素が行きわたり、頭の回転も向上して、記憶力や創造力も高まるのはまちがいない。認知症の薬は、ほとんどの場合、脳の血流量を上げる作用を持っているそうである。笑いが、認知症の予防にも役に立つ可能性が高いわけだ。

悩んだり、怒ってばかりいると、脳の中に有害なホルモンや大量の活性酸素が発生して、脳細胞が死滅する危険性が増え、物忘れなど、脳の老化が進んでしまう。

カツオ節かけご飯で大笑い

笑いは、ナチュラルキラー細胞の免疫力によい影響をおよぼし、ガンなどに対して防御機能が強化されることもわかっている。

「ワッハッハ」は、一種の深呼吸であり、リラックスした時に優位となる副交感神経の働きが活発になって、緊張をときほぐし、筋肉も弛緩させるから、心や体のこりも溶けて、心身をくつろがせ、不老長寿に大変に役に立つ。

うつの時代、競争社会をのりきって、長寿を手中にするための戦力こそ、「笑いのパワー」といってよい。

食物によって、笑いを発生しやすくする「お笑いの種子」ともいうべきものがカツオ節。(→「カツオ節を食べて幸せ長寿」)

多幸感を高める幸せホルモン、セロトニンの原料となる必須アミノ酸のトリプトファンが豊富で、一〇〇グラム中に一〇〇〇ミリグラムも含まれている。カツオ節の深い味わいのもとはうま味成分であるイノシン酸で、全身の細胞を活性化させる働きがあり、老化の進行を抑えて若さを保つサポートをしている。

いつもニコニコ、そして、時々は友人たちといっしょに大笑い。長寿実現には、笑った者が勝ちなのである。ほかほかのご飯にカツオ節をたっぷりのせて混ぜ、醤油少々とワサビでかっこむだけである。美味なだけではなく、脳を中心とした体の老化を防ぐ上で役に立つライスの食べ方だ。

　日常生活でほとんど笑わない高齢者は、ほぼ毎日笑う、明るい性格の高齢者にくらべ、脳卒中や心臓病になる割合が高いことが、東京大学などの研究でわかっているそうである。とくに笑わない高齢女性の危険性が高いという。

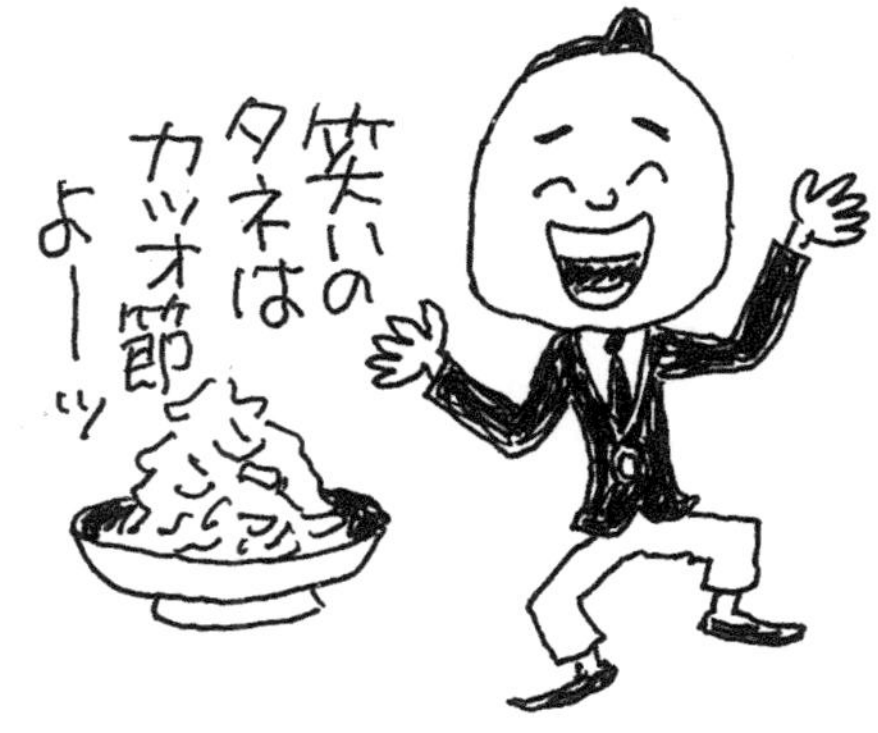

人生は風船のごとし

一病息災と長生き

人生一〇〇年の時代である。昔から人類の夢だった不老長寿願望が、日本で実現するのだ。人生を一〇〇年間も楽しめるのである。

苦しいだけだという人もいるかもしれない。病気などを抱えていたら、一〇〇年は大変である。そこで発想を逆転してみる。病気を早く治して、残りの長い人生を楽しもうというプラス思考を持つ。病気に勝つ努力が意志を強め、体の中から病気を追い出す成分の多い食の選択に気配りするようになる。

そして、食が秘めた力を発見する。病気がいつの間にか治ってしまう。それがうまくいったら、その後の人生は、生きることの幸せ感が倍増するはずだ。

一病息災という言葉もある。養生しながらだって、長生きできる。

長寿者の風船はしぼまない

「生命」というのは、「風船」みたいなもので、若いうちは、はち切れそうに、ぱんぱんに張っていたものが、歳をとるにしたがって次第にしぼんでいき、しまいには空っぽになってしまう。

その空っぽになった状態が「死」。

風船のしぼむ状態が「老化」である。

「生命のいっぱい詰まった風船」は、歳と共に誰でも少しずつしぼんでいく。しかし、その速度には、大変に個人差がある。二〇歳台でしぼみ始める人もいれば、七〇歳、八〇歳になっても、少しもしぼんでいない人もいる。

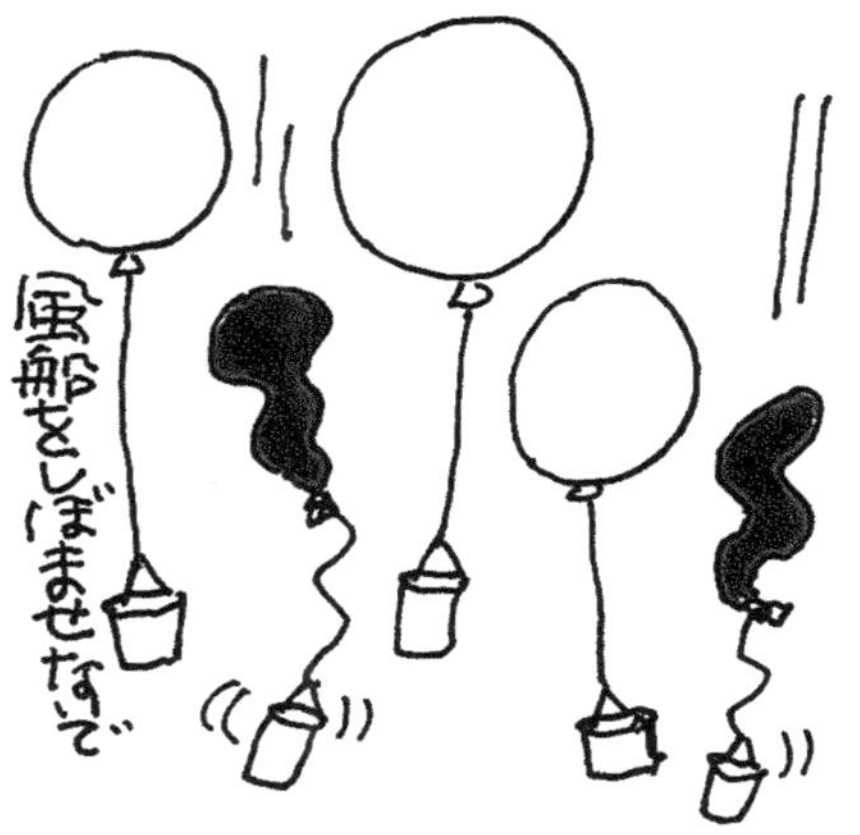

その差はライフスタイル、とくに食生活の内容によって出てくるのは間違いない。

元気で行動的な長寿者に共通していることは、「生命の風船」が、実に充実しているという点である。そして、いつもニコニコしていて、話好きで、好奇心が強く、とっても明るい。

長寿者の「風船」は、なぜしぼまないのか。それは、食べ方が上手だからである。一〇〇歳以上の方でも、中年までは、病気ばかりしていて、とても長生きなど不可能だと思っていたという方も少なくない。

ところが「一病息災」で、その病気を治そうという一心で、食生活に気をつけるようになり、しぼんでいた「風船」が再び元気を回復して、大きくふくらみ、長寿力を強化してくれたのである。

元気な風船を支える抗酸化食品

「風船」が、大きいままでしぼまないのは「長生き達人」のあかしであり、たいがい「食べ方の名人」でもある。

では、どうすれば、大きな風船を長持ちさせることができるのか。大切なのは、細胞を軽くすること。細胞の酸化を防いで、老化現象を追いはらう。それには、抗酸化食品をとり入れることから始める。抗酸化成分の多いものをとる食習慣を身につける。

ビタミンだったら、抗酸化パワーの強いカロテン、ビタミンC、ビタミンEなどの豊富な食物である。Cはユズやミカン、イチゴ、ブロッコリー、海苔などだし、Eは玄米、アマランサス、大豆、油揚げ、アーモンド、エゴマ、ゴマ、クルミ、落花生、松の実などに豊富に含まれている。

ポリフェノールも強力な抗酸化力を持っていて、主として野菜や果物、穀類、豆類などに含まれている色素成分や苦味であり、その種類はきわめて多い。植物全般に含まれており、ひとつの食品で複数のポリフェノールを含んでいることもある。

緑茶のカテキンとタンニン、日本蕎麦のルチン、ブドウやイチゴ、ナスなど濃い色素成分はアントシアニンだし、ゴマのセサミノール、大豆製品に多いイソフラボン、カレー粉の黄色い色素のクルクミン、玉ネギのケルセチン、サケのアスタキサンチン、ショウガのショウガオール、コーヒーに含まれている抗酸化成分はクロロゲン酸である。

もちろん、抗酸化食品ばかりではなく、栄養バランスのよい食事が大切なのはいうまでもない。長生きするためには、タンパク質も重要だし、健康効果のすぐれている脂質やミネラル、食物繊維、整腸効果の高い発酵食品も欠かせない。

「人生の新装開店」を実現する

「一二〇歳の新装開店」の実現

「人生八〇年」なんて思っていたら、今や「人生一〇〇年時代」である。近未来は「人生一五〇年」になってもおかしくはない。

二〇〇七年のデータによると、一〇〇歳以上の方は六万七八〇〇人強で、九〇歳以上が二〇〇万人強。六五歳で定年を迎えても、残りは三五年もある。

欧米の研究機関によると、現在三〇歳の日本人の半数は、九八歳から一〇〇歳生きると予測される時代なのである。

働けるかぎり仕事をする時代であり、高齢者になっても、稼ぐのが当たり前の時代となってきた。

もちろん、働く、働かないは、当人の人生観によるのはいうまでもないが、「長寿革命」とも呼ぶべき時代に入っているのは、まちがいない。

自分の身体能力に合った仕事を楽しみ、長寿をエンジョイする時代。仕事を続けることによって、脳や表情、運動能力を活性化し、若さを維持する上でも好結果を生む。

長生き時代の後半の生活は、「人生の新装開店」が理想的である。

六〇歳になったら、人生をいったんリセットして「六〇歳の新装開店」をする。そして、十年ごとに「七〇歳の新装開店」、「八〇歳の新装開店」と、その後も継続し、さらに「一〇〇歳の新装開店」どころか、「一二〇歳の新装開店」となっても、少しもおかしくない。

「元気一〇〇菜、豆一生」の秘密

店を新装開店して販売する商品は、自分がこれまで身につけてきた能力と、再勉強によって獲得した新しいパワー。つまり、スキルとキャリア。

何歳になっても、現代社会にニーズのある商品創りをする能力こそ、人生一〇〇年時代のスキルなのだ。そのために欠かせないのが、生涯勉強であり、年齢を感じさせない若々しい健康力、そして、創造性の高い「頭脳力」である。現在の人材不足は、これからますます深刻になっていくだろう。したがって、能力さえあれば、年齢など関係のない時代がもう始まっている。

「人生の新装開店時代」の健康を全力でバックアップしてくれるのが、「元気一〇〇菜、豆一生」という、日本人の知恵だ。

「元気で一〇〇歳まで長生きしたいと望むなら、一〇〇菜、つまり、赤とか黄、紫、黒、緑といったカラフルな野菜をたくさん食べ、大豆は生涯忘れずに、毎日とるのがよい」という意味で、「一〇〇菜」は「一〇〇歳」にかけてある。

野菜の色素はアントシアニンやカロテンなどの抗酸化成分で、若々しさを保つ上で欠かせない。老化防止という点では、ビタミンＣやＥ、葉酸、それに、腸内の善玉菌を増やす上で欠かせない食物繊維もたっぷりとれる。

野菜摂取量の多い人ほど、老化のスピードも遅く、病気も少ないといわれるほどだから、「人生の新装開店」の心強い味方なのである。

大豆は長寿ホルモンも増やす

大豆の成分も、これまたワンダフル。

長生きするためには、不老の実現に効果の高い栄養成分をとる必要があるが、大豆にはそれが豊富に含まれている。

アディポネクチンと呼ばれる長寿ホルモンを増やす上で役立つ成分が大豆に多いことがわかってきたのである。大豆のタンパク質に含まれているβコングリシニンという成分で、長寿ホルモンを増やし、その結果として、老化の進行をおくらせ、不老長寿の実現に役立つことが期待されている。

糖尿病や高血圧、動脈硬化、肥満などの改善、それに傷んだ血管の修復などにも効果が注目されている。毎日、大豆食品をとるように努めれば、大豆の働きによって、アディポネクチンの分泌量も増やせるのは、まちがいなさそうだ。

日本人は、古くから食事ごとに味噌汁や豆腐、納豆、煮豆などをとってきた民族。日本人長命の背景のひとつは、まちがいなく大豆食なのである。

大豆には、物忘れを防いで、記憶力をよくするといわれるレシチンも豊富であり、アイディア展開を要求される「人生の新装開店」には欠かせない。

ポリフェノールの一種のイソフラボンも多く、体細胞の酸化、つまり、老化を防ぐ働きがあり、生涯本番力を身につけるためにも重要である。血液をサラサラにするサポニンも多く、大豆食の中でも、おすすめはきな粉。大豆成分が丸ごととれるからだ。発酵食品の納豆だと、腸内の善玉菌を増やす納豆菌も摂取できる。

第三部

長寿者列伝

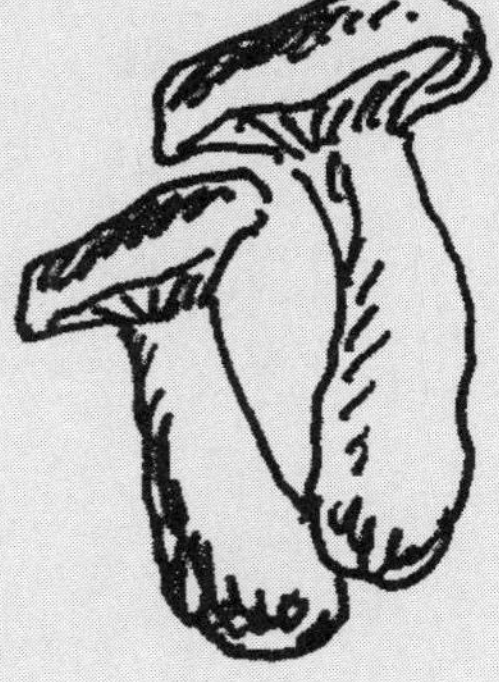

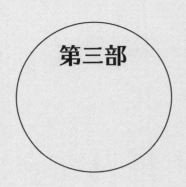

卑弥呼の超長寿食

一〇〇余歳に至る者はなはだ多し

日本の歴史上の人物で、現在でも人気のあるのが、邪馬台国の女王・卑弥呼である。

一八〇〇年ほど前に実在していた女性であるが、豊かな食生活に恵まれ、たいへんに長命であった。

いってみれば、世界有数の長寿国である現代日本の出現を予言していたような女性なのである。

古代中国の史書である『魏志倭人伝』（『三国志』魏書東夷伝・倭人条）に、卑弥呼の死亡年が、中国の年号で正始八年（二四七）前後と出ている。女王に推されたのが一二、三歳の頃とみられ、西暦で一八〇年代。そこから逆算すると、死亡したのは九〇歳前後ということになる。

卑弥呼の前の男王も大変長生きで、在位が「七、八〇年」と『魏志倭人伝』は伝えている。二〇歳前後で王位についたとすると、九〇歳から一〇〇歳くらいまで生存していたのである。

卑弥呼の時代は、邪馬台国も含めて、倭の国（古代の日本）の人たちは長生きする者が多く、『魏志倭人伝』も「倭人は長命で、一〇〇歳あるいは八、九〇歳まで生きる」と記し、前出書の後で、同じく中国で記述された『後漢書倭伝』にも、「多くは長命で、一〇〇余歳に至る者はなはだ多し」とある。

刺身のルーツが「生菜」

卑弥呼や倭人たちの食生活をみると、老化を防ぐ抗酸化成分などの豊富なものが多い。山菜や野菜、果物、海藻、大豆、小豆、魚などで、その中にエゴマが含まれている点に注目したい。

エゴマはシソ科の植物で、原産地は東南アジア。日本にはすでに縄文時代に渡来していて、食用だけではなく、油をとるためにも栽培されていた。なにしろ、エゴマ種実の四〇パーセントは良質の油脂で、健康効果の高いαリノレン酸が豊富に含まれ、血管の老化防止や脳の活性化、最近では認知症の予防対策でも脚光を浴びている成分だ。

長命を実現するための食べ方として注目されるのは、『魏志倭人伝』の中にある「倭地温暖冬夏食生菜」で、「倭国は温暖で、冬も

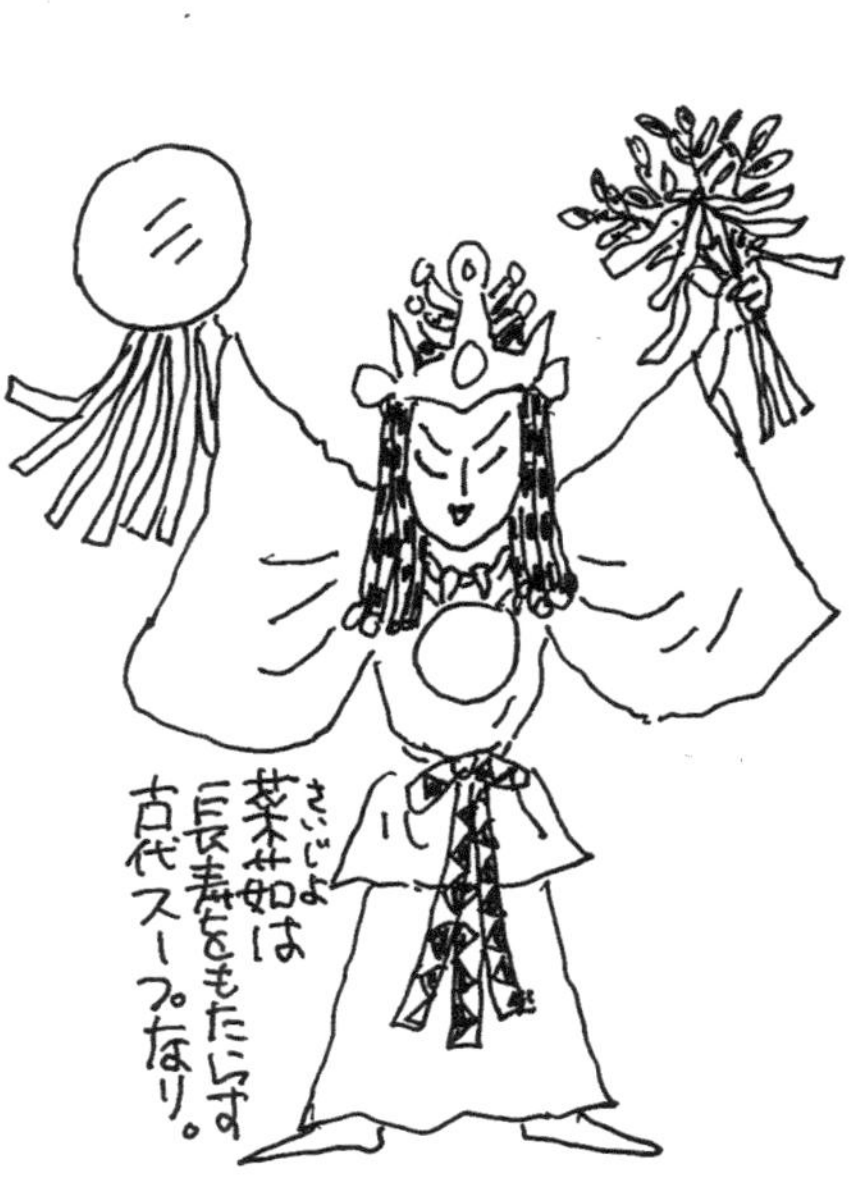

夏も生菜を食べる」という意味。

「菜」は「野菜」を示すのも事実であるが、これを記録したのは、古代中国の史官であることを考えると、「菜」には「おかず」とか「副食物」という意味もあり、こちらととってもおかしくはない。古来、日本には野菜を生食する習慣は、一般的にはない。つまり、ここでの「生菜」は生の副食物であり、後世の刺身のことである。

長寿効果の高い生食

魚を生食する日本人の習慣は外国人にとっては奇異に見えたようで、一六世紀に来日したポルトガル人のルイス・フロイス（一五三二―一五九七）は『日本覚書』の中で魚食文化の相違にふれて、「ヨーロッパでは焼いたり煮たりした魚を好む。日本人は生《な》まで食べることをはるかによろこぶ」と、生食に驚いている。

魚の脂質には脳の若さを保ち、血液の流れをスムーズにして、体細胞を酸化から守るＤＨＡやＥＰＡが豊富に含まれているが、これらの必須脂肪酸は生食することによって、能率的にとり入れることができる。つまり、生食こそ、もっとも長命効果の高い食べ方なのである。

もう一つの長寿食が「菜茹《さいじょ》」

「生菜」と同じくらい重要な長寿のキーワードが『後漢書倭伝』の中に「菜茹」として登場してくる。

倭の国は温暖で「冬夏生菜茹」であるという。「菜」には副食物（おかず）、同時に野菜という意味がある。「茹」には食うとか、茹でるという意味がある。副食物を、さらに煮るということはあまりないだろうから、ここでの「菜」は野菜とみてよい。

「菜茹」は野菜スープだろう。キノコや山菜、海藻、古代野菜などが用いられ、魚肉、あるいは鳥やイノシシなどの肉も入っていた可能性が高い。調味料は塩が多かったと推測されるが、卑弥呼の場合、魚肉やその内臓を塩を用いて発酵させた魚醤、あるいは、中国伝来の大豆をベースにした末醤（味噌のルーツ）が用いられていたとしてもおかしくはない。野菜などのたっぷり入ったアミノ酸スープである。

これらの具材には、抗老作用の高いビタミンCやE、カロテンなどが豊富であり、「菜茹」は、倭の国、そして卑弥呼たちの長寿スープだったのである。

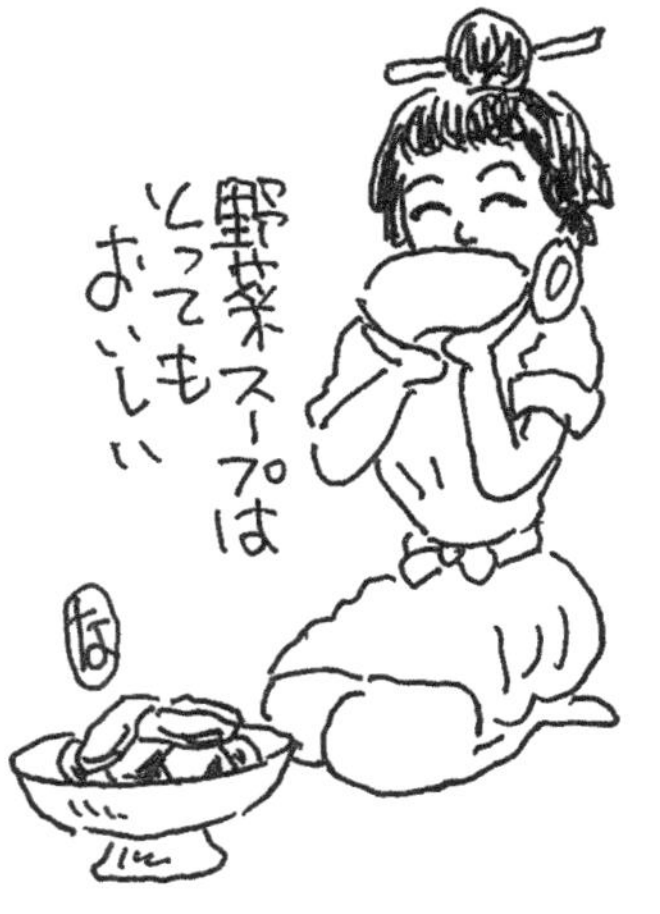

山上憶良《やまのうえのおくら》の好んだ糟湯酒《かすゆざけ》

秋の七草

春の七草に対して、秋の七草があり、後者は、秋の野山に咲く草花をあげている。

秋草の色香を愛する習慣は、春の七草よりもはるかに古く、古代以来のもので、山上憶良（六六〇―七三三）が、『万葉集』の中で次のようにあげている。歌題は「山上憶良、秋の野の花を詠める歌二首」である。

秋の野に咲きたる花を指折りてかき数ふれば
　七草の花　（八―一五三七）

萩の花尾花葛花なでしこの花女郎花《おみなえし》
　またふじばかま朝顔の花　（八―一五三八）

一首めは「秋野に咲く花を指折り数えてみると、七種の花である」で、二首めが花の種類。その花というのは、「ハギの花、オバナ、クズ、ナデシコの花、オミナエシ、またフジバカマ、朝顔（キキョウの花とみられている）の花」である。

憶良は、自然の移ろいに心優しい視線を注ぐ奈良時代の歌人であり、『万葉集』に長短歌あわせて七〇首以上の作品が記されている。庶民の生活苦やわが子への愛の歌など、独自の作風で知られている。

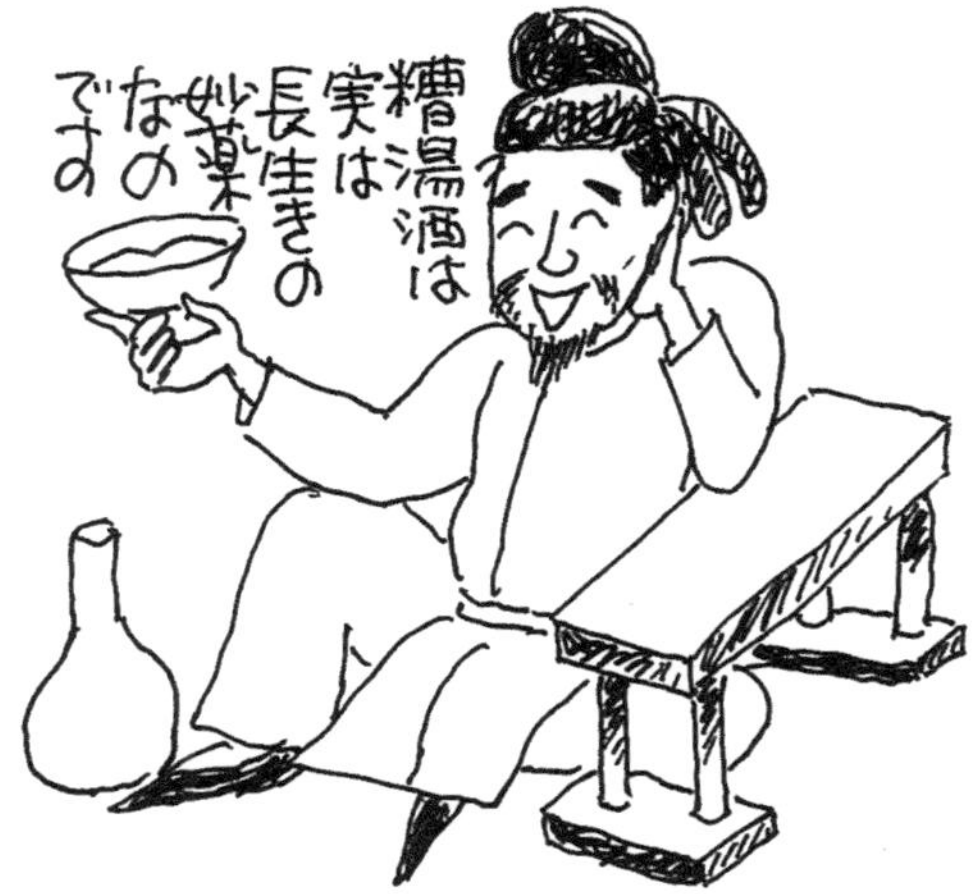

長寿願望の歌

天平五年（七三三）、憶良は「老いたる身に病を重ね、年を経て辛苦し、また子等を思う歌」を作っており、その中の一首が次の作品である。

水泡《みなわ》なすもろき命もたく縄の
　千尋《ちひろ》にもがと願ひ暮らしつ　（五―九〇二）

「水面に浮かぶ泡のように、はかない命であるのはわかっているが、たく（楮《こうぞ》の古名。その樹皮は丈夫で、布や縄などを作る）縄のように、千尋もの長さがあればよいのに、と常に祈りながら生きています」という意味。

長寿願望がテーマで、この歌を作った直後に憶良は七四歳で世を去った。

奈良時代の平均寿命は四〇歳弱と考えれば、その約二倍であり、当時は立派な長寿といってよい。

歌人であると同時に中級の官人であった憶良は、晩年になって筑前（福岡県）国守に抜擢されて太宰府に赴任。憶良が着任したあと、酒豪歌人として有名な大伴旅人が太宰帥《そち》としてやってくる。二人は大いに意気投合し、お互いに活発な作家活動を開始した。

糟湯酒《かすゆざけ》の老化防止効果

旅人邸ではよく歌の宴が開かれ、憶良もひんぱんに出席しては、歌を競いあった。そのような宴会で作られたのが次の歌。

憶良らは今は罷《まか》らむ子泣くらむ
　それ彼の母も吾を待つらむぞ（三―三三七）

「憶良が宴会を中座する時に作った歌」がタイトルで、「憶良めは、ここらで失礼しましょう。子供が泣いているでしょうし、そやつめの母親（憶良の妻）も、私めを待っておるでしょうから」。

この歌は、中座する時の挨拶歌みたいなものであり、なかなかユーモラスで、同席の官人たちから喝采を浴びたのは容易に想像がつく。

七〇歳近い憶良に幼児がいたとは驚きで、それだけ抜群の体力があったということは、不老長寿の背景である。

憶良の有名な「貧窮問答の歌」の最初の部分に「糟湯酒」が出てくる。

風まじり雨降る夜の雨まじり、雪降る夜は術《すべ》もなく、寒くしあれば、堅塩を取りつづしろい糟湯酒、うちすずろいて……。（五―八九二）

「風まじりの雨が降り、雨まじりの雪の降る夜は、寒くて寒くて、塩をなめながら糟湯酒でも飲まなければ、どうしようもない……」という意味。
「糟湯酒」は、酒糟《かす》を湯で溶かしたもので、比較的に安価な酒ではあるが、その価格は米一升に相当するほどで、下級官人たちには愛好されていた。濁り酒みたいなものである。

現在でも、酒糟に砂糖やショウガなどを加えて甘酒を作るが、その栄養効果は高い。長寿作用のある麹酸やアミノ酸、ビタミンなどが豊富なためであるが、最近注目されているのがレジスタントプロテイン。体内の消化酵素では分解されにくく、食物繊維と似た働きをする。体内の悪玉コレステロールや余分な脂肪などを排除する作用があり、便秘を改善する上でも脚光を浴びているのだ。

脳の老化を防ぐ葉酸が豊富な点でも注目で、この糟湯酒が憶良の若々しさに役に立っていたと推測される。

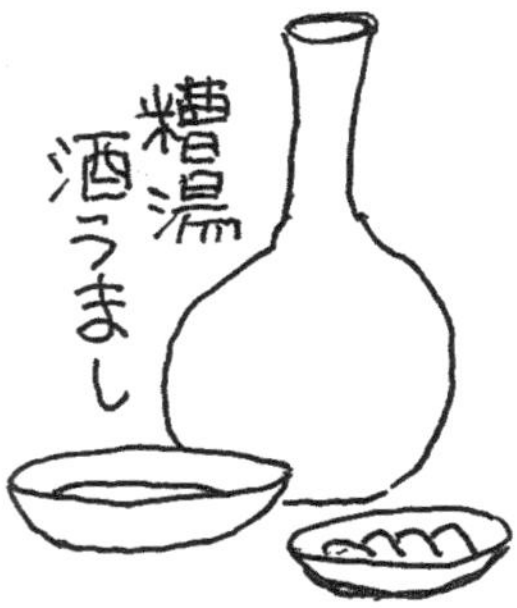

つくも髪の老女を愛した業平《なりひら》の交果物パワー

四〇歳で「初老」の祝い

平安時代、長寿の祝賀を「賀《が》の祝い」と呼んだ。長寿というと、九〇歳とか一〇〇歳などを想像しがちであるが、当時はずっと若い歳で老人の仲間入りをしていた。

人生最初の長寿祝いが「初老の祝い」で、なんと四〇歳を迎えた時にとり行う。四〇歳を越えて、その後も生き続ければ、一〇年ごとに「五〇の賀」、「六〇の賀」、「七〇の賀」などと呼んで、お祝いの宴を開いた。

『源氏物語』は平安時代中期に紫式部によって書かれた物語であるが、主人公の光源氏も四〇歳になった時に「初老の賀」をしている。光源氏のようにモテモテの貴公子でも、肉体の老化から逃れることはできなかった。

現在の日本人の平均寿命は、男性が八一歳強で、女性は八七歳強。したがって、初老という言葉をあえて使用すれば、六〇歳くらいになるだろうが、現在の六〇歳はまだまだ若く、初老と呼ぶのもふさわしくない。

平安時代は、四〇歳で初老の仲間入りするほど、平均寿命が短かったのである。

そのような短命な時代に、歴史的な美女と美男がいた。美女は小野小町であり、美男の方は在原《ありわらの》業平《なりひら》（八二五—八八〇）である。業平の没年は五六歳だから、「初老の祝い」をしていただろう。しかし、老化のスピードは個人差のあることを証明するかのように元気であり、恋にかけても現役であった。

業平の恋を支えた交果物《まぜくだもの》

平安時代前期のプレイボーイで、歌人でもあった業平をモデルにし、その華麗な恋の遍歴を綴ったといわれる『伊勢物語』は、さまざまな女性との恋話を集めたもので、『源氏物語』などにも、大きな影響を与えている。「むかし、男ありけり」で始まる話が多いところから、主人公が「昔男」と呼ばれたりもした。

色好みの業平とみられる主人公は、官能的な恋をするため各地に出没。いくら奔放といっても、エネルギーの補給なしには、身動きも恋もできない。精力の強化も考えなければならない。

その行動力を生んだのが、当時、貴族たちの間

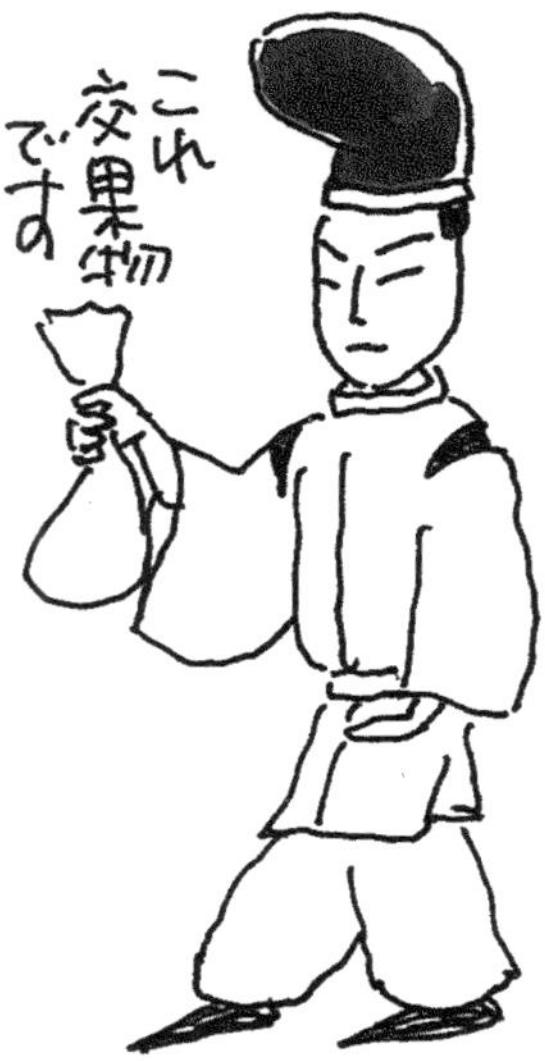

で流行した「交果物」ではないだろうか。クルミなどのナッツ類を袋に入れて、狩りや遠出する時などに携帯するもので、これを「交果物」と呼んだ。

クルミはタンパク質と脂質、ビタミン類が多く、カロリー源としては申し分がない。クルミの約七〇パーセントは脂質で、卓越した健康効果で話題のαリノレン酸を豊富に含む。この脂質には血管を広げてしなやかにし、その若返りにも有効だという。血行をスムーズにすることによって、全身の若返りにも役立つ健康油なのだ。

『伊勢物語』の「つくも髪」のくだりに、老婆と共寝をするエピソードが出てくる。あっぱれプレイボーイである。

老女はクコで恋をする

髪も白くなった老女が、ある男に恋し、次のような歌を作った。

さむしろに衣かたしき今宵もや
　恋しき人にあはでのみ寝む

「敷物に衣をしいて、今夜もまた恋しい人に会わないままで、独り寝をするのでしょうか」という意味。

恋しい人というのは、業平をモデルにした主人公のことである。会ったこともないのに、都で評判の彼への片思いに身も細る想いをする老婆。これを知った主人公は、哀れに思い、歌を詠んだ。

百年《ももとせ》に一年たらぬつくも髪
　我を恋ふらし面影に見ゆ

「年老いて白髪の乱れ老女（「百年に一年たらぬ」

は九九歳のこと）が、私のことを恋しく思っているらしい。それが彼女の面影に見える」という内容。同情した主人公は、その夜、老女と共寝してしまうのである。

望みがかなった老女は、その後どうなったのか、消息は不明である。

それにしても、老女の情念はすさまじい。男への恋慕だけで、長生きしてきたようなものである。その日に備え、若さを保つための努力もしていただろう。彼女は、京都郊外の、雑木林にかこまれたような田舎に住んでいた。

その頃、高級役人や文化人たちの間で、老化防止や不老長寿の働きで知られた、赤いクコの実が人気があった。

ナス科の低木で、秋に小さな実を結ぶ。老女の住まいの近くの雑木林には、クコが群生していたのかもしれない。彼女にとって、体の老化は、見

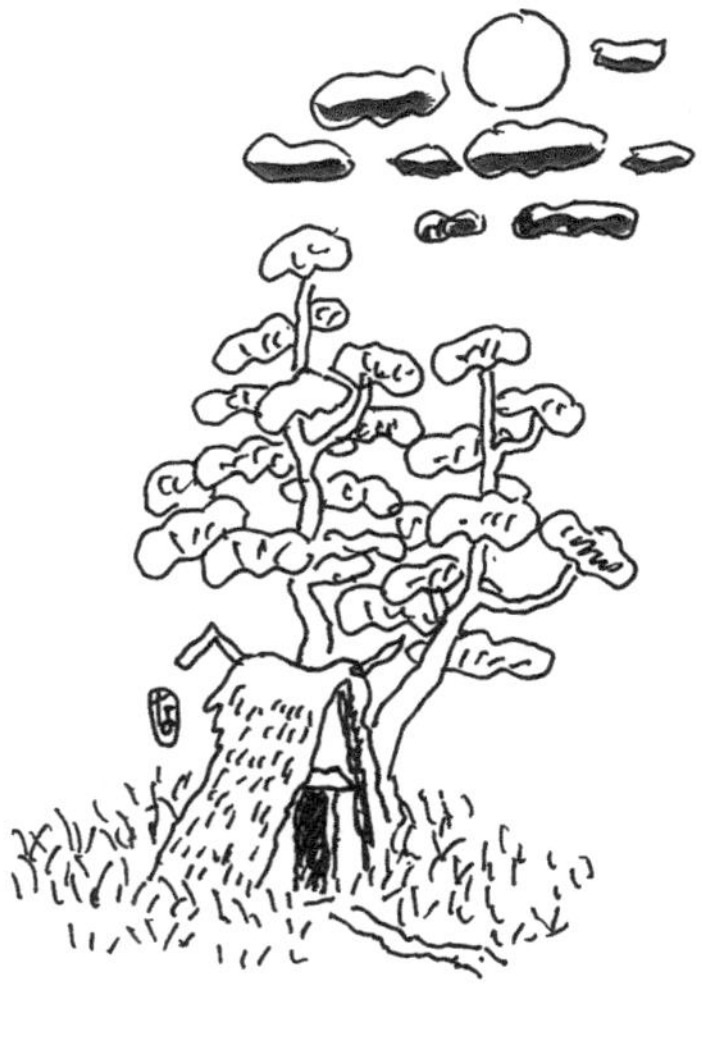

逃すことのできないことだった。愛する男に会うことなしに、この世は去れない。体の老化現象を防ぐため、彼女は薬草を研究し、秋には不老食として、赤いクコの実を頬ばっていたはずだ。

ふだんの食事は貧しく、ヒエやアワなどの雑穀類であったが、大豆原料の豆醤《まめびしお》もあった。発酵食品の味噌の祖形である。山菜やキノコ類、ナッツなども食べていたのはいうまでもない。これらは、無病長寿や美容に役立つものばかりだ。卓越した栄養効果の高いものがほとんどで、結果的に老女は長生きし、人生の目的だった男との共寝も果たした。

業平も、やがて老いていく。そして、死の近いことを悟り、歌を作る。

ついにゆく道とはかねてききしかど
昨日今日とは思はざりしを

「死が、人間最後には、誰でも行く道であることは知っていたが、昨日、今日と、こんなに早いとは、思ってもみなかったなァ」

業平の没年は五六歳であった。

小町は美容食とビタミンCで不老長寿

若い男が卒倒するほどの美貌

「すれ違うだけでもよいから、出会ってみたい」。都の貴公子たちは、胸をときめかせながら、想いを募らせていた美しい女性こそ、小野小町だった。

小町と運よく出会うことができたとしても、見つめられたりすると、たいがいの男は目まいがして、震えが止まらなかったと伝えられている。

小町は、平安時代の前期に活躍した歌人で、同時代の『古今和歌集』の人物評によると、「いにしえの衣通姫《そとおりひめ》の流れである。あわれなようで、弱々しい。いってみれば、病に悩んでいる高貴の女性のようです」とあり、当時からすでに、絶世の美女と評判が高かった。

小町の美貌が卓越していたため、中世以降になると、「草子洗小町」や「卒塔婆小町」、「通小町《かよいこまち》」など、謡曲の題材にもずいぶんとり上げられている。

中でも有名なのが「通小町」。小町に恋をした深草少将《ふかくさのしょうしょう》が、「一日も休まずに私のもとに百夜《ももよ》通いをしてくれたら、あなたの胸に抱かれましょう」といわれ、雨にも風にもめげず「百夜通い」をするが、最後の夜に精根つき、雪の中で凍死してしまうというストーリー。小町は、そのくらい魅力のある女性だったのである。

高価な美容食

美女にとって、何よりも恐ろしいのは老醜にできる。どうすれば美しい表情を保ち、若さを維持しながら加齢を迎え入れるか。

いろいろ悩んだ小町は、現代でいうところの不老と美容食に着目したようである。それを裏付けるような平安時代の後期に成立した『玉造小町子《たまつくりこまちし》壮衰書《そうすいしょ》』という書物がある。

小野小町をモデルにしたとみられる玉造小町が主人公であるが、美しさの全盛期には、さる金満貴族に寵愛され、栄華をきわめたという物語。

玉造小町の食膳には、高価な山海の美味珍味があふれていたが、彼女の求める料理は決まっていた。若さの衰えを防ぐ、美容効果の高いものが中心なのである。

小野小町は謎が多く、生没年も不明であるが、実は長生きで、一〇〇歳近くまで生存していたという説もある。

美容効果の高い豪華な料理が、細胞レベルで老化防止にも役に立っていた可能性がある。前出書に出てくる料理の数々は、美容に役立つと同時に、長寿食でもあったのである。

九二歳まで長生きしたという説

ぜいたくなフルコースの中の一品が『玉造小町子壮衰書』の中に紹介されている「熊の掌《てのひら》」で、現在でも超高価な食材であるが、究極の美容食といってよいほど、肌の若返りに効果のあるコラーゲンやアミノ酸が多い。

他にもコラーゲンやタンパク質、ビタミン類、抗酸化成分の豊富な食材として、サケ、コイ、ウナギ、スズキなどの料理が用いられている。

心臓を丈夫にして、瞳の美しさを保つ上で役に立つのはタウリンであるが、アワビやハマグリ、タコ、カニなどに多く、これらも小町の献立の中に組み込まれていた。

注目したいのは果物が多い点。同書によれば、小町が好んで食べたフルーツとして、ウリ、ナシ、ナス、スモモ、アンズ、ナツメ、干し柿、クリ、タチバナ、ユズ、ヒシ、クワイなどをあげている。

玉造小町の好んだ料理には、熊の掌のようにコラーゲンの豊富なものが多く、コラーゲンには、肌のみずみずしさを保ち、目や血管、心臓などの老化を防いで若さを守る働きもある。そういったコラーゲン効果を高めてくれるのがビタミンCで、細胞の酸化を防いだり、免疫力を強化する作用もある。

玉造小町と小野小町が同一人であるかは不明であるが、いずれにしろ、これだけのぜいたく三昧をしていれば、いくつになっても、容姿の美しさは衰えなかっただろうし、かなり長生きしていたとしても不思議ではない。

やがて、老いた小町は、秋田にある故郷を恋しく思うようになり、京都を離れて、北の国へ向かう。

秋田県の湯沢市（旧雄勝町）は、小町の生誕地といわれ、先祖供養をしながら同地で一人暮らしをしていたが、死の近いことを悟る。

小町は静かに身を清めて、山中の岩屋洞にこもり、その生涯を閉じたと伝えられている。土地の伝承によれば、没年は平安時代の昌泰三年（九〇〇）で、九二歳だったという。

好んで食べていたコラーゲン料理とビタミンCの美容食が、小町の長生きを支えた長寿食ともなっていたのではないだろうか。

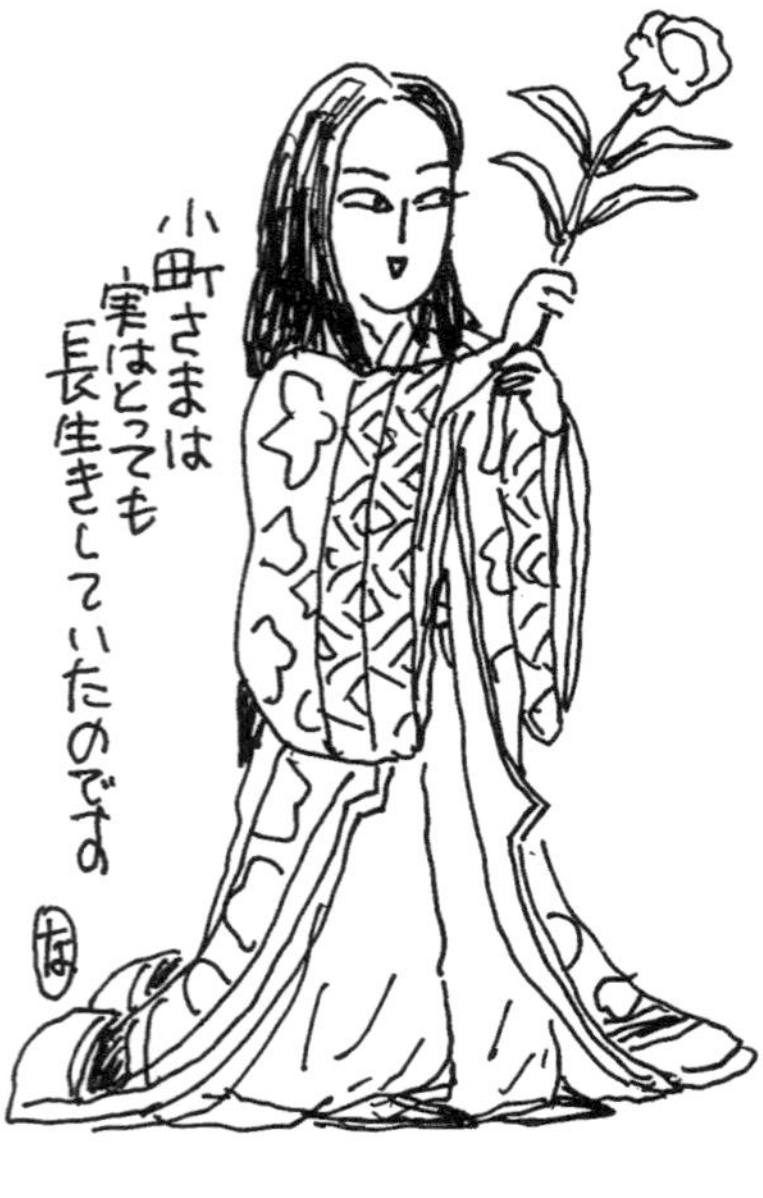
小町さまは
実はとっても
長生きしていたのです

天女の五衰《ごすい》を防ぐ春の若菜

現代人にも五衰が現われる

「天人《てんにん》の五衰」という言葉がある。

天人は天女のことで、天上界に住む神のような存在である。天女にも臨終の時があり、その直前に五つの死相が発現するというもので、それが「五衰」。臨終があるといっても、人間などよりはるかに長生きして、その後に来る。

『平家物語』にも、平家一族の衰退を暗示する表現として、「世の中の変わり行くありさまは、天人の五衰にことならず」とある。

五種の衰相で、まっ先に現われるのは頭の上の花がしぼむということ。続いて衣装がよごれ、わきの下から汗が流れ出て、身の威光が消滅し、何をしても少しも楽しいことがない。これが「五衰」である。

「天人」は多くの場合、天上界の「天女」のことで、光にあふれる幸せの国に住み、人間よりも寿命がはるかに長いと考えられている。長寿どころか、天女は不老不死という説さえある。では、なぜ「五衰」が発現するのか。

長寿を少しずつ蝕む体の酸化が考えられ、その酸化、つまり老化が「五衰」の原因になっている。

天女も酸化する

天女は、平安時代の『竹取物語』の主人公であ

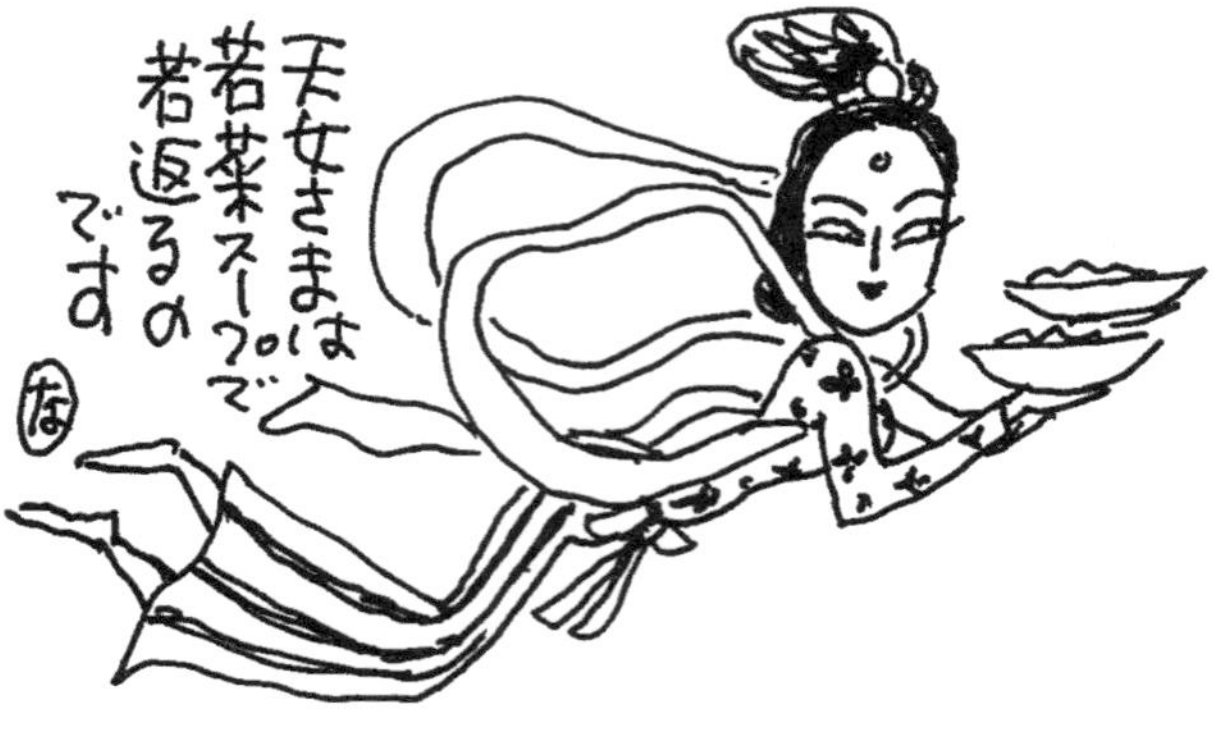

るかぐや姫がよく知られているが、奈良時代の『風土記』や『万葉集』などにも出てくるところを見ると、かなり古くから天女伝説が語りつがれてきたのである。

年中花が咲き、ひたすら楽しい極楽のような楽園に住んでいながら、なぜか、この地上界に時々舞い降りてくる。

その理由を推測すると、どうやら生命力の補強と再生にあったようだ。つまり、老化の防止である。地上に飛来しては、ある「若返り食」を食べて、また、天上界へ帰っていく。

その「若返り食」こそ、ビタミンCやカロテン、葉酸、ポリフェノールなど、抗酸化成分の豊富に含まれている若菜であり、それをたっぷり用いた「若菜汁」だった。

天女の羹《あつもの》（若菜汁）のことが、『万葉集』の巻一六に、次のように出てくる。

「昔、老翁《おきな》あり、名を竹取の翁という。この翁、春の日に岡にのぼりて、遠くを望むに、たちまち羹を煮る九人の若い娘に会いき。その容姿、美しいことかぎりがない。時に、娘ら翁を呼び、笑ひて言う。翁来て、この鍋の火を吹け。ここに翁、おおと言て、おもむろに行き、座の中に混じわりき。」

この娘たちの正体は天女であり、若菜を摘んで熱汁を作り、それを食べる目的で、飛来したのである。

地上で若返り天に帰る

作品の意味は、「昔、竹取りの翁と呼ばれる老人がいた。老人がある春の日に、岡に登ってみると、思いがけなく若菜汁を作っている九人の娘たちに会う。見とれていると、娘たちが、おじいさん、こちらに来て、鍋の火を吹いてちょうだいなという。老人は、おおと言いながら、娘たちの席の中に混じっていった」。

鍋の火力が弱いから、火を吹いて強火にしてくれと頼まれたのである。その鍋には、摘んだばかりの若菜が、たっぷり入っていたはずだ。ヨメナやセリ、ミツバ、ノビル、フキ、ウドなどである。

いずれも、カロテンやビタミンC、E、それにポリフェノールといった抗酸化成分や免疫力を強化する老化防止成分の多いものばかりである。天上界の天女といえども、細胞の酸化から逃れることはできなかったのだろう。

現代の五衰は、肌の小じわ、肥満、息切れ、腰痛、肥満などだろう。山菜や野菜などに、「五衰」を防ぐ上で役に立つ成分が豊富に含まれている。

浦島太郎の腸内細菌

若い美人妻が待っていた

若い美人妻を持ち、長生きでき、その上に使い切れないほどの財産があったら、こんなに幸せなことはない。

その三条件を一挙に手に入れてしまったのが、伝説の漁師・浦島太郎である。それも、けた外れの超長寿なのだ。

彼にとって、不老長寿が幸せだったのかどうかは、判断がむずかしい。

「昔々、浦島は、助けた亀に連れられて、竜宮城に来てみれば、絵にもかけない美しさ」。誰でもよく知っている童謡で、主人公はいうまでもなく、浦島太郎である。

『万葉集』や『日本書紀』、『丹後国風土記』などにも登場するほど、古くから語りつがれてきた人物で、「浦島太郎」は室町時代の『お伽草子《とぎそうし》』などによって名づけられたもの。

古代は「浦嶋（島と書く場合がある）の子」で、丹後半島の漁村に住む美男で評判の若い漁師である。

よく知られたストーリーは、助けた亀に案内され、七色の光輝く宮殿に行くと、美しい乙姫が出てきて、「ここは竜宮と申す常世《とこよ》なり」といって、大歓迎してくれた。

昆布中心の竜宮城レシピ

「常世」とは、不老不死どころか、若返りの楽園なのであった。

若いふたりは、ひと目で意気投合し、夫婦のちぎりを結ぶ。楽しさのあまり、夢のような日が続き、朝から珍しい不老長寿料理が、次々と出てくる。

『丹後国風土記（逸文）』によると、「百品《ももしな》の香ぐわしき味わい」や美酒が並ぶというのだから、たちまち肥満してもろもろの病気にとりつかれ、果ては老化しそうなのに、少しも年をとらない。

「竜宮城レシピ」を想像すると、カロリーがきわめて低く、整腸作用や免疫力、抗酸化力を高める効果の高い、海藻料理が多かったのではないだろうか。

昆布は、だしにも用いられている通り、うま味成分のグルタミン酸が多く、一〇〇グラム中に一七〇〇ミリグラム、同じく海苔には四二〇〇ミリグラムも含まれている。

海藻には、その他のアミノ酸も多いから、上手に活用すれば、美味きわまりない竜宮城の百品料理を作るのも容易だ。アワビやマグロなども献立にあっただろうから、若返り作用の高い〝常世フード〟ができ上がっていただろう。

昆布に多いフコイダンなどの水溶性食物繊維は、腸内の代表的な善玉菌であるビフィズス菌を増やす。竜宮城の美女たちは、海藻料理によって、不滅の〝腸活〟を行っていたのではあるまいか。

日本人の腸に海藻を食べる菌

最近、長寿と腸内細菌について、面白いことが国際的に話題になった。

人間の体質の特徴は、民族によって異なり、その違いは腸内細菌によるところが大きい。日本人は、世界でも珍しいほど、古代から日常的に海藻を食べてきた民族である。

その結果として、大部分の日本人の腸に、海藻を消化して、その栄養成分を急襲する遺伝子を持った腸内細菌を棲《す》みつかせることになった。

海藻は、カルシウム、マグネシウム、カリウムなど、不老長寿に不可欠のミネラルの宝庫。ミネラルが不足すると、生命維持に悪影響が出てくる。

その大切なミネラルを海藻から取り出し、腸からの吸収をスムーズにしているのが腸内細菌。海藻が、腸内に入ってくるということは、腸内細菌も大歓迎。前にも述べたが、餌となる食物繊維を大量に含んでいるからだ。

日本人の腸内で、海藻の食物繊維を消化しているユニークな細菌を発見したのは、フランスの研究チーム。この細菌は、アメリカ人の腸内にはなく、日本人の腸内だけで、他の腸内細菌と仲よく共生しているというから凄い。

古くからの海藻食は、日本人長寿のひとつの背景だ。乙姫と楽しい生活を続けていた浦島太郎の腸内では、元気な善玉菌たちが、美しい腸内フローラ（腸内細菌叢）を作っていたのはまちがいない。

あっという間に長寿崩壊

竜宮城は、ストレスも環境汚染もなく、のんびり生活できるパラダイスだった。やがて、浦島太郎の胸に里心がめばえ、両親のことが気になってきた。

彼は意を決して、美しい妻に「三〇日ばかり、いとまをくれまいか」といって、しばしの別れを告げ、故郷の村に帰ってみると、村はすっかり変わり果てていた。

両親のことなど、知ってる者は誰もいない。竜宮城で、夢のように暮らしているうち、地上では、三〇〇年もたっていたのである。

「ああーッ」。悲しさのあまり、竜宮城にもう一度帰ってきたかったから、絶対に開けるなといわれた玉手箱を開けてしまう。

中から、すーっと立ち昇った紫煙を浴びた浦島太郎は、一瞬のうちに白髪の老人となり、崩れるように息絶えてしまう。

竜宮城の不老長寿料理を食べて増やした、超善玉の腸内細菌が、地上の汚れた空気や水、紫外線による酸化によって一気に死滅し、老化が超スピードで体内に発生。せっかくの長寿が、がらがらと音を立てて崩壊してしまったのである。

そのような結末を迎えてしまった浦島太郎を、何とまあ愚かな男よと、家人の高橋虫麻呂が、『万葉集』の中に、次のような作品を残していた。

常世辺《とこよべ》に住むべきものを剣太刀《つるぎたち》
ながが心から鈍《おそ》やこの君　（巻九―一七四一）

「不老不死の常世の国に永住できたものを、自分の心から里心をおこして、せっかくの縁をたち切り、もとの村に帰ってくるとは、何と愚かな男なんだろう、この君は」という意味である。

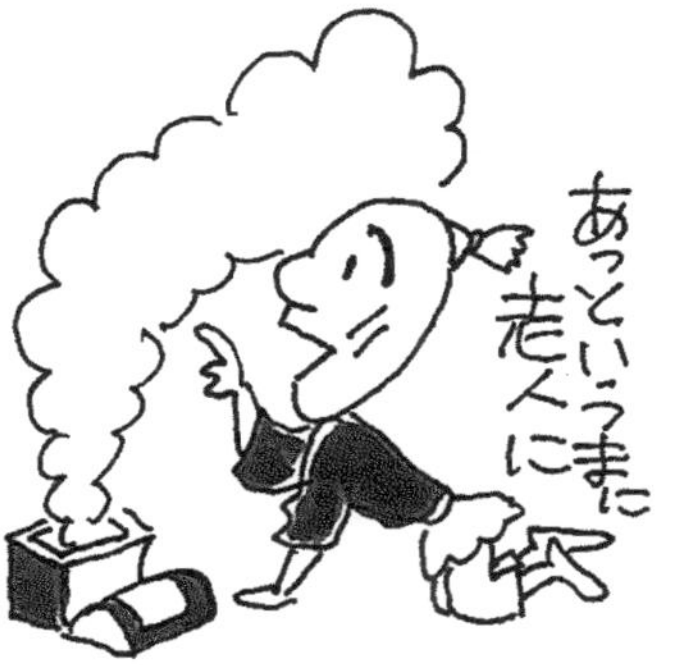

宇喜多秀家の島での長寿食

島流しにされた秀家

関ヶ原の合戦は、天下分け目の激突であると同時に、多くの武将たちの運命を狂わせる戦いでもあった。

敗北側の人生はきびしく、西軍の総大将であった石田三成は斬首となり、三成の副将として戦った宇喜多秀家（一五七三—一六五五）は、五七万石の大名から八丈島への流人第一号となってしまった。死刑に等しい敗戦流刑である。慶長一一年（一六〇六）、三五歳の秀家に嫡男ら一〇数名もしたがった。

島での生活は困窮をきわめた。

敵対勢力との合戦が終わったと思ったら、飢えとの戦いが始まった。『南方海島志』という書物に、「オヨソ島皆水泉少ナシ。故ニ総テ陸田《ハタケ》ニシテ水田ナシ」とある。

米欠乏をおぎなったのが畑でとれる麦類や雑穀、豆類、それに大根などの野菜類である。わずかではあったが、山菜や海草類もとれたし、魚や貝類も自給できた。

島の自生種の中で秀家らによく食べられていたと伝えられているのがアシタバ（明日葉）だ。「今日、葉を摘んでも、明日は生える」といわれるほど生命力が強い。

笑う秀家

アシタバは八丈島や伊豆の島々では、食用だけではなく、民間薬としても用いられてきた歴史がある。アシタバで注目したいのは、茎などを折った時に出る黄色の液体。ポリフェノールの一種のカルコンという成分で、老化防止に加えて、抗菌やガンの予防、血行促進などの働きがある。ビタミンCやE、カロテンなどが豊富で、血栓予防や血圧の安定などに役立つ成分も多い。つまり、不老長寿に効果的な薬草なのである。

徳川二代将軍秀忠の時代に、島に代官がやってきた。秀家のことを聞き、気の毒に思った代官は食事に招待。秀家は、満面の笑みを浮かべてやってきた。代官は、実によくお笑いになる方だと思ったという。

食事になり、白米の大盛り飯を二杯平らげると、三杯めの時に懐から手拭いを出して、その白米飯を包んだ。

不思議に思った代官が理由をたずねると、「島では、このような白米飯は口にできません。家の者たちにも食べさせてやりたいと思い、このように包みました」。

同情した代官は、後日、白米二俵を秀家のもとに届けさせている。秀家はうれしさのあまり、宇喜多家の家宝の内朱《うちあか》の盆を贈った。以上は、『兵家茶話』に記載されている有名な話である。

長寿合戦では家康に勝った秀家

加賀の前田藩などからは、時おりの食糧援助はあったようであるが、それも微々たるものであった。したがって、自給自足しかなく、主食は粟飯、稗飯、芋飯などが中心で、そこにアシタバや海草などの混じる場合も少なくなかったと思われる。

海産物は豊富で、魚にしても貝類にしても、ふんだんに食膳にのったはずだ。これが秀家の健康と寿命を支えた「島めし」である。粗食に見えるかもしれないが、意外に栄養のバランスはとれている。

秀家の晩年の表情は、微笑仏のようになっていたのではないだろうか。朝日夕日をながめる島の生活自体と、アミノ酸の豊富な魚介類が、幸せホルモンのセロトニンを増やすから、ストレスや欲求不満を超越でき、心は夕なぎのようなやすらぎに満ちていたような気がする。

秀家の「島めし」は、実は不老長寿に対する「勝負めし」であった。その間、関ヶ原で勝ち組となった家康をはじめとする武将たちは、すべて冥界に去っていた。

秀家は八丈島で暮らすこと五〇年。明暦元年（一六五五）の一一月に、八三歳で悠々と旅立ったのである。合戦では負けたが、長寿合戦で勝利したのは秀家であった。

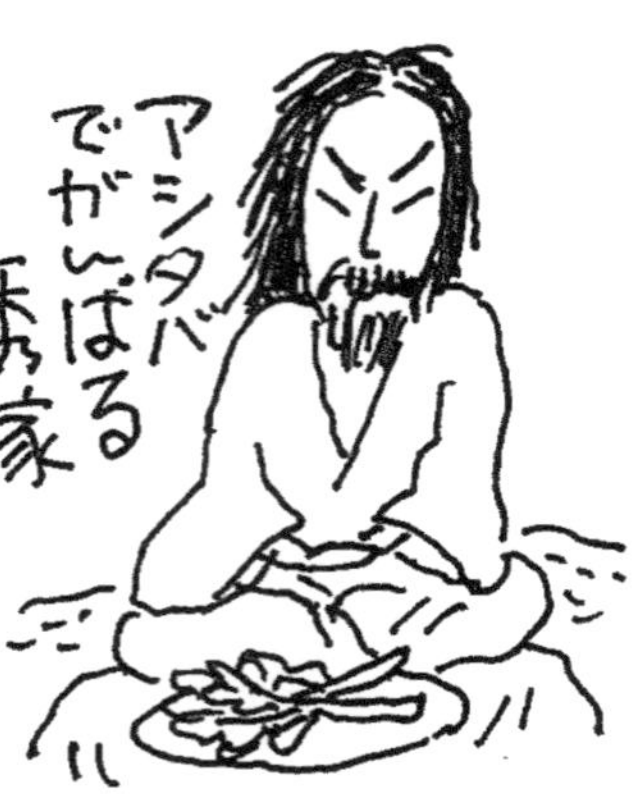

北条早雲の城盗り長寿食

老人チャレンジャーがやってきた

「老人」というと、昔は年老いて死に直面した世代のように思われがちであったが、今のシニアは行動的で達者。健康管理がうまいのである。

平均寿命もどんどんのびて、今や世界のトップクラス。一〇〇歳以上の方も六万九七八五人（二〇一八年九月一五日現在）。日本では世界に先がけて、「人生一〇〇年」の時代が始まろうとしている。

昔は「八〇の手習い、九〇の間に合う」といって、八〇歳になってからでも、この先、さらに長生きした時に備え、収入を得ることを考えて、スキルアップの勉強をすべき、という老人の心得があった。

この発想は、長生き時代の現代人の老後を考える上で、今こそ重要になっているのではないだろうか。

今から五〇〇年ほど前、ひとりの老人チャレンジャーがいた。

八八歳まで生涯現役

小田原北条氏の土台を形成した北条早雲（一四三二―一五一九）で、六〇歳近い老人の域にさしかかってから国盗りにはげんだ、異色の武将である。五〇〇年前の六〇歳といったら、現在の八〇歳よりもはるかに高齢者と見られていたはずである。

長生き時代の日本のお手本のような男で、下剋

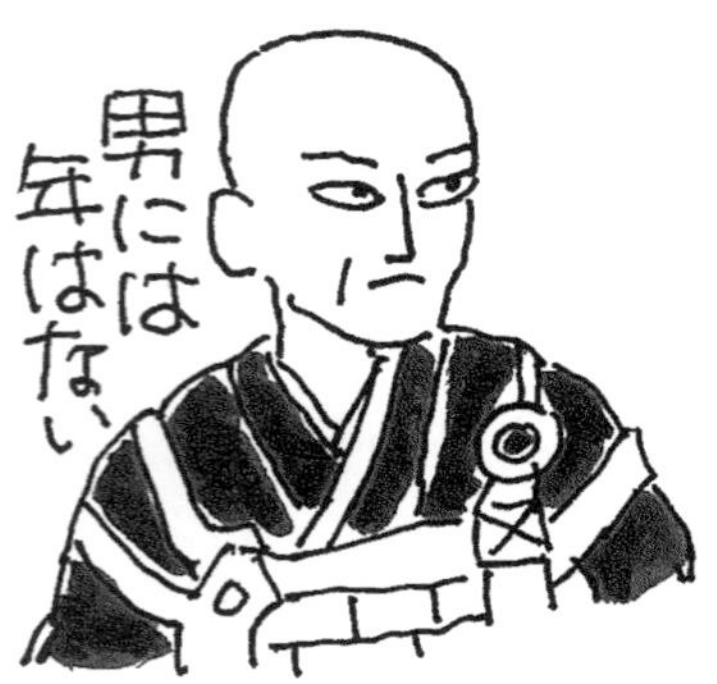

上の先駆けとなり、風雲をまき起こした人物だ。死ぬまで国盗りの野心を捨てなかった男に、老化など無用だったのである。

　早雲の出自は、平重盛の血をひく伊勢平氏とみられ、はじめの名は伊勢新九郎長氏《ながうじ》といった。

『名将言行録』によると、「伊勢新九郎は備前の人なり。後に剃髪《ていはつ》して、早雲と号す。流浪の身よりおこして、伊豆、相模を平らげ、伊豆の韮山《にらやま》城に住し、八八歳で没す」（抄訳）とある。

　まさに「八〇の手習い、九〇の間に合う」で、早雲は戦いながら戦術を学び、次の戦いに生かし続けた男である。

　早雲は歯が丈夫で、晩年になっても平気で固い物を噛み砕いたという。「早雲」という名前も、富士山頂を風に乗って走る「早い雲」に由来するといわれ、名前からしても、まさに風雲児である。

かち栗の長寿力

六四歳の時に小田原城を実力で奪取しているが、早雲は軍勢の先頭を進んで力戦した。この城攻めで、早雲が用いた兵糧が「かち栗」。

　クリを茹でてカラカラに干したもので、高カロリーの兵糧であり、保存食である。かち栗の主成分は炭水化物であるが、カロリーの即効性を高めるビタミンB_1が多く、武士の兵糧としては理想的。肉体の若さを保つ上で重要なビタミンEも含まれていて、アンチエイジング効果も高い。渋皮にはタンニンが豊富で抗酸化力があり、老化を防ぐ。

『名将言行録』によると、早雲は城盗りのために用意したかち栗の半分を兵糧として食い、残り半分は残した。全量を食べきるほど落城に時間がかからなかったのである。

小田原城乗っ取りを成功させた、このかち栗はその後、北条一族に「幸運の守り神」として、代々伝えられたという。

早雲は、八〇歳代になってもなお戦い続け、八五歳になって、相模最大の豪族だった三浦一族を討ち滅ぼした。

玄米飯に梅干し

早雲の口癖は、「男には年はない」で、「四〇、五〇でよぼよぼになり、使えぬ者もいるし、七〇、八〇になっても、壮年と何ら変わらずに戦場で働く者もいる」。

自身も八八歳で大往生するまで戦いの連続であり、みごとな生涯現役であった。

早雲には、かち栗のほかにもうひとつの長寿食があり、それが梅干し。今でも梅干しは小田原の名物になっているが、そのルーツは、早雲が兵糧用の梅の実を生産するために植えさせた梅林と伝えられている。

梅干しのクエン酸には、疲労回復効果が高く、肉弾戦でくたくたになった武士たちの筋肉疲労を解消する上でも役に立った。

梅干しには疲労回復ばかりではなく、殺菌や血行促進、老化防止、唾液の分泌促進といった多彩

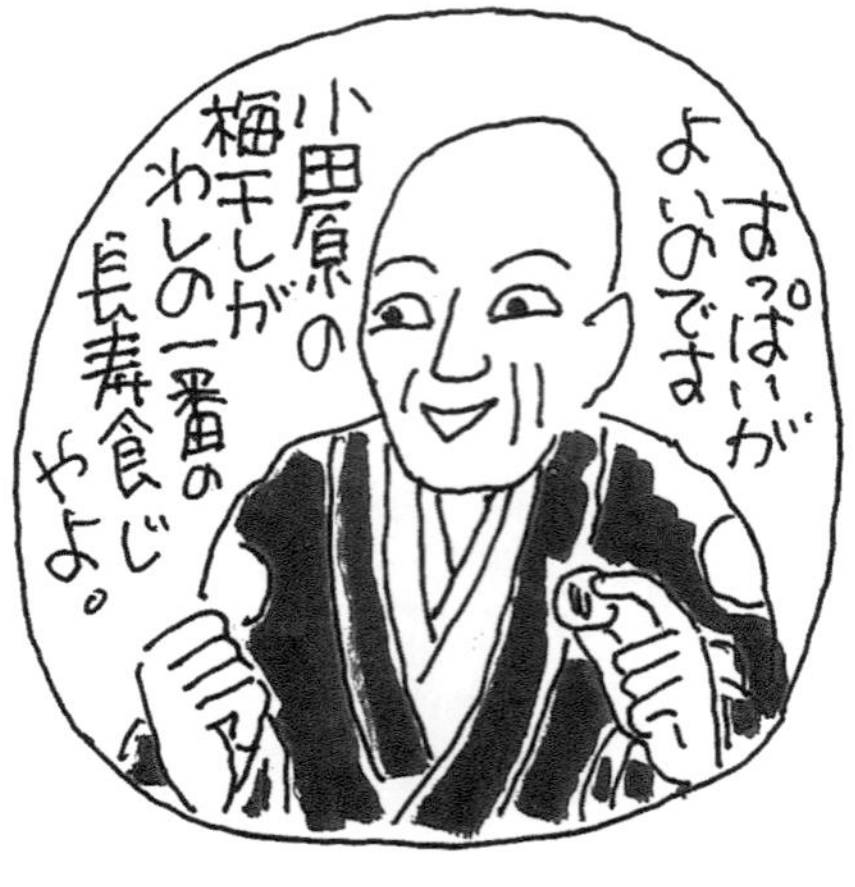
すっぱいが
よいのです
小田原の
梅干しが
わしの一番の
長寿食じゃよ。

な働きもある。

早雲は朝食の時に、梅干しをなめ白湯《さゆ》をゆっくり飲みながら、心を静め自分の立ち位置を確認していたのではないだろうか。

ふだんの食事は、玄米飯に味噌汁、香の物が基本であるが、小田原城の前海からあがる魚類も必ずついただろう。魚には、武将に欠かせない頭の回転をよくし、情勢判断をまちがえなくするために重要な、頭脳力を高める上で役に立つ脂肪酸が豊富に含まれている。

同時に血行をよくするＥＰＡも多いから不老長寿にも効果があった。

群雄割拠する関東に風雲のごとく登場した早雲の、鮮やかな城乗っ取りの頭脳力は、まさに下剋上の先駆であった。しかも、八八歳まで長生きしている。驚くのは、早雲の子の幻庵で、何と九七歳まで生きたのである。

真田《さなだ》信之《のぶゆき》の長寿を支えた信州の食

ストレスを跳ね返しさらに長生き

戦いに明け暮れた戦国時代の武士たちは、気の休まる暇もない。戦いがなくても、争いのたねはどこにでもあり、裏切りなども日常茶飯事である。

合戦とストレスの絶えない時代でも、長生きする武将はちゃんといた。たとえば、ＮＨＫの大河ドラマ『真田丸』(二〇一六年度)の主人公である真田幸村(信繁)の兄・信之《のぶゆき》(一五六六―一六五八)だ。幸村の一歳上で、なんと九三歳まで長生きしている。しかも、生涯現役だった。

幸村は西軍の大坂方につき、信之は東軍の徳川家康方について戦った。幸村は戦国時代のラスト・ウォーとなった大坂夏の陣(一六一五)で、家康の首を狙って肉迫するが、力尽きて戦死。

兄の信之は家康の家臣だから、敵対した弟のこともあり、気苦労があったのは間違いない。しかし、真田の家名を残すために、ストレスを跳ね返し、さらに長生きする。

長寿を呼んだ茶の湯

上田城から、同じ信州の松代藩一〇万石に国替えとなるが、七五歳で死去した家康よりもほぼ二〇年も長生きしてみせた。

夏の陣のあと、戦いの時代は終わり、信之は平和な時代の到来を見通していた。彼は領民思いであり、食生活も質素を心掛けていたのは間違いない。

徳川家康でも麦めしで、武士は雑穀雑炊が当たり前の時代だから、畑作が多いという土地柄から見れば、粟や黍などの飯や蕎麦がきなどが多かったのではないだろうか。

信之の楽しみは、茶の湯と鷹狩りだったようだ。信之に限らず、茶の湯は武将のたしなみの時代であり、信長も秀吉、家康も盛んに茶会を開催している。

武将たちが茶の湯に熱中したのには、わけがある。陣中でのストレス解消法になっていたのだ。自律神経でいうと、戦いは交感神経が体中にあふれ、筋肉も血管も戦いの出血に備えて硬直している。

武器を外してのぞむ茶の席は、リラックス度が高く、副交感神経が優位になる、和やかな空間。

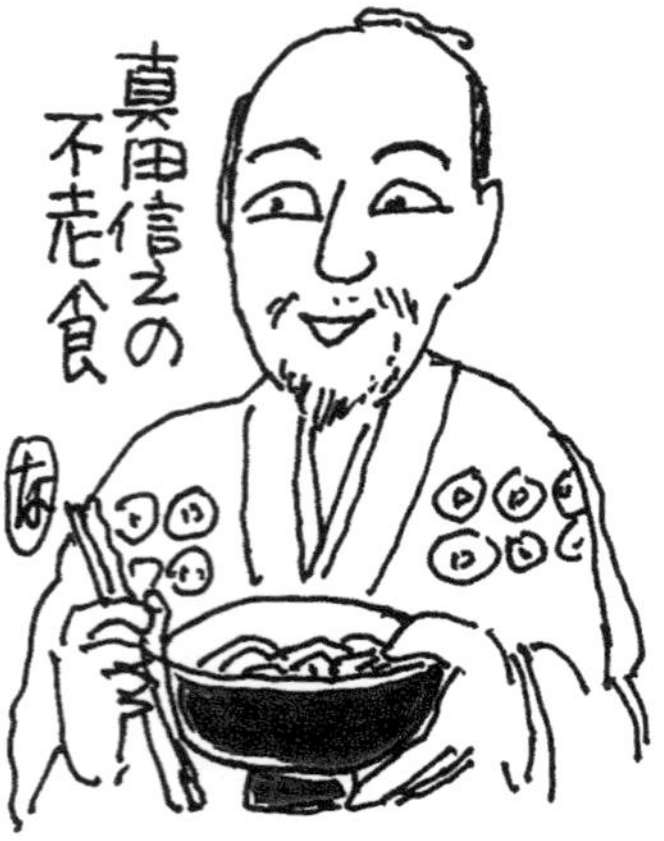

表情も柔和になっていただろう。

加えて、茶のうま味成分のテアニンには、脳や筋肉のこわばりを解きほぐして、ゆったりとさせる作用がある。イライラや緊張の解消効果である。

九三歳の見事な長寿パワー

信之も茶の湯を好んでおり、茶の多彩な効能を知っていたはずだ。血管の老化を防ぐカテキンも豊富な茶は、長寿飲料だったのである。

信之が仕えていた家康は、実に鷹狩りを好んだが、体を鍛える目的もあった。

信之も、信州の山によく鷹狩りに出かけており、獲物は当然食膳にのっている。山鳥や鴨、野ウサギなどだ。

最近、鳥の胸肉に多いカルノシンという抗酸化成分が脚光を浴びている。筋肉が疲労した時に出る乳酸を中和する働きがあるのだ。カルノシンをとると、疲れにくい体になるのである。武将がひまを作っては鷹狩りに出るわけには、ちゃんとした根拠があった。しかも、野山を走り回ることになり、運動機能も維持できる。

信州では、小腹が空いた時、あるいは夜食用に、よく蕎麦が出るが、蕎麦には血管を丈夫にして長寿を支えるルチンが多い。

真田信之はストレスを溜めることなく、上手に食べて長寿力を強化し、戦国時代の生き残りとして尊敬されながら、真田家の家名をしっかりと残し、九三歳で大往生している。

大久保彦左衛門のカツオ節長寿法

家康よりも長生きした彦左衛門

江戸のはじめ、ひとりの老人がいた。名を大久保彦左衛門といい、徳川家康の旗本として、共に戦ってきた武士である。「ヤアヤア、われこそは一五の歳より云々」の例の名文句で知られた彦左衛門は永禄三年(一五六〇)に生まれ、寛永一六年(一六三九)に八〇歳で死去。

戦国時代から江戸幕府体制の完成期に生きたことになるが、無数の合戦に参加した武士としては、驚くほどの長命といってよい。

なにしろ、戦国大名の中では長寿に恵まれた主の徳川家康(一五四二―一六一六)より五年も長生きしている。

江戸時代になると平和が続き、もはや武器をとって戦う時代ではない。武力一辺倒で徳川家康に仕えてきた三河以来の譜代の武士も、だんだん冷遇されるようになった。

時代の変化に、強い憤りを感じた彦左衛門は『三河物語』を書き残した。

麦粥とイノシシ雑炊

同書の中には、過酷な戦国武士の生活や食事内容が、次のように語られている。(抄訳)

「子供たちよ、心して聞け(中略)。われら家臣は、野に伏し、山を家として、戦場を走り廻り、親を戦死させ、子も死に、一族の多くの者が戦って死んだ。

それだけではなく、妻や子、親族に麦の粥、粟や稗の粥を食わせ、みずからも、それらを食べるという貧しい暮らしに耐えながら、奉公してきた。

その譜代の子孫が、いま、主家が天下の将軍家になっているのに、まともに召使われず、いわしや田作りの行商をしながら、どうにか生きている者も少なくない」

この中に、麦や粟、稗の粥が出てくるが、粥ではなく、野菜やイノシシなどの肉を用いた雑炊にする場合が多く、白米飯には見劣りするものの、内容的には栄養満点だった。

徳川家康（七五歳）、真田信之（九三歳）、北条早雲（八八歳）、宇喜多秀家（八三歳）など、戦国武将に長寿者が多いのも、雑穀や玄米食、麦めしなどが健康長寿の土台を形成していたのである。

カツオ節パワーを示す

戦いに明け暮れしていた時代の彦左衛門は、常にカツオ節を携帯していた。

乱戦になって、食事もとれず、激しい疲労におそわれた時でも、そのまま噛んで食べれば、力が回復することを経験によって知っていたからだ。

「鰹節は薬にあらずと言とも、時として、飢えに及ぶ時、これを噛めば精気を助け、気を増し、飢えをしのぐのみならず、功あるものなれば、必ず用意すべきものなり」と『武教全書』にもある。

このカツオ節こそ、彦左衛門の長寿食でもあった。

カツオ節の七七パーセントはタンパク質。発酵によってアミノ酸に分解されたタンパク質だ。カツオ節のアミノ酸は、うま味のもとになるだけではなく、頭脳力の向上にも役立つイノシン酸やグルタミン酸、タウリンなどで、記憶力や独創力などを高める働きをする成分が多い。

ある日、彦左衛門はかつての戦友で大名となった井伊直政が病気と聞き、見舞いに訪れ、カツオ節を差し出した。直政がわけを聞くと、彦左衛門は、「いま貴殿は大身になり、屋敷も大きく衣服もぜいたくだ。だから、病気にもなる。私はカツオ節ばかり食べているから、この通り元気だ。ぜいたくは慎まれよ」と諭したという。

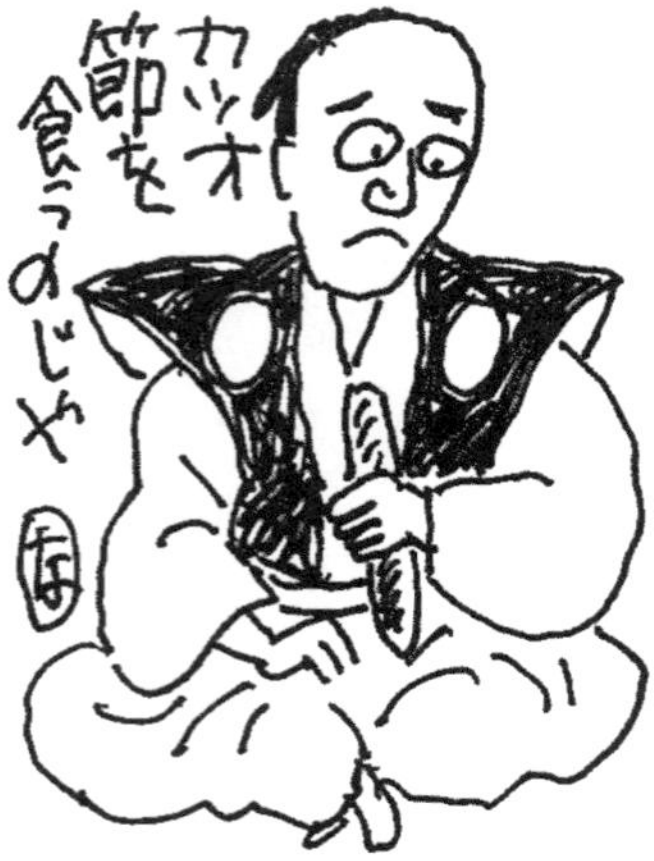

一休和尚の頓智《とんち》と長寿を生んだ納豆

世の中は　食うて　かせいで　寝て起きて
　さて　そのあとは　死ぬばかりぞ

頓智《とんち》和尚として、子どもにまで人気のある一休さん（一三九四―一四八一）の作だ。小坊主のときから、大人顔負けの天才ぶりを発揮してきた一休は、後に自分のことを「狂雲子」と称していたくらいだから奇行も多い。

一休という法号も、ひとを食っている。「迷いの世界から、悟りの世界へたどる道中の一休み」を意味するのだという。つまり、人生の「チョット一服」が「一休」という名前の由来なのだ。

実は、何ものにもとらわれない、この自由奔放さが、脳をのびのびと機能させ、ユニークな頓智を生むのである。脳が正常に働くためには、脳細胞が必要とする栄養と酸素の不足と、ストレスが一番よくない。

南北朝末期の応永元年（一三九四）、後小松天皇のご落胤として生まれたが、事情があって、六歳のときに安国寺に預けられ、「宗純」と名乗るようになったというのが通説になっているが、はっきりはわからない。

一休は、一定の寺にとどまるのをきらい、よくひょうひょうと雲水の旅に出た。酒瓶を片手の漂泊で、表面的には、あきれかえるほどの破戒坊主に見えたにちがいない。なにしろ、酒ばかりか、

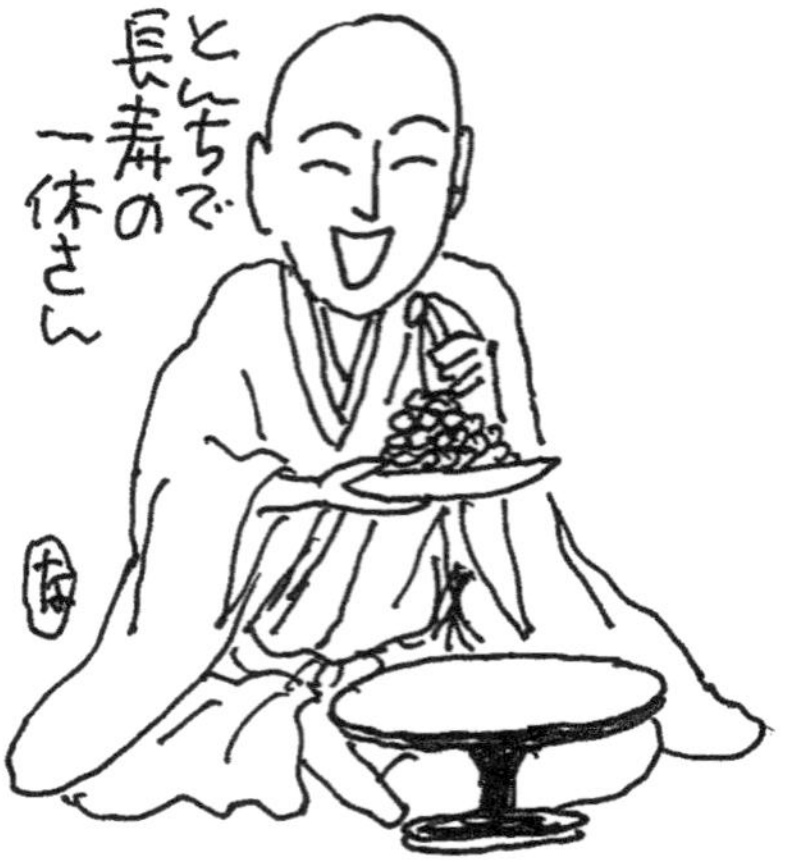

森女という盲目の琵琶弾きの美人と同道なのである。

一休は、実は酒や女など世俗に徹しながら、当時の堕落した宗教界に挑戦していた。一休は、酒の肴としてタコが大好物だった。ある日、町までタコ買いにやった者が、なかなか戻ってこない。すっかりしびれをきらした一休は、歌を詠んでがまんした。

このたびは　急ぐといふに長袖の
　たこの入道　みちのおそさよ

晩年の一休は、大徳寺住持を務めながら、三〇歳以上も年下の森女を心から愛してすごした。ふたりは、一休七八歳から入滅の八八歳までの十年間の同居生活を送ったが、やがて、京都府田辺町の酬恩庵に移る。

一休は、大徳寺でも酬恩庵でも、「弄納豆（塩

辛納豆)」を作らせている。江戸時代前期の『雍州府志』に、

「大豆これを煮て、生姜、紫蘇葉、芥子等を加える。これを製するは所々あり。然るに大徳寺、真珠庵の製する所のものは一休和尚の製法にならふ。故に一休納豆といふ」とある。

糸引き納豆とはちがい、麹菌で発酵させたもので、黒みがかった茶褐色をしていて、糸は引かない。いまでも大徳寺の名物として作られており、ほどよい塩かげんで、なかなかの美味。一休は、生涯を通して、この納豆を手離さなかった。

大豆に豊富に含まれているレシチンが、頓智を生むブレインフード（健脳食）になっていたのかもしれない。

レシチンは、脳の中の神経伝達物質であるアセチルコリンの原料であり、効果的にとることによって、記憶力や学習能力といった脳の機能が向上することが知られている。

納豆には、体の老化を防ぐアミノ酸やイソフラボンなどの抗酸化成分も多く、不老長寿にも役に立った。納豆には、アルギニンという強精作用の強いアミノ酸も含まれている。

虚飾や偽善をきびしく拒みながら、天衣無縫に生き、それでいて、将軍から庶民にいたるまで幅広く尊信され、八八歳という、驚異的な長寿を果たして世を去った。当時の平均寿命は三七、八歳くらいなものであり、頓智で頭脳を自由自在に使ったことが、長生きのひとつの要因になっていたのかもしれない。よく旅をしており、骨を丈夫にして、運動不足にならずにすんだことも大きかったのではないだろうか。

水野南北《なんぼく》の食事で性格を変える

「あと一年の寿命じゃ」

人間の性格はいろいろ。

その性格が寿命をのばすし、短くもする。怒ってばかりいる人もいれば、いつも笑顔の人もいる、頑固な人、わがままな人、あきっぽい人、せっかちな人など、あげてもきりがない。

たとえば、肉が大好きだったら、同じ高タンパク食品の大豆製品（豆腐や納豆など）に軌道修正するだけでも性格が変わる場合が少なくない。あきっぽくて依存心の強い人の場合、甘いジュースやコーラ、ケーキなどが好きで、ハンバーガーやスパゲッティなど、あまり噛まないでも食べられる軟食傾向が非常に強い。

塩辛いものが好きな人は、怒りっぽくてすぐにカッとする。戦国時代に四九歳で早死にした織田信長（一五三四―一五八二）は濃い塩味好みの「塩辛人間」の典型だった。「食べる物が変われば、人の性格も変化する」ことを実証してみせたのが、江戸時代中期の観相家として有名な水野南北《なんぼく》である。

「食は命なり、運命なり」が口ぐせで、どのような食生活を送るかによって、運勢も変わるというのが南北の確信だった。

食べ物による運勢学を樹立しただけあって、南北も当時としては長命で、天保五年（一八三四）に七八歳で亡くなっている。しかも、生涯現役で大きな病気もしていない。

生まれたのは宝暦七年（一七五七）。幼時に両親を失い叔父に引きとられたが、世をすねた手のつけられない非行少年に育った。幼名は熊太で一〇歳の頃から酒の味をおぼえ、喧嘩はする、悪事は働くで、一八歳の時に捕えられ、牢に入れられてしまう。

人間の運命は、どこでどうなるか見当もつかないもので、入牢中に彼の才能がひらめく。まじめに生活している人と罪人の間に、骨相や人格に著しくちがいのあることに気づき、「観相」に深い関心を持つ。

牢を出た熊太はさっそく、町の人相見に観てもらった。すると、「お前の顔は剣難の悪相だから、あと一年の寿命だろう。命が惜しかったら坊主になるんだな」。驚いた熊太は近くの禅寺にとびこんだ。「出家させて下さい」と熱心に頼んだ。出所直後だから、険悪で不気味な人相をしている。住職は断るつもりで、「修行は辛いものだ。もし、お前がこれから向こう一年の間、麦と大豆だけの食事を続けることができたら、入門を許してあげよう」と突き放した。

「麦と大豆」で福相に

住職には、「麦と大豆の食事」にとてもがまんできる人間には見えなかったのである。ところが、熊太は苦しい沖仲仕の仕事をしながら、麦と大豆だけで通し、みごと一年間をがんばってしまった。最初はまずくて喉を通らなかったが、やがて牛の餌のような粗食に美味さえ感じるようになったのである。

一年後、住職に弟子入りするために出かけていく路上で、一年前の人相見とばったりと出会った。驚いたのは人相見。「これは不思議だ。みごとに

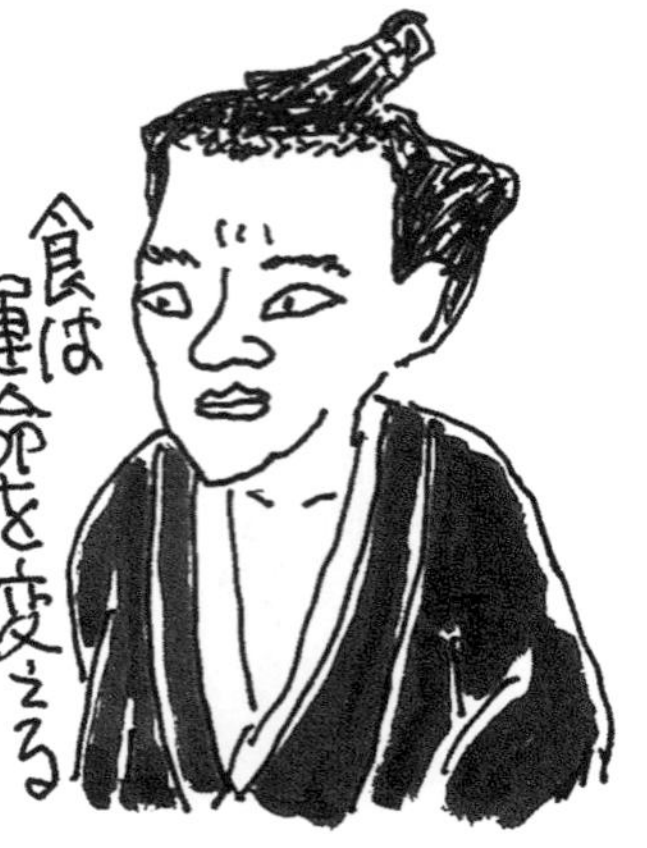

剣難の相が消えている。そなたは人助けとか、よほどの功徳を積んだにちがいない」。熊太は頸を振って、「人助けをした覚えはありません。ただ、住職の教えをまもり、一年間正業につき、麦と大豆だけの食事を通しただけです」と答えた。「それぞれ、食事をつつしむことこそ、大きな徳を積むことになったのじゃ」と、悪相の消えた熊太の顔をしみじみと見ながらいった。

この出来事を契機にして、熊太は人相と運命、寿命、それらとの食の関係に強い関心を抱き、僧になることを断念して諸国を遍歴し、観相の研究にはげんだ。

やがて、医学の素養を身につけた熊太は、水野南北と名を変え、「食は命なり、運命なり」という、「食」と「人相」を結びつけた新しい「観相学」をおこした。

南北は「幸せ人間」に変わった

現在からみても、非常に合理的な根拠のある発想で、運命判断の基礎を「食」においたことは、実に科学的な見識といってよい。

生命を養っているのは「食」であり、食べ物に対する好みこそ、その人間の性格だけでなく健康や寿命の長短にもつながっている。まさに「食は運命を変える」パワーを持っている。一年間、麦と大豆を煮た食事で通すことによって、麦と大豆の成分が、熊太の暗くて乱暴な性格を変えてしまったのである。一年前の熊太とは比較にならないほどおだやかで知的になり、その上に長生きできたのは、麦と大豆の栄養成分のおかげといってよいだろう。

麦（大麦）に多いビタミンB_1は筋肉などの疲れを軽くする作用があるが、同時に脳のエネルギーをコンスタントに生成する働きがあり、イライラを防ぐ。カルシウムも多く、精神の安定に効果的だ。大豆に豊富なトリプトファンは、脳の中の幸せホルモンの原料。さらに、大豆中のレシチンがモラル感を正常にし、落ちつきのある人間性に変えたのである。また、一年間、肉食を避けて、植物性のカロリー源とタンパク質で通したことも、熊太をおだやかな人間にする上で効果があった。

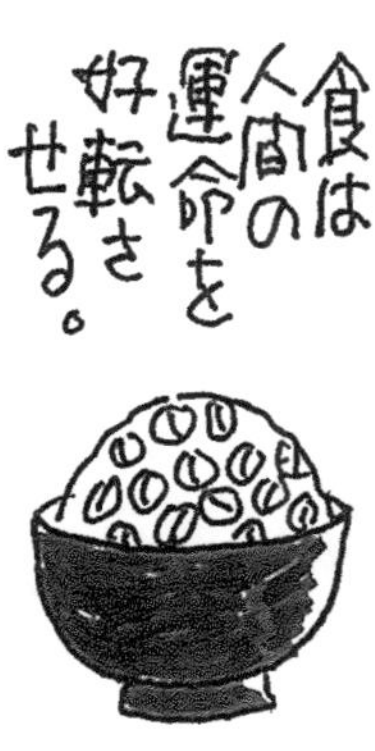

徳本《とくほん》の長寿食は黒ブドウ

黒ブドウの絞り汁

甲斐（山梨県）の永田徳本《とくほん》（一五一三―一六三〇）は、風変わりな医師で、いつも牛の背に乗り、首から「一服一八文」と書いた薬袋をぶら下げて、各地を遍歴した。

一文は現在に換算すると二〇円前後だから、一八文は三六〇円くらいとなり、かなり安価である。貧しい者には、無料で薬を与えるなど、人情派の医師でもあった。

診療の帰路には野山をめぐっては、薬草を採取し、研究を続けていたため、植物学にはかなり精通していた。

江戸時代の初期、ブドウの接ぎ木や挿し木、棚作りの栽培法などを村人に教えたのも徳本といわ

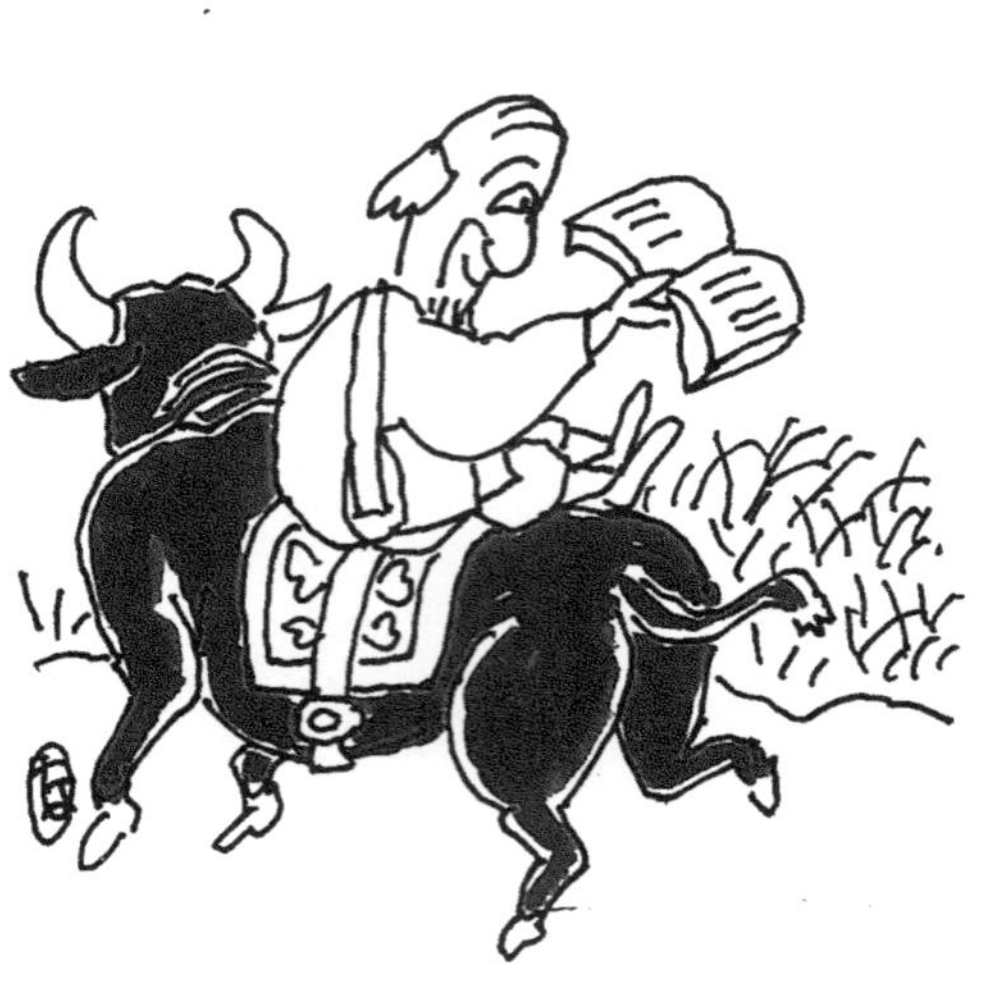

れ、それが現在の甲州ブドウの隆盛につながっていると伝えられている。

ブドウの健康効果を知っていたためで、その絞り汁を容器に入れ、自分も飲用したり、病人に用いることもあったのではないだろうか。

山国のナチュラル・メディシン

イギリスには、熟したブドウの絞り汁を「マスト（実行しなければならない）」と呼んで、疲れた時や病気になった時の回復などに用いる習慣があるという。

アメリカ大陸の先住民族の間にも「ナチュラル・メディシン（自然薬）」という考え方があり、薬草や果物などが持つ薬効を活かして、病気を予防したり、治したりするそうである。

ブドウは、まさにナチュラル・メディシンだ。まず、果糖やブドウ糖が多いから、疲労回復に役に立つ。皮にはポリフェノールの一種であるアントシアニンやレスベラトロールが豊富で、細胞の酸化を防ぎ不老長寿に役に立つ。これらの成分は、黒ブドウ系の果皮に多く動脈硬化や心臓病などを防ぎ、物忘れの防止まで期待されているのだ。

黒ブドウの不思議な働きを、徳本は見抜いていたのはまちがいないだろう。江戸時代の初期、二代目将軍の徳川秀忠（一五七九―一六三二）が大病にかかり、多くの名医がいろいろ薬をすすめても効果がない。緊急に徳本が呼ばれ、薬を処方したところ、秀忠はたちまち全快。その際も「わしの薬は一服一八文がきまりでござる」といって、薬代は一八文しか受けとらなかったところから、その名はますます有名になった。晩年は長野県の岡谷市で過ごし、寛永七年（一六三〇）に一一八歳で世を去っている。

何事も少し、これで一〇〇年生きた専斎

「些（すこし）」という文字

長寿で評判になった江村専斎（一五六五―一六六四）が生まれたのは、戦国時代で、織田信長や豊臣秀吉などが台頭する下克上の乱世である。

父は江村備前守といい、備前三万石と城主であったが、秀吉と闘って負け、城をあけ渡して家族で京都に移った。

専斎は、京都で儒学を志し、並行して医術も学んだ。和歌の才能にも恵まれ、作品も残っている。

希代の長寿で、京都でも有名になった。なにしろ、信長の頃から江戸時代の四代将軍・家綱の時代まで、一〇〇年間もさしたる病気もせずに、死ぬ直前まで寝たきりにもならなかった。

しかも、生涯現役だったのである。

人学問の研究者にありがちな堅苦しさもなく、人柄もおだやかだったから、まわりの人たちにも好かれ、寿命の足を引っぱるストレスも、ほとんどなかったのではないだろうか。

和歌連歌もよくしたので、脳の若々しさを保つ上でも役に立っていた。その上、みごとな長寿法を日常的に実行していたのである。希代の長寿をお聞きになられた時の帝が、専斎をお招きになった。

そして、専斎が行っている修行と長寿の法について質問された。恐縮した専斎は、私が人生で一番大切にしているのは、「些（すこし）」という文

字ですと答えた。

とうとう一〇〇年、生きてきました

「食事も少し、食欲もまた少し。養生法も無理をせずに、これまた少し。私の長寿法は以上のようなもので、この他にはありません」。専斎の長寿法は、食事を中心に、なにごとにも「少し、少し」にこだわり、オーバーになることを回避する生活にあった。食べる量でいったら、「腹八分」どころか、「腹七分」である。

帝は大いに感心されて、鳩杖、銀、絹、茶、酒などを下賜された。この年の秋、専斎の家の庭にある何本かの古木の松の根元に松茸がたくさん生えて話題になった。おめでたいことなので、友人たちを招待し、長寿を祝いながら味わったという。

寛文四年（一六六四）に一〇〇歳となり、元日に歌を作って、これを祝賀した。

百歳《ももとせ》もなおあきたらず行末を
　　思う心ぞ物笑いなる

これが専斎の長寿法で、現代でも大いに参考になる教えではないだろうか。

「一〇〇歳もなおあきたらず行末を思う心」と詠んだが、この年の秋に世を去っている（『近世畸人伝』を参考にした）。

秀吉のサンマ健康法

青魚に多い健康によいアブラ

老いない健康体を保つ食材として脚光を浴びているのが、サンマやイワシ、サバなどの青魚。豊富なタンパク質に加えてＤＨＡやＥＰＡなどの老化を防ぐ健康アブラが注目されているのだ。

両者とも必須脂肪酸であり、若さを保って認知症を防ぎながら、長生きするためには欠かせない。健やかな生活習慣と考える力、学ぶ力をサポートする栄養成分である。

脂ののった旬のサンマには抗酸化パワーで老化防止に役立つビタミンＥや、脳の若さを保つ葉酸もたっぷり。

秀吉はサンマの健康効果を知っていた

戦国時代、脂ののったサンマの美味と健康作用を誰よりもよく知っていたのが豊臣秀吉（一五三六―一五九八）だ。

秀吉というと、貧農のこせがれでありながら、大胆にも武士の世界にとび込み、ついには、織田信長なきあとの天下取りに挑戦し、みごとに成功した、日本一の歴史的な出世男である。

子供時代は、貧しい家計を助けるために、泥田に入ってドジョウをとり、町に出て売ったり、自分でも食べたりして育ったと伝えられ、安価なイワシやサンマなども好んでいる。

サンマは下魚であり、大名クラスになると、

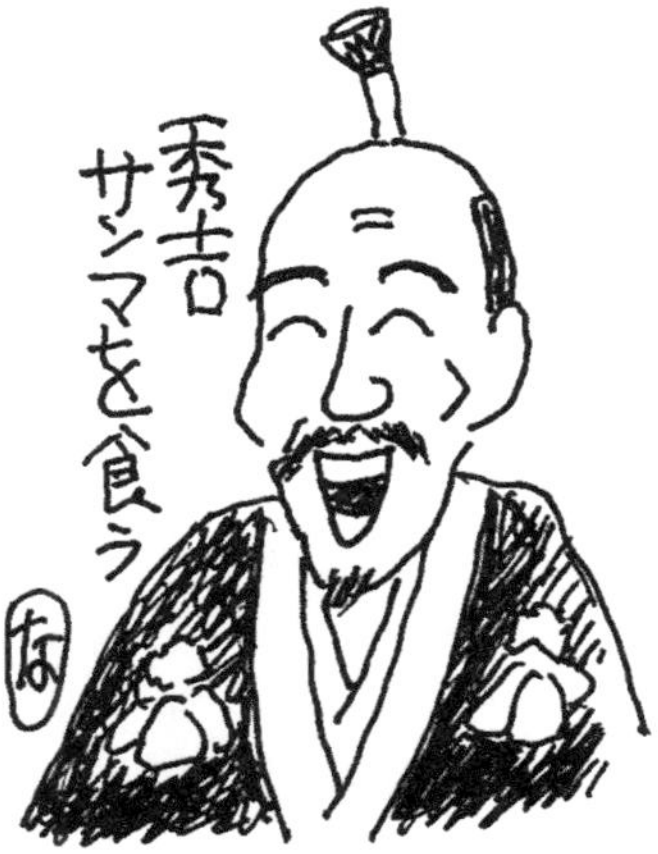

めったに口にはせず、宴会の料理に用いられるのはタイやハモ、サケ、アユ、それにアワビやタコといった高価な魚が中心になっていた。

ところが、貧農出身の秀吉だけがちがっていた。サンマは美味なだけではなく、食べると体力のつく成分を豊富に含んでいることを、経験を通して熟知していたのである。

側室の茶々（淀どの）が病気になった時、回復するための体力がつくからサイリ（サンマの古名）を送ったという、実に愛情のこめられた秀吉直筆の手紙が兵庫県豊中市で発見されて、話題になっていると読売新聞（平成二九年七月八日）が報じている。

秋になると、豊臣も脂ののった旬のサンマを味わっていたのである。その折のサンマがことのほかにうまかったので、塩漬けにして茶々に送ったのである。

秀吉は他の武将の二倍も三倍も頭と体を酷使して戦い、ついには天下を取ったが、晩年は過労とストレスがたたって病気がちとなり、六三歳で死去してしまう。

しかし、当時の平均寿命は四〇歳くらいのものであり、六三歳は乱世の時代を考えると、長命といってもよいのではないだろうか。サンマなどに含まれているDHAやEPAの効果だったのかもしれない。

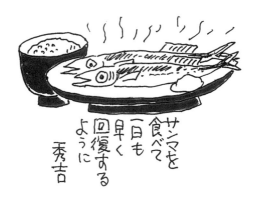

長寿コラム

パー爺さん一五二歳の長寿食

一五二歳で生涯現役

今から五三〇年ほど前の一四八三年に、イングランドの小さな村に、驚異的に長生きしたトーマス・パーが生まれた。

一五二歳まで生き、しかも生涯現役だったのである。パーはきわめて健康に恵まれ、大きな病気をすることはなかったが、一〇〇歳過ぎても性問題をおこすなど、生命力の旺盛な老人だったらしい。

職業は農業で、派手な生活をするわけでもなく、むしろ、地味で質素であり、全粒粉の黒パンと野菜中心の食生活で、時々、チーズでワインを飲むのが楽しみだったという。

このシンプルな食生活が、パーの長寿要因のひとつではないだろうか。現代的にみると、腹八分目に近いカロリー制限食であり、この食事が彼の長寿遺伝子をオンにして、長寿に貢献していたのである。

粗食を維持しながら、ワインもたしなんでいる。赤ワインに含まれている抗酸化成分のレスベラトロールにも、長寿遺伝子を活性化させる作用があるのだ。

パーが用いていたワイングラスは四角だったという。後になり、オールド・パーの長寿にあやかり、「オールド・パー」と名づけたスコッチ・ウイスキーが世界中に販売されるが、瓶が四角に作られているのは、パーの四角いワイングラスに由来している。このウイスキー瓶のラベルには、彼の肖像画と生没年の年号（一四八三―一六三五）が記されている。

一二二歳で再婚

パーは大変に晩婚で、初婚が八〇歳の時。一男一女をもうけたが、いずれも幼くして死んでしまう。その後も平凡に暮らし続けていたが、一〇五歳の時に事件が起きる。

村のキャサリン・ミルトンという美人と不倫の恋に落ち、子供まで産ませてしまう。これが大問題となり、パーは教会に集まった群集の前で、白衣を身につけ、ざんげさせられている。後になり、相手の女性が「彼の振る舞いは、若い人のように情熱的だった」と語ったという。

パーは、一〇〇歳の大台にのってから、若々しい老人として、村の女性に人気があった。パーには好色の傾向があり、それが女性たちの関心を引きつけたのかもしれない。

女性に好感を持たれるということは、いくつになっても男の自信につながる。いつも、副交感神経優位のリラックスした生活を送り、長生きする男の楽しさを満喫していたにちがいない。ストレスもほとんどないから、血液の循環もよく、心臓も丈夫であり、性行為におよぶ時でも、とどこおることもなかったのではないだろうか。

パーが好んだ赤ワインにはレスベラトロールに加え、アントシアニンという抗酸化成分も豊富だ。細胞の酸化、つまり老化を防ぐ上で役に立っていたはずである。

一一二歳の時に妻が死去。その一〇年後の一二二歳になった時に、近くの村の未亡人と再婚している。そして、陽焼けしながら、ひたすら農作業

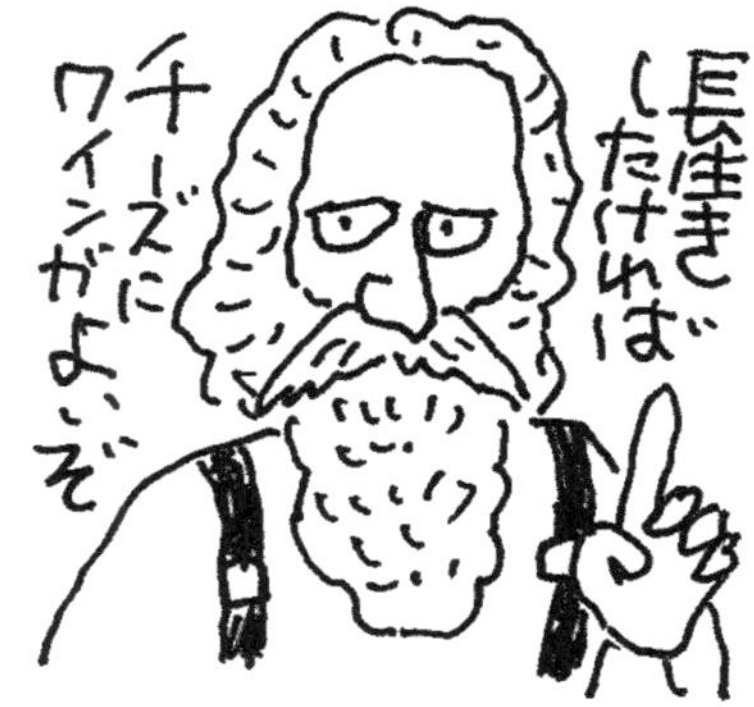

にはげんだ。

一六一三年、パーは一三〇歳になっていたが体力の衰えもなく、夕暮れまで働くその姿に、村の人たちは驚くほかはなかった。

飲み過ぎ食べ過ぎで突然死

一三〇歳になっても、夕陽の中で黙々と農作業をする老人の姿は、村中の話題になっていた。噂は噂を呼びその評判は国中に拡がった。

トーマス・パーの名は海を越え、ヨーロッパ中の話題となっていく。

一六三五年、運命の年となった。

一五二歳となったパーは、チャールズ一世の招待を受けて、ロンドンに出向くことになったのである。パーのために豪華な馬二頭だての寝台車が用意され、護衛の役人に守られながら首都へ向かった。

ロンドンまで三週間の長旅である。一五二歳のパーをひと目見て、奇蹟の長寿にあやかろうと、行く先々で群集がつめかけ、その整理に立ち往生しながら、無事にロンドンに着く。

王家で大歓迎を受け、大邸宅も与えられたパーは、美女にかしずかれ、生活すべてが贅沢三昧となった。これまで見たことのないような、山海の美味珍味が盛られた大皿がずらりと並ぶご馳走攻め。その上、飲み放題の美酒である。

悲劇は突然やってきた。一六三五年の一一月一四日に倒れ、そのまま死んでしまう。死因は連日連夜の暴飲暴食であった。医師による検死によると、生命器官には病気などの異常は発見されず、肉体のすべてが若々しかったと伝えられている。

生まれ故郷の片田舎で、黒パンと野菜、ワインののんびりした農村生活を続けていたら、さらに生き続け、長寿記録も伸びたのにと、国中のパー・ファンは落胆したという。

チャールズ一世は、トーマス・パーの死を深く悲しみ、葬儀は公葬とし、多くの遺族や芸術家など著名人が眠るウエストミンスター寺院に一一月一五日に埋葬された。

墓碑銘には、「サロップ郡のトーマス・パー、主の年一四八三年に生誕せり。一〇代の英主の時代を生きたり。享年一五二歳、一六三五年一一月一五日、ここに葬られたり」

ちなみに、日本の歴史でみると、パーが生まれたのは室町時代であり、没したのが江戸時代初期の三代将軍・徳川家光の頃である。

天海の超長寿食は枸杞《クコ》の実

クコの実の長寿効果

戦国時代から江戸時代初期という乱世をしたたかに生きのび、寛永二〇年（一六四三）に一〇八歳という驚くほど長生きして、大往生したのが天海である。

徳川家康、秀忠、家光の三代の将軍に仕えた僧であるが、本人が出自をほとんど語らなかったために謎も多い。しかし、人徳もあり、僧侶としては最高位の大僧正となっている。

生まれたのは、陸奥国（福島県）会津高田で、幼くして出家してからは「随風」と称し、諸国の名山霊場で修業したのち、比叡山で天台学を学ぶなど、禅や密教を修得している。

雪国の会津地方に、古くから伝わる郷土食に納豆汁があり、天海も生涯にわたって好んだという。天海の長寿食のひとつであったのはまちがいない。

天海の生涯の健康維持食に「枸杞《クコ》」があり、好んで食べていたという（『寛元聞書』、『会津風土記』）。親交のあった会津の実相寺の住持・残夢が、盛んにクコを食していたことを知っていたからだ。残夢も一〇〇歳を超える長寿を全うしており、長寿の手本としていたのである。

クコの実は現在のスーパーフード

クコの実は、天海の病気知らずの健康に大きく寄与し、これに自信を得て、長寿法の研究にも関心を深めていく。

クコの実は、最近はアメリカ式にゴジベリーとも呼ばれ、長寿効果の高いスーパーフードとして人気化しているが、日本でも古くから滋養強壮の薬用として知られていた。

クコはナス科の落葉低木で、川べりや土手、原野などに群生する。秋が深まるにつれて、卵形の実が熟す。薬用・食用になり、葉も利尿や整腸効果があるところから、干してクコ茶に用いる。

老化による内臓機能の低下を防いだり、美肌作用、血行促進、目の老化防止などに効果的な働きで知られているが、最近では認知症の予防作用でも注目されている。

クコの実に自信を持った天海は、クコ飯を常用するようになり、食養生を中心とした長寿法の研究にさらに熱心となった。

天海一四〇歳説もあった

ある日――。

三代将軍の家光が天海に、「長生きの秘訣」を聞いたところ、次のように答えた。

「長生きは、粗食、正直、日湯、陀羅尼《だらに》時折、ご下風あそばされるべし」

質問に即答できたということは、ふだんから考え、実行していたからにほかならない。

粗食は「素食」で、季節の新鮮な材料をあまり濃厚な味つけをせずに、あっさりと食べること。

「正直」はうそをつかない。「日湯」は連日の入浴で、ストレスを解消して血のめぐりをよくする。

「陀羅尼」は読経のことで、呼吸法にもつながり、精神安定にも役に立つ健康法。

「下風」とはおならで、おならを我慢せず、時には、思いっきり放屁するのも、体には大変によいと言っている。

天海の長寿は、世間の注目を集めていたが、京都の学者である藤井頼斎が正徳五年（一七一五）に刊行した『閑際筆記《かんさいひっき》』に、「大僧正天海、年百四十、すなわち言う恬淡緩慢《てんたんかんまん》、これわが延寿の法なり」と紹介している。

天海が一四〇歳の時に語った延寿の法が、「恬淡緩慢」だというのである。「あっさりしていて、物事には悠揚迫ることなく、緩急のバランスよく生きること」という意味で、これが私の長寿法ですよ、と語ったと伝えている。

この説では、天海は一四〇歳以上まで生きたことになり、オーバーな記述ではないだろうか。一〇八歳が定説であり、いずれにしても、江戸時代でも珍しいほどのスーパー長寿者であったのは事実である。

会津生まれの天海が、郷土食である納豆汁を晩年まで好んだというのも、不老長寿には効果的だった。納豆に多いアミノ酸やナットウキナーゼが血管の若さを保ち、心臓を丈夫にして脳の老化を防ぐ上で役に立っていたからだ。骨を強くするビタミンKやカルシウムも多く、天海の老いを知らない行動力を支えていた。

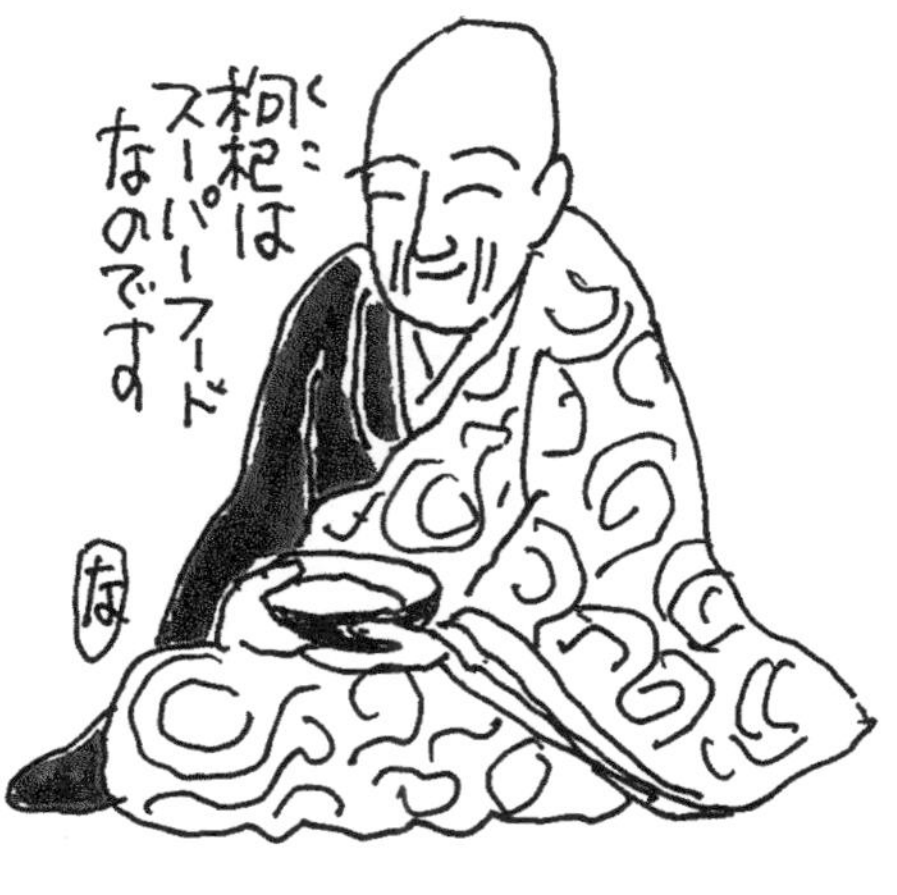

山奥の福仏坊はなぜ約二〇〇歳なのか

山暮らしの仙人風の男

江戸時代の文化七年（一八一〇）に刊行された『一宵話《ひとよばなし》』に、木の実や山菜、山ブドウ、キノコなどを食べて、二〇〇歳近くまで長生きした「福仏坊」という男の話が紹介されている。

江戸初期の正保（一六四四―一六四八）の頃、福島県の会津藩領の山中に、福仏坊という、仙人風の男が住みついていた。

山仕事の者たちが、時々見かけることがあり、里に降りてきて迷惑をかけるようなことはなかったが、村人に不安を与えるというので、捕えられ、訊問された。

その結果、男の生国は伊予国（愛媛県）である

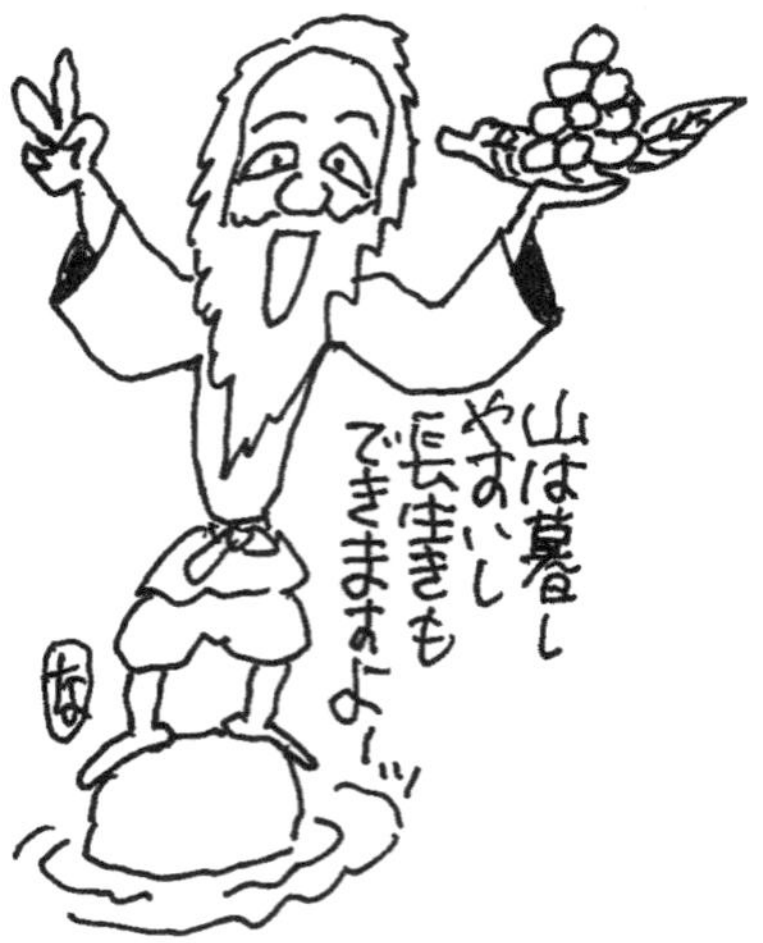
山は暮し
やすいし
長生きも
できますよー!ッ
な

ことが判明した。

若い時に悪事をして国を追われ、東国へ下り、会津の山中に入ったのである。そこは住み心地が大変によく、木の実や山菜、小魚などにも恵まれ、いつの間にか長生きしたのだという。

歳を聞いても、あまりにも昔のことなので、すべて忘れていた。痴呆症のようなこともなく、言語は明確である。

ただひとつ覚えていたのは、東国へやってくる途中、尾張（愛知県）の熱田を通る際、さる寺にて新しい鐘を造り、その供養が行われていて、信者のおびただしい群衆に行き当たったこと。

縄文人風の生活

後で鐘の銘を調べたところ、室町時代の延徳元年（一四八九）とあり、その年号から正保までは、ざっと一五〇年ほどあった。

それに、故郷を出た時の年齢二五歳前後を加えて、だいたい一七〇歳か一八〇歳くらいの人だろうと推測されたが、高齢の人ゆえに大切に介護している間に、藩邸を抜け出して山に入り、二度と人里に姿を見せることはなかったという。

福仏坊の驚異的な長寿を支え、生命力を強化していたのは、「山パワー」であったのはまちがいない。

山になじんで、よく理解すれば、山には生き物の生命を養う無限のパワーがあるのだ。クリやクルミ、トチの実などの豊富な炭水化物と、ビタミン、脂質、抗酸化成分などが山暮らしの健康と寿命を支えるエネルギー源となることは、すでに、私たちの祖先である縄文人が証明している。

縄文人が、山や海の恵みだけで、稲作を開始する弥生時代になる直前まで、ほぼ一万年間も豊かに暮らせたのも、山パワーのおかげである。

しかも、山には山菜、キノコもあれば、野ブドウ、アケビ、山クワの実、クコ、それにガマズミまである。縄文人は、このガマズミの実で、赤い縄文酒を作って楽しんでいた。

なぜ二〇〇歳近くまで生きられたのか

日本は、山の国なのである。

三八万平方キロの国土面積の約七〇パーセントは、今でも森林におおわれた世界有数の森林大国だ。

福仏坊は、会津の山の豊かさの中で、ストレス皆無の生活を楽しみながら、ついには二〇〇歳近くまで長生きしてしまった。

藩では住居まで用意して、福仏坊を支援しようとしたが、山での自由な生活が忘れられずに、保護をきらって逃げ出したのである。

福仏坊の死亡は確認されておらず、その後も山パワーに支えられ、長生きしたのはまちがいない。

山での自給食の中心はナッツ系と推測されるが、このところスーパーフードとして、先進国を中心に、その健康効果が脚光を浴びている。

とくに健康志向の高いアメリカで人気があり、クルミやクコの実（ゴジベリー）、クワの実（マルベリー）、それにアマランスやキヌアなどの古代雑穀である。

クコにしろ、クワの実にしろ、福島県では古くから若返りの妙薬として珍重されてきた。クワの実には、老化防止に抗酸化物質のレスベラトロールも含まれている。

福島県生まれの私も子供の頃、甘いクワの実を頬ばったものだが、ゆっくり食べないと、口のまわりが紫色に染まったものである。紫色の強烈な色こそ、抗酸化成分で不老長寿の効果がある。

クルミはメタボや糖尿病などのリスクを防ぐ上ではとくに有用なナッツだ。αリノレン酸の含有量が多く、血管を軟らかくする働きがあり、動脈硬化の予防効果も期待されている。

山東京山のひょうひょう長寿法

京山の九〇歳まで生涯現役法

ひょうひょうと生き、グルメをしながら長生きした作家の山東京山（一七六九―一八五八）の本名は岩瀬百樹《いわせももき》で、洒落本作家として有名な山東京伝（一七六一―一八一六）の弟である。

生まれは江戸の深川木場で、生粋の江戸っ子。兄の京伝と同じ道で身を立てるが、当時としては大変な長寿であり、九〇歳で死去。しかも、死の直前まで執筆しており、生涯現役。当時の平均寿命は四〇歳前後であり、その二倍生きたことになる。

世を去ったのが安政五年で、一〇年後は明治元年。江戸時代最後の作家であった。

この年、江戸の町とその周辺でコレラが大流行し、江戸だけでも死者が二万八千余人。疾病の犠牲になったのは、京山のほかにも浮世絵で知られた安藤広重（一七九七―一八五八）がいる。

江戸っ子で流行作家でもあった京山は食通でもあり、その頃流行していたテンプラに舌つづみを打ちながら、カツオの刺身などにも箸をつけるのを忘れなかった。

京山は戯作以外にも、風俗考証の随筆なども手がけているが、よく知られた『蜘蛛《くも》の糸巻《いとまき》』（一八四六年刊）の中で、江戸の町で人気を得ているテンプラの由来について述べている。

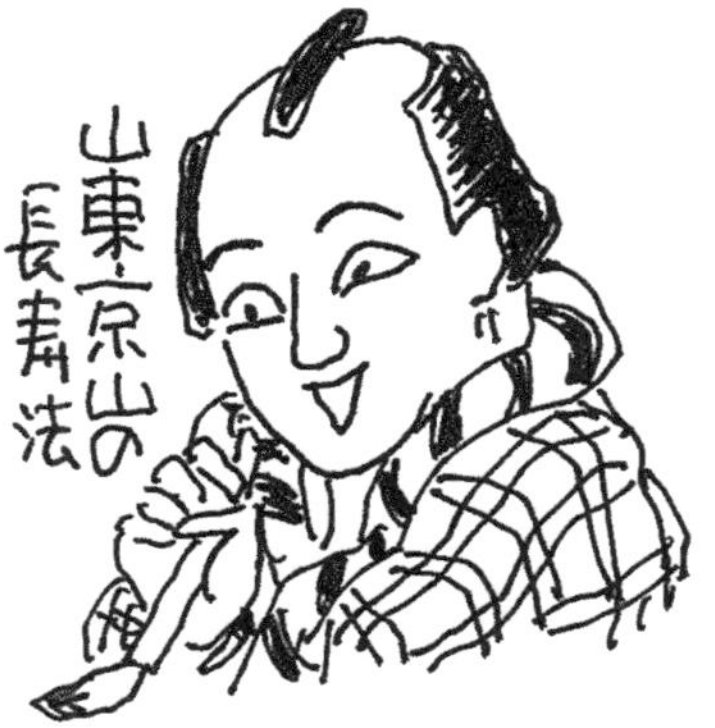

天麩羅の名付け親は兄の京伝

天明の初年（一七八一）、大坂の利助という若い男が、芸者連れで江戸に駆け落ちしてきた。ところが、金がない。

そこで、同じ町内にたまたま住んでいた作家の山東京伝のところへ行き、今、上方で流行している魚のゴマ油揚げを商売として、江戸の町でやってみたいが、ついては、いい名前をつけて下さい、と頼む。

アイデアマンの京伝先生は、即座に「天麩羅」と名付けてやったと、弟の京山が書いた『蜘蛛の糸巻』に出ている。

お前（利助）は、天竺《てんじく》浪人みたいに、上方からいきなりふらりとやってきた。「天」は揚げるを意味し、「麩」は小麦粉で、「羅」は薄い衣のこと。つまり、薄い小麦粉の衣をつけて、油で揚げた料理という意味。

ちょっとでき過ぎた感じもあるが、魚介類の衣揚げが「てんぷら」と呼ばれるようになり、通りの屋台店が増え始めるのが、確かに利助が駆け落ちしてきた頃なのだ。ちなみに、「天麩羅」という字も、京山の兄の京伝が作った〝あて字〟であるという。

新鮮な江戸前の魚を串にさして衣をつけ、ゴマ油で揚げ、それを天つゆにさっとつけて、立ったままで食べるのが屋台の流儀。

エビ、アナゴ、ギンポウ、イカ、ハマグリ、柱《はしら》などに衣をつけ、高温、短時間で揚げるため、素材の味と香り、栄養がそのまま残り、栄養効果のきわめて高い即席料理となった。

魚には、頭の若さを保ち、血液のサラサラ効果を高める必須脂肪酸が豊富であり、京山にとっても、創作能力を高めて寿命をのばす上で役に立っていた。

グルメであった京山は、『蜘蛛の糸巻』の中で、カツオは初ガツオよりも、秋の戻りガツオの方がはるかに安価で、脂ののりもよく、初物よりも何倍も美味であると記している。

「霜よけの養生をせざれば、天寿を縮む」

面白いことに、京山は安政五年の没年の春に、自分の長寿体験をもとに、『無病長寿養生手引草』という養生本を書いているが、次のようなくだりがある。

「四〇は初老とて、精気盛りきわまりて、次第に元気衰へ、天地の気候も陽から衰へ、花も菊のみ残る。四〇より五〇までが冬なり。冬深くなれば、木の葉落ち、人も歯が抜け、頭に霜をいただく。この時に至りて、霜よけの養生をせざれば、天寿を縮む。恐るべし、恐るべし」

江戸時代、四〇歳はすでに老人の入り口であり、初老と呼ばれた。五〇歳以上は老人であるが、老化をはねかえし、面白く、しぶとく長生きをはかるのが、「霜よけの養生」である。

「養生」で大切なのは、ふだんの食であり、豆腐、タマゴ料理、白身の魚、大根などがよいとされ、心おだやかに一日、一日を送ることが長寿にかなう法といわれ、それを江戸のご隠居さんたちは、後生大事に守った。

問題なのは、年をとってからの色欲であるが、滋養になるものをふだんから食べているものだから、かえって精がつき過ぎて、間違いをおこす老人も少なくない。妾を置いて子供まで作り、トラブルになったり、多房に過ぎて頓死したりする。

そこで、京山は警告するのである。

「命の池の枯るるを知らず、楽しみとするは、蛸《タコ》がおのれの足を喰うよりも愚かなり」と述べている。

恐るべし、恐るべし。

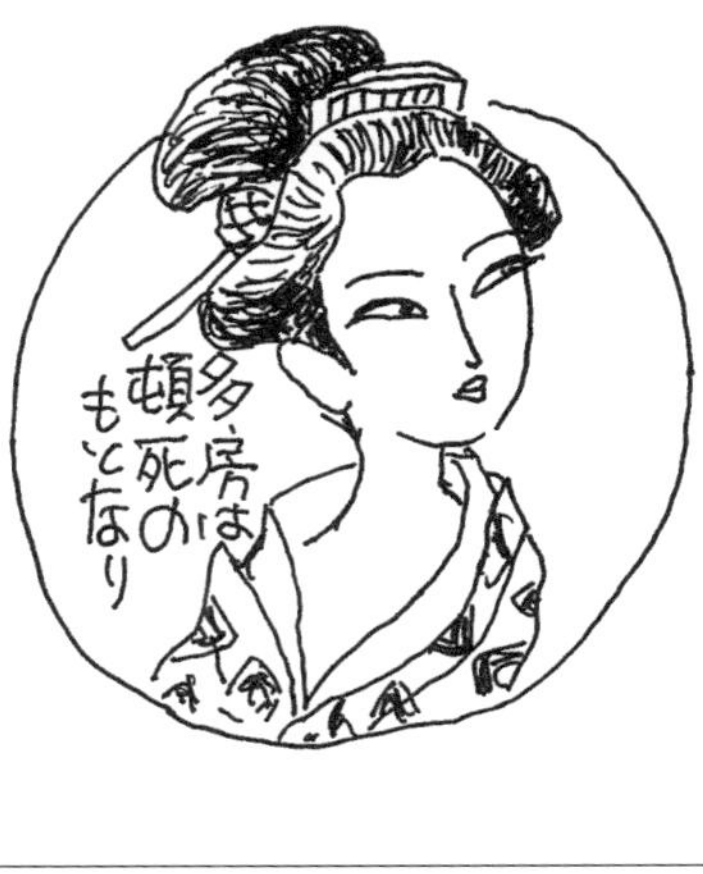

長寿コラム

お爺さんお婆さんは山奥のレスベラトロールで不老長寿

桃の中から桃太郎

「昔々、あるところに、お爺さんとお婆さんがいました」

日本のおとぎ話では、お爺さん、お婆さんが主人公になる場合が少なくない。主人公たちは、たいがい山奥や山のふもと、川のそば、村はずれなど、驚くほど辺鄙《へんぴ》な土地に住んでいる。

病気になったらどうするんだろう、と心配になるが、当人たちはいたって元気。たとえ携帯電話を持っていたとしても、山の奥だから電波は届かないだろうし。

でも、心配はいらない。

生活がおびやかされるようなトラブルが発生しても、持ち前の知恵と勇気、そして健康力でのりきってしまうだろう。

鬼退治で有名な「桃太郎」では、ある日、お爺さんは山へ燃料用の柴刈りに、お婆さんは川へ洗濯に行く。

すると、川上から大きな桃がどんぶらこ、どんぶらこと流れてきたので、お婆さんは「おおー、おおー」と喜びながら拾い上げ、よっこらしょー、よっこらしょーとかついで家に持って帰ると、中から元気な元気な桃太郎が生まれてくる。

落ち武者の兵糧丸

やがて、大きく成長した桃太郎は、犬と猿、雉《キジ》を家来にして鬼退治に出かける。

出発する時、老夫婦は桃太郎に「キビ団子《だんご》」を持たせる。キビ団子は、戦国時代に用いられた、携帯に便利な「兵糧丸」みたいなものだったはずだ。

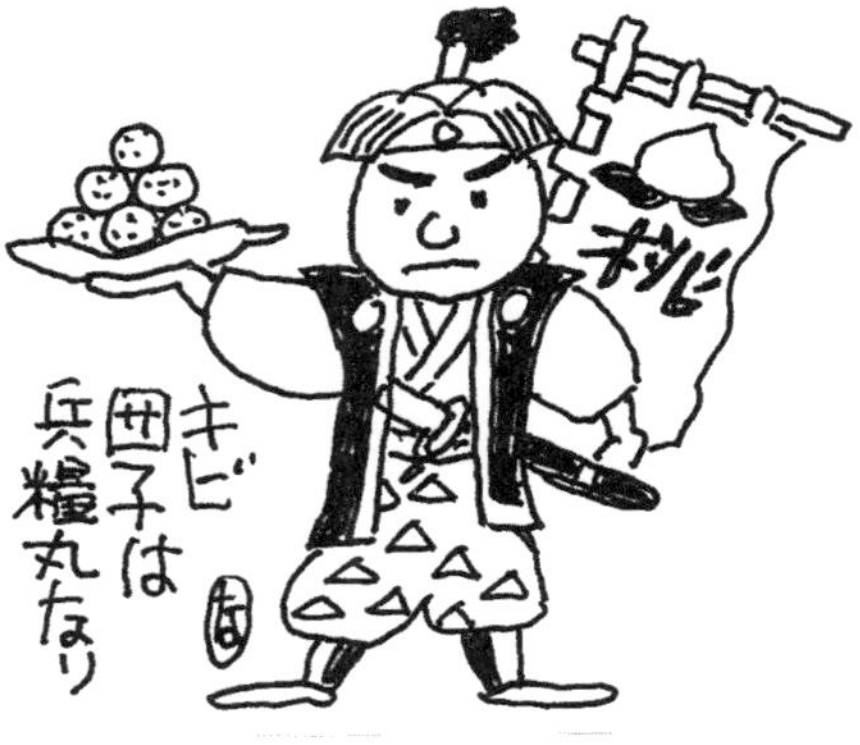

雑穀のキビ粉を中心に、蕎麦粉や黒ゴマの粉、ハチミツなど混ぜて丸薬にし、これを蒸して乾燥したものである。このキビ団子を食べたくて、犬や猿、雉たちが家来になったのだろう。キビ団子は、荒ぶる鬼に負けない体力、知力をつける魔法の丸薬だった。

兵糧丸のようなキビ団子を作ることのできたお爺さんは、落ち武者だった可能性がきわめて高い。

いずれにしても、この老夫婦が雑穀や大豆、ゴマ、野菜などを栽培していたのはまちがいない。焼き畑か、あるいは荒地をひらいて畑を作っていたのである。だから、携帯電話がなくても、まったく心配はなかった。

レスベラトロールで長寿遺伝子をオン

キビにはタンパク質が白米の二倍近くも含まれ

ている上に、体に元気をつけるビタミンB_1やB_2も多く、脳の血行をよくして物忘れを防ぐ葉酸もたっぷり。

キビのあざやかな黄色い色素は、抗酸化成分のポリフェノールで、老化の進行をおさえて若さを保つ効果がある。これらがお爺さん、お婆さんの若さと行動力のエネルギー源とみてよい。

しかも、山奥だから山菜やキノコ、それに秋になれば、クルミやクリなどのナッツ、山ブドウやアケビなども無尽蔵にとれたはずである。二人は山ブドウでちょっと甘味の強いワインなど作り、満月の夜など真っ赤な顔して踊っていたかもしれない。

山の中でも愉快だなァ
ぶどう酒うまいよ面白い
あー、コリャコリャ

などアドリブで歌いながら、猿とか熊、たぬきなど夜のふけるまで楽しむのである。

赤い色素のブドウ酒にはアントシアニンやタンニン、カテキンといったポリフェノールがたっぷりで、山の仲間全員の健康を守っていただろう。

長生きするためには、体の中にある長寿遺伝子をオンにする必要がある。その大切なスイッチを入れるためには、適度な運動や食べ過ぎないこと。そして、ブドウに含まれているレスベラトロールなどの摂取が有効である。

二人は、毎日、体を使って働いているし、カロリーオーバーになるような食べ方もしていない。何よりも、二人は秋になると一年分のブドウ酒を仕込んでいたはず。そして、レスベラトロールを毎日とっていたのである。

うらやましいような、山奥のアンチエイジング暮らしであり、このような生活をしていれば、一〇〇歳長寿は軽いのではないだろうか。

法螺貝《ほらがい》、そして九穴貝《くけつがい》で不老不死の女

徐福が求めた不老不死の食はアワビ

「正月に、のし鮑《アワビ》を三方にのせて出すのは、長生不老の薬なればなり」と、江戸時代の『閑窓瑣談《かんそうさだん》』（佐々木貞高著）にある。

細長く切ったアワビの肉を薄く伸ばしながら、乾燥させたもので、「打ち鮑」ともいう。幸運を呼ぶ食物といわれ、武士は、出陣式に「打ち鮑、勝ち栗、昆布」を口にし、「（敵に）打ち勝って、よろこぶ」と気勢を上げた。

そのアワビについて、前出書は、その不思議な効能を次のように記している。

「秦の始皇帝は、長生不老の薬を道士（不老長生の術を知る人）に求む。道士、古代日本が、長寿の国であることを伝い聞く。東方の倭人は、仙法を得て、ことごとく長命なりという。また、不死の薬は日本にあり。日本海中の石決明《せつけつめい》こそ、長生の妙薬という。あわびの大なるを石決明といい、小なるを鮑という。道士の徐福《じょふく》、是を求めるために、我が国に渡海したが、秦に帰らず。

昔はのし鮑を食物にせしを、今はただ祝儀の贈物に添えてつかわす物とのみ思へり。それも長生不老の薬なればこそ、長寿を祝って贈ると知るべし。長のし鮑を、水に浸してやわらかにし、煮て食すれば、精を増して、命を長ず。」

六〇〇年生きた女性の場合は法螺貝

貝の不思議な効果は、各地に今でも伝えられていて、しかもアワビだけではなかった。

幕末の『蒹葭堂雑録《けんかどうざつろく》』という書物に、実話だという、六〇〇歳も長生きした女性の話が紹介されているのだ。タイトルは「筑前国（福岡県）長命の婦人並びに法螺貝《ほらがい》の由来」である。

天明二年（一七八二）の五月のことである。筑前出身の商人が、商品を背負って津軽の山の中へ、出かけていった。川に沿って奥に入っていくと、中年の女性が洗濯している。男が、この先に人里はありますかと尋ねると、ないという。

夕暮れも迫っており、夜は物騒だからと勧められ、一夜の宿を借りることになった。いろいろ話してみると、女性は同郷の者であった。

生まれたのは平安時代で、文治元年（一一八五）の壇浦の合戦で平家の滅んでいくさまも目撃した、と驚くべきことを語る。筑前で家庭を持っていた頃、女性は病気にかかり、起きることもできないほど重くなった。ある日のこと、子供が孝心で、磯から見たこともないような、大きな法螺貝を拾ってきた。

煮て食べたところ大変に味がよく、二、三日、その貝の煮付けだけを食べていたら、病気はケロリと治り、前よりも元気になった。

「身体も健やかになり、その後は、更に病気ということを知らず。幾春秋を重ねても、老衰の顔もなく、いわゆる不老不死の薬にてもやはべりけん。今思いめぐらすに、はや六百余年と申す昔話にて、我ながら、いといぶかしき身上にはべるなり。

しかれども、人の命には限りあるものなれば、夫となりける人も世を去り、子も、孫も次々となくなりぬれども、唯我ひとり、つれなくも、あまたの悲しみに会ひて、苦しみ事の多かりし」

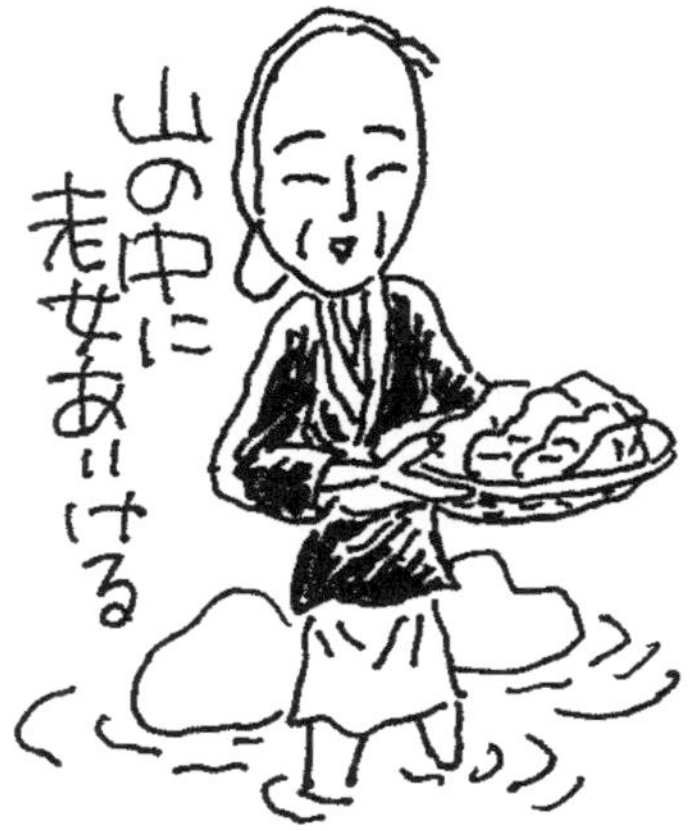

女性は別れしなに、所帯を持っていた筑前の土地の名を告げた。家の近くに船留めの松があり、いつも眺めていた懐かしい一本松で、今でもあるかどうか確かめてほしいといった。商人は、帰国後に女性の語った土地を訪ねてみると、確かに一本の堂々たる老松が立っていた。松の木の近くに古くからの庄屋があり、そこには大きな法螺貝の貝殻が家宝として伝えられ、病人が出た時、その貝殻に水を注いで飲ませると、ひと晩で治ったという。

「九穴貝《くけつがい》」とは何か

八百比丘尼《やおびくに》の奇妙な不老不死の伝説も、貝が発端になっている。九穴のアワビである。古くから日本では、九穴貝《くけつがい》と呼んで、貝殻に九穴あるものを珍重し、食べると永遠の生命が授かるという伝説もある。

アワビの貝の吸水孔は、普通は四か五くらいで、たくさんあいているように見えても、古い孔は奥の穴からふさがっていくので、いつも一定だそうである。

九穴というのは、普通が四、五穴だから、甲羅《こうら》を経た貝というたとえだろう。つまり、超長寿のアワビだ。

その肉質には、普通のアワビにはない、不老不死の成分が豊富に含まれていて、そのアワビ自身も長生きできるし、偶然に食した人間も、超長寿を入手することが可能となると想像したのである。

八百比丘尼の伝説は、福井県の小浜市を中心に日本各地にあり、土地によっては、口にしたのは九穴のアワビではなく、人魚の肉だったという言い伝えもある。ちなみに、小浜市に伝わる八百比丘尼伝説の場合は人魚の肉で、詳細は別項の「人魚の肉を食べた八百比丘尼・不老不死の物語」をご覧になっていただきたい。

ここにも秦の始皇帝が登場

平安時代、宮廷医であった丹波康頼《たんばのやすより》（九一二―九九五）が、古代中国の多数の文献を撰集して書き上げた『医心方』は、わが国最古の医学全書であるが、その中にアワビの効能が次のように記されている。

「長く食べていると、精を増し、身の動きを軽くする。（中略）五臓の気を補い、内臓の働きを落ちつかせ、精気を増す。（中略）これを食すると九孔（目、耳、鼻、口、二陰）の機能をよくし、心眼を聡明にする」

さらに興味深いのは、「秦の始皇帝の時、不死薬を東海に探させたのは、これを言うのであろうか」と述べていることだ。

古代中国の始皇帝の命を受け、東海に船出したのは徐福で、日本に上陸したという伝説は各地にあり、中でも有名なのは和歌山県の新宮市。駅の近くに公園があり、その中に徐福の碑が建てられている。

徐福のエピソードは、前出の『閑窓瑣談』にもあり、彼と日本のアワビがらみの伝説は、すでに古代から知られていたのである。

元禄八年（一六九五）刊行の『本朝食鑑』が、「凡そ鮑は、貝中の長であって、昔から賞美されている」といっているように、食べて美味なること、貝類の中では最高である。

アワビは、昆布やワカメなどの海藻を食べて成長するため、昆布のうま味成分であるグルタミン酸が身の中に濃縮されて、肉質が大変に美味となり、それが大きな魅力となっている。

伝説から学ぶ不老長寿法

確かにアワビには、うま味成分のグルタミン酸が一〇〇グラム中に一七〇〇ミリグラムも含まれている。このアミノ酸は、脳の燃料としても使われ、記憶力など脳の機能を高める上でも役に立っている。アミノ酸といえば、脳の正常な働きを助け、神経伝達物質の原料となるチロシンも含まれている。

体を活性化させ、免疫機能強化の働きをしている成長ホルモンの合成に深くかかわっているアルギニンも豊富である。つまり、アルギニンをとると、免疫機能が高くなって病気にかかりにくくなり、たとえ怪我などしても、治りが早くなるという。

津軽山中の女性も八百比丘尼も、病気とは無縁の長寿生活を続けられたというのは、法螺貝やアワビに含まれているアミノ酸効果だったのではないだろうか。

それだけではない。幸せホルモンと呼ばれるセロトニンの原料となる必須アミノ酸のトリプトファンも含まれている。幸せ気分を高め、孤独感を感じさせない脳内物質がセロトニンだ。セロトニンは、メラトニンにも変化して、天然の催眠薬となり、メラトニンは若返りにも役立つ成分でもある。

若さを維持するビタミンEやミネラルの亜鉛、血行をよくする鉄、骨を丈夫にするビタミンK、疲れを除くビタミンB_1、脂肪太りを防ぐビタミンB_2、脳の血行をよくして認知症を防ぐ葉酸など、不老長寿に役立つ成分が多い。

さらに、心臓や肝臓の機能を高め、目の老化防止や視力回復などにも効果が期待されるタウリンも含まれている。

古くから伝えられ、伝説まで生んだアワビの持つ滋養強化、不老長生、若返りといった神秘的な効能も、成分から分析すれば、立派に裏づけられていることがわかる。

どのように荒唐無稽にみえる伝説にも、そのテーマの奥には、ごくわずかにしろ真実が潜んでいるものである。それが、後世の人間にとって、どこかで、何かの役に立つ場合のあることを忘れるべきではないと思う。

コンビニ食で長生きした葛飾北斎

世界に影響を与えた浮世絵師

葛飾北斎（一七六〇―一八四九）の人気が相変わらず続いている。世界的なブームである。

生まれたのは本所割下水（墨田区）で、幼児の頃から絵を描き始め、代表作の『富嶽三十六景』は天保二年（一八三一）のもので、この年七二歳だった。「赤富士」の異名のある「凱風快晴《がいふうかいせい》」や「神奈川沖浪裏」などで、よく知られている風景版画。ゴッホやモネなど印象派の画家たちに、大きな影響を与えたことはよく知られている。

その頃、北斎は、すでに名も通り、収入も少なくなかったはずなのに、貧乏生活が続いていた。酒も煙草もやらなかったのに、年中生活にゆとりがない。

着物が破れていても、家の造作がこわれ壁に穴が開いていても、少しも気にならない。画業に専念するためには、世俗や生活習慣など邪魔なだけだ。貧乏暮らしの達人なのである。

北斎の絵は人気があり、欲しがって大金を出す依頼人も少なくなく、絵の礼金など、そこらへんに放り出しておく。米屋や薪屋などが集金に来ると、転がっている金の入った包みをそのまま商人に渡してしまう。これでは、大金がいくら入っても貧乏から脱出することはとうてい無理だった。

頭の中にあるのは、絵の構図、色彩をどう決めるかだけである。北斎は食べる時間も惜しんで、ひたすら描いた。

煮売屋《にうりや》の上手な利用法

破れ着物を被りながら、絵描きに熱中する北斎のまわりには、食物や料理などを包んだ竹の皮や油紙などが転がり、ごみ屋敷状態である。

晩年になって、「ただいまァ」と明るい声で娘のお栄《えい》が婚家を離婚となり戻ってきた。娘も父親に似ていて、およそ家事というものをやったことがない。くず物や茶碗などが転がっていても、少しも苦にならない女性であった。

離婚の原因は、亭主で画家の南沢等明《とうめい》の絵があまりに下手くそなので、大声を張り上げて笑ってしまったからだという。

北斎は女房運の悪い人で、何度か結婚しているが、いずれも死別。五〇代半ばからは独身生活を続けていた。

そんな暮らしの中に、無精者のお栄が転がり込んできた。そして、家の中のごみがいっそう増えた。

時々、飯炊きくらいはしたようであるが、副食物はでき合いばかり。つまり、買い食いである。江戸は、もともと男中心の出稼ぎの町だから、女性が極端に少なく、独身男が多かった。

江戸は買い食いの町であり、そのような構造的な下地があって、幕末にかけ日本一の食い倒れと喧伝されるほどの料理文化が開花したのである。

江戸後期の煮売屋について、『守貞漫稿』は、「菜屋《さいや》」の項目を立てて、次のように説明している。

「生あわび、するめ、刻みするめ、焼豆腐、こんにゃく、くわい、れんこん、ごぼう、刻みごぼうなどのたぐいを醤油で煮しめて大井鉢に盛り、店の棚に並べて売る。煮豆屋をかねたのもある。

煮豆屋は、関西には少ないが、三、四戸ずつはある。江戸の煮豆屋は、香煎、なめもの及び味噌のたぐいもかねて売る。ついでにいうと、三都（江戸、京都、大坂）ともに、煮豆のことを座禅豆《ざぜんまめ》という」

煮売屋は、好みのものを必要な量だけ売ってくれるので、無駄がなく、自炊をきらう独身者には、たいへんに便利であった。

北斎流長寿法は現代でも通ずる

通りに出れば煮売屋があり、横町には担い売りがやってきた。振り売りとも言い、呼び声を立てて売り歩く棒手振りである。

こちらは更に便利で、納豆、豆腐、煮豆、刺身、蒲焼き、鮨、枝豆なども売りにきた。北斎たちは、このような調理済みの食物を、上手に利用していたのである。

現代も、便利な江戸の世相に似てきた。

スーパーにも、コンビニ、デパートにも、調理済みの食物が山ほど置かれていて、即席料理の全盛時代となっている。中でも便利なのが、町のコンビニで、江戸の煮売屋や振り売りの代わりをしてくれている。さすがに家のすぐ前までは来てくれないが、近くにたいがい存在し、しかも、二四時間オープンの店も少なくない。

最近の食品売場には、健康料理が多い。栄養バランスのとれた弁当、海苔おにぎり、煮豆、おでん、サラダ、サバ缶などが並んでいる。チョイスを上手にすれば、立派な長寿食が多い。最近のコンビニは、単身者用の棚作りになっている。新鮮な野菜もフルーツもヨーグルトもチーズもある。

上手に選べば、九〇歳は軽い。一〇〇歳も射程距離だ。偏食を避け、栄養のバランスを考えて、選択するのがコツである。ストレスをためない生

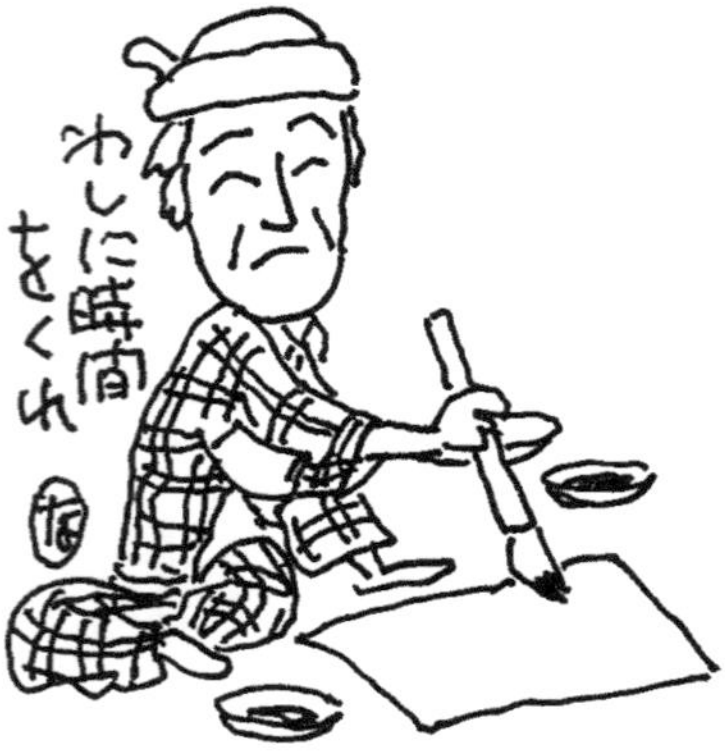

活は、北斎に学べばよいのである。

「わしに時間をくれ」といって旅立つ

北斎親子は、江戸の町で流通する〝コンビニ料理〟チョイスの知恵者だった。それでなければ、九〇歳まで現役で絵を描き続けることはできなかっただろう。何回か病気もしているが、乗り越えている。

筋が通らないようにみえる食生活でも、北斎なりに選んで食べていたはずで、そのおかげで腸が丈夫となり、結果として、免疫力が普通の人よりも強かったのだろうと思う。免疫細胞のほぼ七〇パーセントは腸で作られているのである。

納豆や煮豆、豆腐、昆布の煮しめ、ゴボウのきんぴら、コンニャクの味噌煮、サバの味噌煮、枝豆などだ。

生活が自由気ままで、奔放だから、およそストレスがない。北斎の体細胞は、血管も心臓ものびのびとしていたのではないだろうか。北斎は、七五歳の時に「わしの画業は九〇で奥義を極め、百で神域を超え、二〇歳で完成する。だから、わしに時間をくれ」といっている。しかし、九〇歳で旅立った。見事な大往生である。北斎は江戸っ子流アンチエイジングの達人でもあった。

仙厓《せんがい》和尚の「老人六歌仙」

江戸時代の後期に活躍した仙厓《せんがい》和尚（一七五〇―一八三七）は、何かにつけて型破りであったが、それを象徴するのが、次の愉快な作品である。

楽しみは
花の下より
鼻の下

満開のサクラの下で浮かれるのもよいが、わしゃ鼻の下の楽しみの方が、うれしいわいというほどの意味で、「花」に「鼻」をひっかけているのは、いうまでもない。なによりも、自分に対して正直であり、自然体なのである。

仙厓は、饅頭や団子が大好物だったそうだから、「鼻の下」は、渋茶で饅頭などを頬ばる楽しみをいっていたのかもしれない。

饅頭がぷくりんと丸くなるほど詰められている小豆餡《あん》の赤い色素は、アントシアニンという抗酸化物質で、脳や血管細胞の酸化を防ぐ力がたいへんに強い。私たちの体を老化させよう、病気にしようと、波状攻撃を加えてくる活性酸素を消去する作用が強いのだ。

つまり、食べ方によっては、小豆餡の饅頭は長寿食なのである。

仙厓は、美濃国（岐阜県）の出身であるが、博多の聖福寺の禅僧としてよく知られていた。聖福寺は、もともとは栄西禅師（一一四一―一二一五）の開創した寺で、栄西はお茶の健康効果の研究者としても有名である。

仙厓は、絵もたくみで、布袋《ほてい》や観音、山などを題材にした、ユーモラスで、しかも独創性の高い禅画をたくさん遺している。

人間をありのままに見据えて、本音で表現するから、作品は愉快なものが多くなる。天衣無縫の仙厓の人柄が、そっくりにじみ出ていて、底抜けに明るい。

中でも傑作なのは、「老人六歌仙」という、年をとるにしたがって、精神的、肉体的にだんだん崩れていく人間を、ペーソスいっぱいに表現したもので、内容は次のようになっている。

皺がよる　ほくろができる
腰曲がる
頭がはげる　髪白くなる
手はふるう　足はよろつく
歯は抜ける
耳は聞こえず
目はうとくなる
身に添うは
頭巾　えりまき　杖
めがね　湯たんぽ　温石《おんじゃく》
しびれ　孫の手
死にたがる
淋しがる
心は曲がる
欲深くなる
くどくなる
気短になる
ぐちになる
出しゃばりたがる

世話やきたがる
またしても
同じ話に　子をほめる
達者自慢に
人はいやがる

このクールな観察眼には感心させられるが、人間は、このようなプロセスを経て、一歩一歩、また一歩と老い、そして崩れていくのだろう。

仙厓のいう老化のプログラムを、「活性酸素」をキーワードに考えると、体がだんだんサビついていく状態の指摘にほかならない。私たちの体と脳の働きは、活性酸素の攻撃を受け、「老人六歌仙」のように変化しながら、崩壊していく。酸化はサビで、このサビが一定量以上に達すると、さまざまな病気を引き起こす。

「皺がよる」のも、「ほくろができる」のも、太陽の光の中の紫外線によって発生した、活性酸素の害の結果なのである。

「頭がはげる」のは、頭髪の毛根が活性酸素のアタックによって酸化し、その機能が衰えることによっておこる。性格面からみると、「死にたがる」とか、「淋しがる」、「くどくなる」、そして「気短になる」などは、典型的なウツ状態であり、脳や心臓、血管などに負担をかけるから、老化はさらに促進される。

「一怒一老」という言葉があるが、怒ると、脳に活性酸素がたまるだけではなく、アドレナリンという闘争のためのホルモンが放出され、血圧が急上昇する。

「老人六歌仙」にならないためには、クヨクヨしないで「ケラケラ」と明るく、笑って生きるように心がける。「ケラケラ人生」の妙薬はカルシウムだ。「食べるトランキライザー」といわれるように、カルシウムをしっかりとっていれば、悩んだり、怒ったりするのが馬鹿らしくなり、自然にケラケラとなるはずだ。

煮干し、シシャモ、海苔、ゴマ、高野豆腐、小松菜などがカルシウムの宝庫だ。

饅頭を愛し、好きな絵にうちこみながら、仙厓は自由自在に生き抜き、八八歳まで長生きして世を去っているが、決して「達者自慢」をすることはなかったという。

「老人六歌仙」は、江戸時代の後半にはかなり流布されていたようで、天保年間（一八三〇—一八四三）の『梅の塵』にも、次のように出ている。

しはがよる、ほくろはできる、背はちぢむ、あたまははげる、毛はしろくなる。
身にあふは、頭巾襟まき、つえ目がね、たんぽおんじやく、しびんまごの手。
手はふるふ、足はよろつく、歯は抜ける、耳はきこへず、目はうとくなる。
心とふなる、気みじかになる、愚痴になる、ころはひがむ、身はふるふなる。
聞たがる、死にとむながる、淋しがる、出しゃばりたがる、世話やきたがる。
またしても、おなじはなしに、子をほむる、たつしやじまんに、人はいやがる。

内容はほとんど同じ。題名も「老人六歌仙」である。

一〇六歳翁の冷水・冷食長寿法

風変わりの長寿法

世の中には、変わった長寿法もあるもので、冷水浴で一〇六歳まで長生きした男の場合など、まさに、そのいい例である。

宝暦・明和（一七五一―一七七二）の頃、江戸近郊に行水政右衛門という者がいた。

農家だが大地主であり、人もうらやむ豊かな生活をしていた。政右衛門には妙なライフスタイルがあり、暑くても寒くても、冷水を頭からかぶって行水することを好んだ。

寒中、風雪の日であろうと、外から帰ってくると、井戸水を五、六杯も頭から浴び、体をよくぬぐってから家に入り、しばらくしてから、「やれやれ、体が温まった。いい気持ちだわい」などとニコニコするほどであった。

食事にしても、熱いものは口にしない。飯、味噌汁、野菜なども一度は炊いたり、煮たりするが、それらが冷たくなってから口に入れた。

ある人が、この噂を聞いて、政右衛門を訪ねたが、当時、すでに一〇六歳だというのに、歯が一本も抜けておらず、白髪もほんのわずかしかない。

現代人には無理な長寿法

訪問者が、「なぜ、冷たい料理ばかりを、お好みになるのですか」とたずねると、政右衛門は次のように答えた。

「人は、誰でも一〇〇歳までは生きられるのに、世間の人たちは、自分で命を縮めているのです。熱いものを食べると、たちまち気が上昇する病がおこって、頭上が熱くなり、下半身が冷えこんで、死骸と同じような状態になってしまいます。

私のように、冷物だけを食べて、水浴すれば、病を知らずに、長寿を保つことができるでしょう。もっとも、世間の人は、私のように、冷たい物ばかりは食べられぬでしょうから、少し温めた物を食べるようにすればよいでしょう」

行水政右衛門は、その後もたいした病気もせずに、久しく存命したと伝えられており、一〇六歳以上まで生存していたそうである（『百家琦行伝』より）。

この冷水、冷食健康法は、誰にでもできる長寿法ではない。ただ、適度のシャワーや行水は、免疫力を上げる作用が期待できることはわかっている。

ただ、米飯を冷たくすると、米のデンプンがレジスタントスターチという食物繊維のような効果をあげるようになり、腸内環境をよくする上では、役に立つ可能性がある。

世之介の強精食には長寿効果があった

七歳で春情をもよおし女中の寝床へ

世之介は、性の道を追求してやまない一途なプレーボーイである。

『好色一代男』の主人公で、井原西鶴（一六四二―一六九三）の四一歳の時の処女作であり、奇想天外なストーリーで、たちまち大人気となった。

江戸時代という、武士を中心とした封建社会の中で、親の財産をバックに、自分の欲望のままに行動した、反社会的で不道徳な、だけど痛快な男の物語。

世之介の父は夢介といい、但馬国（兵庫県北部）に、銀山を所有する大富豪であった。

夢介は、色道の大家であり、高名な遊女に生ませた子が世之介で、別の名を浮世之介とも呼ばれていた。

父の血筋をそっくり受けついで育ち、子どもの頃から、あどけなさの中に、すでに女を惑わす色気をただよわせていたというから恐ろしい。

『好色一代男』の巻一は「けした所が恋のはじめ」で、世之介は夏の夜の寝覚めに、ふと春情をもよおし、次の間に控えていた女中を、性の対象にしようとする。すると、女中は、世之介の性の開花に目を細めて、いいなりとなる。

早くも性に目覚めた世之介は、以来、本能のままに女中、従姉妹、人妻、湯女《ゆな》、遊女と、あらゆる女性を相手に色狂いの人生街道をまっしぐら。

三五歳で巨万の富を相続

一八歳の時、親の商売の代理人として、京都から江戸へ向かうことになった。

行く先々の宿場で、昼夜の別もなく性におぼれたあげく、体力も使い果たし、精気の抜けた浅ましい姿になって、ふらふらと江戸にたどり着く。しかし、ここでギブアップする世之介ではない。さらに性欲に挑んでいく。

商用などそっちのけである。茶屋女から夜鷹、お針女、私娼、はては本場の吉原にも足を踏み入れて浪費する。

その放埒《ほうらつ》ぶりが、京都の親元に知られて、一九歳の時に勘当されてしまう。

心配した江戸の知人が、ある寺の住職に頼み、住みこみにしてもらったが、数珠の珊瑚珠《さんごだま》を売りとばし、柔肌恋しやと色町にとび出してしまった。

以来、三四歳で勘当がとけるまで、世之介は、諸国を放浪し、ありとあらゆる下賤な仕事につきながらも、女狂いはやめなかった。

この得がたい経験によって、世之介は最下層から上流の女性まで、色道の奥義に一歩も二歩も近づくことになった。

三五歳の時に、父の死によって、巨万の富を相続した世之介は、あとは何の心配もないと、京都、大坂、江戸と一流の遊女を相手に好色生活を続けていく。

老いてますます盛んな世之介

七歳からスタートした性の遍歴も、還暦を迎えて振り返り、数えてみると、女色が三七四二人、それに加えて男色も七二五人の合計四四六七人にのぼる。

まさに、『好色一代男』にもあるように、「井戸端で背比べした幼時からこの方、腎水（精液）をかえほして、さてもまあ、よく命がもったもの」とあきれている。よく腎虚（過淫により生命力がすり減っておこる心身衰弱症状。インポテンツのこと）にならなかったものだ。

世之介は、体力消耗のきわめて激しい愛欲生活を続けているのに、あまり衰弱もしないし、寝込んだりもしない。夜になると、平気な顔して、遊郭に乗り込んでいく。多少の疲れはあっただろうが、回復がきわめて早い。

しかも容貌が若々しく、少しも老けていない。うらやましいような歳のとり方をしているのだ。

色ごとをより長く楽しむための不老長寿

調べてみると、食べ方が巧妙なのだ。

体力回復や強精作用に即効性のありそうな食物や料理を好んで食膳にのせている。アンチエイジング効果の高いものも少なくない。

『好色一代男』に登場する主な食物や料理をあげると次のようなものだ。

タコ、色漬けのはじかみ（ショウガ）、みるくい（みる貝のこと）、ニワトリの骨抜き（鶏の骨を外し、腹の中に卵や野菜などを詰めて焼く）、山イモの煮しめ、アワビのうま煮、サバのなます、胡桃あえの餅、タイ料理、小豆飯、ミカンなどだ。

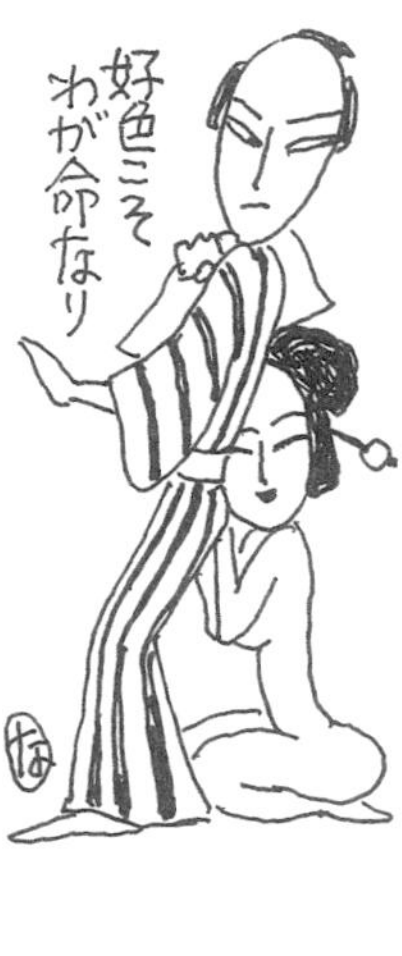

魚系料理などアミノ酸バランスのよいタンパク

質やミネラル、ビタミンが多く、スタミナ強化に役に立つし、血行をスムーズにするEPAも豊富に含まれている。

しかも、体細胞や血管の酸化を防ぐ成分の多いクルミや小豆、ショウガ、ミカンなども忘れずにとっているから、性機能がサビついて行為不能になるようなこともなかったのではあるまいか。

色ごとの人生を、より長く楽しむためには、健康力と長寿力が何よりも重要であることを、世之介はよく知っていたのである。

島の美女に囲まれて夢のような老後

日本中の遊女町を、なで切りにした世之介は、六〇歳になると住みわびてくる。

そこで、気心の合った七人の仲間と共に、好色丸を建造して、伊豆の国から船出することを決めた。

何という若さだろう。その頃は四〇歳台で隠居する時代であり、平均寿命も五〇歳前後だった。当時の六〇歳といったら、現在の八〇歳くらいに相当するだろう。立派な老人である。

この船出は、いわば決死行で、「たとえ腎虚（性的不能）となって、そこの土になろうとも、それこそ一代男の願いの道だ」といって、世之介はカラカラと笑う。

船出に際して、船のいけすにドジョウを放ち、ゴボウ、山の芋、卵を山のように積み込む。

すべて、強精効果の高いものばかりで、共通して含まれている成分が、よくスタミナドリンクに用いられているアルギニンというアミノ酸である。

世之介のように、性道一途の男にとっては、きわめて重要で、精子の主原料であり、精液の八〇パーセントはアルギニンといわれ、男性不妊症の治療にも用いられているという。

アルギニンは、成長ホルモンの合成にも不可欠で、老化を防いで、若い素肌を保つ上でも役に立つことがわかっている。しかも、女性の場合だと、成長ホルモンがしっかり分泌されていると、体の中から若返り、表情もいきいきしてくるそうである。

女性の美しさや若さを形成するのは、女性ホルモンだけではなく、その分泌を促進しているアルギニンも大切ということになる。

船に積み込まれたスタミナ食は、半世紀にわたる、性の道の体験によって選択された、セックス強化食だったのである。

しかし、海に出た好色丸は、行方不明となり、二度と日本に帰ることはなかった。

年老いた世之介たちは、どこかの常春の島に漂着して、島の美女たちに愛され、ニヤニヤしながらおぼつかない足どりで逃げ回り、天国のような島で、「老春」を楽しみながら、長生きしていたのではないだろうか。

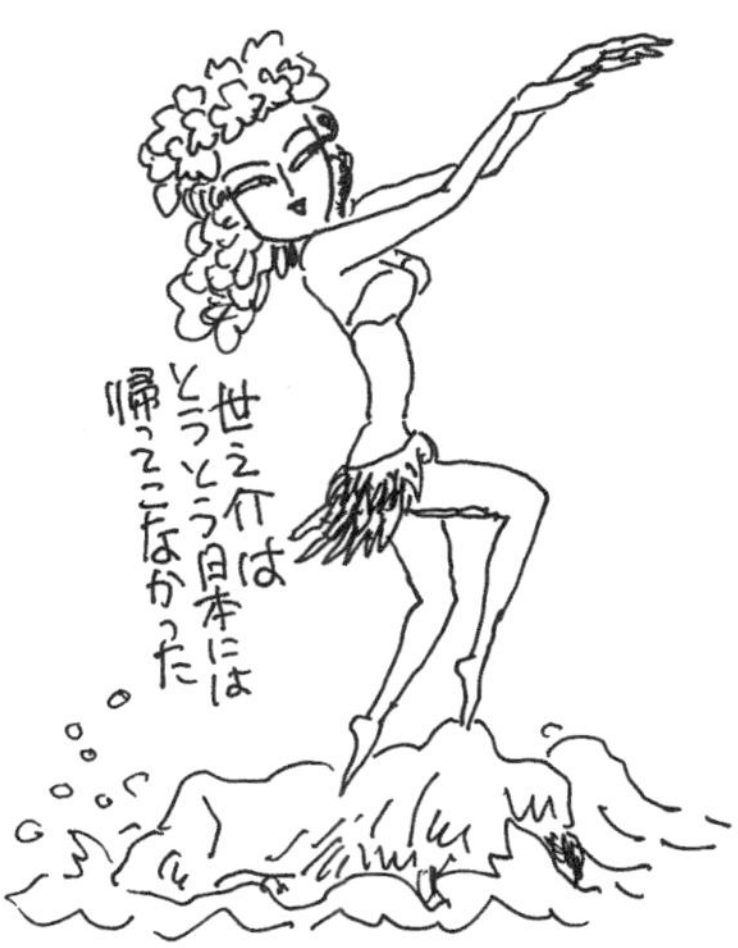
世之介は
とうとう日本には
帰ってこなかった

人魚を食べた八百比丘尼《やおびくに》・不老不死の物語

「化け椿」を生んだ不老伝説

福井県の若狭湾は、古くから不老長寿伝説の多い、不思議な海だ。若狭国の「わかさ」は、「若さ」にちなんでいたのかもしれない。浦島太郎の伝説が生まれたのも、この海という説もある。

そして、人魚の肉を食べて八〇〇年も生き続けた八百比丘尼《やおびくに》奇談の舞台になったのも、若狭の小浜市である。

もうひとつ、「化け椿」の伝説も生まれている。椿の花が美女に化けたり、突然ゲラゲラと笑ったりするのだという。今でも北陸や東北の各地に伝えられている奇談で、その怪しい椿を広めたのは、八百比丘尼と伝えられている。

人魚の肉を食べたために、八〇〇年も娘のままの容姿で、長生きするはめになった八百比丘尼。彼女は、自分が遊行して立ち寄ったあかしに、その土地に椿を植えたというのである。

暖地に自生する椿が寒冷の東北地方の海岸にも分布しているのは、確かに不思議である。八百比丘尼が手植えしたのがそのルーツなら、美女に化けたり、ゲラゲラとかクスクスと笑ってもおかしくはない。

伝説としても、話のつじつまは合う。

雪の中でぽつんと咲く、真っ赤な椿の花に出会うと、この世のものとは思えない怪しい美しさを感じるのは、伝説のせいだろうか。

福井県小浜市の空印寺には、八百比丘尼が入定《にゅうじょう》（死去）したところと伝えられる洞窟がある。死期を悟った彼女は、洞窟に入る時に一本の椿を植え、「この椿の木が枯れたら、私が死んだと思って下さい」と伝言したという。そして、八〇〇年も背負ってきた悲しみの人生に別れを告げたのである。

人魚を食べた八百比丘尼

幕末の嘉永《かえい》三年（一八五〇）の『提醒紀談《ていせいきだん》』に、「若狭の八百尼（比丘尼）」というタイトルで次のように紹介している。

「若狭国（福井県）の白比丘尼と言うは、小松原の人なり。かつて、尼の父、ある日、海に釣り針をたれて魚を得たり。その形いと奇しく、尋常のものにあらずとて、捨てて、これを食わず。尼幼くして、拾いて食いけりと言う。それは大かた、人魚と言うものなるべし。されば、尼ついには年を保つこと八百歳に及べり。時の人々、八百尼（比丘尼）と呼べり。その尼が肌、顔、背みな白ければ、白尼（比丘尼）とも呼べり」

同書によれば、八百比丘尼は「八百尼」とか「白比丘尼」とも呼ばれていた。その理由は、いくつになっても、顔も肌も背中も異常なほど美しくて、白かったからだという。

また、同じく幕末の『梅の塵』にも、「八百比丘尼の事」という項目があり、八百比丘尼の霊が夜な夜な出現して、舞い遊ぶ姿の目撃談が記されている。

「八百比丘尼は、八百代姫とて、若狭国小浜の西、青井の白玉椿と言う所に祠《ほこら》あり。元和五年（一六一九）、白玉椿のあたりに、夜な夜な八百比丘尼の姿あらわれ出て、舞い遊びけるが、人に行き合ひては、かき消すように姿失せぬ。

これは、大昔、そのあたり尼の住居し所なれば、その霊魂なるべしとて、同所神明社の神主が計らひて祠を建て、八百代姫（八百比丘尼）の祠と名付く。それより、怪しきものは出ずとなん。

また、尼が入定したる所とて、市中空印寺《くうえんじ》と云う。寺中の山に横穴あり。埋まりて浅くなりぬ。今は八百比丘尼の祠は、近世に修復ありて、花あでやかになりたり」

とあり、小浜市の空印寺についても、詳しく述べられている。

「人魚」とは謎の深海魚か？

漁夫の父親が海から持ってきた、人魚の肉を口にした時から、娘は年をとらない体になった。白い肌は、ますます美しくなり、何十年たっても娘の時のままで、衰えることがない。両親、知人はすべて世を去り、一人とり残されてしまったのである。

八百比丘尼の伝説は、他にもある。そのひとつが、鳥取県米子市の粟嶋山の背後にある「八百姫宮」。筆者も行ったことがあるが、山の背後にまわると、八百比丘尼が最後にこもって、八〇〇歳で亡くなったと伝えられる洞窟があり、そこが「八百姫宮」であった。

娘は、京にも聞こえたほどの美人であったが、八〇〇年という時間の経過の中に置き去りにされ、結局、深い寂しさと孤独感しか残らなかったのである。一八歳の娘盛りの時に、漁師の父親が海から持参してきた人魚の肉を食べたところ、そのまま年をとらなくなってしまう。

「人魚」とは、何だろう。

何年か前、富山湾で数メートルもある細長い深海魚が網にかかり、話題になった。あまり見たことのない魚で、土地の人たちは「人魚」と呼んだという。

八百比丘尼が口にした〝人魚〟も、まだ知られていない深海魚の一種だったのかもしれない。なにしろ、深海は宇宙と同じくらいのミステリーゾーンなのである。

餌の少ない深海で水圧に耐えながら、老化を防ぐ栄養を貯え、しかも長生きするためには、食糧の獲得によほど優れた能力を持っていなければならない。

深海魚の一種とすれば、クジラとマグロ、サケ、そしてアワビなどの体に含まれている成分を、まとめて持っているような魚であったはずである。

クジラは高タンパクと鉄分などのミネラル、マグロもタンパク質と体の若さを保つオメガ3系の油、サケは同じく高タンパクと体のサビを防ぐアスタキサンチン、アワビには長寿に欠かせないビタミンEと体のしなやかさを加齢から守るタウリンなどが豊富に含まれている。

これらの魚類には、すべて体と脳、骨、そして運動能力の老化を防ぐ成分が多い。だから、奇妙な〝人魚〟を食べなくても、以上の魚などを食べれば、八〇〇年は無理としても、不老長寿に役立つことは間違いないだろう。

「八百比丘尼式スーパー長寿術」で不老

八百比丘尼が妖怪などではなく、人間であれば、生きている限り、新陳代謝が続き、生命を維持するためにも、最少限のカロリーはとる必要がある。

炭水化物系は、山からクリやクルミ、山イモなどがとれたし、ビタミンCは山ブドウ、イチゴ、野草などから供給できた。

若狭の小浜の目の前は豊かな海だから、波打ち際に出れば、打ち上げられた小魚類や貝類、海藻などが容易に採集できた。

これらが、八百比丘尼のスーパー長寿食だったにちがいない。若狭湾は古くから京へ運ぶための海産物を陸揚げするための港があって、古代からにぎわっていた。荷物には、北の海から運ばれてきた昆布も多く、八百比丘尼は、くず昆布などを分けてもらって、健康管理に役立てていただろう。

人間離れの長寿を続けるためには、自身の養生が重要であることを、八百比丘尼はよく知っていた。昆布を食べると腸内環境がよくなり、それが健康長寿に役立つことも、彼女の脳にはインプットされていたのではないだろうか。

確かに、昆布は食物繊維が多いから腸を丈夫にして、腸内細菌を増やす「腸活」の優等生である。日本人が世界でもトップクラスの長寿国なのも、昆布などの海藻類を世界一食べているから、という説もあるほどだ。

昆布は乾燥させれば、グルタミン酸が濃縮されていっそう美味となり、道中の携帯にも便利である。八百比丘尼の健康をガードするお守りのような食材だったのである。

以上のように、小浜の海周辺のナチュラルフードを活用し、その知識と自分の長寿経験を生かしながら、各地を旅し続け、時には人々に病気の治療をほどこしたりしていたらしい。

八百比丘尼の八〇〇歳はともかくとして、美しいままで長生きした女性だったのは間違いないだろう。

しかも、各地を歩きながら遍歴することで、筋肉の若さをサポートできるから、いっそう脳の老化を防ぎ、体全体の長寿効果をあげることが可能となったのである。

以上述べた八百比丘尼の食事法は、あくまでも想像であるが、そのライフスタイルと共に考えれ

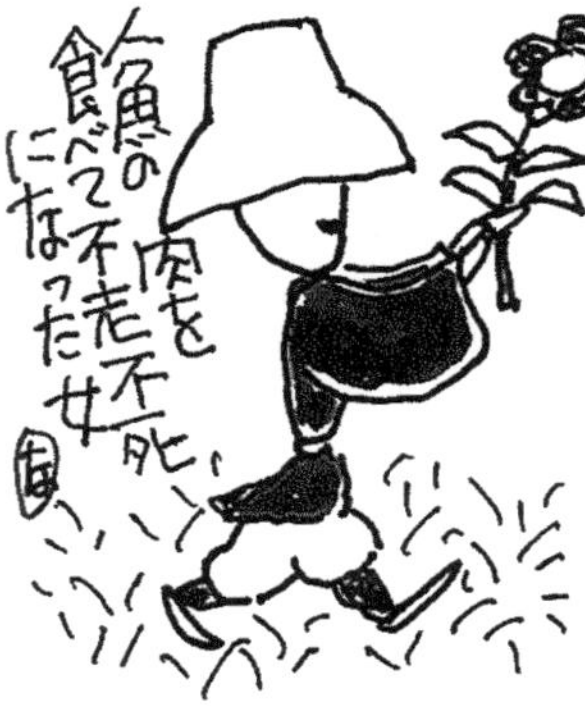

ば、現在にも立派に役に立つ「不老長寿法」。言ってみれば、海辺の村が生んだ「八百比丘尼式スーパー長寿術」である。

八百比丘尼には、モデルが実在していた可能性もある。昔は、各地を巡礼する八百比丘尼のような女性がいて、人々の悩み事を聞いてあげたり、病気を治してよろこばれたりしていた。

決して土地に居付くことはせずに、短期間で他所へ去っていく女性。その女性が美しければ、さまざまなロマンも残して去っただろう。そのような女性を、土地の人たちは「流れ比丘尼」と呼んだらしい。

村に来ては去っていく女性の生き方を美化して、八百比丘尼の伝説を生んだとも考えられる。なお、八百比丘尼の食べた不老不死の食は、九穴貝と呼ばれる巨大アワビだったという説もある。（「法螺貝、そして九穴貝で不老不死の女」参照）

徳川慶喜は黒豆一〇〇粒で人生大成功

人生は多毛作の時代

「人生二毛作、三毛作」の時代である。

同じ耕作地で、一年のうちに作物を二回作ることが「二毛作」で、三回作れば「三毛作」となる。

人生一〇〇年の時代となった。

七〇歳前後で定年退職して「一毛作」。それからの人生を「二毛作」にするか、「三毛作」、「四毛作」にするか、そのチャレンジは健康と能力しだい。

日本人の人生の持ち時間の長さは、世界でもトップクラスだ。会社人間をやめてからの時間が三〇年前後もあるのが現実である。

シニア企業家が続出するだろう。経験と人脈を生かし、海外でビジネスを始める高齢者も次々と登場するはずだ。

絵画やワイン作り、蕎麦打ちなど、趣味で何かを始めてもよい。日本ばかりではない。世界が「人生多毛作」の時代となるだろう。

今から一〇〇年ほど前、「人生二毛作」、「三毛作」の達人がいた。時代を一〇〇年先取りしたようなパイオニアである。

その人物こそ、江戸幕府の最後の将軍となった徳川慶喜《とくがわよしのぶ》（一八三七—一九一三）だ。一五代将軍のポストについていたのは一年ほどであるが、大変に先見能力の鋭い人物で、時代の変化をいち早く感知した慶喜は、大政奉還（政権を朝廷に返上すること）を断行する。

人生の二毛作に入る

徳川家康以来二六〇年以上も続いてきた幕府体制は、すでに老朽化していて、時代の変化に対応する能力がないことを、慶喜はだれよりもよく知っていた。

将軍が、幕府の解体を決断することによって、江戸という大都会を新政府軍の総攻撃から守ることができたのである。

慶喜は、三二歳ですべての公職から去っているが、現代風に言えば、これが彼にとっての定年退職みたいなもの。日本人の平均寿命が五〇歳に満たない時代である。

江戸から駿府（静岡市）に移った慶喜は、いよいよ「人生二毛作」の時代に入る。健康管理が上手だったおかげもあり、亡くなったのは七七歳の時だから、初代の家康より二歳長生きだった。

将軍職から解放されたことでストレスがなくなり、それが長寿のひとつの背景になっていたのは否定できない。

慶喜は無類の写真好きで、自分もモデルになっているが、カメラだけでなく、油絵や工芸、謡曲、狩猟、さらにはサイクリングやドライブなどにも凝り、複数の側室に多くの子をもうけ、大正二年（一九一三）に、モダンな人生二毛作を心ゆくまで楽しんだあと、悠々と世を去った。

実に見事な人生であった。

慶喜は、記憶力がきわめて高く、『徳川慶喜公伝』によると、「公の記憶の明確なこと、驚くばかり」とあり、脳の機能が老化していない。五〇年前の出来事などは大体の筋は覚えていたというのだからすばらしい。脳が必要とする栄養や酸素を運ぶ血管が若々しくて、しなやかだったのだろう。

黒豆一〇〇粒の長寿効果

慶喜には、「豚一《ぶたいち》」というあだ名もあった。「豚肉の大好きな一橋慶喜」の略であるが、そのように呼ばれるほど豚肉を好んだ。豚肉には、血管の若さを保つアミノ酸や、頭の回転力を高めるビタミンB_1、老化を防ぐビタミンEが多い。

もうひとつの好物がウナギの蒲焼き。ウナギは大変な長寿食で、DHAとEPAが多く、いずれも健康によい脂質。前者は頭脳力や記憶力を高める作用があるし、後者は血液中の中性脂肪を減らして、血液をサラサラにしてくれる。

注目されるのは、父である水戸藩主の徳川斉昭《なりあき》の教えにしたがって、水戸を離れて江戸住まいを始めてからも、一日に黒豆を一日に一〇〇粒食べることを忘れなかったことである。慶喜は、これも父のすすめに従って、牛乳も飲んでいた。

黒豆（黒大豆）の効能については、古くからよく知られ、たとえば元禄八年（一六九五）の『本朝食鑑』には、「腎臓の働きをよくして、血行を高め、体内の毒を消し、排尿をなめらかにして、気分をおだやかにする」とある。

「気分をおだやかにする」のは、黒豆にはイライラを防ぎ、精神安定に効果的なビタミンB_1とカルシウムが豊富なためだ。カルシウムは牛乳にも含まれており、いってみれば、両者は〝食べるトランキライザー〟なのである。

黒豆にはレシチンも多い。脳のアセチルコリンという記憶物質の原料となる成分で、記憶力の衰えや物忘れを防ぐ上でも欠かせない。黒い色素はアントシアニンで、体細胞を活性酸素の攻撃からガードしている。老化をうながす酸化から守っているのだ。

彼が生涯現役で、二毛作人生に成功できたのも、黒豆や牛乳、豚肉、蒲焼きなどを積極的にとって、脳の老化を防いでいたためだろう。

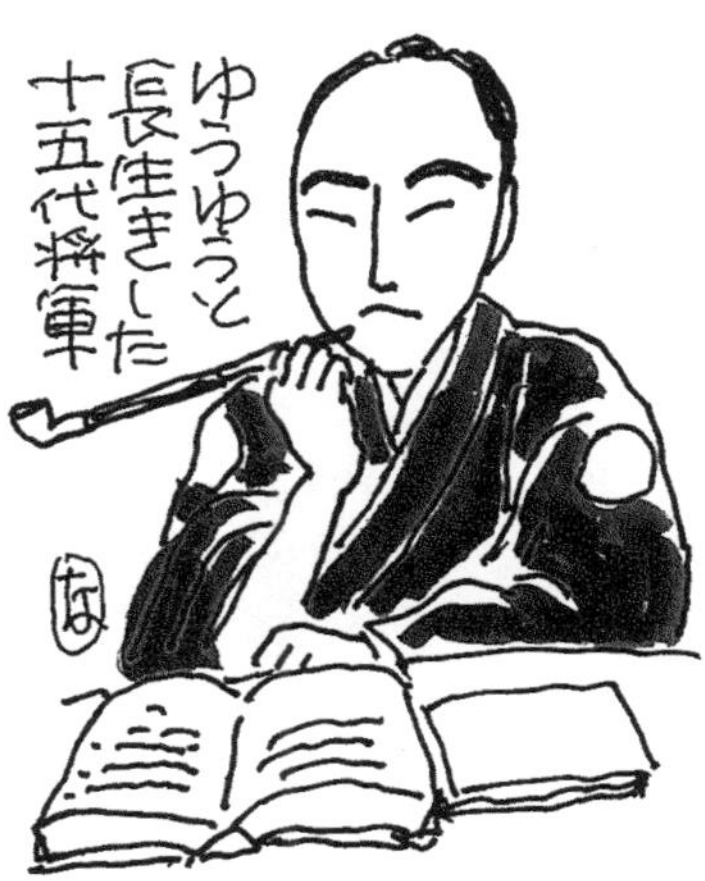

東郷平八郎の「肉じゃが物語」

体力強化の食事学

肉じゃがは、カレーライスと並んで、人気家庭料理であり、代表的なおふくろの味。日本人の長寿食でもある。ジャガイモ、玉ネギ、ニンジン、糸コンニャク、そして不可欠なのが肉だ。牛肉の場合が多いが、豚や鶏など土地によって変化する。

肉じゃがが生まれたのは、日本海軍の兵食としてであり、その発案者こそ、ロシアのバルチック艦隊を全滅させ、日本海海戦で大勝利した、日本海軍の司令長官・東郷平八郎（一八四七—一九三四）と伝えられている。

東郷は軍人だから、国際化に対応するため、どうしたら戦力を強化することが可能になるか、常に考えていたはずだ。西洋人と比較して、著しく見劣りのする日本人の身体が問題だった。

見上げるように大きい西洋人が、大量の肉料理を食べている様子を見た明治政府の指導者たちは、日本人の体格を向上させるために、肉食を積極的にすすめる。

日本人の体型が劣っているのは、肉、つまり動物性タンパク質の摂取量が不足しているためという政治的な判断があった。

肉じゃがはジャパニーズシチュー

肉食奨励のキャンペーンに応じるように、牛肉を食わない奴は時代遅れと、戯作者の仮名垣魯文《かながきろぶん》

（一八二九―一八九四）は明治四年（一八七一）刊の『安《あ》愚楽鍋《ぐらなべ》』の中で、「士農工商、老若男女、賢愚貧富、おしなべて、牛鍋食わねば開けねえ奴」とあおった。

明治四年、海軍士官だった東郷はイギリスに官費留学。同一一年（一八七八）まで滞在して、兵術や国際法を学ぶ。

留学中に食文化のちがいについても研究したはずで、気になったのが肉料理のビーフシチューだったようである。イギリスの肉料理の中でも、最も気に入ったのもこの料理。

汁がとろりとしているのも、海軍の海上料理には理想的である。ビーフシチューを口にするたびに、日本人向きに作るにはどうすればよいか、頭の中でレシピを組み立てていたのではないだろうか。

シチューは、牛肉に加えて根菜系の野菜も多く、体力強化に役に立つ。やがて帰国した東郷は、海軍の料理担当兵に作らせたのは、容易に想像がつく。

牛肉を主にジャガイモ、ニンジン、玉ネギ、糸コンニャクも入る。コンニャクは、江戸時代からの肉料理には欠かせないつけ合わせで、このようにして、ジャパニーズシチューとも呼べる「肉じゃが」が誕生した。

明治の前半は、海軍、陸軍とも兵たちの脚気《かっけ》で苦しんだ。大量の白米食によるビタミンB_1不足が原因。海軍の場合、ビタミンB_1の豊富な麦めしと肉の多い西洋料理をとり入れたため、明治の半ばには、脚気はほぼ消滅していた。

海軍生まれの日本の長寿食

東郷平八郎が、連合艦隊司令長官に任ぜられる

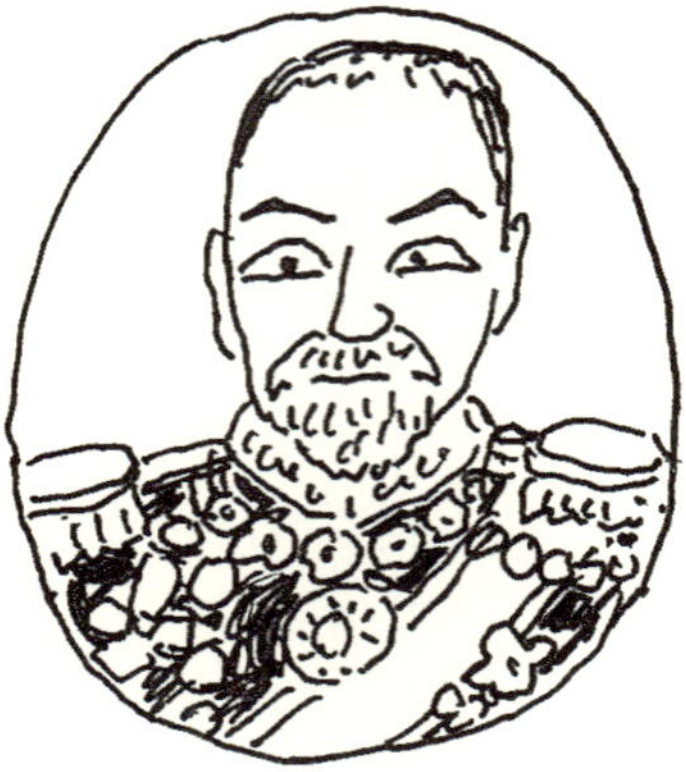

前のポストが、初代舞鶴鎮守府司令長官であったことから、舞鶴市が肉じゃが発祥の地としてアピールしている。

海軍式の「肉じゃが」の作り方が、昭和一三（一九三八）の『海軍厨業管理教科書』に「甘煮」の料理名であり、牛肉、コンニャク、ジャガイモ、玉ネギ、ゴマ油、砂糖、醤油と材料をあげている（高森直史著『海軍肉じゃが物語』より）。ほとんど、現在の肉じゃがと同じである。

明治の末期から大正、昭和にかけて、陸軍でも、体力食として肉料理が盛んにとり入れられ、昭和一二年（一九三七）の『軍隊調理法』をみると、牛肉、豚肉、鶏肉、卵、牛乳などの料理が日常的に用いられている。

その中に「豚味噌煮」があり、材料は豚肉、コンニャク、ニンジン、玉ネギ、味噌、砂糖で、海軍式の牛肉ではなく、豚肉、醤油のかわりに味噌を用いているが、作り方は海軍の「甘煮（肉じゃが）」とほとんど同じ。

戦後になり、家庭料理として、カレーとトップの座を争うほどの人気メニューとなったのも、陸軍の復員軍人さんたちが郷里に帰還して、家庭でも作るようになったためである。

この「肉じゃが」が、戦後の日本人の栄養向上に果たした役割は非常に大きい。肉を食べるようになって、日本人の平均寿命は飛躍的に伸長するのである。

イギリスのビーフシチューをヒントに、東郷によって作られはじめた「肉じゃが」は、栄養効果も高く、タンパク質はもちろん、ビタミンやミネラル、抗酸化成分、食物繊維もたっぷりとれる。

軍隊食から家庭料理として定着した「肉じゃが」は、日本人の長寿食としてスタートをきった。その一番の功労者が、東郷平八郎であることを忘れてはならない。

東郷は大正二年（一九一三）に元帥となり、晩年は晴耕雨読のおだやかな生活で、昭和九年（一九三四）に八八歳で没したが、立派なご長寿であった。

物集高量《もずめたかかず》の長寿食はウナギの蒲《かば》焼き

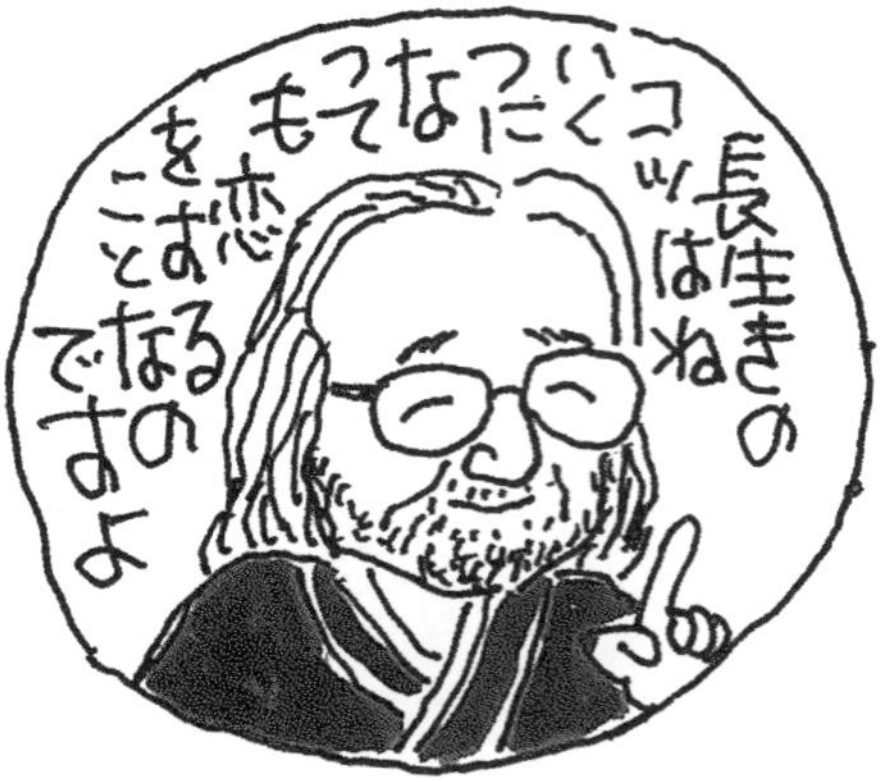
長生きのコツはね
いくつになっても
恋をすることなのですよ

「三三人目の恋人と恋愛中です」

人間は、恋をすると幸せホルモンのセロトニンや快感物質のドーパミンなどが増えることがわかっている。これらは一種の脳内ホルモンだから、恋をすることは脳の若さを保って、活気づける最高の薬なのだ。

恋をすると心がときめくのは、ホルモンの分泌が活発になっているからである。

いきいきと元気で長生きするための妙薬こそ、誰かを好きになることなのだ。「長生きするには、恋をするのが一番いい。私は現在三三人目の恋人と恋愛中です」

物集高量は、昭和六〇年（一九八五）の一〇月に一〇六歳で亡くなる何年か前に、このような怪気炎をあげていた。

生前に刊行した『百歳は折り返し点』の中で、「人間てのは、食生活と性生活で生きてますでしょ。けど、この調節が難しいんです」といい、次のようにも語っている。

「最後の目標は、日本一の艶福家《えんぷくか》になるってことです。艶福家って言葉はね、昔、流行した言葉で、今の人には、ちょっと耳遠いかもしれませんが、ひと口にいやァ、女性にモテるってことですよ（中略）。あたしゃ若いときから、ずっと恋をしつづけてきたけど、実のところあんまりハカバカしい結果は得られなかったの。それが、日本一の艶福家になろうってんですから、図々しいやね。けど、これ本気。日本一の美人を必ず恋人にしてみせますよ」

このくらいの若々しさがなければ、現役で一〇〇歳を迎えるのは困難だろう。

大好きなのはウナギの蒲焼き

物集高量は明治一二年（一八七九）に、国文学者・物集高見の長男として生まれ、東大を卒業後に、新聞記者をしたり、小説を執筆したりしていたが、やがて父の出版業を手伝う。

晩年に関心が深かったのは宇宙論で、誰が訪ねてきても、必ずＵＦＯの存在を訊くほどだったという。天文学にも興味を持ち、書棚には、その種の専門書が沢山つまっていたと伝えられている。

かなりの食通でもあり、とくに好んだのがウナギの蒲焼き。ウナギに豊富な脂質にはＤＨＡが多く、記憶力の若さを保って、創作能力を高める作用がある。

さらに、アミノ酸のアルギニンとミネラルの亜鉛がたくさん含まれていて、こちらは精力強化に役に立つ。若さを保つ上で欠かせないビタミンAやE、B_1、B_2も含まれており、これらは免疫力を高める働きもあるから、不老長寿の実現に貢献していたはずである。

ウナギの蒲焼きには、体細胞の若さを保つ上で不可欠なコラーゲンも多い。物集は、長生きに効果的な食べ方が、実に上手だったのである。

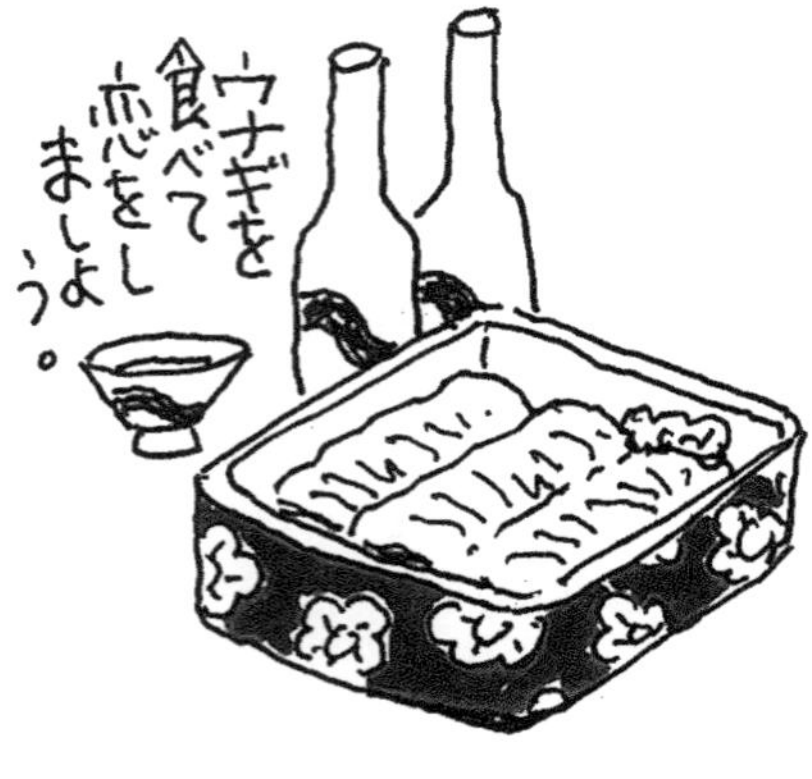

永井荷風の「人参飯《ニンジン》」

ひょうひょうと街歩き、そしてビール

永井荷風（一八七九—一九五九）は、『ふらんす物語』や『墨東綺譚《ぼくとうきたん》』などで知られる大作家であり、その個性的で自由な生き方に共鳴する若い人たちも少なくない。

結婚したこともあったが、三〇代後半からは独身を通し、自由にひょうひょうと生きた。ふらりと市井の雑踏にまぎれ込み、流行や女性のしぐさなどを傍観することに、興味を持った。

街歩きをしてビールを飲む。ウナギの蒲焼きを食べる。そのような体験が、原稿に生きてくるのである。

電車やバスを使って出歩く。街角に立って眺める。路地に入り、娼婦のいる町をうろつく。「人生に三楽あり、一に読書、二に好色、三に飲酒」と述べているが、還暦を過ぎてからも、浅草の盛り場に出没し、玉の井（現墨田区東向島）の私娼街にも、足しげく通った。

気ままな独居を続けながら、好色を愛したのである。浅草のストリップ小屋通いも趣味で、よく楽屋にも訪れ、若い踊り子に囲まれ、ニコニコしている写真も残っている。

ストリップショーで、赤い湯文字（腰巻）を使う、セクシーな踊りは、荷風の考案といわれる。一時期はたのまれて、ショーの演出を手がけたこともあった。気が向けば、荷風は、踊り子たちを連れ

て、浅草のお汁粉屋やレストランなどにも行っている。

四畳半の部屋の七輪

昭和二三年（一九四八）、荷風は千葉県の市川市に古家を購入して、それまでの借家から転居した。しかし、雨が降ると、雨漏りするような家だったために、やがて移転しなければならなくなる。

昭和三一年（一九五六）、京成八幡駅近くに四〇坪の土地を求めて、さっそく家を建て、翌年の三月に引っ越した。

昭和三一年というと、『経済白書』が「もはや戦後ではない」と宣言し、翌年には白黒テレビ、電気洗濯機、電気冷蔵庫が三種の神器となり、結婚道具には欠かせなかった。サラリーマンの収入も増え、暮らしも向上していたのである。

日記によると、荷風は、引っ越したその夜は、新居でただひとり、粥を煮て食事をしたという。

終《つい》の棲家《すみか》の間取りをみると、四畳半と六畳、三畳、それに台所とトイレ。あまり広くはないが、庭もついていた。六畳の間には、敷きっぱなしの布団があり、原稿を書く机と本棚があった。四畳半には、七輪が置かれ、鍋、湯のみ、コーヒーの瓶などが畳の上に並べられている。こじんまりとしていて、好きなことに打ち込める、お気に入りの家だった。

ビーフシチューとウナギの蒲焼き

六〇歳後半から七〇歳になると、荷風の街歩きは、もっぱら浅草に向かうようになり、劇場をめぐり、喫茶店やレストランに通った。

晩年の荷風は、浅草の洋食屋アリゾナに入りびたるようになる。席に座ると、水がわりにビールを飲み、ビーフシチューをよく注文した。他のお気に入りのメニューはチキンレバークレオール（若鶏とレバーの煮込み料理）、海老フライ、グラタンなどである。

若い時からの好みは、ウナギの蒲焼きで、散策の途中で蒲焼きを買って帰り、家で食べることも珍しくなかった。

明治時代にアメリカやフランスで生活したことのある荷風は、コーヒーを飲む習慣もあり、パンもよく食べている。

晩年は手軽に楽しめるインスタントコーヒーになった。砂糖をたっぷり入れた、甘いコーヒーが好みである。荷風の飲んだ湯飲みの底には、溶け切れなかった砂糖が、ごっそり残っていることもよくあったという。

カツ丼を食べて大往生

独居生活を送るために欠かせないのが健康への配慮。そのためもあって、食中毒の心配のある刺身のような生ものは口にしなかった。

煮豆は好物で、外出のついでによく買った。甘い和菓子も好み、桜餅や草餅、ぼた餅などあんこを用いたものが多かった。洋菓子はあまり好きではなかったようである。

野菜は、好き嫌いなく、何でも食べている。オ

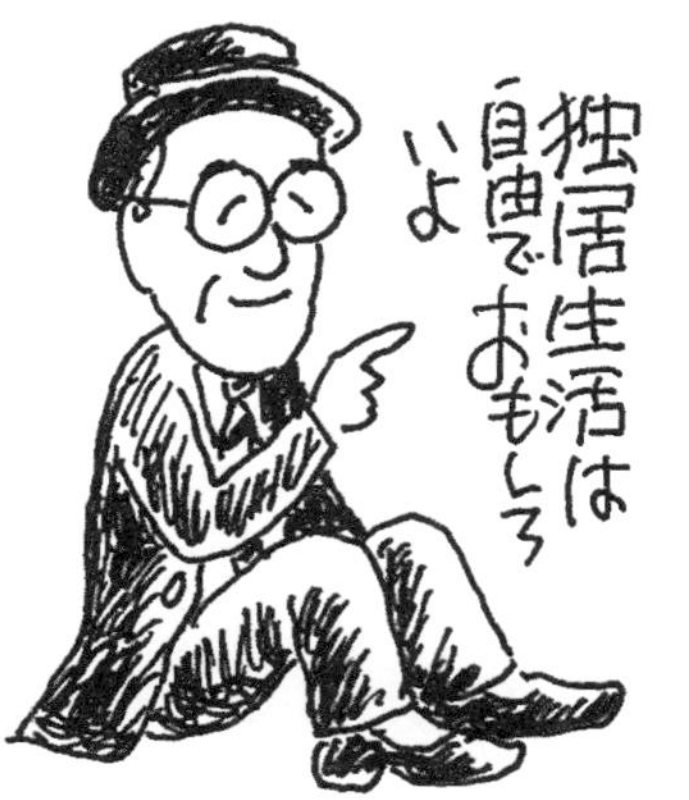

リーブオイルを用い、ワインも好んだ。

傑作なのは、自炊の「人参飯《ニンジン》」だ。畳の上に七輪を置き、丸鍋に米、細かに刻んだニンジン、他の野菜なども入れて水かげんしたあと、火にかける。老境の荷風が、薪や炭で火加減しながら、炊くのである。

朝昼兼用の飯で、七輪の前に座り、渋うちわ片手に炊いた。夜は外食が多く、家にいる時は、昼食の残り物ですます。おかずは、好物の煮豆、それに買い置きの焼き豚などである。調理の手間が不要で、切るだけで食べられるハムもよく用いている。外食は、肉料理やウナギの蒲焼き、ドジョウ料理などが多かった。

人参、煮豆、肉、ウナギ、ドジョウ、ワイン、オリーブオイルと長寿効果の高いものばかり。しかも、荷風は女性を愛し、恋もした。結果的に性ホルモンの分泌をうながし、老化を防いで、若さを保つ効果となった。

荷風は街歩きが好きで、よく歩いており、こちらも体内の基礎代謝をアップさせ、血行をよくして、心臓を丈夫にするなど健康効果が高い。

昭和三四年（一九五九）、七九歳での死の前日、最後の食事は自宅の近くにある大黒屋のカツ丼だった。

前の日に外出してこの丼飯を食べ、翌朝に亡くなっている。

みごとな街歩きの達人であり、生涯現役だった。ひとり暮らしの自由を楽しみながら、昭和三四年の男性の平均寿命（六五・二歳）より一〇年以上も長生きしている。

長寿コラム

ジャンヌ・カルマン笑って大長寿

一二〇歳で大還暦を迎えた世界一の女性

出生証明書など、確実な証拠のある人物として、人類史上もっとも長生きしたのが、フランスのジャンヌ・カルマンという女性である。

フランスのアルルで生まれたのが一八七五年の二月で、死去したのが一九九七年の八月だから、実に一二二年の長い人生を生き抜いたスーパー長寿者だ。

一二〇歳を「大還暦」というが、確実なデータのある人物としては、史上唯一の女性といってよい。彼女の父親は九二歳、母親が八六歳、兄が九七歳まで生きており、長寿は遺伝的な要素も強かったのかもしれない。一八九六年に結婚したが、娘を一九三四年、夫を一九四二年に亡くしている。

しかし、負けずぎらいなジャンヌ・カルマンは、八五歳でフェンシングを始めたというから驚きである。フェンシングは、中腰になって、相手をすばやく攻撃する西洋流の剣術であり、それができたということは、運動機能が老化していなかったのだろう。

さらに驚嘆するのは、自転車には一〇〇歳まで乗っていることだ。健康に自信があったのである。

長寿者は赤ワインを好む

日本の一〇〇歳以上の長寿者は、野菜類を好んで食べているが、彼女はあまり好きではなかったようだ。その代わり、好きなものは目を輝かせて食べ、そのような食事のスタイルが長寿に役立っていたようにみえる。

彼女の好物というのが、ワインとチョコレートなのだ。いずれも、心臓や脳を酸化から守り、その若さを保つ抗酸化成分の豊富なものばかりなのである。

トーマス・パー、それにエマ・モラノにしても、ワインを好んでおり、飲み続けることで、健康効果が高まることを本能的に知っていたのかもしれない。

長野県と山梨県はいずれも長寿県であり、どちらも山岳が多く標高が高いから、果物の栽培には適している。両県ともブドウの栽培が盛んで、日本でもトップクラスの生産県である。

ブドウの果肉や赤ワインに多いレスベラトロールや抗酸化成分が、誰の体の中にもある長寿遺伝子をオンにして活性化させる働きがあり、認知症の予防に加えて、動脈硬化やガンの予防効果でも期待を寄せられている。

大笑いでスーパー長寿

イタリアのエマ・モラノ（→「エマ・モラノの卵食長寿法」）と同じように、ジャンヌ・カルマンも大のチョコレート党であった。チョコレートのカカオポリフェノールには老化防止の効果があり、古くから「神の食物」と呼ばれてきたほどの長寿作用が知られていた。

ジャンヌ・カルマンは、少女の頃に父が営んでいた雑貨店に、絵具や画布を買いにきた画家のゴッホと会ったことがあるというのが自慢であった。

一一四歳の時に映画にも出演して、史上最年長の女優にもなった。彼女は根が楽天家であり、口癖のように「どうにもならないことでくよくよ悩んでも仕方がないでしょ」というような、常に前向きの人生観であった。

晩年は目が不自由になり、車椅子で生活していたが、会話は常にユーモラスで、「笑いが、私の長寿の秘訣なの」といい、医師や看護を大笑いさせていた。

声を出して笑うと、横隔膜が活性化して腹筋や表情筋が活発に働き、全身の血流がよくなる。大笑いは有酸素運動と同じように、酸素をたっぷり取り込むことが得られて、ストレス解消に大いに役立つ。

笑うと自然治癒力を向上させるナチュラルキラー細胞の活動が高まり、ガン細胞をやっつけてしまうほどのパワーを発揮するそうである。

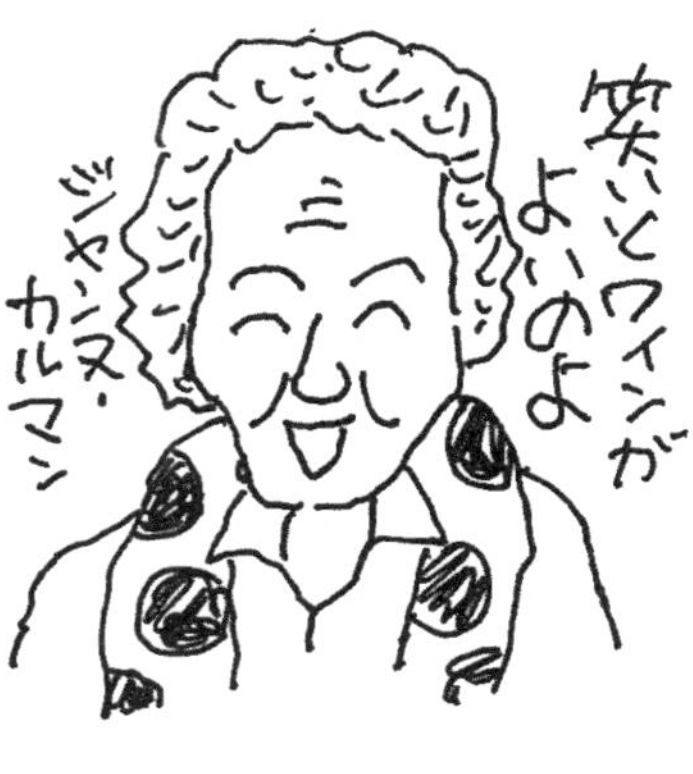
笑いとワインがよいのよ
ジャンヌ・カルマン

長寿コラム

エマ・モラノの卵食長寿法

毎日卵を食べ続ける

エマ・モラノは、イタリア生まれの〝スーパー一〇〇歳人〟で、二〇一七年の四月に一一七歳で死去した。生誕は一八九九年の一一月で、一八〇〇年代生まれで生き続けた唯一の女性であった。

イタリアでは、歴代最長寿記録を持つ女性で、ヨーロッパではフランスのジャンヌ・カルマン（没年一二二歳）に次ぐ、歴代二番目である。

彼女は長命の家系に生まれ、家族の何人かは九〇歳以上まで生きている。妹のアンジェラ・モラノは一〇二歳で亡くなっている。

出身地の町はエマ・モラノの死去にコメントを出し、「彼女は比類のない生涯を過ごした。前向きに生きた彼女の力強さを、私たちは忘れない」と語ったという。

マスコミに長寿の秘訣を質問され、「毎日、卵を二、三個食べるだけ。それからクッキーもいただくわ。それと独身で生活してきたこと」と語り、「私は歯がないから、あまり量はとらない」と答えている。

エマは、子供の頃は病弱で、医者から健康にいからと卵をすすめられ、一〇〇年以上も毎日欠かさずに食べてきたという。その他では、ブランデーを少し飲み、時々チョコレートを食べていることを長寿の理由にあげており、野菜類はあまりとらなかったようだ。

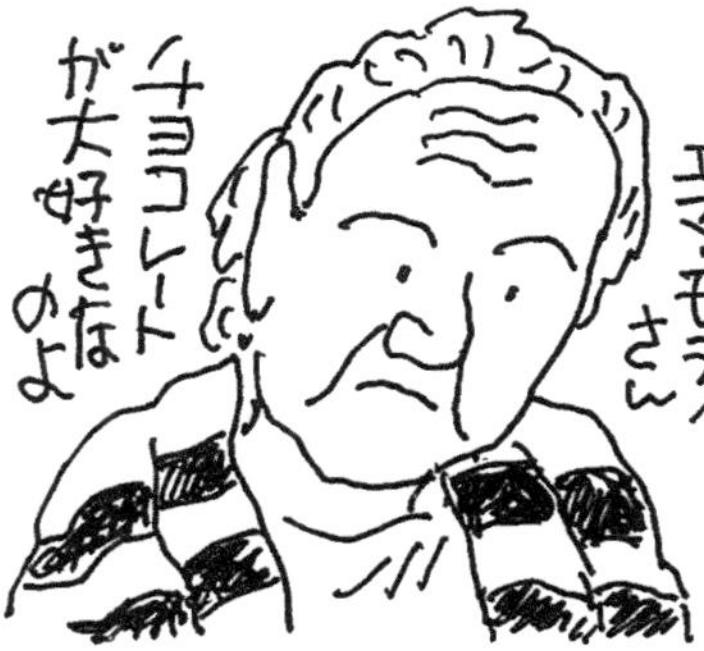
チョコレートが大好きなのよ
エマ・モラノさん

チョコレートの長寿効果

「独身」の理由は、結婚したが、夫が暴力を振るう男だったので別居することになり、以来ひとり暮らしを通した。後のインタビューで、「私は誰からも支配されたくなかった」と語っている。ストレスから解放されて、自由になったことも、長寿の原動力のひとつになっている。

日本の長寿者でも、卵を常食している方が少なくない。卵は老化を防ぐ長寿食なのだ。不老長寿の実現に欠かせない栄養素のうち、ビタミンCと食物繊維以外は、すべて含まれている。食物を通してとらなければならない九種類の必須アミノ酸をバランスよく含む高タンパク食品であるが、卵黄にはアルツハイマー病の予防効果が期待できそうだという研究も増えている。卵黄に含まれているレシチンがその成分で、脳の神経伝達物質であるアセチルコリンの材料となり、脳の機能を高める作用があるのだ。

アセチルコリンは、記憶や学習、睡眠、目覚めといった脳の働きと深くかかわっており、生涯現役の長寿を実現するためには重要である。老化による脳の衰えに歯止めをかけ、物忘れや認知症を防ぐためにも、レシチンを積極的に補うことが大切になってくる。レシチンは卵黄のほかに大豆にも豊富に含まれている。卵黄にはビタミンE、D、Aなどに加えて抗酸化成分も多く、脳卒中の予防にも期待されている。

チョコレートには抗酸化成分のポリフェノールが多く、動脈硬化や胃潰瘍を防ぐ作用があり、同時に含まれている食物繊維のリグニンには血中のコレステロール値を低下させる働きがあるといわれている。（→「【長寿コラム】チョコレートは神さまのくれた不老食」）

アステカ時代、チョコレートは「神の食物」という言い伝えがあり、決して根拠のないことではなかったのである。

時々、ブランデーを飲んでいたといい、少量の飲酒は血行をよくし、心臓の老化を防いで、脳の若さを保つ上で役に立つ。

彼女は夫と別居してからはひとり暮らしで、自宅アパートで生活していたが、二〇年ほどは、外出も少なかったという。最晩年は寝たきりのままで、介護を受けるようになったのは、数年間だけであり、最後まで意識は、はっきりしていたという。

木村次郎右衛門さんの健康朝食

朝はヨーグルトと梅干し

京都府京丹後市の木村次郎右衛門さんは、平成二四年（二〇一二）の一〇月、一一五歳の時にギネスの長寿世界記録の認定を受けた。そして、平成二五年（二〇一三）の六月に一一六歳で亡くなるまで、年齢検証済みの最高齢記録保持者のポストを維持した。

生まれは明治三〇（一八九七）の四月。二〇歳から六五歳まで地元の郵便局に勤めていたが、常に前向きな生き方だったという。晩年は孫の妻との二人暮らしであったが、生活は規則正しく、朝、昼、夕の三食を好き嫌いなしにしっかりとり、食事以外は自分の寝室で過ごすことが多かった。

毎日、朝の五時半には起床し、夜は八時に就寝という生活。食生活をみると、朝食にはヨーグルトや梅干しを添え、夜は牛乳を飲むことが習慣になっていた。

長生きするための食事法については、「食物に好き嫌いはなく、食細くして、命永かれ」といい、少食に努めていたと伝えられている。

また、「時代についていけないようでは、いけない」と語り、長い時になると、三時間もかけて拡大鏡を用いて新聞に目を通していた。テレビでは、国会中継と大相撲を欠かさずに視聴。知的好奇心が、若い人のように旺盛だった。

梅干しの効果

平成二四年の四月に一一五歳の誕生日を自宅で迎えたが、その時の報道によると、今でも楽しみは食事で、朝昼夕の食事を欠かさずに、しっかりとっていたという。時によっては、アユを丸ごと一匹食べてしまうほど食欲もあり、まわりの人たちを驚かすほどだったと伝えられている。

注目したいのは、ヨーグルトと牛乳をよくとっていたということで、どちらにもタンパク質とカルシウムが豊富。転倒などによる骨折を防ぐ上では理想的である。

ヨーグルトの最大の持ち味は豊富な乳酸菌にある。乳酸菌には腸内の善玉菌を増やす整腸効果、便秘の解消、さらに免疫力のアップによる感染症の予防、老化防止作用などが期待されているのだ。

サツマイモも好んだというから、食物繊維が多く、善玉菌を増やして腸内環境をととのえる上で

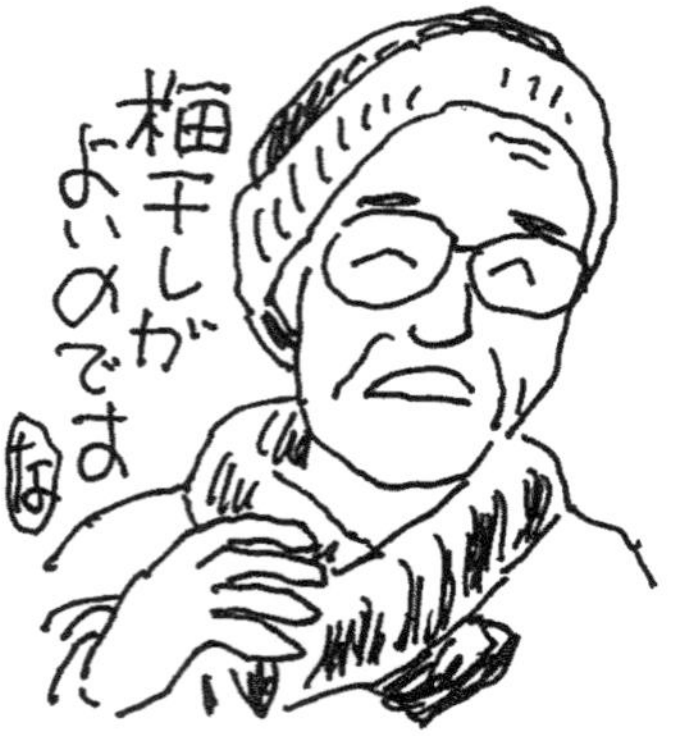

役に立つ。

規則正しい食事回数と、牛乳、ヨーグルト、サツマイモといったユニークな食べ方が、木村さんの長寿記録を支えていたものと思われる。

梅干しも重要だ。

酸味のもとはクエン酸などの有機酸で、朝ご飯の時に梅干しを食べると、唾液が急速に湧出して口中をうるおし、食事をとりやすくしてくれる。唾液には、消化酵素に加えて、パロチンといった老化を防ぐホルモンが含まれていて、これまた長寿記録への強い援軍になっている。

ユーモラスな方で、長生きは自然体で生きるのが一番の薬といい、「自然に任せることが大切であり、大きな望みを持っても、なかなか思い通りにはならない」ともよく語ってくれたという。

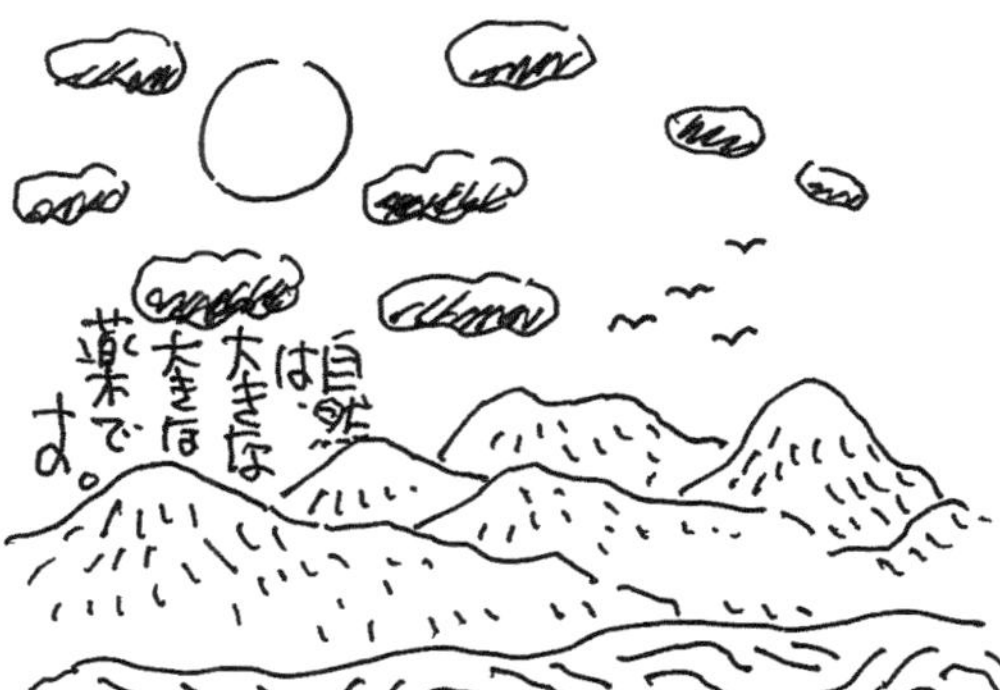

きんさん、ぎんさんの一〇〇歳食

一〇〇歳のアイドル

一〇〇歳を越えても、テレビのアイドルになるほどパワフルな双子の姉妹がいた。姉は成田きんさんで、妹は蟹江ぎんさん。

明治二五年（一八九二）、愛知県鳴海村（現名古屋市緑区）で生まれ、明治、大正、昭和、そして平成と激動の一世紀を生き抜いた。その間の苦労を少しも感じさせない明るさで、多くの人たちを勇気づけてきたのである。「生まれてから、働きづめだったが、おかげで今が一番幸せだねー」が口癖で、人なつこい笑顔で語るのだった。

和服を着て、座布団の上にちょこんと座ってテレビに登場する二人の姿を覚えている人も多いのではないだろうか。

きんさん、ぎんさんはコマーシャルでも有名だった。明るくて、元気で、何よりもかわいらしい。そして、一〇〇歳以上とは思えぬほど、たくましかった。自分のことは、自分でする。足腰も目も耳も達者で、認知症にもなっていない。

頭脳明晰で、面白い答えがポンポン返ってくる。しかし、人間の寿命には限界がある。きんさんは二〇〇〇年に一〇七歳、ぎんさんは次の年の二〇〇一年に一〇八歳で亡くなった。きんさんは亡くなる前に布団の中で、「ナンマイダブ、ナンマイダブ」と唱えていたという。長かった人生が終わりに来ていることを悟っていたのだろう。

眠ったまま、静かに息を引きとったと伝えられている。

ぎんさんは、姉の訃報を布団の中で娘から告げられると、声にならない声を出して、布団を頭からかぶり、布団の中で手を合わせて静かに泣いていたという。ぎんさんは、亡くなった姉のきんさんの後を追うように、翌年一〇八歳で旅立った。二人とも大往生だった。

「味噌汁」を欠かさない

一〇〇歳過ぎても仲良し姉妹だった二人の好物は味噌汁で、ほとんど毎日食べていた。きんさんの場合、「朝も夜も、味噌汁欠かしたことがないがね」といい、具は豆腐、ワカメ、大根などを好み、朝は生卵をぽとんと落した味噌汁の場合が多かったと、週刊誌で語っている。

ぎんさんは、小さい時からワカメの味噌汁を好み、豆腐を入れる場合もあり、他には玉ネギや里イモ、ネギを入れた味噌汁が多かったようで、ワカメには、血圧を下げる作用があるとか、髪にもいい、とよくいっていたそうである。

味噌の材料は畑の肉と呼ばれる大豆。老化防止のかたまりのような食材で、記憶力をよくするなど、脳の働きを活性化させるレシチンが豊富。植物性の女性ホルモンと呼ばれるイソフラボンも多いから、二人の若さを維持する上で大いに役立っていたのはまちがいない。

きんさん、ぎんさんは、五、六歳の頃から、畑仕事から食事の準備など、両親を助けて、よく働いた。当時の農家では、どこでも子供は大事な働き手であり、妹や弟も次々と生まれた。

畑でとれた大豆や野菜を食べ、惜しみなく体を使って働く。小さい時からのこのような生活が、二人の健康長寿の土台をつちかってきたのである。

マグロとヒラメの刺身

味噌汁と並んで、日常の食事に欠かせないのが魚である。きんさんの場合、とりわけ好きなのがマグロで、夕食には五切れほどの刺身がのる時が多かった。ウナギの蒲焼きも大好きで、こちらは昼食のご馳走である。

魚好きな点ではぎんさんも負けてはいない。ただきんさんのマグロ系の赤身の魚ではなく、新鮮なカレイやヒラメなど白身の魚を好み、毎日のように食べていた。

魚には、血液をサラサラにしたり、頭の若さを保つ必須脂肪酸が多く、二人の長寿に貢献していたのはまちがいない。

ぎんさんは大の日本茶好きであったが、きんさんはあまり好まず、白湯《さゆ》を服する習慣である。二人は、お互いの健康を気づかう思いやりが深かった。

晩年になり、ぎんさんが姉に「梅干しを毎日食べると健康にいいよ」と勧めたことがある。すると、素直に聞き入れ、さっそく妹に見習って食事ごとにとるようになったという。

梅干しの酸味はクエン酸などの有機酸で疲労回復効果だけではなく、唾液の量を増やして口の中をうるおし、食事をとりやすくしてくれる。他にも血行促進や若返りといった多彩な作用があるのが梅干しである。

食物以外で、二人に共通した健康法は「散歩」と「湯浴《ゆあ》み」。お風呂が大好きなのである。一日の終わりの湯浴みで、一日の疲れを癒す。一〇〇年間、ほとんど毎日、入浴を欠かしたことがなかったという。

とくに注目したいのが、一〇〇年間とり続けてきた食事。まさに、一〇〇歳食の内容である。

日に三度の食事こそ、長寿の原点だからである。「米」と「味噌」、「魚」、「野菜」、「海藻」、「梅干し」、「お茶」など。

日本人が、何百年もかけて形成し、定着させてきた、伝統的な「和食の組み合わせ」そのものなのだ。一世紀以上も長生きするために、とらなければならない、バランスのとれた食事を日常的に実行し、私たちにその効果を気づかせてくれたのである。

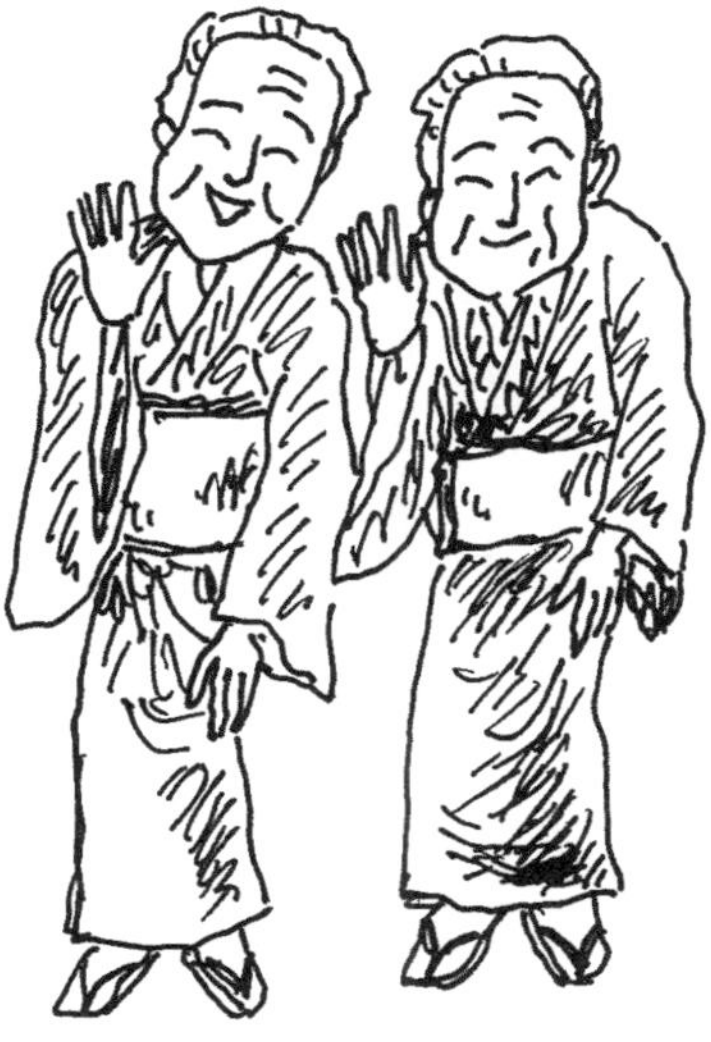

長寿コラム
あっぱれ超高齢トキの子作り食

「年寄らない」の人生

「年寄り」にあらず。
「年寄らない」なり。

つまり、年を感じさせない生き方。いくつになっても、若々しい表情と行動力で前進する。かっこいい年のとり方をいたそうじゃありませんか。

今や「人生一〇〇年」の時代。

一〇〇年間生きる覚悟で、人生を設計する時代になった。金も大切であるが、もっと重要なのが健康寿命を延ばすこと。

九〇歳、一〇〇歳になっても、仕事を継続できる体力、知力を維持する。

そのためには、どんどん進行する老化から、どのようにして身をかわすか。完全に避けることは不可能であるが、魔神のように恐ろしい老化をだまして、その進行をおくらせることはできる。

ストレスを少なくして、細胞の酸化を防ぐ。人間は生きるために、酸素をとり込むが、その酸素の一部が体内で活性酸素という猛毒に変化し、細胞を酸化させてむしばみ、老化を促進させてしまう。金属がサビるように、人間の体もサビていく。

その「サビ」こそ酸化であり、肉体の老化に他ならない。「サビ」を防ぐのが、テレビなどでよく話題になる「抗酸化成分」。健康長寿のカギは、実に抗酸化成分の上手なとり方にあるといってよい。

老化を防ぐ抗酸化作用

抗酸化作用のあるものというと、野菜などに多いビタミンCやE、それにカロテン、緑茶のカテキン、コーヒーのクロロゲン酸、赤ワインやブドウのアントシアニン、大豆のイソフラボン、魚のサケの赤い身に濃厚に含まれているアスタキサンチンなどがある。

アスタキサンチンは、天然の色素成分であるカロチノイドの一種で、サケのほかにはエビやカニ、キンメダイなどにも含まれ、ビタミンEの数十倍といわれるほどの強力な抗酸化力を持っている。

老化防止はもちろん、免疫機能を高めるなどの働きに加え、最近の研究では、血糖値を下げるために有効なインスリンの作用を強める働きまであることがわかっている。アスタキサンチンは、サケの卵のイクラや筋子《すじこ》にも豊富である。

「年寄り」になっては、老化を速めてしまう。ストレスを片っ端から撃破し、「ワッハッハ」と大笑いしながら、平気な顔して「年寄らない人生」を楽しむ上で、アスタキサンチンは強い味方なのだ。

老いたるトキの子作り食

このアスタキサンチン・パワーで、あっぱれな大手柄をたてたのが、新潟県の佐渡トキ保護センターで、元気に生き続けている二一歳になった雄のトキだ。

八歳になる雌のトキと見事にカップルとなって有精卵を生ませ、その卵から一羽のひな鳥が、二〇一七年の五月に誕生したのである。

トキの寿命は、大体二〇歳以下であり、繁殖年齢も雄で一八歳くらい、雌で一六歳くらいまでとみられているのに、二一歳の老境でつがいとなり、産卵に成功した。あっぱれというほかはない。

現在の日本人男性の平均寿命はほぼ八一歳強だから、人間でいったら八〇歳を越えてからの子作りということになり、快挙である。

後期高齢者の雄のトキが、繁殖に成功した背景にあったのが、アスタキサンチンだった。

つがいになる二ヵ月ほど前から、ドジョウやミンチにした馬肉などの餌にサプリメントとしてアスタキサンチンを混ぜて与えたところ、それまであまり元気のなかった雄のトキが、活発に行動するほど若返り、ついに雌のトキと繁殖行為をなしとげた。

おそるべし、アスタキサンチンパワー。

サケに豊富に含まれているアスタキサンチンの若返り効果は、もちろん人間にも効果があるのはいうまでもない。

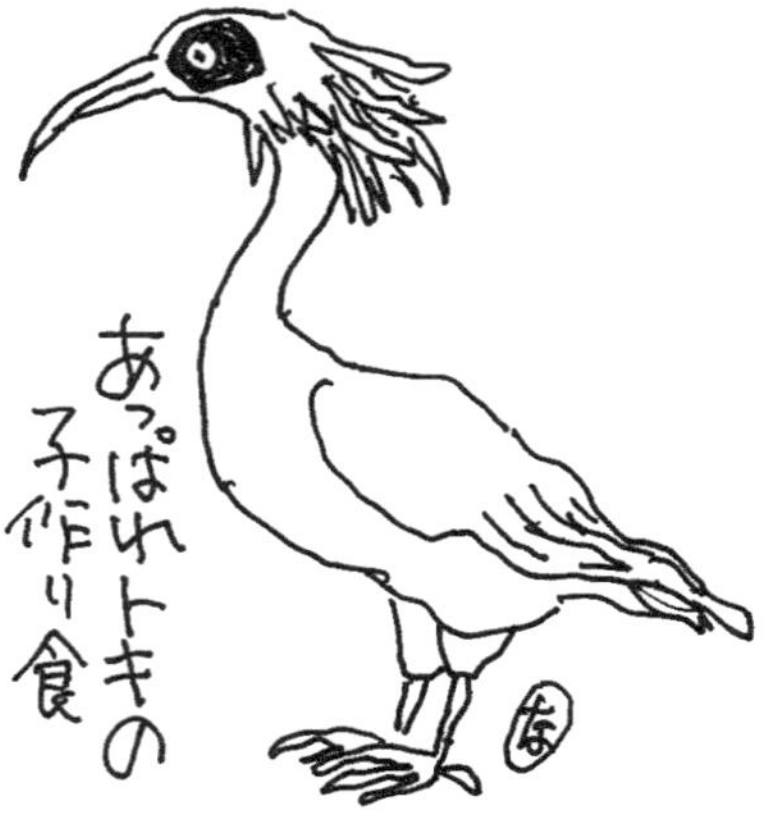

藤沢ミつの一〇〇歳食は「油味噌」

おしゃれな超長寿者

長野県は、味のよい信州味噌の産地としてよく知られているが、平均寿命で男女共に日本一になったこともあり、現在でもトップクラス。

それだけではない。厚生労働省の発表によると、二〇一五年で各都道府県の中で、病気などによる死亡率がもっとも低かったのは、男女共に長野県だった。

昭和六一年から平成二年（一九九〇）まで、長生き日本一の記録を保持した長野県下諏訪町の藤沢ミつさんが、平成二年に一一三歳で大往生した。

若い時から、生活のために行商やきこり、まかない婦など、体をよく使って歩く仕事をしてきたことが、丈夫な骨格を形成する上で役に立っていたようである。

一一〇歳を過ぎてからも元気で、杖をついて公衆浴場に出かけるほど。近くの美容院に行って髪をショートカットにするなど、おしゃれな面もあった。

食と共に、そのような心の若さが、長生きの大きな要因になっていたのはいうまでもない。私がある放送局の取材で藤沢さんにお会いして、長寿の秘訣をうかがったのは一一一歳の時である。

「油味噌」の長寿作用

小柄な方で、大変に若々しく、血色のよいのに

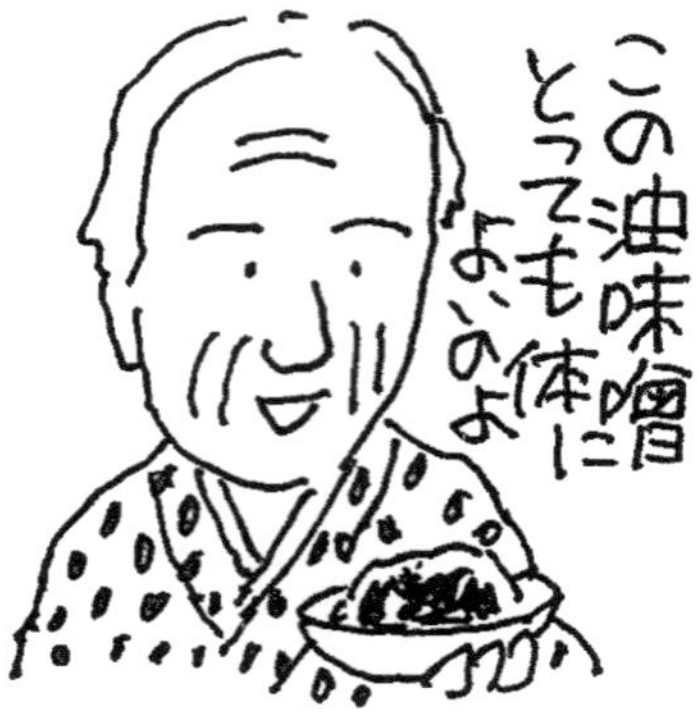

は驚いた。爪の色がピンク色なのである。身内の方たちといっしょに、幸せに過ごしていた。

長寿の秘訣をたずねると、「くよくよしないで、一人ででも生きていく強さを常に持ち、甘い物、塩辛い物をひかえること」と語ってくれた。

食事の基本は家族と同じで、普通に炊いたご飯を軽く一杯で、一日に二回食。実だくさんの味噌汁と野菜のおひたしが定番。

ユニークなのは、食事ごとに欠かさないという「油味噌」。

作り方は簡単。フライパンに油を引き、味噌と適量の砂糖を入れ、とろ火で練り上げたもので、好みですりショウガを加えることもあるという。

この「油味噌」を常備菜とし、ふたのついた容器に入れて、食卓に欠かさない食習慣。私もすすめられて、少々ちょうだいしたが、ご飯によく合う、美味な手作り舐め味噌であった。この簡単に作れる「油味噌」が、藤沢さんの〝一〇〇歳食〟だったのである。

時々、梅干しを入れた白湯《さゆ》を飲む。梅干しのクエン酸は、新陳代謝を促進し、疲労物質として筋肉などにたまった乳酸を分解して、体を軽やかにする。梅干しの酸味には強い殺菌作用もあり、高齢者にとっては強力な味方だ。

味噌の栄養が藤沢さんの体の衰えを防ぎ、長寿に役に立っていたのはまちがいない。味噌特有の褐色色素はメラノイジンで、大豆が発酵、熟成する過程で発生する物質で、抗酸化作用があり、動脈硬化を防いで、心臓を丈夫にする働きなどで注目されている。

大豆に豊富なタンパク質が、発酵によってアミノ酸に変化しており、身体機能の若さを保つ上で効果があったと思われる（藤沢さんの昔の戸籍に問題があり、実際は一〇歳くらい若かったといわれているが、それにしても一〇〇歳は超えている。お元気な長寿者だったことにかわりはないと思う）。

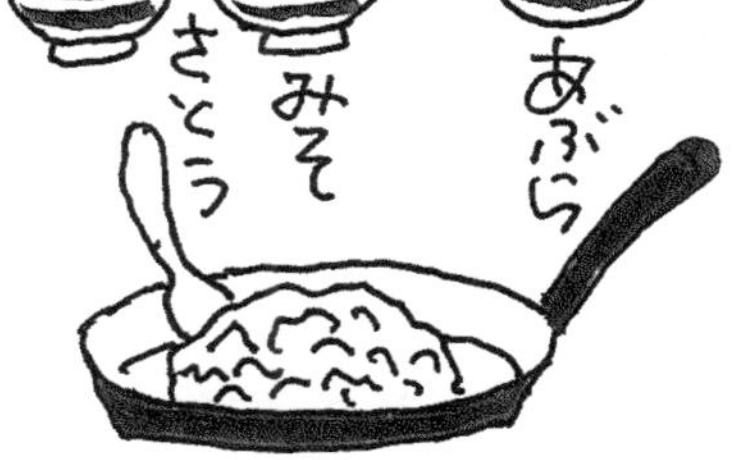

長寿世界一としてギネスにのった泉重千代さん

耳と長寿

長寿者の「耳」は大きい。

ほとんどの場合、福耳なのだ。

仏像の耳も、すべて大きいが、あの耳も、永遠不滅の生命力のシンボルではないだろうか。古代以来の仏師たちは、長寿者の耳の大きいことを知っていて、それを仏像に表現し、永遠の生命を持たせたのではないだろうか。

長寿者の耳は、なぜ大きいのか。

考えられる理由のひとつは、耳は、音声を通して、情報を脳細胞の中にインプットする受信装置であり、耳が大きいということは、情報の入力能力が多いことを示す。つまり、好奇心が普通の人にくらべて旺盛なのだ。

ふたつめは、耳には体中のツボが集中しているといわれ、耳がよく発達していて大きいということは、生体の活性度が高いことを意味している。内臓の機能が若いのだ。

一一四歳の時に『ギネスブック』

泉重千代さんの耳も、実に大きかった。

惜しまれながら、昭和六一年（一九八六）に一二〇歳で世を去ったが、長寿大国日本のシンボルとして、その名前は、世界中に知られていた。

なにしろ、昭和五四年（一九七九）の六月、イギリスの『ギネスブック』に、「長寿世界一」として、正式に記録されたのである。

重千代さんの生年月日は、慶応元年（一八六五）の六月二九日。今から一五〇年ほど前。徳川体制崩壊直前の幕末の生まれで、最後の江戸人だった。一人の将軍と三人の天皇の時代を、たくましく生き抜いた重千代さんの出生地は、鹿児島県の徳之島伊仙町である。

満一一四歳の時に『ギネスブック』に記載されてからは、すっかり有名人となり、島の〝観光名物〟にまでなってしまった。

重千代さんは、なかなか元気で、若い女性が訪ねたりすると、「泊まっていったら」などというほど、ユーモラスなところもあった。

しかし、有名になり過ぎると対応に忙殺され、中には、「ヒゲを一本」といって困らせる客もいたという。訪問客が、「東京から来ました」というと、「ほう、江戸からおいでなすったか」といって喜んだというから、このようなのんびりした性格も、長寿の前提条件になっていたのは、まちがいない。

サトウキビ作り

父の名は為源で、母はつるかめだという。重千代さんの驚異的な長命は、母親の縁起のよい名前にあやかったのかもしれない。

明治維新を三歳で迎え、戸籍法が制定されたのは明治五年（一八七二）で、七歳の時である。「泉」姓を名のるようになるのは明治八年（一八七五）で、徳之島支庁が全島民に、苗字使用の許可を通達した時。

家業は農業で、サトウキビを作っていた。重千代さんは晩婚で、三九歳になってから。五一歳で、待望の子に恵まれたが、一歳と七ヵ月で病死。五八歳で、長女が誕生したが、こちらも二〇歳の若さで亡くなってしまう。

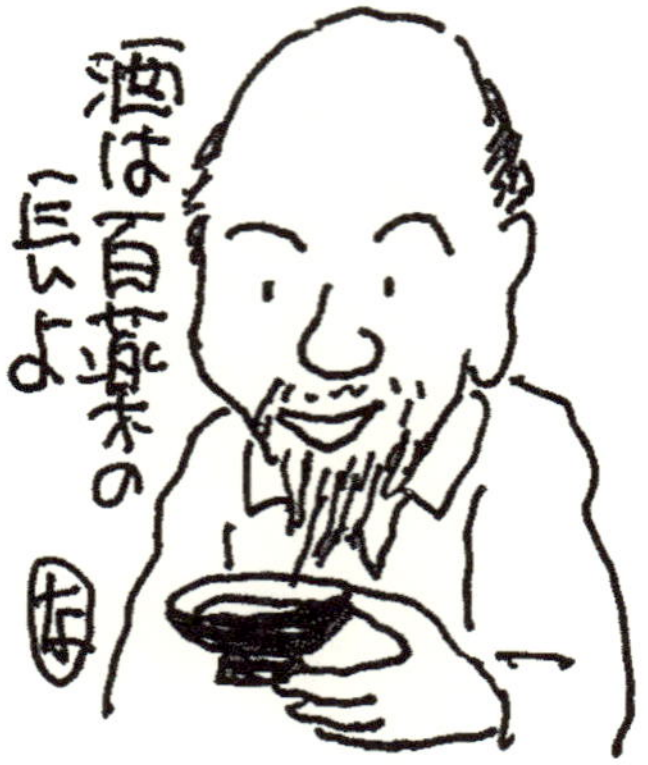

八〇歳近くなって、頼るべき実子を亡くすということは、たいへんなショックだったという。しかし、物は考えようで、逆に自立心が強固になり、それがスーパー長寿の記録ホルダーへ直進するための、大きな精神的バネになっていく。

昭和五年（一九三〇）、重千代さんは六五歳になっていた。長女のヨシは、まだ存命で七歳。この年、農耕用の牛が死んだために、「サタ（砂糖）作り」をやめ、四キロも離れた鹿浦港に移住して、港で沖仲仕の仕事をはじめた。

六〇キロもある砂糖の樽をかついで、船に積みこむ作業である。若い者でも体にこたえる仕事を七五歳くらいまで続けたというから、体力的に生来頑健だったのだろう。

黒糖酒が長寿の〝薬〟

終戦の直前に長女を亡くした重千代さんは、戦後はもとの家に戻り、サトウキビ作りを再開した。昭和三一年（一九五六）、重千代さんが九一歳の時に、五〇年以上も苦楽を共にしてきた妻のみやと死別。享年七四歳だった。

重千代さんは、生前、いちばん悲しかったことはと聞かれると、決まって、「バアさんが死んだことじゃ」と答えたという。

重千代さんはサツマイモが大好物だったが、食膳には、決まって実だくさんの味噌汁がついた。また、豆類が好きで、自分で作った大豆も、豆腐や煮豆などにしてよく食べている。

毎日、生みたての鶏卵一個も欠かさなかったという。質素ではあったが、季節ごとの新鮮なもので食膳をかざり、「腹八分目」をきちっと守った。すばらしい自然食である。

酒も好きで、五〇年来は、黒糖酒という島特産の焼酎を、四分六にお湯で割って飲むのが、何よりの楽しみだったという。

一〇〇歳になってからは酒量もひかえめにして、一合ほどを夕食の時に飲む程度だったというから、まさに、「酒は百薬の長」であり、「長寿の霊水」だったのである。（泉さんの生年月日は信頼性が疑問視されている）

ご隠居さんの酸っぱい甘酒

尊敬されていたご隠居さん

昭和時代の村には、まだ隠居小屋が残っていた。小屋といっても、食事をする居間があり、六畳ほどの寝所もつき、茅ぶき屋根で、老後を過ごすには、快適で何の不自由もなかった。

隠居小屋があるのは、ほとんどの場合が農家で、六〇歳くらいで家督を長男にゆずった後、その小屋に移り、亡くなるまで生活する。

夫婦の場合もあったが、つれ合いと死別して、片方だけのケースが多かった。隠居小屋は、母屋の近くで、通りに面した日当たりのよい場所に建てられていた。

知人などが来やすいようにという、息子の配慮であり、同じような隠居たちが行き来しては、お茶を飲み、世の中の出来事などを話し合っては、よく笑っていた。

隠居は事情通で、村のしきたりや祭り日の祝い料理の作り方なども熟知していたから、その存在は重要で、一目おかれていた。

時には、じさまのところにやってきた村のばさまが意気投合して、泊まっていったりして事件になることもあるが、そのような珍事はひんぱんには起こらない。

「おかげさまで、いい往生でした」

年をとっても、男と女なのである。

そのような珍事が起こるのも、隠居たちが元気なあかしであるが、めったに寝込んだりしないのは、免疫力が強い者が生き残り、隠居となるからだ。一〇〇歳以上まで長生きする隠居もいて、土地の話題になったりする。

食事は、母屋の孫が朝、昼、夕と運んでくれるから心配ない。

そして、ある日。隠居のじさまが起きてこないので、寝所をのぞくと、亡くなっていたというような例が多かった。

前日まで、親しい友人とお茶を飲んで笑っていたのに、その時がくると、大往生してしまう。まさに、ピンピンコロリである。

家族は、「おかげさまで、いい往生でした。ありがとうございます」といって、つき合いのあった村の人たちに挨拶した。

日本人の平均寿命が男女共に五〇歳を突破したのは、終戦直後の昭和二二年（一九四七）であるが、そのような時代でも、生涯現役で立派に大往生できるような隠居は、八〇歳、九〇歳になっても自立しているケースが多かった。

ちょっと酸っぱい甘酒とイワシの効果

私の生まれ育ったのは福島県の浜通りの農村であるが、元気な隠居が何人かいた。私の家の近くにも、人生の達人のような九〇歳近い松本さんという隠居がいた。

今から七〇年ほど前で、私はその老人と親しくなり、学校から帰るとよく行った。いろいろ教えてくれるのが、楽しかったのである。松本さんは南の国で働いていた経歴があり、英語が話せ、私も英会話入門の小冊子をもらった。

終戦直後であり、アメリカ兵の乗り込んだジープが、よく村を通り過ぎたりしていた時代である。

私の家は、村に一軒しかない麹屋で、よく松本老人から注文があり、私がとどけに行ったのが、親しくなるきっかけであった。

松本さんは甘党であったが、甘いものといったら甘酒かサツマイモくらいしかない時代である。松本さんは甘酒作りの達人で、一年中作っていたが、単に甘いだけではなく、かすかに酸味が発生するよう、手の込んだ作り方をするのを好んだ。

今考えると、米飯と麹で糖化させるだけの単純な甘酒ではなく、さらに乳酸発酵させていたのである。植物性のヨーグルトだ。酸味は乳酸菌であり、知らず知らずのうちに体によい菌をとって、腸内の善玉菌を増やし長生きしていたのである。

九八歳で大往生

松本さんは、よほどイワシが好きだったのか、夕食のお菜はほとんどの場合、イワシだった。

目刺しイワシで、中くらいの大きさの生干し。これをこんがりと焼いて、三匹が皿にのせてある。松本さんは、いかにもうまそうに頭から丸ごと食べてしまうのである。一物全体食であり、麦めしのお菜として不可欠であった。

丸干しの場合、カルシウムの宝庫で、骨を丈夫にするだけではなく、幸せホルモンを増やす働きもあり、いつもニコニコと誰にでも接しながら、隠居生活をおだやかに送る上で役に立っていたようである。

最近、オメガ3系の脂肪酸が認知症の予防効果で注目されているが、イワシなどの青魚に多く含まれているDHAやEPAといった食事を通してとらなければならない必須脂肪酸のことだ。物忘れを防いで、記憶力のアップでも知られた成分である。

その後、私は故郷を離れて上京するが、松本さんが九八歳で大往生したと知り、福島県にある村の方角に向かって、合掌したのであった。

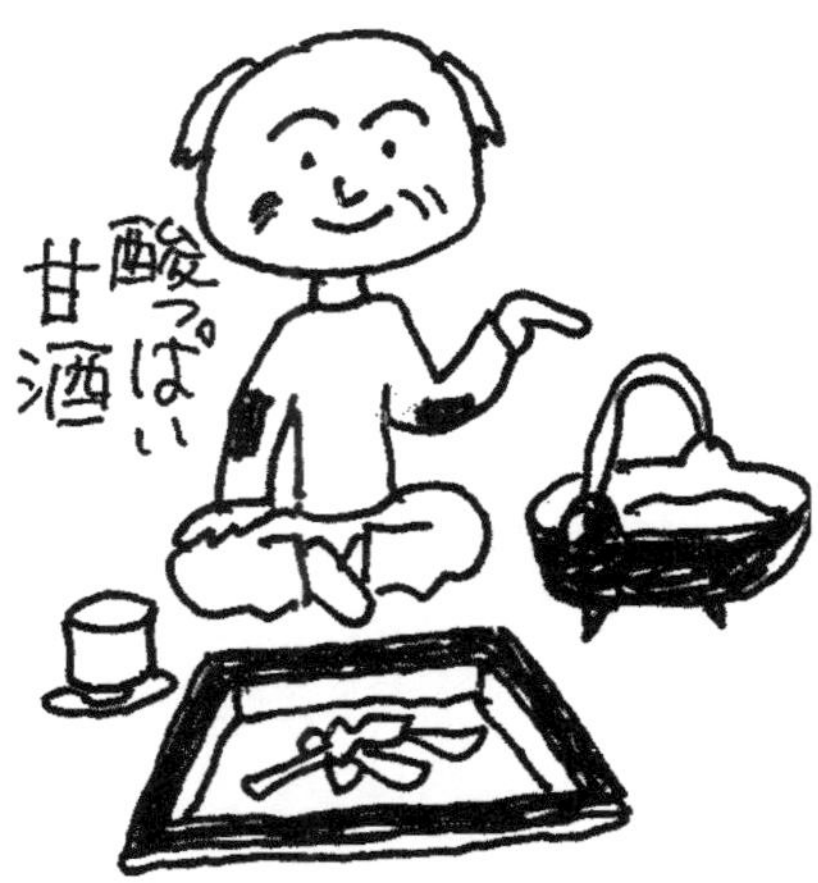

大川ミサヲの魚食とコーヒー

骨折以外、大病なし

一一七歳の長寿記録を立てた大川ミサヲが、大阪市東住吉区の特別養護老人ホームで亡くなったのは、平成二七年（二〇一五）の四月。生まれたのは明治三一年（一八九八）で、まだ勝海舟や福沢諭吉などが存命していた。

京都府京丹後市の木村次郎右衛門が、平成二五年（二〇一三）に一一六歳で死去した後、彼女は平成二七年の四月に亡くなるまで、日本最高齢であり、世界記録を達成した長寿者として、ギネスの世界記録に認定された。

呉服屋の四女として生まれ育ち、大正八年（一九一九）に結婚したが、夫の死後は女手ひとつで子を育て、苦労しながら健康には気をつかい長生きした。

一〇二歳の時、盆踊りに出かけたというのだから、達者だったのである。ところが、踊っている時に転倒して足を骨折してしまう。早く回復させようと、退院直後、手すりにつかまってスクワットをしたというのだから、凄い生命力に驚かされる。

その時の怪我以外に大病を患ったことはなかった。しかも元気で、一一〇歳になるまでは、車椅子を使うこともなく、歩くことができた。

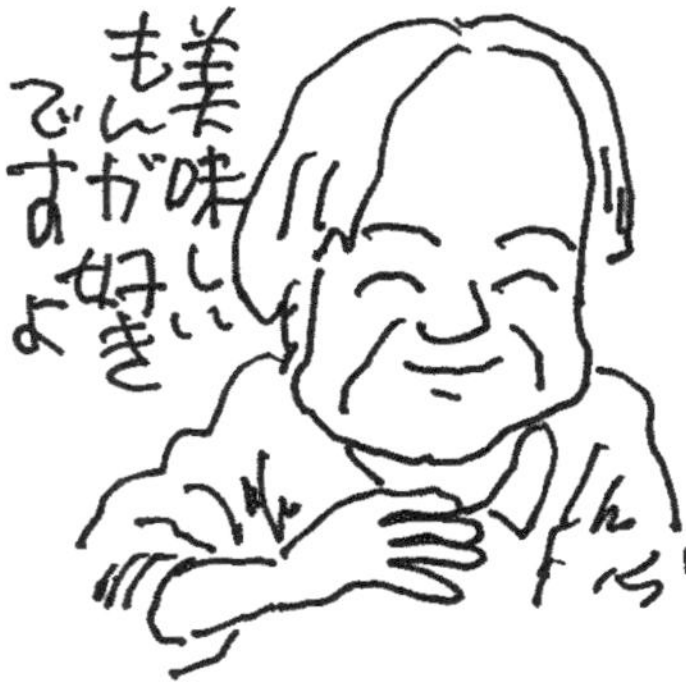

コーヒーの長寿効果

長寿の秘訣として、彼女がよくあげるのが、「美味しいものを食べる」、「ゆっくりと生きる」、そして「よく眠ること」である。好物に鯖鮨、刺身、肉料理、コーヒーなどがあった。

彼女のように、鮨や刺身を好む長寿者は少なくない。美味で食べやすいメリットもあるが、結果的に魚に多い栄養成分が長寿に大きく貢献している。

魚には長寿には欠かせない必須脂肪酸が豊富なのだ。心筋梗塞や認知症、物忘れなどの予防効果で知られているＤＨＡや血液サラサラ作用のＥＰＡなどがたっぷり含まれている。

彼女はコーヒーも好きで、よく飲んでいたという。海外の長寿者もコーヒー好きが多い。コーヒーにあるクロロゲン酸などの抗酸化成分が、老化を遅らせる上で、大きな役割を果たしている可能性が高い。

内臓脂肪の燃焼や糖尿病、動脈硬化の抑制に効果的なアディポネクチンという長寿ホルモンがあるが、一日に四杯以上飲む習慣があると、このホルモンの体内濃度が高くなるという研究もある。

意志や好奇心が強く、入所先の施設で地元の方たちの訪問を受けた時、「人生は短かった。あっという間」と語り、「私は、まあまあ幸せや」とにっこりいい笑顔を見せたという。

一一七歳の誕生日を迎えてから、およそ一ヵ月後に、入居先の特別養護老人ホームで、老衰のために死去した。大往生だったという。

昭和初期・超長寿者の一〇〇歳食

日本人の平均寿命が五〇歳台にのったのは、終戦直後の昭和二二年（一九四七）で、男性が五〇・〇六歳、女性が五三・九六歳である。昭和初期の昭和五年（一九三〇）はまだ四〇歳台で、男性が四四・八二歳、女性が四六・五四歳だった。

そのような短命の時代であっても、一〇〇歳以上の方はたくさんいた。昭和八年（一九三三）に、東京日本橋の三越デパートで「延命長寿の会」というイベントにあわせて刊行された『延命長寿』に記載されている「全国百歳以上長寿者調査表」によれば、一〇〇歳以上の方が、日本には男女合計で二四〇人強いた。

同店では、総力をあげて全国各地を取材し、一〇〇歳以上の方たちのライフスタイルを発表している。実に貴重なデータで、その一部を紹介させていただく。

現在とちがい、福祉や医療支援の少なかった時代であり、ほとんどが自力で長生きした健康寿命が一〇〇歳以上の方たちばかりなのである。そのたくましさを支えていたのは、食であり、精神力であるのは間違いない。

〇指田ミヨ殿（一〇一歳）天保四年一二月生。
（住所）東京府北多摩郡三鷹村。
（長寿の原因）田園生活。
（職業）農業。

（食）　美食を好み、現在食事の量は壮年者と同様なり。

○田端祐次郎殿（一〇〇歳）　天保五年一二月生。
（住所）　東京都浅草区諏訪町。

（長寿の原因）　禁酒、禁煙。食事の量を一定し、牛乳一合を飲む。

（職業）　珠数商。

（食）　夜食の時、杯一盃の葡萄酒《ぶどう》をたしなむ。

○須藤嘉造殿（一〇一歳）　天保四年一〇月生。
（住所）　群馬県群馬郡中川村。

（長寿の原因）　早起労働。

（職業）　農業。

（食）　蕎麦、大根おろし。其他、乗物をきらい、現在一里以上も徒歩にて買物に行く。

○倉平ハル殿（一一九歳）　文化一二年四月生。
（住所）　岩手県下閉伊郡田老村。

（長寿の原因）　稗《ヒエ》・麦を常食とし、居住地は高燥の地にして風光絶佳なり。精神上に不安なく、楽天的生活を送る。

（職業）　農業。

（食）　特になし。未だ婚姻したることなし。

○土屋すて殿（一〇三歳）　天保二年四月生。
（住所）　京都府與謝郡宮津町。

（長寿の原因）　牛乳を朝夕一合宛飲む。適度の運動、生活に不安なきこと。

（職業）　牛乳商（牧舎を持つ）。

（食）　甘味。其他、現在にても新聞を見ることを楽しみとす。

○下村伊勢殿（一〇二歳）　天保三年五月生。
（住所）　高知県香美郡槇山村。

（長寿の原因）　五〇歳まで米食をなさず、麦、粟《アワ》、稗《ヒエ》を食す。五〇歳以後は多少米を食す。

（職業）　農業。

（食）　砂糖を好む。其他、現在畑仕事をなし、針に糸を通すに眼鏡を用いず。
○梶村イシ殿（一〇一歳）天保四年七月生。
（住所）北海道石狩国上川郡美瑛村。

（長寿の原因）壮年時代より朝夕「せんぶり（薬草で胃の薬）」を用う。子を産みたることなき等も健康の一因か。

（職業）農業。

（食）酒、酢のもの。嫌いなものなし。
○森田マツ殿（一一二歳）文政五年七月生。
（住所）東京府西多摩郡福生村。

（長寿の原因）適度の労働。

（職業）農業。

（食）煙草少量。塩辛きものを好む。
○清水オキ殿（一〇三歳）天保二年三月生。
（住所）岩手県九戸郡山形村。

（長寿の原因）特に行いたる健康法なし。

（職業）農業。


（食）稗、麦を常食とし、少量の酒を好む。
○斉藤庄吉殿（一一二歳）文政五年一月生。
（住所）新潟県西蒲原郡月潟村。

（長寿の原因）定量の食事、労働時間の制限。心労せぬこと。

（職業）車夫、製菓業。

（食）甘酒、酢のもの、芋類。
○三宅イノ殿（一〇七歳）文政一〇年三月生。
（住所）徳島県美馬郡三島村。

（長寿の原因）早寝早起と適度の労働。

（職業）家事に精励。

（食）茶、果物。其他二八歳にして夫と死別。以来独身。九八歳脳溢血にて半身不随となりたるも服薬せず一ヵ月にして全治す。
○浜口イシ殿（一〇四歳）天保元年七月生。
（住所）愛媛県温泉郡新浜村。

（長寿の原因）早朝（四—五時）に起床し午前中

生魚の行商に従ひ午後は、山に海に適度の労働に親しみたる結果と、家庭有福にて精神的苦痛少なかりしによる。

（職業）生魚行商（七〇歳以後は隠居生活）。

（食）刺身、なまこ、酢のもの。三三歳にして夫と死別し、以後独力行商により、三人の子女を養育せり。

○佐野とせ殿（一〇二歳）天保三年生。
（住所）千葉県安房郡西岬村。

（長寿の原因）過食を避け、食事時間の厳守。

（職業）奉公、三〇歳頃より農業。

（食）麦飯、味噌。

○中川クリ殿（一〇一歳）天保四年生。
（住所）奈良県高市郡天満村。

（長寿の原因）性格楽天的。生活に不安なし。按摩は度々行う。

（職業）農業。

（食）甘味。

○衛藤イト殿（一〇〇歳）天保五年生。
（住所）大分県大野町。

（長寿の原因）空気清澄の地に居住して勤労を好み、亡夫弱身のため夫に代りて男子と共に木石の運搬等に従事す。性格温和にして立腹したる事なし。

（職業）農業。

（食）粟飯と漬物。

土光敏夫の目刺《めざ》し長寿法

「目刺しの土光さん」

土光敏夫（一八九六―一九八八）は、日本経済界の重鎮であったが、生活はいたってシンプルで、晩年は「目刺しの土光さん」と親しまれ、テレビなどマスコミでも話題になっていた。

目刺しはイワシの干物で、江戸時代以来、庶民に好まれた、ごく安価な魚。その目刺しを夕餉《ゆうげ》のおかずとして、好んで食べていたのである。

とにかく、曲がったことと無駄使いが大嫌いで、粗衣粗食を信条とし、戦後の経済発展のために大活躍し、「財界の総理」とも呼ばれている。

昭和二五年（一九五〇）には、経済危機にあった石川島重工業の社長に就任し、その経営再建に成功している。

彼の会社再建法は、徹底的に無駄をはぶいて、合理化を進めるという、きわめてオーソドックスな方法であったが、ことごとくうまくいく。

土光の手腕は、経済界でも評価が高く、昭和四〇年（一九六五）には、東京芝浦電気（後の東芝）の再建を依頼されて、社長に就いている。この時、すでに六八歳であり、きつい仕事であったが、これも持ち前の経営手腕と実行力で乗り切ってみせた。ふだんから、健康管理をしっかりしていたことが、ハードな仕事をこなす上で、大きな力になっていたのである。

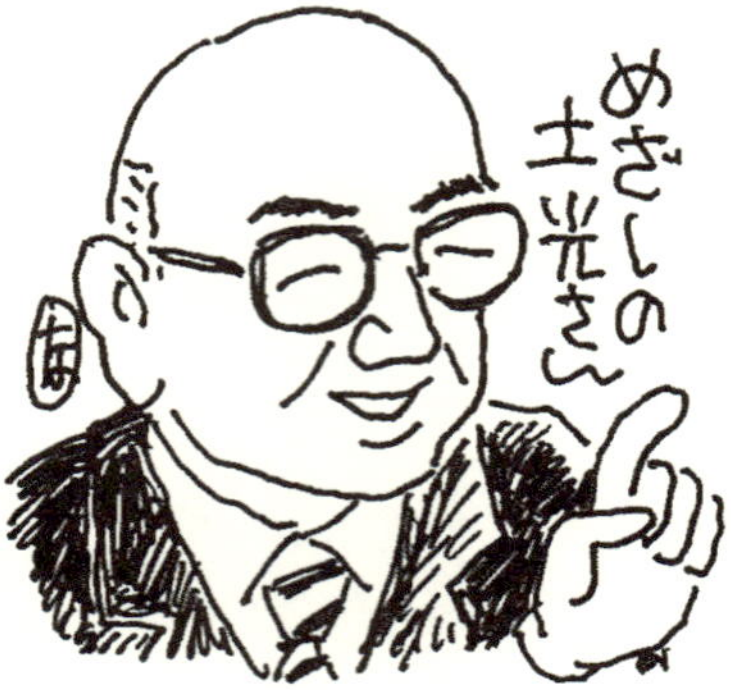

徳川家康の粗食にそっくり

生まれたのは岡山県。勉強が好きで、何ごとにつけても努力家であったという。上京して東京高等工業学校（現東京工業大学）に入り、卒業して東京石川島造船所に入社。ジェットエンジンなどの開発に携わるエンジニアとして働きながら、経営も学んでいた。

東芝の社長になっても、政治家や財界人との不要な宴会などは断る場合が多かったという。会社では、よく窓の外をながめながら、「工場の煙突から、黒い煙が上っているぞ。あれは、資源の無駄使いだ」と、指摘することもあった。

確かに、完全燃焼していれば、煙は無色のはずであり、不完全燃焼しているから、黒煙が出ていると、判断したのである。

昭和四九年（一九七四）、七七歳で経団連の会長になった。その後も、経済界のトップとして、行政改革や国営企業の民営化などで手腕を発揮。年を感じさせない、若々しいバイタリティーが注目された。

そのようなさなか、昭和五七年（一九八二）に、土光の私生活に密着した、NHK特集が放送されて反響を呼んだ。このドキュメンタリーで、視聴者はその清貧ぶりを知り、感動した。

土光が、夕餉の膳を前に、目刺しを頭からかぶりついて、いかにもおいしそうに食べていたのである。その時の献立は、麦めしに味噌汁、梅干し、そして焼いたイワシの目刺しだった。

この放送によって、「目刺しの土光さん」のすがすがしいイメージが定着した。

シンプルでヘルシーなこの献立は、戦国の乱世を終息させ、二六〇年も続く、平和で文化的な江戸時代の土台を築いた、あの大政治家である徳川家康（一五四二―一六一六）とそっくり。家康も麦めしに味噌汁。そして干しイワシである。上に立つ者が、率先して節約すれば、事業にも反映するから、無駄な経費をおさえることができる。何よりも、肥満などの心配がないから、現役力をのばすことができた。

麦めしと焼きイワシの味

土光は、もともと健康管理は人一倍注意しており、早寝早起きを心がけ、散歩も欠かさなかった。野菜は、自分の庭で作った大根やキャベツ、ホウレンソウなどを食べ、休日のゴルフなどには見向きもせずに、もっぱら、庭いじりと野菜栽培を楽しんでいたのである。

しかも、自宅にはエアコンはなく、夏は昔ながらの扇風機であり、冬はストーブ。私生活でも、経費の削減に努力していた。

「麦めし」に「目刺し」、「梅干し」と一見すれば、確かに粗食に見えるかもしれないが、実は不老長寿食の「実力派」ばかり。

麦めしの「大麦」には、食物繊維が多く、腸内細菌を元気にして、病気に対する免疫力を高める働きがある。

とくに注目したいのは、水溶性のβグルカンで、腸の中で粘性の高い物質となり、善玉菌の餌になったり、発ガン物質などを包み込んで、体外に排出する働きのあることだ。

白米飯には微量しか含まれていないビタミンB_1も、麦めしには豊富。疲労回復に役立ち、前進パワー、挑戦する力を強化するのが麦めしに多いビタミンB_1だ。

目刺しは、イワシの片目からあごにワラを通し、数尾ずつ連ねて干したもの。こんがりと焼いて、頭ごと食べる場合が多く、とくに頭の部分は「鴨《カモ》の味」といわれるくらいに美味であり、カルシウムもそっくりとれる。

カルシウムは骨の老化を防ぐだけではなく、イライラを解消する作用もあるから、精神の安定効果が高い。しかも、発想力を豊かにするDHAと、血行をスムーズにするEPAもたっぷり。

現代によみがえる教訓

梅干しも、生涯現役力を高める成分を含んでいる。それが、とてつもなく酸っぱい、あの酸味だ。酸味のもとは、クエン酸やリンゴ酸などの有機酸で、筋肉にたまりやすい疲労物質の乳酸を分解して、疲れのもとを除去する働きがある。

梅を漬ける時に用いるシソの葉の赤い色素は、抗酸化成分のポリフェノールで、老化を防ぐ上で効果的だ。

食事ごとに梅干しをとってきた、昔の日本人にはすばらしい知恵があった。不老長寿を得るための知恵。昔は、都会に出ていかなければ病院のない地域が多く、自分の健康は、自分で守るしかなかった。食事ごとに梅干しをとったのは、殺菌や食中毒の予防もあったが、唾液の量を増やして口の中をうるおし、食事をしやすくする目的もあった。

唾液には消化酵素や抗酸化成分、それにパロチンといった老化を防ぐホルモンまで含まれている。自分で作る、自分専用の〝長寿の薬〟みたいなものである。

土光敏夫の食生活は、日本人の知恵に根づいたもので、過食に苦しむ現代人に多くの教訓を伝えている。彼は、その時代の経済人としての責任を果たし、山のような苦労も気にせず、九一歳という長寿で永眠された。

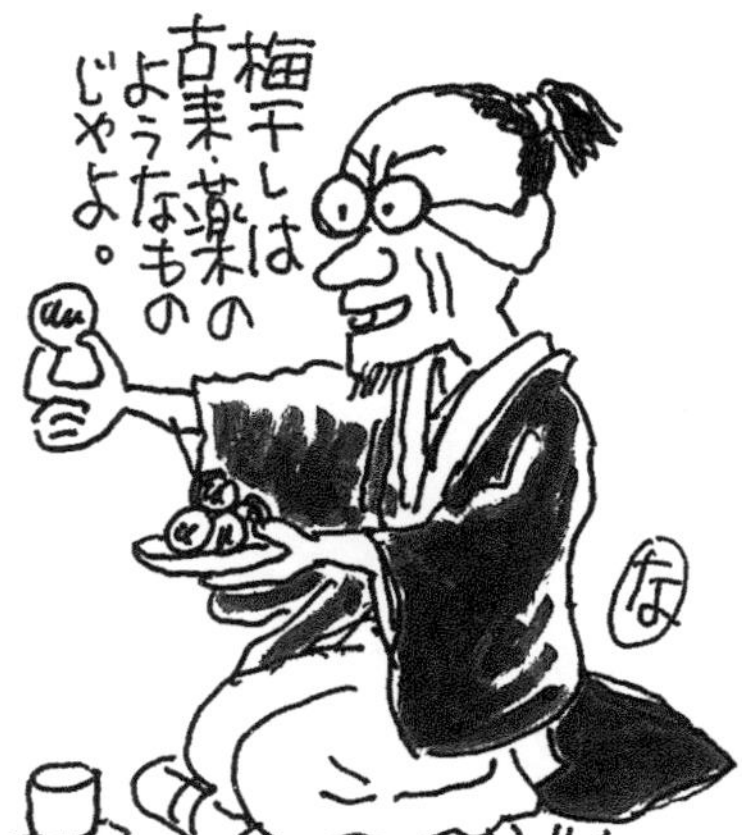

第四部

ことわざから学ぶ不老長寿法

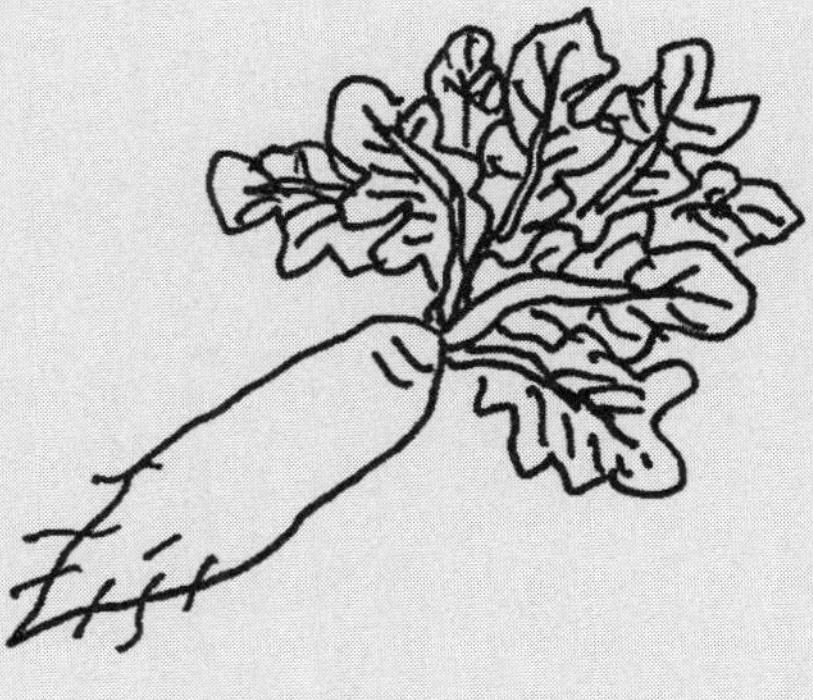

ことわざには、健康を保って、長生きするための知恵を伝えているものも少なくない。災難や病気などから身をかわして、健康を守り、長生きするための知恵のメッセージなのである。

こわれやすい命をどうしたら、より長く維持することが可能となるのか。体験から来る知恵が凝縮している。

メッセージの言葉は短い。だから力があり、効果がある。役に立つ。実行できる。不老の法、一〇〇年生きるための長寿法を、ことわざから学んでほしい。

【あ】

◆合わせひとつが長命短命の分かれめ

「合わせ」は、主食に合わせるもののことで、副食物、お菜、おかずのこと。品数、栄養のバランスが、長命と短命の分かれめになるということ。偏食のいましめである。

◆朝茶に別れるな

朝のお茶は、その日の災難よけにも役立つから、出る前に必ず飲むものだという意味。カフェインの働きで、寝ぼけた頭もハッキリするから、アイディアもよく出て仕事の能率もあがる。まったりとしたうま味成分のテアニンには、リラックス効果もあるから、一日を楽しく過ごすことができる。朝茶の健康効果である。

◆小豆飯で厄ばらい

昔は、月の一日と一五日には、小豆飯を食べる習慣があり、小豆の赤い色素が意味する霊力によって、厄除けを願った。赤い霊力というのは、赤い色素成分のアントシアニンなどの抗酸化成分とみることができ、確かに不老長寿作用が期待可能だ。

小豆は、タンパク質を約二〇パーセントも含み、ビタミンB_1とB_2は玄米よりも多い。カルシウムやマグネシウムといった重要なミネラルも多く、食物繊維も豊富であり、病気などの〝人生の厄〟を防ぐ上で役に立つ。昔の人たちは、月に二回、小豆飯を楽しむことによって、健康管理に役立てていたのである。

◆朝の井戸水には薬が湧いている

朝の井戸水は清浄だから、薬のように健康に役立つという意味。昔は、正月元旦の早朝の井戸水を「井華水《せいがすい》」と呼んでいる。ふしぎな力がこもっているためで、ふだんでも早朝の井戸水の一杯は、邪気をはらい、腹中をととのえて、熱気を下す効果があるといわれている。私たちの体のおよそ六〇パーセントは水分。歳をとるにつれて、体内水分は減少していくという。したがって、いつまでもみずみずしい体を保つためには、上手な水分供給が大切なのである。

◆油がきれる

油気が体から抜けて、元気がなくなる。スタミナがダウンする。精気がないことについていう。油の補給には、エゴマ油やオリーブオイルなど、不老長寿オイルで行いたい。

◆案じるより芋汁《いもじる》
いくら心配したところで、なるようにしかならない。結果は同じなのだから、芋汁でも食べながら、イライラしないで待っていた方が身の得である。

◆合わぬ薬は、湯水にも劣る
体質や病気に合った薬でなければ、どんなに高価なものでも白湯《さゆ》（ふつうの湯のことで、お茶などに対していう）にも劣る。したがって、何の役にも立たないし、薬によっては害になることさえある。最近では、薬の過剰投与が問題となっている。

◆イワシは海の人参、長寿の妙薬
イワシは、海の人参（漢方で用いる薬用人参のこと）といってよいほど、滋養があり、不老長寿の〝薬〟のような魚という意味。必須脂肪酸のDHAやEPAの宝庫であり、ビタミン類やミネラルも豊富に含まれており、まさに〝海の人参〟だ。

◆イワシ一〇〇匹頭をよくする
安価なために、バカにされたりするイワシであ

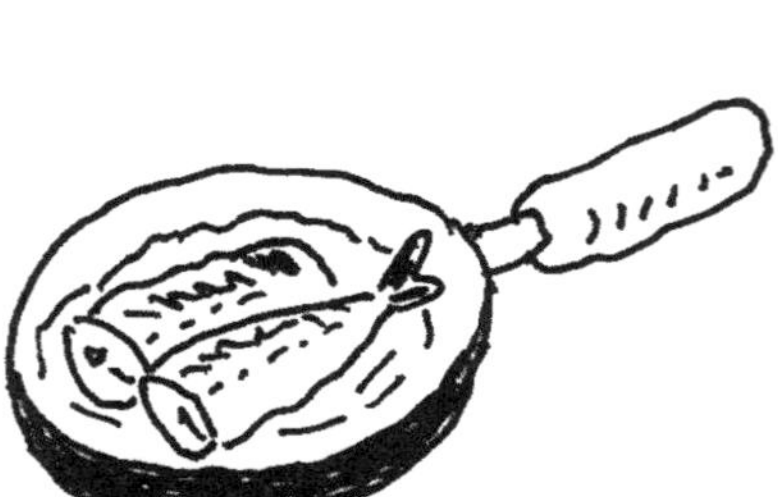

るが、食べ続けると頭の回転がよくなるという意味である。イワシに多く含まれているＤＨＡには、頭の回転をよくして、記憶力を向上させる作用がある。

◆イワシの焼き食い一升めし

新鮮なイワシにひと塩ふりかけて焼いたイワシは、その味が天下一品で、たとえ一升（一・五キロ）のめしでも、ペロリと平らげることができるほどうまい。

◆命は物の種《たね》

人間にとって、命は、すべての物を生み出す根源である。命がなければ、何も生まれないし、何もできない。だから命は、あらゆる物の種なのである。

◆いつも月夜に米の飯

いつも明るい月夜と米の飯があれば、これほど楽しいことはない。

◆命の洗濯《せんたく》

命のもととなる健康を保つためには、気晴らしの休養やレジャーが必要である。これが「命の洗濯」である。

◆一多二無三少四強五楽

長生きして、面白い人生を楽しむための数字。「一多」は、まず何よりも「笑い」を多くすること。「二無」はタバコとストレスをなくす。「三少」は、摂取を少なくした方がよいもののことで、トランス脂肪酸（マーガリン、スナック菓子などに多く使われている）などの体に悪い油、過食、添加物の多い加工食品などのこと。「四強」は、生命力、自立力、免疫力、頭脳力の四つの要素を強くする。「一多二無三少四強」がうまくいった場合に、すばらしい人生が開ける。それが「五楽」で、次の通りである。

①健康であることのよろこび
②ぐっすり快眠できるよろこび
③愛する人のいることのよろこび
④笑みの絶えない楽しい生活
⑤のんびり長生きできるよろこび

◆伊勢エビでおめでたい

長寿の祝いや結婚式、おせち料理など、おめでたい時の祝い膳に、必ずつくのが伊勢エビ。長寿祝いに、よく用いられるのは、ひげが長く、腰が曲がるまで元気で長生きできるなどとして縁起がよいからである。その上、赤い色素も華やかでおめでたい。

伊勢エビは、長寿成分のオンパレード。赤い色素はアスタキサンチンで、強力な抗酸化作用を持っている。老化は体細胞の酸化であることを考えると、伊勢エビは立派な長寿食だ。アスタキサンは、赤い殻に多いが、殻には免疫力を強化するキチン質も含まれている。殻は小片にして煮出し、スープにするとよい。アスタキサンチンは、煮たり、焼いたりしても、あまり破壊されないこともわかっている。

◆鰻はお侍《さむらい》で世を渡る

ウナギは、蒲焼きのように串焼きにされると、二本差しで武士と同じスタイルとなる。

◆鰻は夏やせによし

奈良時代からいわれてきたことわざ。今でも夏の土用の盛夏になると、鰻屋さんの店先に行列ができる。夏バテ防止のスタミナがつくからである。

◆鰻背を裂かれて後に身を焦がす

ウナギは背を裂かれて、その後に、身を焦がし、蒲焼きとなる。

◆独活《うど》の大木

ウドは高さが二メートルくらいにもなるが、その茎は弱くて、役に立たない。大きくて、役に立たないもののたとえ。

◆梅根性

頑固な根性の持ち主をいう。よくいえば努力家のこと。梅は、梅干しにしても、また煮ても焼いても、酸っぱさが抜けないところからいう。そうはいっても、頑固な酸味こそ、不老長生を生む千

両役者のクエン酸で、血液のサラサラ効果がある。

◆得食《えじき》に毒なし

「得食」は好物のこと。好きなものは、よろこんで食べるから、毒にはならない。転じて、好きでする仕事は苦にならない。「好物にたたりなし」と同じである。

◆塩梅

「塩」と「梅酢」で「あんばい」ともいう。料理の味加減をするための大切なもの。昔は、梅漬けの酸っぱい汁を貯えておき、塩と合わせて料理の味をととのえたのである。

◆枝豆で物忘れを防ぐ

枝豆には頭脳力を高めるレシチンが多く、物忘れを防ぐ上で役立つ。大豆の子だからタンパク質

が多いのは当然としても、親にはほとんどないビタミンCやカロテンが豊富。体の細胞の酸化、つまり老化を防ぐ上でも役に立つ。

◆老木に花咲く

衰えたものが、ふたたび栄えることのたとえ。老境に入っても、花をどんどん咲かすことの可能な時代である。上手に食べて、若返り、新しいことにチャレンジすることが当たり前になっている。

◆老いてからの疾病はすべてこれ壮時に招《まね》きしもの

歳をとってから出る病気は、すべて若くて、元気盛んなときに、不摂生をかさねた報いである。

◆多く食《く》らえば飯でも当たる

食べ過ぎると、たとえふだん食べているご飯でも、食当たりをする。腹いっぱいは食べない。腹八分め、七分めが一番よい。

◆おごる平家は久しからず

栄華をきわめて、威張りたかぶる者は、その地位を長く維持することはできない。いずれほろびてしまう。『平家物語』に、「おごれる者久しからず、ただ春の夜の夢のごとし。たけき人も、ついには滅びぬ、ひとえに、風の前のちりに同じ」とある。

◆男やもめに蛆《うじ》がわき、女やもめに花が咲く

男性の独居は不精で不潔になりやすいが、女性の場合は反対で、身のまわりがきれいで男たちにちやほやされる。「後家花咲かす（後家さんになっ

てから、男たちから恋される)」ともいう。独身生活を楽しむためには、若返り効果の高い食物をとって、魅力的になることだろう。心がときめくような生活ができれば、老化の進行もおそくなり、ホルモンの分泌も活発になるから、結果的に長生きできるのはまちがいない。

【か】

◆佳人長命《かじんちょうめい》

佳人、つまり、美女は長命という意味で、「佳人薄命《はくめい》(美人は薄運で、得てして早死にしたりするものだ)」をもじったもの。美女こそ、お肌や表情、髪などの衰えを気にするから、老化防止に効果的な食事を選択するから、逆に長生きするという意味。

最近、街歩きを楽しむ、ご年輩の美しい女性が増えているが、比例して、歳をとっても風を切って街歩きをする男性が多くなっている。歳をとってこそ、楽しい時代がやってきたのだ。

◆柿の皮をむく

柿の皮をむくとき、皮を途中で切らずにひとすじのままでむくのが上手なむき方とされた。歳をとってからも、「柿の皮をむく」を上手にできれば、脳も指先も老化していないあかしとなる。

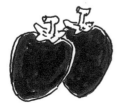

◆学問は飯と心得よ

ふだん食べる飯が、身を養うために欠かせないように、学問は身につけて、自らを肥やすものである。「八〇の手習い、九〇の間に合う」ということわざもある。

◆鰹《カツオ》は刺身、刺身は鰹

新鮮なカツオなら、刺身が一番美味だし、刺身はカツオにかなわない。旬のカツオは何といっても刺身が一番であり、長寿に役立つ成分も豊富に含まれている。

◆寒夜の温《あたた》まり物

寒い夜に、冷えを防ぎ体を温めるためにとるうどんや鍋物、雑炊などのこと。歳をとってからの冷えは、血行をとどこおらせて、老化を進めてしまう。

◆牛飲馬食《ぎゅういんばしょく》

大量に飲み食いすること。牛のように飲み、馬のように食べることである。健康を阻害して短命まっしぐら。

◆きらずこぼさず食えば長者になる

きらずは豆腐を作る時にできる大豆のしぼりかすで、おからのこと。タンパク質と食物繊維が多く、健康食として脚光を浴びている。食べる時に、こぼれやすいという欠点があるが、これをこぼさないように食べるようになれば金持ちになるという。こぼさないということは、食べなれていることだから、健康効果も高く、金持ちと同時に長生きもできるだろう。きらずは安価な長寿食である。

◆木酢は体の薬

スダチやユズ、ダイダイなどの柑橘類を搾って作った果汁のことで、ビタミンCなどが多い。刺身やちり鍋などに用いる。

◆昨日は人の身、今日はわが身

昨日は他人が災難にあったが、今日はわが身かもしれない。人の運命は、予測しがたいものだから用心が肝心である。

◆木の実さかな

クルミやクリ、カヤの実などを肴にして酒を飲むこと。縄文時代からの木の実に加え、最近では、クルミはもちろん、ピーナッツ、アーモンド、カシューナッツ、ピスタチオ、カボチャの種などの世界中のナッツが出まわり、いずれも長寿効果の高い成分が多いところから人気がある。

◆食うても、その味を知らず

すばらしい料理を口にしても、ほかのことに気をとられ、食に集中できないと、味は全然わからない。何をするにしても、上の空でやっていたのでは、目的を達することもできないだろう。じっくりと味わってこそ、栄養効果も高まるのだ。

◆空腹は最上の料理人

ヨーロッパに古くから伝わることわざで「すき腹に、まずいものなし」と同じである。常に満腹していては、肥満するばかりである。

◆食わず貧楽高枕《ひんらくたかまくら》

生活は決して楽ではないのに、心は安らかであること。清貧に満足し、心安らかに暮らしていること。

◆薬も過ぐれば毒となる

薬も飲み過ぎると、効果がなくなるばかりか、かえって副作用が出てきて害になることもあるから気をつけよという意味。薬の過剰投与が、現在でもしばしば問題になっている。

◆鶏肋《けいろく》

鶏のあばら骨のこと。食べるほどの肉もついていないが、多少は残っているので、捨てるには惜しい。たいしたものではないが、捨ててしまうにはもったいない。鶏の骨についていうと、たっぷりの水で煮込むと、コラーゲンの豊富な長寿スープができ上がる。

◆傾城《けいせい》買いのぬかみそ汁

「傾城」は遊女や美女のこと。遊女を買いにいくような者に限って、家ではけちをして、米ぬかに塩を入れて作った安価なぬかみその汁を飲んでいる。遊女買いをしたあげく、身代をつぶして、ぬかみそ汁を飲むようなはめになるという意味。江戸時代のことわざであるが、米ぬかを発酵させて作った味噌は、安価ではあるが抗酸化成分の宝庫である。

◆健康は富にまさる

いかに巨万の財産を持っていても、体が弱くて、病気ばかりしているようでは、少しも楽しくない。貧しくても、元気であれば、こんなに楽しいことはない。

◆「米」の字の祝い

「米」を分解すると「八十八」になるところから、八八歳の祝いをいう。つまり、「米寿《べいじゅ》の祝い」のこと。

◆米のまんまにとと

「米のまんま」は白米ご飯のこと。「とと」は魚。白いご飯に魚のおかずで、ぜいたくな生活をいった。

◆小鍋立《こなべだて》

小さい鍋料理をかこんで、手軽に食事をすること。鍋料理でも、作り方に工夫をこらせば、たとえ独居していても、栄養はしっかりとれるし、豊かである。独り者の長寿料理。

◆枯木栄《こぼくえい》を発す

「栄」は花のこと。枯木に花が咲くことで、衰えたものが、再び勢いを盛りかえすことをいう。たとえ高齢となっても、夢があれば世の中にチャレンジできるのが、現代である。

◆転ばぬ先の杖

失敗しないように、前もって注意しておくことのたとえ。転倒して骨折したら、大変である。転ばぬように、ふだんからよく歩いて、足の筋肉を丈夫にし、カルシウムとビタミンDもしっかりとっておく。

◆コンニャクは体の砂払い

昔は、一二月の八日か一八日に、「砂払い」と呼んで、コンニャクを食べる習慣があった。水溶

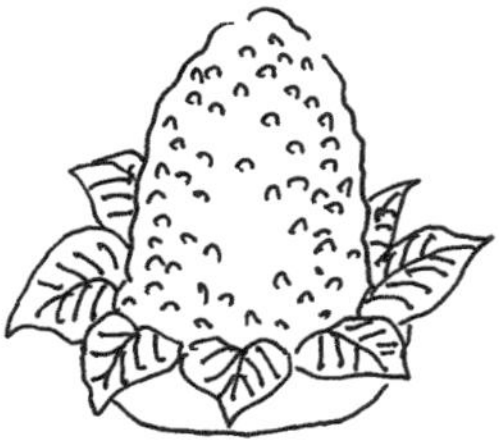

性の食物繊維グルコマンナンが多く、整腸作用でお通じをよくし、腹をクリーンにしてくれる。

◆五味を備えて少しずつ食えば病気せず

甘い、辛い、塩辛い、苦い、酸っぱいの五つの味を備えたものを、バランスよく少しずつ食べるように心がけていれば、病気になるものではない。

【さ】

◆歳月人を待たず

時は人の事情とは関係なく、刻々と過ぎていく。時間の貴重なことを教えた言葉で、とくに高齢期になると、身にしみる言葉である。

◆刺鯖《さしさば》

背開きにして、塩干しにしたサバを二枚重ねにしたもので、これを「一刺《ひとさし》」と呼んだ。同時に「盆鯖《ぼんさば》」ともいって、お盆に食べる風慣もあった。江戸時代の書物に「中元の日の祝い用とする。ただし、背開きにして、これを塩ものにし、二枚を一重ねとなして、一刺という」（『和漢三才図会』）とある。刺鯖は、焼いて食べた。

◆鯖を読む

現在では、年齢など数をごまかす時に用いられるようであるが、『広辞苑』には、「鯖を数えるのに、急いで数をよみ、その際、数をごまかすことが多いところからという。得をしようとして、数をごまかす」とある。

「刺鯖」から来たという説もある。刺鯖は二尾一重ねなのに、呼ぶ時には「一枚」とか「一刺《ひとさし》」、「一重」といい、この独特の数え方が「鯖読み」となったという説だ。

◆魚は頭にうま味がある
魚は頭の部分が美味。とくに、こんがりと焼いたイワシの頭の味わいは千両の味だ。うま味だけではなく、ミネラルやビタミン、必須脂肪酸など、長寿作用の高い栄養成分がたっぷり含まれている。

◆酒の合わせ
酒を飲む時の肴。相性からいったら、魚系がベストで、とくに刺身、塩辛など、それにクルミなどのナッツ類もよい。戦国時代は焼いただけの焼き味噌がよろこばれた。

◆三一田楽二本棒
「三一」はサンピンで、江戸時代に下級武士をからかった言葉。一年に三両一分の給料しかもらえなかったため。武士は、二本の刀を差しているが、田楽だって串を二本差しておるぞという意味。

◆酒三杯は身の薬
酒も盃で三杯くらいの少量なら、ストレスの解消にも役立ち、血のめぐりもよくなるから、かえって体の薬となる。

◆酒のほろ酔いが美人を作る
ほろ酔いかげんの女性は、たいへんに魅力的になるという意味。昔から、秋田県や青森県などの酒どころには美人が多いが、適量の酒を飲むことによって、血行がよくなり、新陳代謝が活発になって、肌の若さが保たれているためだ。それに、日本酒に含まれている麹酸には、肌を白く美しくする働きがある。小野小町も、ほろ酔いの酒を好んだという。

◆酒が入ると舌が出る

酒が入って酔うと、口数が多くなり、失言も出やすくなる。酔うと、とかくわざわいのもとを作りがちだ。

◆酒は飲むとも飲まれるな

酒は飲んでも、酔っぱらって、本心を失うようなことはあってはならない。健康を害して、わざわいのもととなりかねない。

◆ししの薬食い

「しし」は、動物の肉のこと。野獣そのものも「しし」と呼び、猪や鹿などを狩りすることを「しし狩り」といった。鹿や猪を「しし」というのは、鹿（かのしし）、猪（いのしし）の上の言葉を略したため。

「薬食い」は、寒中の保温、滋養のために獣肉を食べることで、幕末になると牛肉も食べられていた。次のような川柳がある。

牛肉が利いたか嬶《かかあ》が変な声

牛肉の効果、恐るべし。

◆食は玉《ぎょく》の如し

命を支える食物の大切さは、高価な玉に等しいものだ。いや、その重要性からいったら、玉にまさるのが食物である。

◆新米にとろろ汁

うまいもののたとえ。新米飯にとろろ汁をかけて食べたら、確かにうまい。少々食べ過ぎても、消化酵素たっぷりのとろろ汁がかけてあるから、すぐに腹がすく。

◆地獄の沙汰も金しだい

地獄でも、金さえ出せば、有利に裁判してくれて、苦悩から脱出することができる。世の中は、金さえあれば、どうにでもなる場合が多い。病気になった時でも、より有利な場合が少なくない。

◆しめこの兎

物事がうまく行った時にいうしゃれ言葉。うまくいったぞ、しめしめという意味で、「しめた」を「ウサギを締める」にかけた地口《じぐち》。昔、人家の近くの雑木林などにいる獲物で、割合に多かったのが野ウサギで、容易につかまえることができた。ウサギ汁は冬期のご馳走で、その脂ののったウサギが、自分の自由になるということ。江戸時代から、しゃれ言葉としてよく使われている。

◆食後の百歩

食後のゆったりした時間帯の散歩は、健康によいということ。

◆人生古《いにしえ》より誰か死無からん

人は、昔からただの一人として死なない者はなかった。だから、よい評判を残すべきなのだ。

◆食は常には粗食がよく、一月に一両度は美食すべし

粗食で天下をとった徳川家康の食事訓として伝えられている言葉。ふだんは「一汁一菜」くらいの粗食の方がよく、美味なる料理を盛った食事は、月に一日か二日でよいという意味である。

「一〇〇歳時代」の現代の食事としては、粗食ばかりでは栄養不足になりかねないが、だからといって現代のような飽食は、身を滅ぼすものであ

る。

◆酸いも甘いも皆承知

人生のいろいろな経験をし、苦労もしてきているので、世事、人情に通じていること。年輩の方々は、さまざまな苦労をしてきて現在があり、「酸いも甘いも皆承知」と自信たっぷりで、ニコニコされている方が多い。食がよかったから、「酸いも甘いも皆承知」で長生きできたのだろう。

◆すり鉢にふたがない

当たり前のことをいうときに使う言葉。

◆吸い口

タコの口ではない。吸い物や味噌汁などに添える薬味のことである。古くは「鴨頭《こうとう》」とも呼んだ。たとえば、青ユズの皮の小片が汁の中に浮かんでいる様子が、まるで鴨の頭のように見えたためである。ユズや木の芽、タデ、シソ、ミツバ、ショウガ、ネギ、ゴマなどが用いられる。いずれも抗酸化成分が含まれており、老化防止に役に立つ。

◆末《すい》の初物《はつもの》

季節のおしまいにできる野菜や果物のことである。昔は、初物と同じように、寿命がのびるとか、味がよいなどといって珍重した。名残り惜しんで食べるところから「なごり」ともいう。

◆捨てる神あれば、助ける神あり

一方で、見捨てられたとあきらめていると、他方で救ってくれる親切な人もいる。世界は広いから、あまりくよくよする必要はない。常に体によい食事をして、健康を保っていれば、そのチャンスはいっそう増える。

◆世間に酒ほどの薬はない

「酒は百薬の長」と同じで、少量の酒は消化をよくして、血行をスムーズにして、心臓の若さを保つ上で役に立つ。

◆千石万石も米五合

千石、万石の実入りのある人でも、自分で食べるのは、一日に五合（約七五〇グラム）でことたりる。「千石万石も飯一杯」という場合もある。欲もよいけれども、ほどほどにすべしという意味。

◆蕎麦は五臓《ごぞう》六腑《ろっぷ》の疲れをとる

蕎麦には、働きずくめのすべての内臓の疲労を除き、活力をよみがえらせる力があるという意味。全粒粉の十割蕎麦なら、その効果は、いっそう高くなる。蕎麦粉の浄化力をいったもの。

◆山伏の蕎麦力

昔、険しい山に入って修業にはげむ、行者や山伏たちは腰に蕎麦粉を詰めた袋を下げていたと伝えられている。蕎麦粉は、谷間の清流の水で練って食べたり、湯でかき、蕎麦がきにして食べていたようで、蕎麦の効果は、古くから知られていたのである。

◆長生きの蕎麦好き

長生きしている人たちの中には、蕎麦好きが多いという意味で、確かに不老長寿に役立つ成分が含まれている。それが蕎麦特有のポリフェノールのルチン。まず、毛細血管の強化作用のあること、そして、血液がサラサラになって、血流がよくなることである。しかも、血圧の降下作用もわかっている。ルチンを含む蕎麦ポリフェノールには、人間の記憶力を上げるという、脳とのかかわり合いでも注目されている。
ルチンの毛細血管強化作用は、ビタミンCがあると強くなるので、薬味のネギや大根おろしは理にかなっている。蕎麦には長生成分が豊富で、タンパク質やマグネシウム、ビタミンB_1・B_2・B_6・葉酸、食物繊維なども多い。

◆備えあれば患《うれ》いなし
何ごとにしろ、ふだんから準備が整っていれば、万一の場合でも、少しも心配なことはない。人は、将来に備えて、平常の心がけが必要であることを説いている。日本の歴史はじまって以来の「一〇〇歳時代」である。ふだんの健康管理が、将来の安心につながる。

【た】

◆大根どきの医者いらず
大根の収穫どきになると、みんな健康状態がよくなり、寝ていた病人まで回復してしまうので、医者の仕事は少なくなってしまう。大根をおろして生食すると、デンプン分解酵素がたっぷりとれ、胃の調子がよくなって元気が出てくる。昔は葉も食用にしていたから、葉に多いカロテンやビタミンE、ビタミンK、葉酸、それにミネラルのマグネシウムやカルシウム、カリウム、食物繊維もたっぷりとれるから、ご隠居さんから子供まで村人はみんな強健になってしまって、病院は閑古鳥状態になってしまう。

◆たぬき汁
本物のタヌキを用いるたぬき汁は、寒中に食べるもの。タヌキが悪食をしないので、寒中だと特有の臭味が少ない。またコンニャクを主材に汁の実にしたものも、たぬき汁という。根菜類が多く用いられていて、ゴマ油と味噌、酒などで料理するので味がよい。

◆大食短命

大食いは健康を害しやすく、長生きするのはむずかしい。腹いっぱいの食生活を続けていると、寿命をちぢめる。

◆長寿の心得なにごとも少し少し

長生きしたいと思ったら、なにごとをするにしても、少なくした方がよいということ。なにごとも、ほどほどに。とくに食事は、腹八分くらいがちょうどよい。過食は肥満に直結し、中性脂肪やコレステロールを増やし、血糖値を上げてしまう。飲食ばかりではなく、色慾、物慾もオーバーになると、寿命の足を引っぱることになるのでご用心。

◆珍膳も毎日向かえば旨《うま》からず

珍しくて、美味な料理のつく食事でも、毎日、それに向かって箸をとっていれば、あきてしまって、旨いと感じなくなってしまう。第一、健康によくない。

◆茶殻《ちゃがら》も肥《こい》になる

茶殻のような廃物でも、畑の肥料にすれば立派に役立つ。それどころか、終戦直後の食糧不足の時代には、米に混ぜて炊いたり、醤油で煮込んで〝茶殻のつくだ煮〟にもした。食物繊維と抗酸化成分の多い、健康おかずになって、うまかったものである。

◆茶湯子《ちゃとうこ》は目に入れても痛くない

「茶湯子」は、歳をとってから生まれた子をいう。老齢期になってから生まれた子は、可愛いくてたまらない。昔の老人は元気だった。

◆疲れたらコンのものを食え

「コン」は「根」で、根を食べるもの。ゴボウやニンジン、レンコン、山の芋など。とくにゴボウとニンジンのきんぴらがすすめられた。両方ともスタミナの強化作用があり、これをゴマ油でいため、七味唐辛子をたっぷりかけて食べる。食もすすみ、たちまち疲労回復に効果が出た。

◆月満つればすなわち欠く

月が満ちて丸くなれば、後は日ごとに欠けていくものである。物事が盛んになれば、必ず衰える。人生に油断は禁物であることのたとえ。

◆恙《つつが》なし

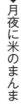

「恙」は、病気や心配ごと。何ごともなく、平安無事という意味で、人生でもっとも大切なことであり、ありがたいことである。もともとは、「つつが虫病」にかからないでいる意からといわれている。

◆月夜に米のまんま

一年中月夜で、そのうえ白い米の飯が好きなだけ食べられたら、こんな好いことはないという意味の江戸時代のことわざ。有名な蜀山人の狂歌に「世の中は、いつも月夜に米の飯、さてまた申し、

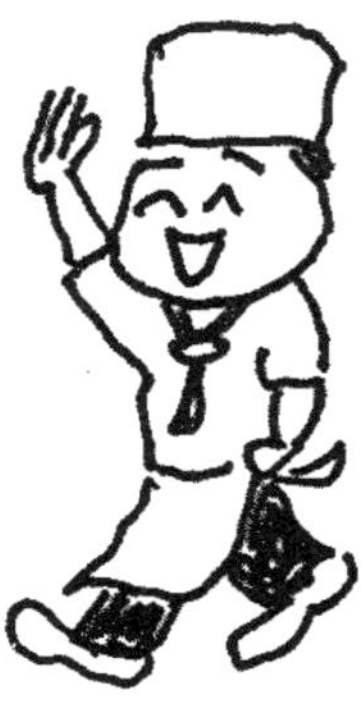

金のほしさよ」がある。「まんま」は飯のこと。

◆手鍋を下げる

「手鍋」はつるのついている鍋。手鍋を下げて、みずから料理をすること。「下女もつかうことができない貧しい生活」の意であるが、「人生一〇〇歳時代」は「手鍋を下げての生活」が、当たり前となるだろう。

◆隣の白米飯より、自分の家の粟飯

自分の家の粟の飯は、材料からみると隣家の白米飯に劣るが、のんびりとくつろいで食べられるし、第一、口にも合う。幸せだ。

◆同舟相救《どうしゅうあいすく》う

同じ船に乗り合わせて、難船すると、誰かれの区別なく、助け合う。突発的な危険が発生したとき、たとえ知らない者でも救け合う。

◆徳利で米を搗《つ》く

凶作、災害などで米不足になった時、玄米を求めて、徳利で搗いて白米にした。その折に出る米ぬかも塩を加えて発酵させ、自家製の味噌にした。ぬかみそである。米ぬかを弱火にかけて煎り、魚粉や海苔、塩などを混ぜて、米飯のふりかけとする場合もあった。

これは江戸時代の話であるが、戦中戦後の米不足の時代に、日本中で同じようなことが起こっている。配給の玄米を一升瓶に入れ、細い棒でゴンゴンと搗いたのである。米ぬかで同じように、ふりかけも作っている。実は米ぬかはポリフェノールとビタミンB類の豊富な現代の長寿食なのだ。

【な】

◆納豆の糸は長寿の糸

納豆のネバネバには、長寿成分が含まれているという意味。そのひとつが納豆菌が作り出すナットウキナーゼ。血栓を溶かしたり、血液のサラサラ効果が知られている。

◆納豆好きは色白美人

納豆に含まれているビタミンB_2には、脂肪を燃焼させるなどダイエット効果があり、ビタミンEには血行をよくし、細胞の酸化を防いで、肌の若々しさを保つ働きがある。同時に豊富な納豆アミノ酸から、小じわやしみなどの発生を予防する上で役に立っている。

◆七転び八起き

七度倒れて、八回起き上がること。何度失敗してもくじけずに、立ちなおること。そのようにして、一度は世に出ること。人生スピリット（精神）である。

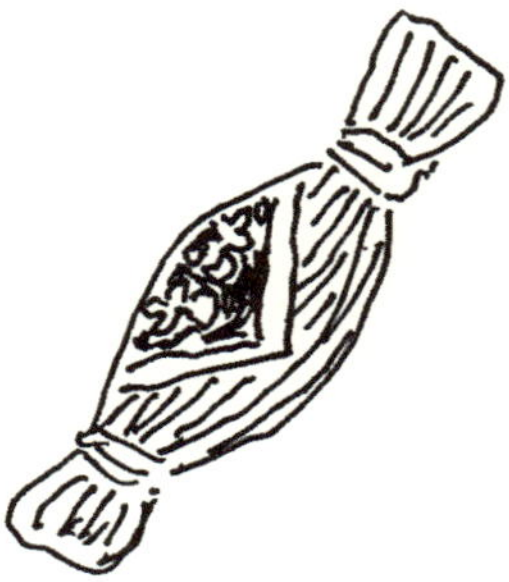

◆生味噌は若さのもと

よく発酵している味噌には乳酸菌や酵母菌などの生菌が含まれていて、腸内環境をよくして、善玉菌を増やしビタミンなどの生産に役に立つ。生味噌は大豆と塩、麹菌で出来た〝ヨーグルト〟みたいなものだ。

酢味噌にしたり、キュウリに生味噌をつけて食べるなどの生食が理想的である。

◆日本人の食物に徳あり

日本人の食物は、米食、味噌、魚食に特徴があるとされ、『道三翁養生物語』という書物に、「日本人は水田の稲を食らい、又大豆を味噌にして食い、又海魚の美なるを食えば、ふだん人参（薬用人参のこと）湯を飲むがごとし」とある。米の飯、実だくさんの味噌汁、魚料理を食べていれば、それこそ、毎日高価な人参湯を飲むようなもので、体によいから、長生きもできるのだ。

◆ぬた

魚介類や野菜類を酢味噌であえたもので、ヘルシーで味の素朴な料理。簡単に手作りできる。マグロやイカ・貝類、ネギ類、ワカメなどをあえる。また、からし酢味噌を用いる場合もある。

◆根深雑炊《ねぶかぞうすい》、しょうが酒

寒夜などに、体を温めるのに好適なもの。同時

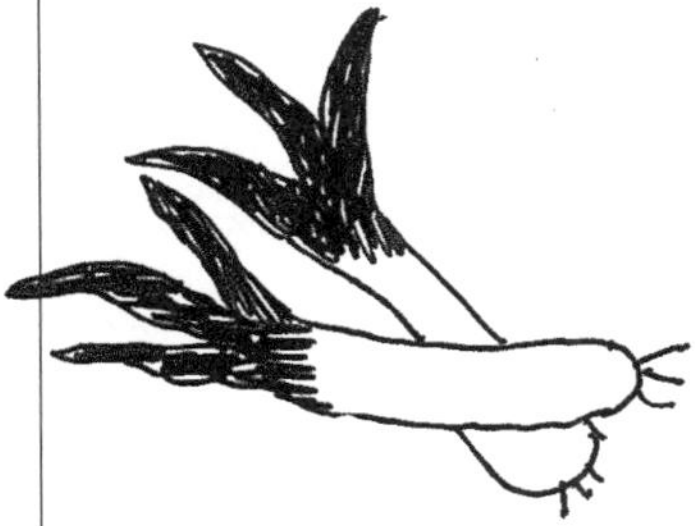

に、この二つは風邪を引いた折りに、薬のような効果がある。根深はネギのこと。すりおろしたショウガと少量の味噌を鍋で煎り、その中に酒を注いで軽く煮立たせ、香りと共に飲んで体を温める。

◆のど三寸

いくら美味な食物といっても、それを味わうのは、口からのどにかけての、わずかな間であり、飲み下してしまえば皆同じである。舌のごきげんばかりとって、美味あさりをしていると、そのうち体中にコレステロールがたまり、中性脂肪で占領されかねない。

◆のどもと過ぎれば鯛《たい》も鰯《いわし》も

「のど三寸」と同じ。胃の中に納まってしまえば、タイもイワシも同じことになってしまうが、栄養面から見たらちょっと違う。イワシの方がDHAやEPAなどの必須脂肪酸が多く、健康効果は高い。

【は】

◆ばくち汁で元気

ナス、里イモ、大根、ニンジンなどを賽《さい》の目に切り、実に用いた汁物をいう。実だくさんの汁だから、じつは大変に健康によい。

◆初もの七十五日

その季節に初めてできた野菜、果物、それに水揚げされた魚などを食べると、七十五日も生き延びることができるという意味。

もっとも、浮世草子の『世間学者気質』には、「初ものを食へば七十五日生きのばはると申すが、それでは、世界中に死ぬ者がひとりもござらぬ」とある。

◆腹を減らして食うほどうまい物はない

よく働いたり、動いたりして、腹を空っぽにしてから食べるものほどうまい食事はない。「空腹にまずい物なし」と同じ。

◆晩食《ばんじき》は朝食より少なくする

晩飯は、朝食よりも少なくして、軽くするのがよい。晩食のあとは、入浴して寝るだけであり、睡眠の質を高めて安眠するためにも、晩食は軽めの方がよいのはいうまでもない。

◆ひと口残す

最後のひと口分だけ食べないで残すこと。腹いっぱいになるまで食べないという意味で、養生のかなめである。

◆日暮れて道遠し

これから、まだまだ前途が遠いのに、日が暮れてしまった。年が老いてしまったのに、したい仕事がたくさんある場合などに用いる言葉。

◆日西山に迫る

太陽が、西の山の端にかくれようとしている。夕暮れが迫って、夜になろうとしている。年老えて、余命のいくらもないたとえ。現代は、人生の夕暮れがおそい。なにしろ一〇〇年人生の時代。したがって、将来の夢をいくらでも描くことが可能である。チャレンジするための時間がたっぷりあるのが現代で、夢を持続するためにも、上手に食べて老化を防ぐことが大切になってくる。

◆太り過ぎのライオンはいない

ライオンばかりではなく、野生動物の四肢は筋肉質で、鋭く引きしまっている。必要以上に食べたりしないで、常に動いているからだ。地球上の生物の中で、楽しみのために過食するのは人間だけである。反自然的な飽食の結果、肥満や糖尿病、ガンなど、さまざまな〝食い過ぎ病〟で苦しむはめになる。

◆へそが茶を沸《わ》かす

おかしくて仕方のないことのたとえ。おかしくて笑うと、腹が波うつ様子を、湯が煮えたぎるように見立てたのである。

◆米泉《べいぜん》

日本酒のこと。日本の酒は、原料となる米の中から、こんこんと湧き出てくる美味きわまりのない飲みもの。酒好きの長寿者は、「百薬の長」にして、楽しんでいる。

◆坊主捨ておけ、医者だいじ

病人のいる家にとって、明日はどのようになるかわからない、今は寺の坊主よりも、医者の方が大切である。

◆忘年《ぼうねん》の交《まじ》わり

年令に関係なく、親しく交際する友人のこと。少子高齢化の時代となり、老若のパーティーが増えている。

【ま】

◆枕を高くして寝る

安心して眠ること。自分に心配ごとのない時には、安心してぐっすり眠ることができる。また、安心することについてもいう。

◆豆息災《まめそくさい》が身の宝

「豆」は、苦労をいやがらずに、よく働くこと。「息災」は、達者なことをいう。「人は、元気で働いて、健康であることが、何よりの宝である」という意味。

◆松前の殿さま、鰊《ニシン》でお茶漬け

昔、北海道松前藩の海では、ニシンがたくさん捕れたので、殿様まで日常的に食膳にのせた。お茶漬けを用いる時にも、よく食べたと伝えられている。ニシンは、松前の名物であり、かつ大漁だったことをいったもの。

ニシンには骨を丈夫にするビタミンDとタンパク質、それに若々しさを保つビタミンEが豊富に含まれている。

◆眼《まなこ》と蕎麦餅はねるほどよい

寝ると練るとをきかせた言葉。

◆松前漬けで腸元気

旧松前藩の名物で、もともとは越冬用の保存食。前浜でとれた昆布とスルメを細く刻んで、醤油漬けにしたのが始まりであるが、現在では、数の子やニンジンなども加えて、函館地方の特産品となっている。

昆布のぬめりとスルメの旨味が、醤油味と混じり合って、ご飯が実にすすむ。昆布のぬめりはフコイダンで、ガンを叩く作用で脚光を浴びている。イカには、心臓や血管を丈夫にするタウリンがたっぷりである。

◆自《みずか》らに勝つ者は強し

私欲や私心をおさえることのできる者こそ、本当の強者である。長寿も同じで、飲食欲、物欲などもほどほどにした、シンプルライフが強い。

◆身の養生をもっぱらとし、無用の物は食せず

徳川家康（一五四二―一六一六）の言葉。身体の健康に留意し、命の養いをまず第一に考えて、むだな物は食べない。現代にも、立派に通ずる。

◆麦めしにいわし

粗末な主食と副食の例であるが、これは江戸時代のことわざ。しかし、飽食が当たり前の現代では、麦めしもイワシも健康によい食物で、長寿効果も高い。

◆麦めしおやじ

麦めしを常食しているような、田舎のたくましいおやじさんのこと。麦にはビタミンB_1やビタミンE、食物繊維が多く、立派な不老食であり、このおやじさんは、村人に親しまれながら、長生きしたにちがいない。

◆目刺しいわしの頭まで黒焼にする

「目刺しいわし」は、目にワラの串を通し、数匹ずつつないで干したイワシのことで、安価な干物。そのイワシを頭までこんがりと焼いて食べること。質素な生活をいうが、実はイワシの頭にはぎっしりと長生き成分が詰まっている。

◆めしよりも好きなもの

食事のことさえ忘れてしまうほど、好きで熱中することができるもの。江戸時代の滑稽本に「め

しより好きな岡釣師」とある。このくらいの趣味があれば立派なもので、長生きにも大いに役立つ。

◆ももんじ屋で薬食い

獣肉の鍋料理を食べさせる店のことで、江戸時代は「けだもの屋」とか「山奥屋」とも呼び、通人に受けがよかった。人気のあった猪は、「山くじら」とか「ぼたん」と呼び、鹿は「もみじ」である。食べると最近、これらの野生の肉はフランス語の「ジビエ」と呼ばれ、ヘルシーなところから人気である。

◆餅は食いたし銭《ぜに》はなし、鐘はあれども金はなし

餅を食べたいが、買う金銭がない。たたいて鳴らす鐘はあるが、金がない。在家で仏道を行う者を道心《どうしん》と呼ぶが、たいていは収入の道が少なく、このことわざのように貧しい生活をしていた。

◆木食《もくじき》

木の実や若芽などを食べながら修行すること。

◆糯米《もちごめ》と年寄りは、師走に果てる

年末になると、正月用の餅を搗《つ》くために糯米が底をつくように、昔の年寄りは、その頃に寿命がつきる場合が多かった。強い寒気に耐えられなくなるためである。もちろん、現在はそのようなことはない。

【や】

◆夜食二度食えば、衣はがされる

夜食を二度も食うようなぜいたくをしていると、着た物を二度もはがされるようなはめになる。ぜいたくをすると、身を破滅させるたとえ。そのような過食をしていると、現代だったら、着る物

を二度も三度も、作り直さなければならなくなる。太り過ぎで。

◆夜食は毒

夜ふけてからの食事は健康によくない。食べた物が未消化のうちに寝ることになるからである。夕食は早めにすませ、消化が進んでから寝ると安眠できる。夜中のラーメンのように脂濃いものは最悪といってよいだろう。

◆安饅頭

安饅頭とかけまして、初めて訪問する家の玄関口と解く。心は、案内を請います。案内、あん(餡)ない。

◆病《やまい》は治りぎわ

病気になると、最初のうちは一生懸命になって治療に努めるが、治り始めるとうっかり気をゆるめて、酒を飲んでしまったり、食べ過ぎたりして、失敗してしまう。自分の勝手な判断で、薬をやめてしまったりすると、病気が再発したりする。病気になったら、徹底的に治してしまうことが肝要だ。

◆病は口から入り、禍《わざわい》は口から出る

病気は、口から入る飲食物が原因の場合が多い。過食、過飲も口が入り口である。反対に、禍は口から出る言葉によって、引きおこされやすい。口の使い方には、気をつけなければならない。

◆病は気から

病気は、気の持ちようで、よくもなるし、悪くもなる。ストレスが続いたりすると胃潰瘍《いかいよう》になるように、心の持ち方が病気の引き金になることは、よくあることだ。常に笑うことを心がけることも、予防のひとつ。

◆山の芋が鰻になる

昔から、山の芋がウナギになるとか、ウナギが山に入って山の芋になったという俗説があった。山の芋もウナギも、形が細長くて、ぬるぬるするからだろう。どちらも栄養が豊富で、不老長生に役立つ点でも、よく似ている。

咄《はなし》などでは、生臭坊主が、ウナギを食べようとして、里人に発見され、山の芋がウナギに化けたといってごまかしたなどとしている。

◆やまと粥《がゆ》は長寿粥

奈良地方の郷土料理。ほうじ茶や番茶を煮出した汁で炊いたお粥のこと。奈良では古くから、広く常食されてきた。抗酸化成分のカテキンがとれる、長寿粥である。

◆やたら漬けは食物繊維がたっぷり

キュウリ、ナス、大根、シソなどの生野菜をやたらに細切りにして漬け込むことから、この名がある。山形県の名物。家庭でも簡単に作れる。細切り野菜をビニールの袋に入れ、塩少々に醤油をたらし、手もみすればすぐに食べられる。ビタミンCと食物繊維もたっぷりとれる。

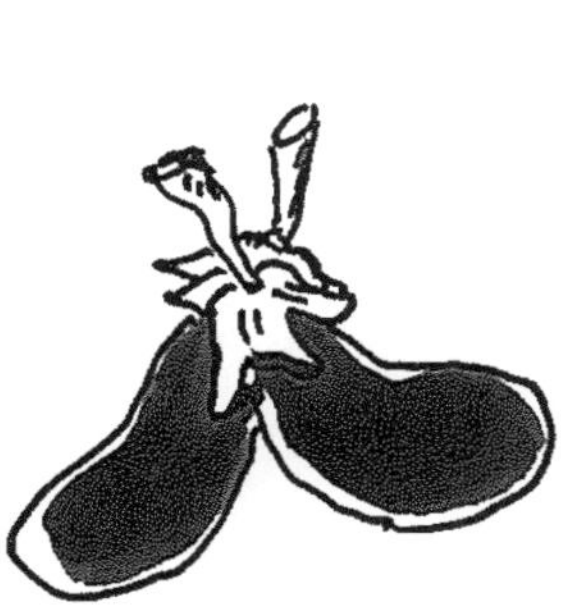

◆指先をもむと脳が若返る

左右一〇本の指先には、それぞれ神経細胞が集中していて、脳細胞と直結している。指が〝外にあらわれた脳〟とか、〝第二の脳〟といわれるのは、その先端に集中している鋭いセンサー能力によるものである。

したがって、指先に刺激を与えると、神経を通して脳細胞も刺激を受けることになり、頭脳機能が向上する。頭がよくなり、脳の若返りも役に立つのだ。

◆ゆでだこのよう

タコをゆでると、真っ赤になり、てっぺんから湯気が立つ。それと同じような格好で、人が酒に酔ったり、大いに怒っている様子。しかし、これほど怒ってしまうと、血管に強い圧力をかけることになって、心臓によくない。

◆雪道と納豆汁は後になるほどよい

雪道は、人の後からついていった方が歩きやすい。納豆汁は、後になるほど鍋の底に沈んでいる納豆の数が多くなるから、味もよいし、納豆の健康効果も高くなる。世の中には、初めの方がよいものもあれば、後の方がいいものがあるというたとえ。

◆湯腹もいっとき

「茶腹もいっとき」ともいう。湯、茶、水だけで腹いっぱいにつめてみても、そう長く満腹感が続くものではない。空腹の時に、とりあえず水を飲んでおけば、空腹を一時はおさえることができる。

◆よい酒はよい血を作る

ヨーロッパのことわざで、赤ワインのことをいっている。赤ワインには、抗酸化成分のポリフェノールが多く、アンチエイジングに効果的である。

◆蓬《ヨモギ》の草餅よい長生き

ヨモギの若葉を搗《つ》きこんだ色あざやかな餅で小豆餡《あん》を入れて丸めて作ったのが、香りもさわやかな草餅。うまいものだから、よく噛まないで、呑み込んだりすると、のどに詰まったりして大変に危険。草餅は、ゆっくりゆっくりよく噛んで、渋めのお茶といっしょに楽しみながら、ニコニコと胃に送り込むようにする。これが「よい長生き」である。ヨモギには、カロテンやビタミンC、食物繊維が多く、健康食である。

◆欲と色と酒とを敵と知るべし

物欲と色欲、そして飲酒は、身を滅ぼす敵のようなものであるから、気を引きしめなければならない。平穏でやすらかな老後を望むなら、用心すべきである。

◆夜の昆布は見逃すな

夜、昆布はすすんで食べた方がよいという意味。昆布には安眠をもたらすアミノ酸が多く、その上、精神安定作用のカルシウムも豊富だから、ぐっすりと眠る上で役に立つ。昆布の三分の一は食物繊維であり、お通じをスムースにするためにも、夜の昆布は見逃さない方が健康効果を期待できる。

◆寄せ鍋でひとり楽しむ

鍋にだし汁、醤油、みりんなどを合わせた汁を張り、魚介類、野菜、豆腐、練り製品など季節のものを煮ながら食べる。ひとり生活でも楽しく鍋料理が楽しめる。肉やキノコなどを入れてもよい。

ひとりで長寿を楽しむ鍋料理である。

【ら】

◆らっきょうの皮をむいたよう
昔は、女性の顔の美しさを、このように表現した。色、艶の美しさのたとえ。

◆らっきょう漬けの長寿効果
ラッキョウは、日本料理ばかりでなく西洋料理にもよく合うが、カレーライスには欠かせない。生のままで味噌をつけて食べてもカリカリと音まで美味。福井県のラッキョウは、小粒で白く「越前ラッキョウ」ならではの珠玉の美しさ。しかも、繊維が細かく、噛んだときの歯切れのよさは、他の追随を許さない。まず、塩で下漬けをするが、この時に乳酸発酵がおこり、美味になる。これを甘酢に漬けて保存する。ラッキョウに含まれている硫化アリルには、血流をよくして、血栓を防ぐ効果が期待されている。

◆両刀使い
酒と、あんころ餅のように甘い物の両方ともいける人。

◆旅行するとき、豆と胡桃を忘れるな
豆、クルミともにタンパク質やビタミンなど栄養効果が高く、疲れた時の体力回復食としては理想的。昔は長旅に出る折には、干し豆（煮豆を干して作る）と干し飯《いい》は必ず携行したものである。この干し豆は、戦国時代の兵糧としても欠かせなかった。

◆粒々辛苦《りゅうりゅうしんく》

穀物の実のひと粒ひと粒が、すべて農民の苦労の結晶である。農民の辛苦が、並みたいていではないことのたとえ。転じて、物事を成就するために、こつこつと苦労を重ねること。夢に向かっての苦労は、苦にならない。

◆老少不定《ろうしょうふじょう》

老人だから、早く死ぬとか、若者だからあとから死ぬとは限らない。人間の寿命は、老若にかかわらず、いつ尽きるか誰にもわからないのである。ふだんから、健康に気をつける以外に、長生きする方法はない。用心しながら暮らしていくのがベスト。

◆老化は歯から

年をとると、まず歯が悪くなる。歯の手入れを怠ってはならない。

◆老女の化粧冬の月

すさまじきもののたとえ。平安時代の用例であるが、今は年など関係ない。いくつになっても女性は美しい。現代だったら、「満月や、ほんのりお化粧で逢いにいく」ではないだろうか。私のアメリカの知人は、日本の高齢の女性を見て、「まるで娘さんのように、表情が若々しい。すばらしい」と感心していた。

◆老体と秋の入り日はだんだん落ち方が早くなる

秋の日の入りは、先に行くほど、だんだん早くなるが、老体の体の弱り方も、秋の夕暮と同じように早くなるというたとえ。昔の年寄りの健康状態をたとえたもので、現在は、朝日が上るように元気な高齢者ばかりで、「人生一〇〇年時代」の到来となった。

◆老木は曲らぬ

樹が老木になると、曲がりにくくなるように、人間も年をとると、体がかたくなるから、ふだんから散歩したり、トレーニングなどして、体の柔軟性を持続したい。動物性タンパク質やカルシウム、ビタミンなどをとるように気配りすることも重要。

◆老人で達者なものは口ばかり

年をとっても元気な老人は、口から発する小言が、かえって多くなる。このようになると、嫌われてしまう。健康にもマイナスである。

◆老人と子供は気が短い

老人も子供も、たいがい気が短いところが似ている。

◆老人は二階へ上らず

老人になったら、二階へ上るようなまねは危険だから、用心した方がよい。しかし、現在のお年寄りは寝室を二階に置き、階段を上り下りして、家の中でも足腰をきたえるトレーニングをしている。

◆老人の達者、春の雪

ともに長続きしない。昔のことわざであるが、用心に越したことはない。

◆老人は年々老いて、年々賢し

年をとればとるほど、いろいろなことを学習して、年々賢くなる。理想的な年のとり方である。

◆老人は火の子
老人は寒がりが多く、火のそばにいたがる。

◆老人の夕映《ゆうば》え
夕日の光を受けて、空が照り輝くのが夕映え。老年になってから、何かのすばらしいことを成しとげ、脚光を浴びること。

◆老病多し
老衰によっておこる病気が増えてくるのが老年期。ふだんからの健康管理が欠かせない。

◆老翁《ろうおう》なお若し
老翁は年老いた男のことで、その御年になっても、まだまだ壮年のようだという意味。「翁《おきな》」のこと。昔は、老人を「翁人」と呼んで尊敬した。ちなみに、女性のお年寄りが「老嫗《ろうおう》」である。「老鶯《ろうおう》」といったら、春を過ぎてから鳴くうぐいすのこと。

◆老化現象
年をとるにつれて、身体機能が衰える現象をいう。頭脳力と経験で、老化現象をおぎなうこともできる。

◆老苦《ろうく》
人生において、人間が必ず受けねばならないという四種の「苦しみ」。それが生・老・病・死の四苦で仏教から来ている。その中のひとつが「老苦」で、老衰することの苦しみで、年をとってから受ける苦しみをいう。

◆老君なり
年を取った主君のことであるが、老人の敬称としても使う。「老公」も同じ。年をとったら、胸を張って、堂々としていればよいのである。元気で長生きし、ニコニコできるのは、努力あってのことなのだから。

◆老弱にあらず

年をとって、体が弱ることが老弱であるが、そのような状態にならないこと。そのためには、「食べ方達人」になって、細胞の酸化、つまり老化を防ぐことがベストな人生の選択なり。

◆老疾《ろうしつ》を防ぐ胡麻《ゴマ》の効

老人になってからのかかりやすい病気を防ぐために、ふだんから黒ゴマを食べておいた方がよい。ゴマは滋養効果の食物とされ、古くから若返りの妙薬とされてきた。ゴマには抗酸化成分が何種類も含まれているが、中でもセサミンは体の若返り作用が高い。とくにビタミンB_1やB_2、E、葉酸、それにミネラルでは、カルシウムやカリウム、マグネシウムなどを豊富に含む。

◆老職《ろうしょく》が大切

幕府の大老や老中、また大名家の家老、中老などの職務を「老職」と称した。その職務は大切である。いずれも「老」がついているように、年をとり、経験を積んだ知恵者が選ばれた。

◆老大国

昔は盛んに発展し、勢いも旺盛であったが、今は衰えている大国のこと。老人の多い老人大国の意にも用いられる。元気で若々しい老人が多く、人生を楽しんでいる国、日本はそのような国を目指すべきだろう。これからは、世界のどの国も老人国となる。日本は、そのトップランナーなのだ。

◆老友大事
年をとってからの友人は大切だし、ありがたい存在であり、大切にすべきである。

◆老年なお恋情を抱く
年をとってからも、なお誰かに恋をし、その情熱が若返りの役に立っている。ときめく心情が、表情や心臓の若さにつながり、長生きできたのである。在原業平（平安時代）を主人公とする『伊勢物語』に一〇〇歳に一歳たらない「つくも髪」の女をテーマにする物語がある。この老女は、都で評判の美男子である業平のことを知り、会ったこともないのに、恋してしまう。そして、一夜でもいいから抱かれたいと思うようになる。それを知った業平は、あわれに思い、ある夜草深い、そのあばら家にしのんでいく。そして、自分に恋してしまった老女に同情して、一夜を共にする。その女性は九九歳であった。（→「つくも髪の老女を愛した業平の交果物パワー」）

◆老人の寝覚め
年をとると、睡眠しても、眼がさめやすくなる。昼のうちに、軽く運動しておくとよい。

◆老人賢し
老いても、才能にすぐれていて、賢い人のことをいう。

◆老人の木登り
不相応なことをすることで、あぶない行為。「年寄りの冷や水」に同じ。

◆老人の物忘れ、若い者の無分別
老人は物忘れをしがちであり、若者は無謀なことをしがちである。

◆老人は二度わらし

年をとって、再び子供（わらし）のように童心に帰ってしまうこと。

◆蠟八粥《ろうはちがゆ》で長生き

一二月八日に食べるお粥を「蠟八粥」という。五味粥とか温臓粥とも呼び、古くは宮中で食べる習慣があった。昆布、串柿、大豆粉、菜などの用いられた熱粥で、体を温める効果があり、「長寿粥」と呼ばれていた。「蠟八」の「蠟」は蠟月（一二月）で、「八」は八日の意味であり、家庭でも簡単に作れる「長寿粥」である。

【わ】

◆若菜のあつもの

あつもの（羹）は熱汁のこと。若菜で作った汁物のことで、古くは長生を祝う「賀の祝い」の時に食するならわしがあった。不老長生を願って、口にするお粥。現在の「七草粥」に、その面影が伝えられている。日常的に食べたいお粥で、冷蔵庫に在庫の野菜を何種類かとり揃えて細切りにし、お粥に仕立ててでき上がり。ビタミンCやβカロテン、ポリフェノール、それにミネラルや食物繊維もたっぷりとれる。

◆我が物食えば、かまど将軍

誰の世話にもなっていない。自分のかまどで飯を炊き、好きなように食べている。俺は、かまど将軍である。家計は多少貧しくても、心は将軍でいたい。

◆湧く泉にも、水がれあり

こんこんと溢れるように湧き出す、水量の豊かな泉でも、枯れることがある。いくらたくさんの銀行預金を持っていても、使い方によっては尽きるのが早まる。

◆我が家のかまど料簡《りょうけん》

自分の家の経済に注意せよという意味。贅沢が身を滅すと同じ。

◆若気の大食

テレビの大食い選手権などの影響もあって、ラーメンや牛丼を何杯食べたというように、よく自慢したりするが、続けていると健康にダメージを受けてしまう。痴呆症、糖尿病、高血圧、動脈硬化、肥満……病気のオンパレードの原因だ。

◆わにのひと口

わにが、大きな口を開いて、ぱくりと食べるのと同じで、大きな口を思いきり開いて、ひと口に食べてしまうこと。「わに」は鮫のこと。「若気の大食」と同じ。

◆割籠《わりご》のつり合い

「割籠」は破籠、破子、割子などとも書く。白木で作った、食べ物を入れる容器。主としてヒノキの白木が用いられ、内部はいくつかの仕切りでわかれており、飯のほかに、いろんな料理物が色どりよく詰められていて、栄養のバランスがとりやすい。現在だったら魚や肉の料理、それに野菜物、フルーツ、漬物も入るから、栄養的にもすぐれている。

平安時代から用いられている容器で、「檜《ひ》割籠」などと出てくる。いってみれば、現在の幕の内弁当、あるいは折詰料理の容器の原型であり、中に仕切りをつけた、折箱スタイルの弁当箱のルーツといってよいだろう。

◆若布《ワカメ》の味噌汁は食毒を消す

「食毒」というのは、トランス脂肪酸などの体によくない油や食物添加物などのことで、ワカメの味噌汁には、それらの異物をからめとって、排出する作用がある。乾燥ワカメの約三〇パーセントは食物繊維で、しかも水溶性が多く、排泄能力が高い。しかも、有害物質の吸着作用が高いから、その効果はいっそう高くなる。

◆わらじ酒

旅立ちの時に、別離を惜しみながら、盃をくみかわす酒のこと。

◆笑い上戸

酒に酔うと、やたらに笑いぐせのある人。それほどおかしくもないのに、よく笑う人のこともいう。

◆笑う門に福が来る

「笑う人に福が来る」ともいう。いい笑い顔でニコニコ暮らしていると、人にも好かれるし、福運もやってくる。その反対なのが「怒り顔に人逃げる」である。怒ってばかりいると人も福運も逃げてしまう。ニコニコしていると脳内物質のセロトニンという幸せホルモンが増え、血行もよくなって、多幸感が高まる。

◆笑って暮らすも一生、泣いて暮らすも一生

悲しい時もあるが、そのマイナス感情をのり越えるのも笑いのパワー。プラス思考で人生を進み

たいもの。不老長生に役立つのも、幸せホルモンのセロトニンの力。カツオ節などに多いトリプトファンという必須アミノ酸をとると、セロトニンが増えるともいわれている。

◆**若い者の力こぶ、年寄りの知恵**

若い者は、よく力自慢をしたがるが、年寄りには知恵があり、時と場合によっては知恵がまさる時もある。「力よりも知恵」という場合もある。

◆**若い時は二度ない**

若い時は、二度と戻ってはこない。したがって、若い時に有意義に過ごすことが大切である。ぐずぐずしていると、アッという間に老人になる。

◆**若木に腰かけるな**

若い者にたより過ぎると、危険である。八〇歳になっても九〇歳になっても、自立の心がまえは大切である。

◆**若水は若返りの霊水**

お正月の元日早朝にくむ水のことを「若水」と呼ぶ。若返り効果が高く、井戸水をくみ上げる際には、縁起を祝って、「福くむ、若くむ、幸いくむ」などと唱えるのがしきたりである。

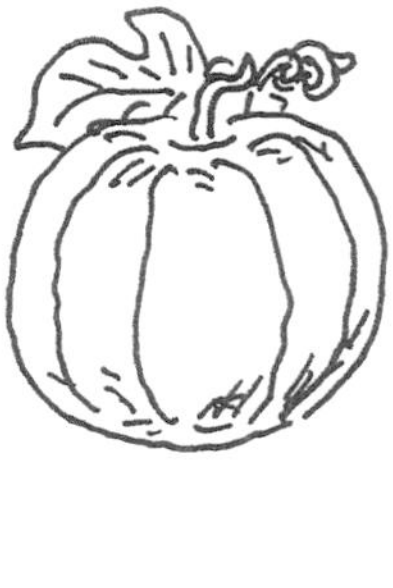

◆笑って長生き土手かぼちゃ

笑いの長寿効果については、これまでも述べてきた。では、なぜ笑いが「土手かぼちゃ」と結びつくのか。土手かぼちゃは、土手のようによく日の当たる斜面で作ったカボチャのことで、甘味が強くホクホクしていて美味。

滋養強壮効果が強く、食べると夏負けしないといわれ、昔はウナギのとれない土地では土用ウナギの代わりに、この土手かぼちゃを食べて暑さに負けない体力をつけてきた。ウナギにはビタミンAが多いが、カボチャに豊富なカロテンは、体内に入ってから、ビタミンAと同じような働きをする。夏の紫外線や活性酵素から体の健康を守るのが、カロテンやビタミンEなので、カボチャに多い。しかも、カボチャにはウナギにないビタミンCや食物繊維もたっぷりだ。

土手かぼちゃを食べると、ご隠居さんもますます元気になって、腹をうちわで叩きながら長生きするところから、このことわざが生まれた。

◆笑酒の不思議な力

「笑酒」と書いて「えぐし」と読み、『古事記』に出ている。少し飲むと、歓喜をもたらす若返りの酒だ。ほろりと酔うと、なぜ笑いが生まれるのかというと、ストレスや緊張、心配などから解放されるからにほかならない。「ほろ酔い」は、血行をよくして、不老長寿を生むのである。

◆若菜を摘んで命の魂《たま》振り

若菜摘みは、古くからの早春の行事だった。まだ雪が残るような早春の大地を割って芽を出す、若葉には、盛んな生命力が宿っており、その若菜、若草を食べることによって、人間も若返ることができると考えられていた。冬の間、弱った生命力をよみがえらせるためには、若菜などに宿る自然の生気と自分の生気を共振させなければならないが、これを「魂振り」といった。後に、魂振りは、鎮魂の意味に変わっていくが、本来は、体内の生気を振り立たせるために行うものであった。

◆早稲《わせ》から先

年の多い者から先に、世を去るのが順序であるというたとえ。

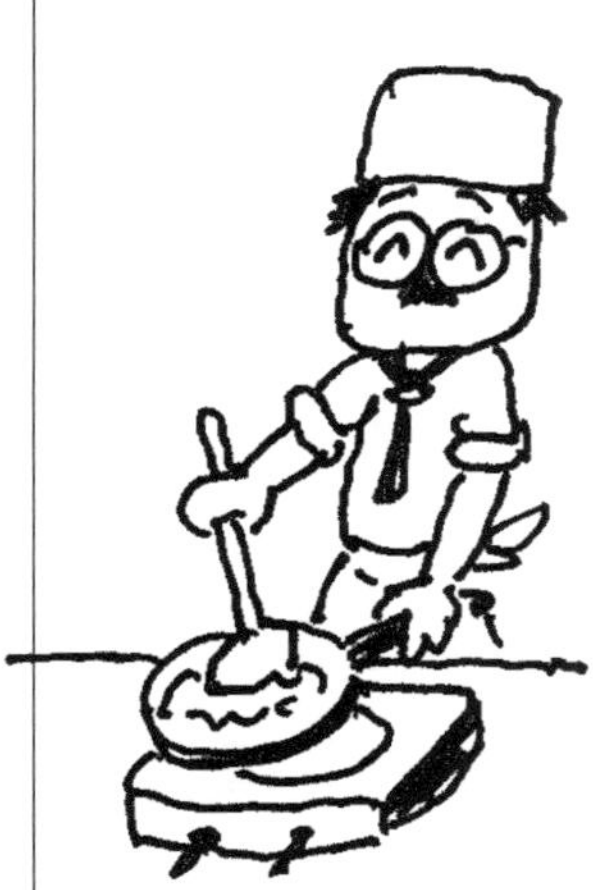

ことわざ的長寿食

次は誰にでも簡単に作れる、実践的な「ことわざ的長寿食」である。

◆若返りの玄米スープ

昔は、年をとると、白米よりも玄米で作ったスープを飲用して、老いの影を遠ざけた。その作り方は簡単。まず、玄米をフライパンなどで空炒りし、キツネ色になったら鍋に移し、五・六倍の水を加えて、一〇センチ四方くらいの昆布を入れ、水がほぼ半分になるまで弱火で煮つめる。

軽く塩味にしてもよいし、茶わんに盛ったら、その上に梅干しをのせ、実をほぐしながら玄米スープといっしょに食べてもよい。玄米のほのかな甘味が伝わり、生命力がよみがえるトロトロ味の長寿スープである。

◆若返りの手羽先スープ

コラーゲンたっぷりの若返りスープ。材料は鶏の手羽先を三本ほど、それにネギ、ショウガ、酒、塩、コショウ少々。手羽先は洗ってから三個位にぶつ切り。ネギは三センチくらいに切り、ショウガは包丁の腹でつぶす。深鍋に全部入れ、たっぷりの水と酒少々を注ぎ、強火にかける。沸騰したら弱火にし、アクをたんねんに除く。一時間三〇分ほど煮込んで味をつけ完成。器に盛ったら、コショウなどで味をととのえ、好みの薬味を散らしてスープを楽しむ。

◆若返りのマグロ丼

五切れほどのマグロのトロを、すりショウガ、みりん少々をたらした醬油の中に三〇分ほど漬け、甘酢を混ぜたご飯の上に並べる。みじん切りの大葉とワサビを添えてでき上がり。トロのDHAがキレのよい頭脳に、そしてEPAが血液をサラサラにしてくれる。渋めの熱茶を添えたら、いうことなし。

◆若返りのショウガ紅茶

ショウガをスライスして、紅茶ポットに入れ、紅茶とごく少量の砂糖（黒砂糖の方がベター）を加え、熱湯を注いだら、四、五分おいてから飲む。体も心も芯からポカポカ。血行もよくなり、風邪の予防に役立つ。

◆若返りのゴママヨあえ

マヨネーズに練りゴマ、砂糖少々、それに醤油をたらして、あえ衣を作り、ワカメをさっとゆでて水を切り、あえる。ゴマにもワカメにもカルシウムがたっぷり。

◆若返りのきな粉ミルク

小鍋で加熱したミルク（成分無調整牛乳が望ましい）に、少量のきな粉を加えるだけ。コップ一杯に小さじ一くらいがよい。少量の砂糖を用いてもよいが、きな粉だけでも自然の甘味がある。牛乳は、血管を含めて、体を老けさせにくい食品といってよい。骨を丈夫にして、脳の若さを保つ簡単ドリンクである。

◆若返りの梅納豆

タネを除いた一個分の梅干しを、箸で小さく切りほぐして納豆に混ぜる。もみ海苔も少々のせて、タレを少量混ぜ、ご飯にたっぷりかける。疲労回復にも効果があるが、血行をよくする期待も。頭脳もスッキリして、物覚えもよくなるかも。

◆若返りの山タマ納豆

「山」は山イモ、「タマ」は卵。引き割り納豆にすりおろした山イモを混ぜ、卵の黄身をのせ、味つけは軽めの醤油で。大葉、ネギなどを添えて。体がよろこぶ若返りのフードである。

◆若返りの簡単ニンニク味噌

みじん切りにしたニンニク（二、三個）をさっとオリーブオイルで炒め、すりゴマ少々と大匙二杯の味噌、トウガラシも少々混ぜ、弱火にかけながらよく練り上げればでき上がり。「天狗の酒の肴」と呼ばれるほどスタミナがつく。発芽玄米ご飯によく合う長寿焼き味噌。

◆若返りの黒砂糖湯

のどがはれぼったいと思ったら、黒砂糖にすりショウガを加え、熱湯を注いで、熱々のうちに飲む。昔から民間療法で、若返りにも効果的。すりショウガの代わりに、ほぐした梅干しを入れてもよい。病気に対する免疫力をつける効果も期待できる。

◆若返りの黒ゴマおにぎり

黒ゴマに含まれているアントシアニン、ビタミンE、ビタミンB類が、お肌のしわ、しみ、たるみを予防。いつまでも若々しい人生を謳歌。豊富なカルシウムがイライラを防ぐ。そこで、黒ゴマたっぷりのおにぎりで、「私の人生花が咲く！」

◆若返りのいなりずし

外側の油揚げには、カルシウムが一〇〇グラムに三〇〇ミリグラムと、木綿豆腐（一〇〇グラム中に一二〇ミリグラム）の二倍以上も含まれている。中に詰める酢めしにゴマを混ぜると、さらにカルシウムは増加。なにしろ、ゴマ一〇〇グラム中には、一二〇〇ミリグラムものカルシウムが含まれている。油揚げの原料である大豆には、骨をガードするイソフラボンも多いから、骨の老化を防ぐために注目したい。

◆若返りのコラーゲン汁

鶏のガラ、豚骨、牛すじ、それに魚系ではカツオ、ウナギ、ドジョウ、コイなどは、お肌をピカピカにするコラーゲンの宝庫。魚のアラ汁に刻みネギを散らすと、美味なる若返りのコラーゲン汁に。

◆若返りのイワシのめざし

めざしは「目刺し」で、干物の一種。イワシが用いられる場合が多い。ひと晩塩水に浸しておいたイワシの片目から下あごへワラを通し、数匹ずつ連ね、乾燥したもの。ワラを目に刺すので「めざし」と呼ぶ。カタクチイワシやウルメイワシなどが用いられる。昔は地方や内陸部では、魚というと、このめざしがほとんどで、タンパク質や脂質、カルシウム、ビタミン類の供給源になっていた。

めざしの味は、その頭部にあり、古くから、「いわしの頭は鴨《かも》の味」といわれてきた。こんがりとあぶっためざしの頭部は、そのくらい美味という意味で、まさにその通り。イワシは、よく「海の玄米」ともいわれるように、ご飯に添えて食べると、ビタミンC以外はほぼとれ、元気が出る。

◆若返りの「根菜スープ」

人生は、あっという間。気づいたら、いつの間にか七〇歳、八〇歳。「人生一〇〇年」の時代が到来している。立ち止まっているひまはない。時間は勝手に経過し、人は年をとっていく。

物理的な年齢など気にしない。身も心も脳も、まだまだ若い。「若返りフード」を食べて、若返る時代。アンチエイジングの現代なのだ。

私たちは、決して戻ることのない時間の列車に乗り合わせているだけ。この列車は、超高速で進む。十年、二十年はあっという間だ。人生の持ち時間を楽しめるのは、たった一回だけ。その持ち時間を長くするのも、短縮するのも、大きな要因は食物の選択なのではないだろうか。若返ることは、「人生の時間」をのばすことであるのはいうまでもない。

「あっという間の一年で、あっという間にシワ増えた」などとならないで、「一年たっぷり楽しんで、おかげで、さらに若返った」という年のとり方が理想的。

そこで「根菜スープ」である。

ニンジン、ゴボウ、玉ネギ、山の芋、ジャガイモ、カブ、大根、レンコンなど、冷蔵庫にある野菜を、すべてみじん切りにし、日本酒と昆布、カツオ節、あるいは煮干しなどを入れ、材料の上、二センチくらいまで水を注ぎ、二時間ほど弱火でトロトロと煮込む。味つけは味噌。

抗酸化成分、ミネラル、ビタミン類、食物繊維などがたっぷり。免疫パワー強化に加えて若返り作用も期待できる。他のくず野菜などを加えてもよい。無限の長寿にチャレンジしたくなるようなパワフルなスープといってよい。

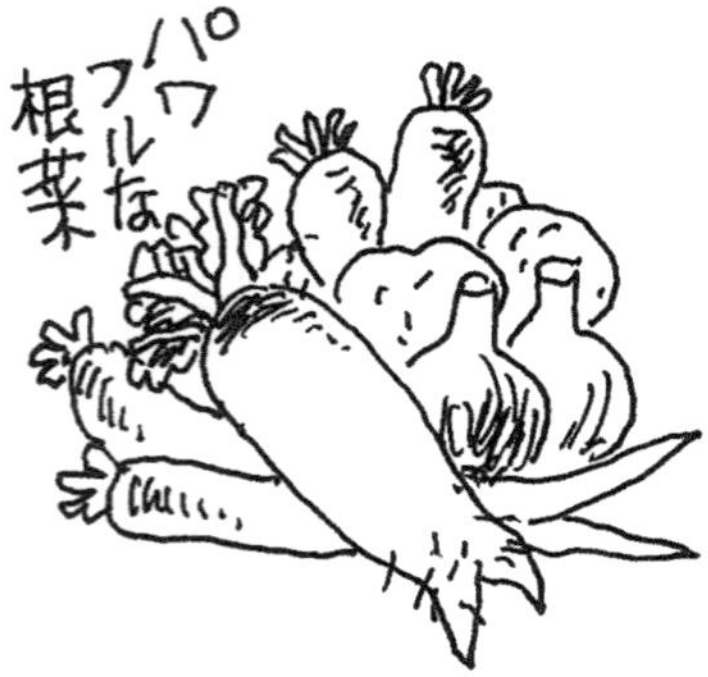

番外

天晴《あっぱ》れ！　一〇〇歳食いろはかるた

「人生一〇〇年時代」を、天晴れ絶好調にするための「いろは応援歌」である。

㋑　イワシの頭で記憶力カムバック

こんがりと焼いたイワシの頭部には、ＤＨＡなど、健康によい脂肪酸が多く、物忘れを防ぐ。

㋺　老化を防ぐ赤ワイン

赤ワインに多いレスベラトロールが、長寿遺伝子をオンに。同成分は、ブドウの果皮やピーナッツの渋皮などにも含まれている。

㋩　パー爺さんは一五二歳

イングランドの愉快爺さんの超長寿を支えたのは全粒粉の黒パン、野菜、チーズ、ワインだった。それにしても一五二歳とは、おどろきだ。

㋥　ニンニクのみじん切りで疲れ知らず風邪知らず

疲れを除き、免疫力、抗酸化を大幅アップするアリシンがたっぷり。血栓やガン予防などでも期待されている。

ⓗ ほれたほれたよサンマの塩焼き

何しろ、血行をよくして物忘れを防ぎ、心臓を丈夫にしてくれる健康アブラがたっぷり。ビタミンEも多い。

ⓗ 平和な長寿国・日本をアピールする一〇〇歳人

日本では、今や「人生一〇〇年時代」。一〇〇歳人が驚くほど増加中。おめでとうございます。

ⓣ 豆腐は四角い心臓丈夫食

マグネシウムをコンスタントに摂取する人は、心筋梗塞になるリスクが約三〇パーセント低くなるという。豆腐や煮干しなどに豊富だ。

ⓒ チョコレートは「神さまの食物」

カカオポリフェノールが酸化から血管を守り、内臓脂肪を燃焼させ、動脈硬化を防いで長寿を呼び込む。

ⓡ リンゴの皮で若さを保つ

リンゴの抗酸化成分、つまりポリフェノールは皮のすぐ下の部分にあり、すりおろすなどしてしっかり食べよう。

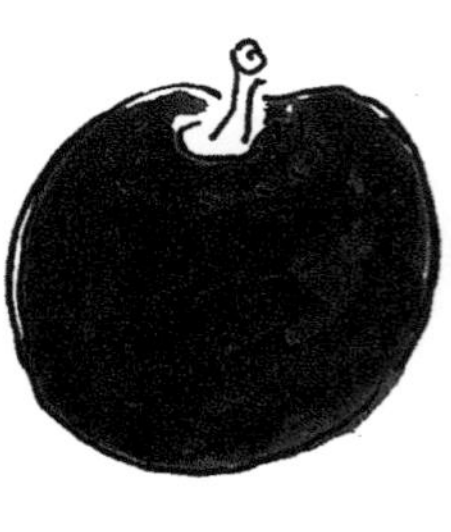

ぬ　ぬか漬けの乳酸菌で腸は今日も元気
ぬか漬けに豊富な乳酸菌が、腸内フローラを元気づけ、免疫力も高まり、病気が逃げていく。

る　ルンルン若返る納豆のネバネバ
納豆に含まれているポリアミンで健康長寿まっしぐら。ナットウキナーゼで血管中の血栓をチェック。

を　雄叫《おたけ》びあげて一〇〇歳ゴール
元気に大笑いしながらイキイキと大台へゴールイン。時にはステーキなどの肉料理を食べ活発に長生き。

わ　若さを維持する抗酸化フード
老化を遅らせて、若さを保つ抗酸化フード。ワイン、納豆などの大豆製品、オリーブオイル、野菜、海藻、魚介類、キノコなど。

か　カレー料理で老化なし
カレーにはターメリックやガーリックなどの香辛料がたっぷり。ほとんどが薬効性の高い抗酸化成分を含む。

よ　ヨモギは仙人の長命草
濃緑色のクロロフィルがガンを予防し心臓を丈夫にしてくれる。カロテン含有量が多く、ビタミンEとC、それに食物繊維も多い。

た　大根おろしで風邪知らず
ビタミンCと食物繊維、消化酵素で免疫力全開なり。アミラーゼやプロテアーゼといった消化酵素が豊富。

㋹ レンコンで長寿見通し明るい

食物繊維とビタミンCが多く、体の中からきれいにしてくれる。明日の人生さらに明るく。

㋞ 「蕎麦好きは長生き」の裏づけ

蕎麦には毛細血管を丈夫にして、脳内出血などの予防効果で注目のルチンが豊富。不老長寿に血管のしなやかな若さは欠かせない。

㋡ 漬物を上手に食べてしっかり乳酸菌

とくにぬか漬けがよい。丈夫な乳酸菌をしっかりとって、日々腸活にはげみましょう。

㋧ ネギの保温効果と発汗作用

ネギのツンとくる刺激臭は硫化アリル。発汗や体力強化、疲労回復などに役立つ。葉にはビタミンCやカロテンがたっぷり。

㋤ 七草粥《がゆ》でもっと長生き

一月七日の「七草」にこだわらず、七種類の野菜を用いてお粥を仕立て、カロテン、ビタミンC、食物繊維などをしっかりとる。

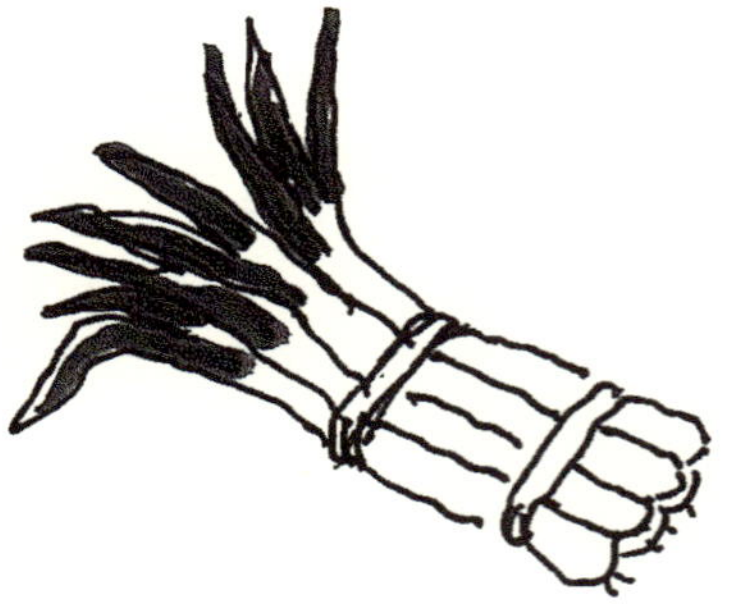

ら ラッキョウ食べて長寿をはかる

薬効の主成分は硫化アリルで、血液の流れをよくして心臓を丈夫に。ビタミンB_1の働きを助ける作用もあり、疲労回復にも期待されている成分である。

む 麦めしで家康は天下を取って長生き

麦のビタミンB_1が徳川家康のファイトを高めて天下とりに協力、食物繊維で腸活して七五歳まで長生きできた。

う ウナギの蒲焼きで長寿スタミナは万全

ビタミンやミネラル、健康長寿に役立つ脂肪酸が多く、暑さ寒さに負けない健康作りフード。

ゐ ゐ《い》のしし（猪）肉で風邪よけ

昔からイノシシ肉を食べると、寒い冬でも風邪を引かないといわれてきた。体の芯から温まり、体力もつくためで、とくに鍋物がよい。肉にアミノ酸や脂質、ビタミン、ミネラルなど野生の生命力がこもっているためだ。

の のんびり、ゆったり、あせらず「一〇〇歳坂」を上ろう

イライラしない。ニコニコ、そして時々「ワッハッハ」と風景など楽しみながら一〇〇歳坂を上る。

お オリーブオイルで体内の酸化を防ぐ

動脈硬化をもたらす悪玉コレステロールを排出し、血糖値の上昇も防ぐ。体内の酸化を防いで生活習慣病の予防にも。

㋗　クルミで認知機能の活性化

クルミをよく食べると、糖尿病になるリスクが低くなるといわれている。認知機能の活性化に効果的なオメガ3系の脂肪酸が豊富。

㋳　山イモ食べて頑張る世之介

『好色一代男』の世之介は、夜遊びするのに山イモでスタミナ強化。ネバネバはタンパク質の消化を助け体力アップに役立つムチン質。消化酵素の宝庫である。

㋮　マグロのトロで頭の回転力アップ

ネット社会の頭脳食といわれるＤＨＡがトロに多い。脳の血行をよくするＥＰＡもたっぷり。

㋘　「元気一〇〇歳豆一生」の豆力

生涯現役で一〇〇歳人生を望むなら、大豆製品を一生食べましょう。大豆のイソフラボンが若さを保って、体の酸化を防ぐ。ビタミンや食物繊維もたっぷり。

㋫　ブロッコリーは野菜のキング

イソチオシアネートやカロテンなどが発ガン物質を排除し、ビタミンＣやＥが肌の若々しさを維持する。

㋙　凍り豆腐で骨強し

凍り豆腐の半分はアミノ酸バランスのよいタンパク質。カルシウムは一〇〇グラム中に六六〇ミリグラム。骨強化貯金の元金のような食品だ。

㊍ エゴマ油で常に人生ハツラツと

健康寿命をのばして、ハツラツ人生設計に役立つオメガ3系の体によい油がたっぷり含まれている。

㊦ 鉄火巻きでますます長生き

マグロとワサビを芯にした海苔巻き。海苔にはカルシウム、ビタミンC、Eが多く、マグロには頭の若さを保つDHAが多い。長寿成分の豊富なマグロである。

㊵ 小豆を食べて、いざ一〇〇歳の大台へ

祝い事に食べるお赤飯の小豆の赤色はアントシアニンで、抗酸化力が強く、体細胞をガードし、長寿力をつける。

㊛ サケの赤身でアンチエイジング

サケの赤い身には強力な抗加齢効果のアスタキサンチンが含まれている。ビタミンやDHA、EPAも豊富で、まさに一〇〇歳実現のありがたい魚。

㊔ きんぴらゴボウで快腸OK

豊富な食物繊維で、腸内とどこおりも解消。快腸人生毎朝スッキリ。肌も美しくなりそうです。

㋴ 湯葉はニッコリ笑いながら食す

カルシウムが多く、幸せホルモンのセロトニンの原料となる必須アミノ酸のトリプトファンも含まれている。

㋱ メカブで免疫力を強くし病気を防ぐ

ワカメの根元近くのひだひだになっている部分。独特のぬめりは食物繊維のフコイダンとアルギン酸で、ガンの予防や免疫機能の向上が期待されている。

㋯ ミカンで一〇〇歳になっても若人間《わかにんげん》

ミカンにはクリプトキサンチンやビタミンC、Eなどが豊富で、冬期の風邪や肌荒れの予防効果があるといわれている。薄皮には食物繊維のペクチンが多く整腸作用を高めてくれる。

㋛ シイタケは不老長寿の特効食

豊富なエルゴステリンは、日光に当てると骨の形成に欠かせないビタミンDに変化。食物繊維も多く、ガンなど生活習慣病予防の強い味方であり、不老長寿フードでもある。

㋓ 枝豆食べて老い知らず

カロテン、ビタミンC、B_1、B_2、葉酸、E、Kなどに加えて、ミネラルやタンパク質、食物繊維、それに記憶力と関係のあるレシチンを含む。

㋪ 稗《ヒエ》めしで年をとっても元気

ストレスに負けない強さを形成し、病気を防ぐ

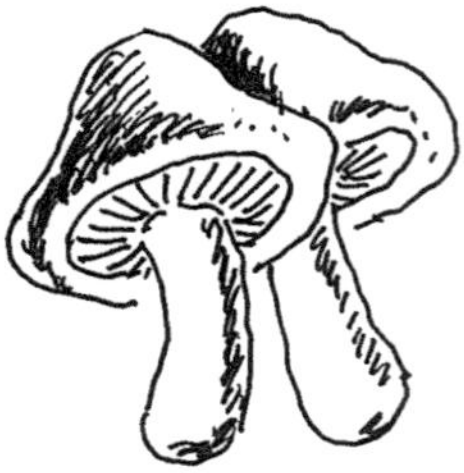

免疫力強化に働くパントテン酸、それにポリフェノールが多い。

㋲ モツ鍋でアクティブ一〇〇歳人生

「アクティブ」は「活動的な」という意味。レバーも含めたモツ類には、タンパク質はもちろん、ビタミンやミネラルも豊富。アクティブ・ライフにとっては理想食。ニラや大根の乱切りを入れるといっそう美味に。

㋝ セロトニンを増やしてハッピー毎日

幸せ感をもたらすセロトニンの原料となる、トリプトファンはカツオ節や肉類に含まれている。カツオ節スープが効果的。

㋜ 酢納豆で長寿効果ものーびのび

納豆のナットウキナーゼと酢の効果で血流がいっそうよくなるとして人気の食べ方。酢には内臓脂肪の燃焼期待も。

㋑ 「運《うん》」も味方に一〇〇歳食

長寿運を味方にするためのキーワードは「胡豆《ごま》魚卵参赤茶《さかたまじんあかちゃ》」とリストアップしてみた。参考になれば幸いである。

「胡」は、胡麻のことで、黒ゴマがよい。

「豆」は、大豆ですべての大豆加工食。

「魚」は、文字通り魚で、時に青魚がおすすめ。

「卵」は、もちろん鶏卵のことであるが、同じ動物性タンパク質の肉類も含める。

「参」は、人参《ニンジン》のことであるが、カロテンなどを含む野菜すべてを意味する。

「赤」は、赤い色素を持った健康効果の高いすべての食材。サケ、エビ、カニなど。それに、リンゴ、ブドウ、ニンジン、トマト、赤ピーマンなどに加え、小豆、梅干しも仲間に入る。

「茶」は、緑茶のことであるが、紅茶、コーヒーも入る。カフェイン、それにコーヒーのクロロゲン酸に注目したい。

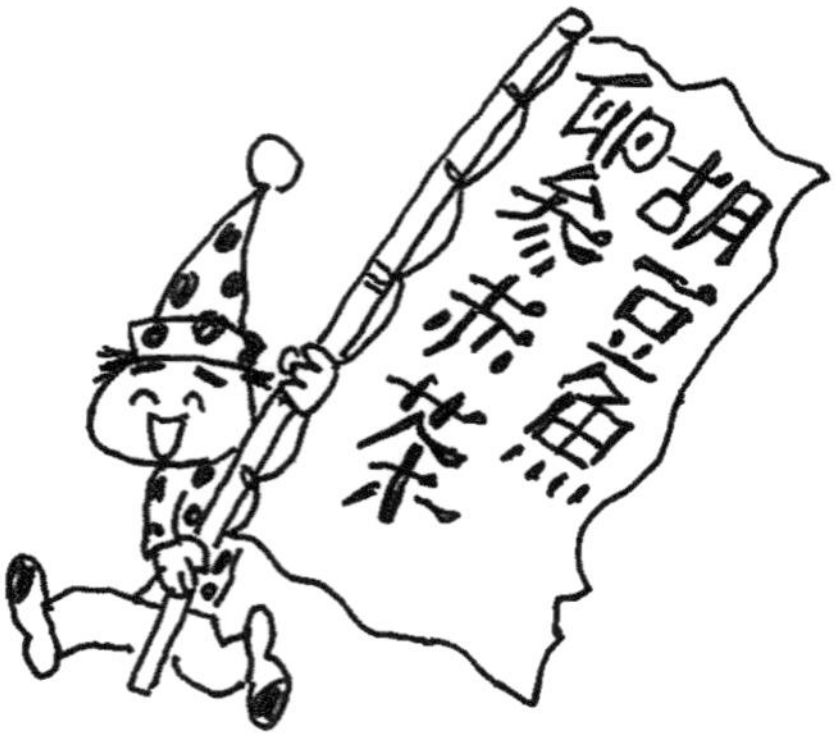

あとがき
長寿食を一〇〇年食べる

長寿か短命か　それを決めるのは食

人生一〇〇年の時代がやってきた。

これまでのように、八〇歳前後の寿命を前提とした人生設計は通用しない。

人間は、食べることによって生命を維持している。一日に三回食べるとして、一年間には一〇九五回。一〇〇年だと、実に一〇万九五〇〇回だ。これだけ食べている物に含まれている成分の集合体が人間の五体である。

日に三度の食事内容が粗末だったり、片寄っていたり、添加物が山ほど用いられていたりすれば、〝集合体〟はそのうち、正常に機能しなくなるだろう。最悪の場合は壊れてしまう。

「正常に機能しなくなる」とは「ガンなどの病気になること」であり、「壊れる」は「死」である。

栄養成分の集合体である人間の体を一〇〇年も持たせるために必要なのが、老化を寄せつけない食べ方であるのはいうまでもない。

「長命」を決めるのは食物の選び方

長生きできるのか。短命でガンや心臓病などになってしまうのか。その分かれ目こそ、食物の選択であり、寿命の長短をじわじわと決めていく。

恐ろしや、食物の選び方である。

歴史を見ると、驚くほど長命な人物は、例外なしに、食物を選択する能力が発達している。どのように選んで口にすれば、長寿効果を高めることができるのか。それを詳細にまとめたのが本書である。長い人類史の中で、長寿を見事に達成した人物の実例を、海外も含めて紹介した。長生きのヒントは、歴史の中にかくれていたのである。

国の内外を問わず、長寿法は、抗酸化成分の多い食物や料理、飲料を好む傾向が強い。昔も今も、老化の最大の原因は細胞の酸化だ。

酸化、つまり体細胞をサビつかせる原因物質こそ活性酸素であり、この悪玉酵素の暴走をいかに抑え込むかが、老化のスピードをコントロールするカギとなるのはいうまでもない。

中年を過ぎると、手の甲や目尻、首の皮膚などに、シミやシワ、加齢性のイボなどが発生し、表情の生気もぼんやりしてくる。

同い年なのに、若々しく行動的な人もいれば、老け込んで、よぼよぼに見える人もいる。このように、老化スピードの違うのはなぜなのか。

埴輪《はにわ》の「笑えや、笑え！」

若く見える人は、細胞レベルで酸化の害が少ないから、老化が遅いのだ。老け込んでいる人は、細胞レベルでサビが進んでしまっていると知るべきだろう。こうなるとガンにも犯されやすくなるし、血管も硬化している可能性が高い。

日本人は、古代の卑弥呼の時代から、中国からの来訪者も目を丸くしたように、長命であった。野菜や山菜、海藻、木の実、果物、玄米、雑穀、大豆、小豆、魚、貝類、獣肉など、ビタミンやポリフェノールなどの抗酸化成分が多い食物をとり、タンパク質やミネラル、食物繊維などをしっかり食べて、体を動かし、ストレスもなく、運動不足にもならなかったから長命だったのである。

土偶や埴輪、神話、『万葉集』（奈良時代）などを見ると、笑いの表情、笑ってばかりいる神さま、笑いをさそう作品が少なくない。日本人は古代から「笑う民族」なのだ。

不老長寿の実現には「笑い」は欠かせない。古代の人たちは、笑いをもたらすアミノ酸の豊富な食材を、実によく食べている。とくに多いのが、湯煮したカツオを日干にした保存食。今のカツオ節の前身である。魚や貝、肉の干物にも多い。これらの干し肉には、必須アミノ酸のトリプトファンが豊富で、幸せホルモンのセロトニンの原料となっている。セロトニンはストレスを解消して、笑いを誘う脳内物質だ。

「日本へ行って長寿食を食べよう」

時代は、平成から「令和」になった。

日本は、シャングリラ（伝説の不老不死の楽園）のような、いつも笑顔の長寿者の多い理想の楽園に発展できる可能性が出てきた。

世界の長寿食学校のように評価され、「日本へ行って長寿食を食べて、笑いながら長生きしよう」というようなジャパニーズ・モデルが形成されるのは、もうすぐ。

元気を維持できれば、未来の希望は次々と湧く。生命も若返る。シワも消える。免疫力も強くなる。脳も活性化する。それらの若返るパワーを体の中に湧出させてくれるのが、「長寿食」であり、「一〇〇歳食」ではないだろうか。

永山久夫

二〇一九年八月

主要参考文献

『魏志倭人伝・後漢書倭伝・宋書倭国伝・随書倭国伝』（中国正史日本伝1）　陳寿撰　石原道博編訳　（岩波文庫）岩波書店　一九五一
『古事記』　太安万侶録　武田祐吉訳注　角川文庫　角川書店　一九五六
『日本書紀』　坂本太郎・家永三郎・井上光貞・大野晋校注　（岩波文庫）岩波書店　一九九四
『新訓万葉集』（全）　（※撰者は大伴家持が有力）　佐々木信綱編　（岩波文庫）岩波書店　一九二七
『口訳万葉集』（全）　折口信夫訳　（日本古典文庫）河出書房新社　一九七六
『たべもの古代史』　永山久夫　（河出文庫）河出書房新社　一九八四
『たべもの超古代史』　永山久夫　（河出文庫）河出書房新社　一九九七
『日本古代食事典』　永山久夫　東洋書林　一九九八
『新版伊勢物語』　作者未詳　石田穣一注　（角川文庫）角川書店　一九八四
『枕草子』　清少納言著　松尾聡・永井和子校注・訳　小学館　一九七四
『和泉式部集全釈・総集編』　差益松友・村上治・小松登美編　笠間書院　一九七七
『玉造小町子壮衰書（小野小町物語）』　作者不詳　栃尾武校注　（岩波文庫）岩波書店　一九九四

『喫茶養生記』栄西著　古田紹欽訳注　講談社　一九八一
『徒然草』吉田兼好著　安良岡康作訳（旺文社文庫）旺文社　一九七三
『塵塚物語』作者不詳　鈴木昭一訳（教育社新書）教育社　一九八〇
『定本常山紀談』（全）湯浅常山著　鈴木棠三校注　新人物往来社　一九七九
『名将言行録』（全）岡谷繁美著（岩波文庫）岩波書店　一九四三―四四
『雑兵物語・おあむ物語（附　おきく物語）』中村通夫・湯沢幸吉郎校訂（岩波文庫）岩波書店
一九四三
『資料食物史』雄山閣編　雄山閣　一九六〇
『戦国武将の食生活』永山久夫著（河出文庫）河出書房新社　一九九〇
『武将メシ』永山久夫著　宝島社　二〇一三
『たべもの江戸史』永山久夫著（河出文庫）河出書房新社　一九九六
『養生訓』貝原益軒　松田道雄訳（中公文庫）中央公論社　一九七七
『本朝食鑑』（全）人見必大著　島田勇雄訳注（東洋文庫）平凡社　一九七六―八一
『江戸川柳飲食事典』渡辺信一郎著　東京堂出版　一九九六
『江戸繁昌記』（全）寺門静軒　竹谷長二郎訳（教育社新書）教育社　一九八〇
『近世風俗事典』喜多川守貞著　江間務・西岡虎之助・浜田義一郎監修　人物往来社　一九七七
『明治・大正・昭和世相史』加藤秀俊・加太こうじ・岩崎爾郎・後藤総一郎著　社会思想社

一九六七
『延命長寿』　豊原益三編　三越延命長寿の会　一九三三
『晩年長寿の達人たち（生涯現役の秘訣）』　別冊歴史読本編集部　新人物往来社　二〇〇七
『不老長寿への旅』　吉元昭治著　集英社　一九九八
『百歳は折り返し点』　物集高量著　日本出版社　一九七九
『泉重千代と長寿健康法』　若山節仔著　学陽書房　一九八三
『永井荷風・ひとり暮らしの贅沢』　永井永光・水野恵美子・坂本真典著　新潮社　二〇〇六
『きんさんぎんさんの百歳まで生ききんしゃい』　綾野まさる編　小学館　一九九二
『日本史有名人の晩年』　新人物往来社編　新人物往来社　二〇一二
『日本女性史「人物」編覧』　吉成勇編　新人物往来社　一九九六
『名言名句が語る人物日本史』　奈良本辰也監修　主婦と生活社　一九九六
『日本史「意外な結末」大全』　日本博学倶楽部著　PHP研究所　二〇一五
『翁草』（上・下）　神沢貞幹著　浮橋康彦訳（教育社新書）教育社　一九八〇
『耳嚢』（上・中・下）　根岸鎮衛著　長谷川強校注（岩波文庫）岩波書店　一九九一
『日本史有名人の臨終図鑑』　篠田達明著　新人物往来社　二〇〇九
『近世畸人伝』　伴蒿蹊著　宗政五十緒校注（東洋文庫）平凡社　一九七二
『寿命・どこまで伸びる？』　松崎俊久編（栄大選書）女子栄養大学出版部　一九八四

『日本史・あの人の意外な第二の人生』 誰も知らない「歴史」研究会編 （PHP文庫）
PHP研究所 二〇一八
『一〇〇歳食入門』 永山久夫著 家の光協会 二〇〇〇
『卑弥呼の不老食』 永山久夫著 五月書房 一九九七
『和食ことわざ事典』 永山久夫著 東京堂出版 二〇一四
『医心方・食養篇』 丹波康頼著 望月学訳 出版科学総合研究所 一九七六
『万葉びとの長寿食』 永山久夫著 講談社 一九九五
『歴史と旅臨時増刊 日本の名僧高僧八八人』 秋田書店 一九九四
『好色一代男』 井原西鶴著 暉峻康隆訳注（角川文庫）角川書店
『伝説の女たち』 毎日新聞社特集版編集部編 毎日新聞社 一九九二
『お元気ですね』 高野正雄著 文化出版局 一九八五

その他にも、多数の文献や雑誌、新聞記事、インターネットの情報、データなどを参考にさせていただきました。なお、記述との関連で、本文中に記した参考文献もあります。

【著者紹介】

永山久夫（ながやま・ひさお）

食文化史研究家。日本人の長寿食研究会会長。1932年（昭和7年）福島県生まれ。古代から昭和時代の食事復元研究の第一人者。長寿食の研究でも知られ、マスコミ取材や長寿食をテーマにした講演は海外からの依頼も増えている。テレビ出演も多く、最近ではNHK TVの「チコちゃんに叱られる」に出演。平成30年度文化庁長官表彰（和食文化研究）を受ける。主な著作に『万葉びとの長寿食』（講談社）、『なぜ和食は世界一なのか』（朝日新聞出版）、『長寿食365日』（角川学芸出版）、『長寿村の100歳食』（角川学芸出版）、『武将メシ』（宝島社）、『「和の食」全史』（河出書房新社）など100冊近く。

日本長寿食事典

2019年11月30日 発行

著 者　永山久夫

発行者　長岡正博
発行所　悠書館
〒113-0033　東京都文京区本郷3-37-3-303
Tel. 03-3812-6504　Fax. 03-3812-7504
http://yushokan.co.jp/

装丁　尾崎美千子
組版　フレックスアートほか
印刷　シナノ印刷　　製本　新広社

ISBN 978-4-86582-034-8　C0577
定価はカバーに表示してあります

索引

※太数字は詳しい記述あり

【み】

【む】

【め】